医学实验室认可系列参考用书

医学实验室认可
ISO 15189:2022 管理体系文件范例

张秀明　张丽军　蔡钦泉　阚丽娟　主编

U0225862

科学出版社
北京

内 容 简 介

医学实验室按照 ISO 15189 即《医学实验室质量和能力的要求》建立管理体系并有效运行,是提升其质量和能力的重要手段。国际标准化组织于2022 年 12 月正式发布了新版 ISO 15189:2022,中国合格评定国家认可委员会已将该标准等同转化为 CNAS-CL02:2023 即《医学实验室质量和能力认可准则》,并于 2023 年 12 月 1 日正式实施。

本书编委会依据 ISO 15189:2022 编制了管理体系文件,包括质量手册和程序文件(后附有相关记录表),内容丰富,系统性强,案例翔实,对医学实验室按照 ISO 15189:2022 要求建立管理体系和申请 ISO 15189:2022 认可有较大的指导意义。

本书适合医学实验室管理人员、医学检验专业技术人员、临床医护人员、标本采集和运输人员等学习和参考。

图书在版编目(CIP)数据

医学实验室认可 ISO 15189:2022 管理体系文件范例 / 张秀明等主编. —北京:科学出版社,2024.6
ISBN 978-7-03-078268-7

Ⅰ.①医… Ⅱ.①张… Ⅲ.①医学检验—实验室管理—认证—管理体系—文件—范文 Ⅳ.①R446

中国国家版本馆 CIP 数据核字(2024)第 060509 号

责任编辑:闵 捷 / 责任校对:谭宏宇
责任印制:黄晓鸣 / 封面设计:殷 靓

科学出版社 出版
北京东黄城根北街 16 号
邮政编码:100717
http://www.sciencep.com

南京展望文化发展有限公司排版
广东虎彩云印刷有限公司印刷
科学出版社发行 各地新华书店经销

*

2024 年 6 月第 一 版 开本:787×1092 1/16
2025 年 5 月第四次印刷 印张:36 插页 1
字数:830 000
定价:185.00 元
(如有印装质量问题,我社负责调换)

《医学实验室认可
ISO 15189:2022 管理体系文件范例》
编委会

主　编

张秀明　张丽军　蔡钦泉　阚丽娟

主　审

周亚莉（中国合格评定国家认可委员会）

吴文娟（上海市东方医院）

邱　玲（中国医学科学院北京协和医院）

副主编

覃俊龙　王恩运　胡纪文　张　兵　罗利清

编　委

（按姓氏笔画排序）

王恩运　韦洁宏　文启林　卢文深　田　琦

刘丽亚　许晓清　纪　翔　李丹娣　李文海

李杏婷　李艳婷　豆小文　张丽军　张秀明

张　兵　张国文　陈大洋　林　珊　欧　铜

罗利清　罗燕萍　胡纪文　胡楚靖　覃俊龙

蔡钦泉　阚丽娟　熊　丹

前　言

质量是实验室生存和发展的保证。ISO 15189 即《医学实验室质量和能力的要求》的发布为医学实验室(以下简称"实验室")的质量管理提供了一个科学的方法,实验室按照 ISO 15189 建立管理体系并有效运行,是提升其质量和能力的重要手段,也是证明其质量和能力、获得社会公信力的有效途径。

国际标准化组织(International Organization for Standardization,ISO)于 2003 年发布了第一版的 ISO 15189,并于 2007 年和 2012 年发布了第二版和第三版,对促进我国检验医学的发展起到了巨大的推动作用。深圳市罗湖医院集团医学检验中心(以下简称"中心")于 2018 年按照 ISO 15189:2012 建立了管理体系并有效运行,2019 年获得了中国合格评定国家认可委员会(China National Accreditation Service for Conformity Assessment,CNAS)的认可证书,通过多年的实践和不断优化完善,实验室的质量和能力得到了快速提升。目前中心通过认可项目 203 项,通过认可的专业领域覆盖了临床血液学检验、临床体液学检验、临床化学检验、临床免疫学检验、临床微生物学检验、临床质谱检验、临床分子生物学检验、细胞遗传学检验等,是国内通过认可项目最多、覆盖专业领域最全的实验室之一。

在筹备实验室认可的过程中,中心对 ISO 15189 标准各要素有了深入的理解,在管理体系文件编写、管理体系的建立与运行、实施内部审核和管理评审、临床检验方法学评价、管理体系持续改进等方面积累了一定的经验。针对实验室认可的重点和难点,本书主编还编写了《临床检验方法学评价》《医学实验室 ISO 15189 认可迎检思路与申请路径》等多部实验室认可参考书,为我国的实验室认可工作起到了积极的推动作用。

ISO 15189:2022 已于 2022 年 12 月正式发布,CNAS 已将该标准等同转化为 CNAS - CL02:2023 即《医学实验室质量和能力认可准则》,该准则于 2023 年 12 月 1 日正式实施。CNAS - CL02:2023 对 ISO 15189:2012 的文件结构和内容进行了大幅调整,将 ISO 15189:2012 的技术要求和管理要求整合优化为总体要求、结构和管理要求、资源要求、过程要求和管理体系要求。虽然 CNAS - CL02:2023 弱化了管理体系四个层次的文件结构,但更加强调人、机、料、法、环和过程控制的规范化,更加强化对患者的要求和风险管理的要求。本书编委会依据 ISO 15189:2022 编制了管理体系文件,本书是管理体系文件的重要组成部分,包括《质量手册》和《程序文件》,《程序文件》后附有相关的记录表单。虽然 CNAS - CL02:2023 对《质量手册》不再做硬性要求,但考虑到实验室的具体实际,我们仍编制了《质量手册》,供有需要的实验室参考。本书覆盖了 ISO 15189：2022 的所有要素，内容全面，案例翔实，期望对实验室的质量管理和申请 ISO 15189：2022 认可有所裨益。

最后，特别感谢中心所有员工为本书的编写付出的巨大努力，也感谢中山市人民医院、广东省中医院、香港大学深圳医院部分专家对实验室工作的指导和帮助，并参与部分章节的编写工作。鉴于时间仓促，尽管编写人员十分努力和认真，书中如存在一些疏漏、不妥或错误之处，恳请同行在使用本书的过程中提出宝贵意见和建议，惠予指导，以便再版时加以修正和改进。

张秀明

2023 年 11 月

目 录

上篇　质量手册

下篇　程序文件

上篇
质量手册

第1章 概 述

<table>
<tr><td rowspan="3">第 1 节 医学检验中心简介</td><td>文件编号：LHJY – QM – 001</td></tr>
<tr><td>版本号：E/0</td></tr>
<tr><td>页码：第 1 页,共 3 页</td></tr>
</table>

1.1.1 深圳市罗湖医院集团概况

深圳市罗湖医院集团(本章以下简称"集团")是深圳市罗湖区多家公立医院组成的医院集团,地处原深圳经济特区中心地带,毗邻香港,集团拥有罗湖区人民医院(三级综合医院)、罗湖区妇幼保健院、罗湖区中医院、罗湖区康复医院、罗湖区医养融合老年病科医院和罗湖区慢性病防治医院,并设有医学检验中心、医学影像中心和社区卫生服务管理中心等九大中心。集团现开办有 43 家社区卫生服务中心,服务覆盖人口 130 万。集团现有员工 2 639 人,床位 2 500 张,占地总面积 11 万平方米,业务用房面积 10 万平方米。集团拥有国家级技术准入资格的学科 2 个、国家级综合医院中医药示范单位 1 个、省级特色专科建设单位 3 个。

集团作为深圳市医疗卫生体制改革试点机构,将全面提升医疗卫生技术水平,积极推行分级医疗、社区首诊和医疗预防保健一体化管理模式,推动医疗卫生资源下沉,切实解决居民看病难、看病贵问题,为中国医疗卫生体制改革做出榜样。集团传承"关爱、学习、奉献、创新"的精神,推行规范、安全、优质的服务理念,努力打造管理标准化、导控信息化、发展低碳化、服务人性化的一流医疗卫生保健体系。

1.1.2 医学检验中心简介

1.1.2.1 概况

集团医学检验中心(本章以下简称"中心")于 2015 年 8 月经深圳市罗湖区人民政府批准正式成立,是集团九大中心之一,是罗湖医疗卫生体制改革模式的核心组成部分,是广东省医疗安全协会检验医学分会主委单位,广东省医学会检验医学分会副主委单位,是深圳市"三名工程"陆军军医大学第一附属医院府伟灵教授检验医学团队依托科室。2019 年 1 月临床基因扩增检验实验室顺利通过广东省卫生健康委员会的复审技术验收。2019 年 9 月获得广东省产前诊断母婴保健技术服务分子诊断、分子遗传及生化免疫技术准入。

中心面积 6 000 平方米,50 万元以上仪器设备 63 台套,仪器设备总资产超 1.2 亿元,开展包括临床血液学检验、临床体液学检验、临床化学检验、临床免疫学检验、临床微生物学检验、临床质谱检验、临床分子生物学检验、细胞遗传学检验等亚专业在内的各类检验

第 1 节 医学检验中心简介	文件编号：LHJY-QM-001
	版本号：E/0
	页码：第2页,共3页

项目 800 余项,是一所集临床检验、科研、教学、转化应用于一体的大型、综合性、现代化医学检验实验室。

1.1.2.2 组织结构

中心受集团党委和集团院长统一领导,总部为"深圳市罗湖医院集团医学检验实验室",下设 7 个专业组,即标本前处理组、临床生化组、临床免疫组、临床微生物组、临床分子诊断组、细胞遗传组、临床质谱组;另设 4 个分部,即检验一部(罗湖区人民医院检验科)、检验二部(罗湖区妇幼保健院检验科)、检验三部(罗湖区中医院检验科)、检验四部(社管中心检验室),以及 2 个直属部门,即科研组和综合办公室。承担着集团 6 家公立医院及 43 家社区卫生服务中心的临床检验任务。中心分设血液疾病、泌尿生殖疾病、心脑血管和神经系统疾病、风湿免疫和骨疾病、呼吸和感染疾病、内分泌代谢疾病、消化系统疾病、产前诊断、肿瘤、分析前质量管理、检验技术与质量管理共 11 个亚专科,以全面推进检验与临床的深度融合,促进检验医学的发展。

1.1.2.3 人员结构

中心现有员工 171 人,其中博士 10 人,硕士 21 人,本科及以上学历占总人数的 84%;正高专业技术职称员工 6 人,副高专业技术职称员工 7 名,中级专业技术职称员工 74 人,中级以上职称占总人数的 51%。中心是一个人才结构、学历和职称分布基本合理、团结协作、富有创新精神和凝聚力的高素质服务团队。

1.1.2.4 技术平台与仪器设备

中心拥有血液细胞分析、尿液自动化分析、生化免疫分析、流式细胞分析、基因扩增和分子病理、临床质谱检验、基因测序等技术平台,配备有日本希森美康和深圳迈瑞 2 条全自动血液细胞分析流水线,瑞士罗氏、美国雅培和美国贝克曼 3 条生化免疫分析流水线,美国贝克曼和深圳唯公流式细胞仪各 1 台,液相色谱、液相色谱串联质谱、气相色谱串联质谱、电感耦合等离子体质谱、飞行时间质谱等各种色谱、质谱分析系统 6 套,96 通道核酸提取仪 9 台,全自动基因扩增仪 13 台,一、二代测序仪 3 台,智能标本储存系统等一系列高精尖、自动化仪器设备,开启了检验标本智能、高效、绿色的自动化之旅,为集团内外医疗机构提供可靠的临床检验和前沿科研服务。

1.1.2.5 科研教学

2016 年,中心成为广东省医疗安全协会检验医学分会主委单位,同年成功引进深圳市"三名工程"陆军军医大学第一附属医院府伟灵教授检验医学团队,项目资助经费 1 000 万元。2020 年 6 月,被深圳市卫生健康委员会评为深圳市医学重点学科。

第 1 节　医学检验中心简介	文件编号：LHJY-QM-001
	版本号：E/0
	页码：第 3 页，共 3 页

2017 年以来，主持国家自然科学基金项目 9 项、中国博士后科学基金项目 2 项、深圳市科技创新委员会基础研究项目 3 项，发表 SCI 论文 66 篇，出版专著 7 部，获国家发明专利证书和国家版权局计算机软件著作权登记证书 11 项。中心 3 人获得汕头大学、安徽理工大学、新乡医学院临床检验诊断学硕士研究生导师资格，3 人获得博士后导师资格。科研和教学水平获得了社会和同行的好评和广泛认可。

1.1.2.6　标准化建设

中心按照 ISO 15189 即《医学实验室质量和能力要求》建立全面管理体系，严格按照"精确、精湛、精致、精细"的质量方针和管理体系文件开展各项工作。研究和开发了"标准化智慧实验室管理平台"（本书以下简称"iLab 管理平台"）、"医学实验室 ISO 15189 认可迎检和内审系统"、"临床检验方法学评价系统"等实验室标准化管理软件，使中心管理逐步走向制度化、规范化和标准化。

中心于 2020 年 1 月通过 ISO 15189:2012 认可，实现认可领域内出具的检验报告获得国际实验室认可合作组织（International Laboratory Acceditation Cooperation，ILAC）的国际互认。

1.1.2.7　文化建设

中心注重文化建设。为营造团结协作、积极进取的工作作风和良好氛围，确定每年元月的第一个周末为中心"登山活动日"，全体员工牢记"敬业、诚信、求精、创新"的核心价值观，努力把中心打造成粤港澳大湾区"检验精确、技术精湛、服务精致、管理精细"的医学检验实验室。

中心地址：广东省深圳市龙岗区中元路 33 号。

电子邮件：jyklhyy@126.com。

联系电话：0755-25899820（办公室）。

第 2 节　授权书和批准书	文件编号：LHJY-QM-002
	版本号：E/0
	页码：第 1 页，共 9 页

医学检验中心管理层授权书

为确保医学检验中心的检验质量和技术工作有效运行，特授权如下：

1. 授权张秀明为深圳市罗湖医院集团医学检验中心主任，主持医学检验中心全面工作；莫红梅为医学检验中心副主任；罗利清为医学检验中心副主任；刘丽亚为检验一部（罗湖区人民医院检验科）负责人；卢文深为检验二部（罗湖区妇幼保健院检验科）负责人；陈卓诚为检验三部（罗湖区中医院检验科）负责人；胡纪文为检验四部（社管中心检验室）负责人；莫红梅为医学检验中心技术负责人；蔡钦泉为医学检验中心质量主管；熊丹为医学检验中心科教主管。

2. 除了深圳市罗湖医院集团按规定对医学检验中心的领导干部聘任和组织机构进行管理外，医学检验中心最高管理层全权负责医学检验中心的日常管理和业务技术工作，医学检验中心主任为第一责任人。

3. 医学检验中心最高管理层有权对医学检验中心的资源进行配置和使用，有权对医学检验中心员工进行合理安排和调配。

4. 深圳市罗湖医院集团配给医学检验中心所需的各种资源包括人员、设备、设施等，保证医学检验中心公正、准确地履行职责；除了法律法规规定外，不受任何来自行政、财务及其他方面的不正当压力的影响。

授权人签字：孙喜琢
授权人职务：深圳市罗湖医院集团院长、法人代表
签字日期：2023 年 9 月 1 日

第2节　授权书和批准书	文件编号：LHJY-QM-002
	版本号：E/0
	页码：第2页，共9页

医学检验实验室最高管理层授权书

为确保医学检验实验室（总部）的检验质量和技术工作有效运行，特授权如下：

1. 深圳市罗湖医院集团医学检验实验室最高管理层由主任、技术负责人、质量主管、科教主管组成。

2. 授权张秀明为主任，主持实验室全面工作；胡纪文为技术负责人；张丽军为质量主管；熊丹为科教主管。

3. 除了深圳市罗湖医院集团按规定对医学检验实验室的领导干部聘任和组织机构进行管理外，医学检验实验室最高管理层全权负责日常管理和业务技术工作，医学检验实验室主任为第一责任人。

4. 医学检验实验室最高管理层有权对医学检验实验室的资源进行配置和使用，有权对医学检验实验室员工进行合理安排和调配。

5. 深圳市罗湖医院集团为医学检验实验室管理配备所需的各种资源，包括人员、设备、设施等，保证医学检验实验室公正、准确地履行职责；除了法律法规规定外，不受任何来自行政、财务及其他方面的不正当压力的影响。

授权人签字：孙喜琢

授权人职务：深圳市罗湖医院集团院长、法人代表

签字日期：2023 年 9 月 1 日

第 2 节　授权书和批准书	文件编号：LHJY-QM-002
	版本号：E/0
	页码：第 3 页,共 9 页

专业组组长授权书

为确保医学检验中心的检验质量和技术工作有效运行,特授权如下：

1. 覃俊龙为临床生化组组长。
2. 豆小文为临床免疫组组长,王恩运为临床免疫组副组长。
3. 豆小文为临床微生物组组长,韦洁宏为临床微生物组副组长。
4. 阚丽娟为临床分子诊断组组长,张兵为临床分子诊断组副组长。
5. 许晓清为细胞遗传组组长。
6. 纪翔为临床质谱组组长。
7. 熊丹为科教组组长。
8. 罗燕萍为检验一部专业组组长。
9. 莫云钧为检验二部专业组组长。
10. 林珊为检验三部专业组组长。
11. 李杏婷为标本前处理组组长。

当组长外出时,由副组长或质量监督员代理工作。

授权人签字：张秀明

授权人职务：深圳市罗湖医院集团医学检验中心主任

签字日期：2023 年 9 月 1 日

第 2 节　授权书和批准书	文件编号: LHJY-QM-002
	版本号: E/0
	页码: 第 4 页, 共 9 页

审核员授权书

为确保管理体系的正常运行, 授权以下员工为医学检验中心审核员: 张秀明、莫红梅、欧铜、胡纪文、蔡钦泉、卢文深、张丽军、许晓清、阚丽娟、王恩运、韦洁宏、罗燕萍、覃俊龙、田琦、熊丹、刘丽亚、陈卓诚、张兵、豆小文、纪翔。

授权人签字: 张秀明

授权人职务: 深圳市罗湖医院集团医学检验中心主任

签字日期: 2023 年 9 月 1 日

		文件编号：LHJY-QM-002
第 2 节　授权书和批准书		版本号：E/0
		页码：第 5 页,共 9 页

拟推荐授权签字人授权书

　　为确保管理体系的正常运行,对医学检验中心拟推荐授权签字人作如下授权(表 1.2.1)。

表 1.2.1　授权签字人授权领域表

序　号	申请认可的授权签字人	申请的授权签字领域
1	张秀明	A 检验医学 AA 临床血液学 AC 临床化学 AD 临床免疫学
2	莫红梅	A 检验医学 AA 临床血液学 Y 流式细胞学 YB 其他疾病的流式细胞学检查
3	张丽军	A 检验医学 AA 临床血液学 AC 临床化学 AD 临床免疫学
4	阚丽娟	X 分子诊断 XA 病原体分子检测 XB 遗传性疾病的分子检测及细胞遗传学检验 XC 分子病理学 XD 用药指导的分子生物学检测
...	...	...

　　授权人签字：张秀明

　　授权人职务：深圳市罗湖医院集团医学检验中心主任

　　签字日期：2023 年 9 月 1 日

第2节　授权书和批准书	文件编号：LHJY-QM-002
	版本号：E/0
	页码：第6页,共9页

质量监督员授权书

为确保管理体系的正常运行,授权以下员工为医学检验中心质量监督员：王希部、王成、林珊、刘志伟、徐莎、郑文璇、汤花梅、武薇、邹莎、李悦。

授权人签字：张秀明

授权人职务：深圳市罗湖医院集团医学检验中心主任

签字日期：2023年9月1日

	文件编号: LHJY-QM-002
第 2 节　授权书和批准书	版本号: E/0
	页码: 第 7 页,共 9 页

管理员授权书

为加强医学检验中心的管理,对管理员作如下授权:

1. 工会联络员:赵甜。

2. 内务管理员:刘瑞麟。

3. 安全员:韦洁宏。

4. 考勤员:赵甜。

5. 信息管理员:陈大洋。

6. 试剂管理员:刘瑞麟。

7. 文档管理员:田琦。

8. 教学科研秘书:胡楚靖。

9. 设备管理员:刘瑞麟。

授权人签字:张秀明

授权人职务:深圳市罗湖医院集团医学检验中心主任

签字日期:2023 年 9 月 1 日

	文件编号：LHJY－QM－002
第 2 节　授权书和批准书	版本号：E/0
	页码：第 8 页，共 9 页

检验报告范围授权书

为规范检验报告的签发，对医学检验中心员工检验报告范围作如下授权（表1.2.2）。

表1.2.2　员工检验报告范围授权表

序 号	姓 名	职务/职称	检验报告授权范围
1	张秀明	主任、主任技师	临床化学检验
2	莫红梅	副主任、医学检验中心技术负责人、主任技师	临床血液学、体液学检验
3	胡纪文	检验四部负责人、主任技师	临床免疫学检验
4	熊　丹	科教主管、副主任技师	临床分子生物学检验
5	蔡钦泉	医学检验中心质量主管、主管技师	临床化学检验
6	张丽军	医学检验实验室质量主管、主管技师	临床化学检验
7	覃俊龙	临床生化组组长、主管技师	临床化学检验
8	张智耀	检验师	临床化学检验
9	陈亚琼	检验师	临床化学检验
10	邓玉容	检验师	临床化学检验
11	张宇英	主管技师	临床化学检验
12	刘志伟	主管技师	临床化学检验
13	付汉维	副主任技师	临床化学检验
14	闫　婕	检验师	临床化学检验
15	钟如燕	检验师	临床化学检验
…	…	…	…

授权人签字：张秀明

授权人职务：深圳市罗湖医院集团医学检验中心主任

签字日期：2023 年 9 月 1 日

第 2 节　授权书和批准书	文件编号：LHJY-QM-002
	版本号：E/0
	页码：第 9 页，共 9 页

批　准　书

　　本批准书依据 ISO 15189:2022 制定。它阐述了深圳市罗湖医院集团医学检验中心的质量方针和质量目标，并对深圳市罗湖医院集团医学检验中心的管理体系提出了具体的要求，适用于深圳市罗湖医院集团医学检验中心的全面质量管理。

　　本体系文件第 E 版第 0 次修改版已经审定，现予批准，并自批准之日起生效。

　　　　授权人签字：张秀明
　　　　授权人职务：深圳市罗湖医院集团医学检验中心主任
　　　　签字日期：2023 年 9 月 1 日

第 2 章 质量和服务声明

第 1 节 质量方针和目标	文件编号：LHJY-QM-003
	版本号：E/0
	页码：第 1 页，共 3 页

2.1.1 总则

医学检验中心应明确质量方针以及与质量方针相关的质量目标,确保方针和目标在各层级得到实施,通过持续监测发现改进的机遇。

2.1.2 具体要求

医学检验中心通过制定《质量方针》和《质量目标》来明确管理体系的方针和目标。

医学检验中心管理层建立《质量指标管理程序》并维持目标和方针,以:

1) 满足用户的需要和要求。

2) 致力于良好的专业实践。

3) 提供满足其预期用途的检验。

4) 符合认可准则。

医学检验中心制定的目标可测量并与方针一致。医学检验中心通过《质量指标管理程序》确保该目标和方针在中心组织的各层级得到实施。在策划和实施管理体系变更时,医学检验中心管理层确保管理体系的完整性。医学检验中心建立《质量指标管理程序》以评估检验前、检验和检验后过程的关键环节,并监控与目标相关的性能。

注:质量指标的类型包括收到的样品数中不合格的样品数,登记或/和样品接收的错误数,更正报告数,指定周转时间的完成率。

2.1.3 质量方针:精确、精湛、精致、精细

1) 精确:是指为客户提供既精密又正确的检验报告,即检验结果准确可靠。

2) 精湛:是指员工不断加强业务理论学习,不断更新知识,提高技术水平,坚持严谨求学,具备精湛的检验技术。

3) 精致:是指以专业化为前提,系统化为保证,信息化为手段,标准化为目标,始终贯彻"一切以患者为中心""一切为临床服务"的服务理念,为客户提供精心、细致、周到、高效的服务。

4) 精细:是指严格按照 ISO 15189:2022 要求,通过精细化管理,使检验质量不断提

第1节 质量方针和目标

升,服务效率不断提高,即质量和能力得到持续改进。

精确代表医学检验中心的质量,是中心的生命;精湛是精确的前提和保证,没有员工的精湛技术不可能实现精确的检验;精致是精确和精湛的体现,通过精致的服务,精确、精湛才能得到完美表现,才能提高客户感受和客户满意度;精确、精湛和精致,只有通过精细管理才能得到持续改进,才能确保质量和能力不断提升。

2.1.4 管理体系质量目标

医学检验中心全面实施 ISO 15189:2022,不断完善管理体系;确保检验结果的科学性、公正性、权威性;准确、及时为客户提供可靠的检验报告,并达到以下质量目标。

1）标本不合格率：≤0.13%。

2）血培养污染率：≤3%。

3）血培养阳性率：≥10%。

4）检验前标本周转时间达标率：≥90%。

5）实验室内标本周转时间达标率：≥90%。

6）实验室内急诊检验报告周转时间达标率：≥96%。

7）室内质控项目变异系数不合格率：≤5%。

8）检验报告召回率：≤0.5%。

9）检验报告错误率：≤1%。

10）临床危急值通报及时率：≥95%。

11）医护人员对检验服务满意度：≥90%。

12）患者对检验服务满意度：≥95%。

13）室内质控项目开展率：100%。

14）不同检测系统比对达标率：≥95%。

15）室间质评项目覆盖率：100%。

16）室间质评项目不合格率：≤5%。

17）检验报告信息完整率：≥95%。

18）实验室信息系统（laboratory information system, LIS）传输准确性验证符合率：100%。

19）员工满意度：≥95%。

20）客户投诉数：≤13。

21）医疗不良事件发生：0。

（以上质量指标的定义、计算公式、数据采集方式、监控周期等见《质量指标管理程序》和质量指标相关作业指导书。）

	文件编号：LHJY - QM - 003
第 1 节　质量方针和目标	版本号：E/0
	页码：第 3 页,共 3 页

2.1.5　支持文件

LHJY - PF8.8 - 01《质量指标管理程序》。

编写：张丽军　　　　　审核：蔡钦泉　　　　批准：张秀明

批准日期：2023 年 9 月 1 日

第 2 节　质量和服务承诺	文件编号：LHJY-QM-004
	版本号：E/0
	页码：第 1 页，共 1 页

医学检验中心质量和服务承诺书

　　1. 医学检验中心严格按照 ISO 15189:2022 建立管理体系,并保证有效运行和持续改进;全体员工熟识并严格按照管理体系文件从事各种质量和技术活动,努力达到质量管理目标。

　　2. 医学检验中心全体员工具有良好专业素质,将严格按照客户要求和规定的标准方法、操作规范进行检验,确保检验报告的准确、可靠。

　　3. 医学检验中心独立开展检验工作,工作质量不受任何商业、财务和其他内、外不当压力的影响,不参与任何影响自身公正地位的活动。

　　4. 医学检验中心全体员工有保护客户的机密信息和所有权的责任,对提供的与检验有关的数据、技术和资料负有保密的责任;坚持与客户合作的原则,全力为客户提供除检验外的咨询服务。

　　5. 医学检验中心全体员工认真贯彻执行本管理体系的规定,遵守职业道德规范,努力实现质量目标及质量承诺。

　　　　深圳市罗湖医院集团医学检验中心

　　　　主任签名：张秀明

　　　　签名日期：2023 年 9 月 1 日

第3章 术语和定义

第1节 组织和结构	文件编号：LHJY-QM-005
	版本号：E/0
	页码：第1页,共4页

3.1.1 医学实验室(medical laboratory)/实验室(laboratory)

3.1.1.1 标准定义

以提供诊断、监测、管理、预防和治疗疾病或健康评估的相关信息为目的,对来自人体的材料进行检验的实体。

注1：该类实验室也可提供涵盖检验各方面的咨询,包括合理选择项目,结果解释及进一步检查的建议。

注2：实验室活动包括检验前、检验和检验后过程。

注3：检验材料包括但不限于微生物学、免疫学、生化、血液免疫学、血液学、生物物理学、细胞学、组织和细胞及遗传学材料。

3.1.1.2 标准解读

又称临床实验室,主要包括临床检验实验室(检验科)、输血医学实验室(输血科或血库,血液中心实验室)、病理实验室、核医学实验室,以及实验室管理的即时检验(point-of-care testing,POCT)实验室。专门从事基础研究、应用基础研究或临床研究的科研实验室或中心实验室不属于实验室的范畴。

实验室的活动包括检验前、检验和检验后过程,其主要目的：① 为临床提供准确、及时的检验报告;② 为临床提供各方面的咨询服务,包括合理选择检验项目、结果解释及进一步检查的建议,并推进实验室服务的有效利用。

3.1.2 实验室管理层(laboratory management)

3.1.2.1 标准定义

对实验室负责,且有管理权的一人或多人。

注1：实验室管理层有权力在实验室内授权及提供资源。

注2：实验室管理层包括主任(一人或多人)及代表,还包括被指定保证实验室活动质量的个人。

第 1 节　组织和结构	文件编号：LHJY-QM-005
	版本号：E/0
	页码：第 2 页，共 4 页

3.1.2.2　标准解读

实验室管理层通常包括主任、副主任、质量主管（或其他称谓）、技术负责人、各专业组组长等，主任是最高管理者。实验室主任、副主任由深圳市罗湖医院集团院长授权，质量主管和技术负责人可由院长或实验室主任授权，各专业组组长由实验室主任授权。

实验室应制定实验室管理层的职责和权限，定期召开会议，决定实验室的资源配置、学科规划、重大事项和人事任免等。

3.1.3　实验室用户(laboratory user)

3.1.3.1　标准定义

申请实验室服务的个人或实体。

注 1：用户可包括患者、临床医生，以及其他送检样品的实验室或机构。

3.1.3.2　标准解读

用户和客户不同。通常购买产品的人或组织为客户，而用户则是真正使用产品的人或组织。检验报告是实验室活动的产品，医生依据患者的病情需要申请检验，患者缴费，实验室完成检验或检查，临床医生再利用检验报告做出医疗决策。对于实验室，患者和临床医生习惯上均称为用户，CNAS-CL02:2022 中多次使用用户这一概念，只有条款 7.2.2 使用了"实验室提供给患者和用户的信息"。此外，其他为实验室送检样品的第三方实验室或机构也称为实验室用户。

3.1.4　受委托实验室(referral laboratory)

3.1.4.1　标准定义

样品或数据被送检的外部实验室。

注 1：受委托实验室是实验室管理层选择运送样品或分样品供检验，传输数据供分析或者解释，或当无法实施常规检验时，送外检的实验室。

注 2：受委托实验室不是法律法规要求送检的实验室，或参考实验室，如公共卫生、法医、肿瘤登记及中心（母体）机构等要求送检的实验室。

3.1.4.2　标准解读

因资源、成本、能力、仪器故障等多种因素的影响，实验室会将样品、项目、数据、图片等委托给其他实验室进行检验或分析解释，这些样品或数据被送检的外部实验室就是受委托实验室。实验室应和医院有关部门一起通过服务协议评审选择区域内具有较好资质

第 1 节 组织和结构

文件编号:LHJY - QM - 005
版本号:E/0
页码:第 3 页,共 4 页

和能力的外部实验室作为受委托实验室,并定期评审其能力以持续满足要求。

受委托实验室的结果通常应由委托实验室发布。受委托实验室不是法律法规要求的送检实验室或参考实验室,如人类免疫缺陷病毒(human immunodeficiency virus,HIV)抗体确认试验、突发公共卫生事件的标本送至公共卫生机构的实验室进行检验,这些法律法规要求送检的实验室不是受委托实验室。

3.1.5 顾问(consultant)

3.1.5.1 标准定义

专业地提供专家意见的人。

3.1.5.2 标准解读

实验室因资源、成本和能力等因素的影响,会将数据和图片等委托给其他专家进行解释、分析和判断,或聘请专家对实验室的专业技术和业务能力进行指导,这些专家就是实验室的顾问。实验室应和医院有关部门一起通过服务协议评审选择业界权威专家作为实验室的顾问,并定期评审其能力以持续满足要求。实验室可选择 1 人或多人作为实验室的顾问,由医院和顾问签署服务协议。

3.1.6 能力(competence)

3.1.6.1 标准定义

经证实的能够应用知识和技能实现预期结果的本领。
[来源:ISO/IEC 17021 - 1:2015,3.7,有修改——在定义前加上了"经证实的"。]

3.1.6.2 标准解读

实验室的能力包括员工的个人能力和实验室的整体能力。个人能力通常是指顺利有效地完成某种活动所必须具备的知识和技能,在实验室就是应用知识和技能圆满完成各种检验技术操作、结果报告和咨询服务的能力。实验室的能力是所有员工能力的集中表现,体现在实验室的质量、效率和服务能力。

能力不是个人和实验室的声明,而是要通过各种数据、信息和指标的支撑,是经证实的能力,实验室应制订员工能力评估方案和标准,能力评估合格后授权。能力不是知识和技能,但和知识、技能有着密不可分的联系,掌握知识技能是前提,能力决定着掌握知识技能的方向、速度、巩固程度和所能达到的水平,在掌握和运用知识技能的过程中,也会促进能力的发展。员工的个人能力强,实验室的能力就强;实验室的能力强,也会带动员工个人能力的提升。

第 1 节　组织和结构	文件编号：LHJY-QM-005
	版本号：E/0
	页码：第 4 页,共 4 页

3.1.7　公正性(impartiality)

3.1.7.1　标准定义

由实验室所实施任务结果的客观性。

注 1：客观性可以被理解为没有偏离或无利益冲突。

注 2：其他可用于表示公正性要素的术语有："独立""无偏""中立""公平""思想开明""不偏不倚""客观""平衡"。

[来源：ISO/IEC 17000:2020,5.3,有修改——将"合格评定活动结果"更改为"由医学实验室所实施工作";增加了注 2。]

3.1.7.2　标准解读

实验室的公正性主要体现在以下几个方面。

1）客观准确地发出检验报告和从事咨询服务活动。

2）实验室管理应保证公正性,管理层公平公正公开处理每一事件,论事不论人。

3）实验室管理层应对用户和公众做出公正性声明,员工与管理层签署个人公正性承诺。

4）实验室对其活动的公正性负责,不允许商业、财务或其他方面的压力损害公正性。

5）实验室有机制监控其活动及其关系的公正性。

6）实验室应消除或尽量减少各种关系对公正性的影响,以保障公正性不受损害。

	文件编号：LHJY - QM - 006
第 2 节　管 理 体 系	版本号：E/0
	页码：第 1 页,共 3 页

3.2.1　管理体系(management system)

3.2.1.1　标准定义

组织中一系列相互关联或相互作用的要素,用于制定方针和目标,以及实现这些目标的过程。

注 1：此前被称为"质量管理体系",与之同义。

注 2：管理体系要素规定了组织的结构、岗位和职责、策划、运行、方针、实践、规则、理念、目标,和实现这些目标的过程。

［来源：ISO 9000:2015,3.5.3,有修改——删除了原注 1、3、4,增加了注 1。］

3.2.1.2　标准解读

新标准用"管理体系"代替了"质量管理体系",但二者意义相同。这里需要明确以下几个概念。

（1）质量(quality)

一组固有特征满足要求的程度。"质量"可使用形容词差、好或优秀来表征。"固有的"是指存在某事或某物本身就有的。"要求"是明示的、通常隐含的、必须履行的需求或期望。"满足要求"通常是指满足国家标准、行业标准或用户需求或组织要求。检验质量是实验室多个特征满足要求的程度。

（2）管理(management)

指挥和控制组织的一系列协调的活动。

（3）体系(system)

相互关联或相互作用的一组要素。

（4）质量管理(quality management)

在质量方面指挥和控制组织的协调活动。质量管理活动通常包括制定质量方针和质量目标及质量策划、质量控制、质量保证和质量改进。

1）质量策划(quality planning)：质量管理的一部分,致力于制定质量目标并规定必要的运行过程和相关资源以实现这些目标。

2）质量控制(quality control)：本书以下简称"质控"。质量管理的一部分,致力于满足质量要求。在临床检验中,通常是测量质控品的一组程序,目的是监测测量程序的持续性能,发现偏离稳定基线的任何性能变化;质控程序包括检测质控品、绘制质控图、制定质控规则并分析质控结果以确定误差来源,并且评价和记录根据此分析结果采取的任何补救措施。

3）质量保证(quality assurance)：质量管理的一部分,致力于提供质量要求能达到满足的信任。

	文件编号：LHJY-QM-006
第2节 管理体系	版本号：E/0
	页码：第2页,共3页

　　4）质量改进（quality improvement）：质量管理的一部分,增强满足要求的能力的循环活动。

　　（5）管理体系（management system）

　　建立方针和目标并实现这些目标的体系。

　　ISO 15189 不仅仅是一个管理体系,也是一个能力、风险、安全、服务和效率的管理体系,通过管理体系的有效运行不断提高实验室的质量和能力。

3.2.2 质量指标（quality indicator）

3.2.2.1 标准定义

一个对象的大量特征满足要求的程度的度量。

　　注1：度量可表示为,例如,产出百分数（在规定要求内的百分数）、缺陷百分数（在规定要求外的百分数）、百万机会缺陷数（defect per million opportunity,DPMO）或六西格玛级别。

　　注2：质量指标可测量一个机构满足用户需求的程度和所有运行过程的质量。

3.2.2.2 标准解读

　　质量指标可简单理解为质量目标的度量指标,质量指标依据质量目标而建立,质量目标依据质量方针而制定,因此,三者密不可分。

　　（1）质量方针

　　由实验室最高管理者正式发布的实验室总的质量宗旨和质量方向。通常质量方针应与医院的总方针相一致并为质量目标提供框架,质量方针是宏观的、抽象的,如某实验室的质量方针是"精确、精湛、精致、精细",精确是指精密正确即准确的检验结果,精湛是指实验室员工要有精湛的检验专业技术,精致是指要求员工服务精致、耐心、细心、热情,精细是指实验室通过精细化的管理不断提升实验室质量和能力。

　　（2）质量目标

　　在质量方面所追求的目的。质量目标通常依据实验室的质量方针而制定,质量目标是可以测量的、是实验室通过努力可以达到的目标,实现目标后再制定新的目标,如此不断循环和改进,如某实验室的质量方针之一是"准确及时",那么就要有相应的质量目标,如"室内质控变异系数达标率≥95%""参加室间质量评价合格率≥96%""检验报告错误率<3.0%"这些针对"准确"的质量目标,"检验全过程周转时间中位数≤60分钟""第90百分位数≤90分钟"这是针对"及时"的质量目标。

　　（3）质量指标

　　质量是抽象的,可以表征为好、坏、一般、优秀；质量目标是对质量的要求,是具体的、

第 2 节 管 理 体 系	文件编号: LHJY－QM－006
	版本号: E/0
	页码: 第3页,共3页

可测量的;质量目标可通过制定的一系列质量指标来测量,以度量产品的质量是否满足要求或期望。因此,质量指标是质量目标的度量指标,如上面提及的室内质控变异系数达标率≥95%,室内质控变异系数就是一个质量指标,实验室要明确每个检验项目变异系数的计算方法、变异系数达标的限值(允许变异系数),在限值内即达标,超出限值即不达标,计算所有检验项目中达标项目的占比即为实验室实际的室内质控达标率。实际表现与质量目标比较即可判断是否满足质量目标的要求。未达到质量目标要求则实施改进措施,已达到质量目标要求并在较长时间内保持稳定,则需要调整质量目标,以保持质量目标的持续适宜、充分和有效。

3.2.3 投诉(complaint)

3.2.3.1 标准定义

任何个人或组织向实验室就其活动或结果表示不满意,并期望得到回复的行为。
[来源: ISO/IEC 17000:2020,8.7,有修改——删除了"除申诉外",以"实验室就其活动或结果"代替"合格评定机构或认可机构就其活动"。]

3.2.3.2 标准解读

实验室接收到的每起投诉既是一个不符合,也是一个改进的机遇。在管理体系运行过程中可通过日常工作、质量监督、内部审核(本书以下简称"内审")、外部评审等多种途径识别出不符合,但某些不符合,实验室自身没有发现,而是由用户、医院内其他部门甚至院外机构发现,以投诉的方式反馈给实验室,期望实验室改正。对此,实验室应重视投诉的解决,不能歧视投诉人,不能隐藏投诉、怕投诉,而应正确分析和处理投诉,通过投诉的解决提升自己的质量和服务能力。

实验室应定期总结和分析投诉,评估投诉发生的风险和机遇,对频繁发生的投诉要从体系上找原因,采取风险控制措施,也要从投诉中识别出改进的机遇,实施改进措施。

	文件编号：LHJY - QM - 007
第 3 节　检验前、检验和检验后过程	版本号：E/0
	页码：第 1 页，共 5 页

3.3.1　患者(patient)

3.3.1.1　标准定义

为检验提供材料的个体。

3.3.1.2　标准解读

等同于病人，在本标准中统一使用患者。

3.3.2　原始样品(primary sample)/标本(specimen)

3.3.2.1　标准定义

从体液、组织或其他与人体有关的样品中取出的独立部分，用于对其一个或多个量或特征的检验、研究或分析，从而确定整体性状。

注 1：国际医疗器械监管者论坛(International Medical Device Regulators Forum，IMDRF)在其统一的指导文件中使用术语"specimen"，指拟由医学实验室检验的生物来源样品。

［来源：ISO 18113 - 1:2022,3.1.65,有修改——修改了原注 1,删除了原注 2。］

3.3.2.2　标准解读

原始样品即标本。从人体组织、血液、体液、排泄物取出的独立部分是标本，如组织标本、血液标本、尿液标本、痰液标本等，这些标本送至实验室后取出一部分或经适当处理后对其一个或多个量或特征进行检验、研究或分析，从而确定其整体性状。

3.3.3　样品(sample)

3.3.3.1　标准定义

取自原始样品的一部分或多部分。

3.3.3.2　标准解读

标本送至实验室后，取出一部分或多部分进行检验，或对标本进行适当处理后进行检验，这些自标本中取出的部分或对标本进行处理后的部分即为样品。

或从时间节点上来讲，标本采集后到实验室接收前称之为标本，如标本采集手册、标本运输、标本接收和处理，但进入实验室之后进行离心、处理、检验、保存，这时常用样品来描述。实际上，在 CNAS - CL02:2023 7.2 检验前过程中并没有把标本和样品明确区别开来，

	文件编号：LHJY－QM－007
第 3 节　检验前、检验和检验后过程	版本号：E/0
	页码：第 2 页，共 5 页

如 7.2.4 使用的是"原始样品采集和处理"、7.2.5 使用的是"样品运送"，7.2.6 使用的是"样品接收"，7.2.7.1 使用的是"样品保护"。

检验人员不必对"标本"和"样品"进行深究，只要符合工作习惯，检验人员或同行明白其表达的含义即可。

3.3.4　体外诊断医疗器械(*in vitro* diagnostic medical device) / IVD 医疗器械(IVD medical device)

3.3.4.1　标准定义

单独或组合使用，被制造商预期用于人体标本体外检验的器械，检验单纯或主要以提供诊断、监测或相容性信息为目的，包括试剂、校准品、质控品、标本容器、软件和相关的仪器或装置或其他物品。

[来源：ISO 18113－1:2022,3.1.33,有修改——将定义前"医疗"一词删除，在定义末尾加入了"器械包括试剂、校准品、质控品、标本容器、软件和相关的仪器或装置或其他物品"。删除了原注 1、2。]

3.3.4.2　标准解读

医学检验离不开体外诊断企业的产品和服务。实验室应依据有关法律法规招标采购所需要的体外诊断产品和服务，在使用前应验证企业声明的性能指标，未达到企业声明或不能满足质量标准要求时，则分析原因并采取纠正措施，必要时更换产品；在使用过程中，发现产品的不良事件要及时上报医院和国家监管部门，以便企业改进其产品和质量；实验室应定期对体外诊断产品和服务进行评价，不符合质量标准要求时实施纠正措施，必要时重新招标采购。

3.3.5　检验(examination)

3.3.5.1　标准定义

以确定一个特性的数值、描述值或特征为目的的一组操作。

注 1：一项检验可能是确定值或特征所需的多项活动、观察或测量的总体。

注 2：确定一个特性的数值的实验室检验称为"定量检验"；确定一个特性的特征的实验室检验称为"定性检验"。

注 3：检验在实验室中也称为"检测"或"试验"。

3.3.5.2　标准解读

检验有时也可称为"检查"，如在病理实验室、影像实验室；在输血实验室又可称为"鉴定"，如血型鉴定。与检验有关的其他术语和定义包括：

第 3 节　检验前、检验和检验后过程	文件编号：LHJY-QM-007
	版本号：E/0
	页码：第 3 页,共 5 页

（1）测量（measurement）

通过实验获得并可赋予某一个或多个量值的过程。

（2）标称特性

不以大小区分的现象、物体或特技的特性。如 ABO 血型、基因序列。

（3）量（quantity）

现象、物体或物质特性的度量,其大小可用一个数和一个参照对象表示。葡萄糖浓度用 mmol/L 来表示其大小,血红蛋白用 g/L 来度量其大小,mmol/L 和 g/L 即为物质的量。

（4）量值（quantity value）

用参数和参照对象一起表示的量的大小。某一血浆样本中葡萄糖含量为 4.8 mmol/L,促黄体激素的浓度为 5.0 U/L,这里的 4.8 mmol/L 和 5.0 U/L 即为量值。

（5）被测量（measurand）

是指拟测量的量。被测量至少由系统（system）、组分（component）、量（kind-of-quantity）三部分组成。如血清中肌酐浓度,血清是系统,肌酐是组分,物质浓度（μmol/L）是量；24 小时内尿蛋白的质量,尿是系统,蛋白是组分,质量（mg）是量；血液中葡萄糖浓度,血液是系统,葡萄糖是组分,浓度（mmol/L）是量。

3.3.6　检验程序（examination procedure）

3.3.6.1　标准定义

根据给定方法进行某项检验时所用的被具体描述的一组操作。

3.3.6.2　标准解读

检测系统（test system）：完成一个检验项目检测所涉及的仪器、试剂、校准品和测量程序的组合称为检测系统。生化分析仪上能同时做多少检验项目,就有多少个项目的检测系统。

3.3.7　即时检验（point-of-care testing,POCT）

3.3.7.1　标准定义

在患者附近或其所在地进行的检验。

［来源：ISO/TS 22583:2019,3.11。］

3.3.7.2　标准解读

又称床旁检验。可理解为在采样现场进行的、利用便携式分析仪器及配套试剂快速得到检测结果的一种检测方式。POCT 含义可从两方面进行理解：空间上,在患者身边进行的检验,即"床旁检验"；时间上,可进行"即时检验"。

第3节　检验前、检验和检验后过程	文件编号：LHJY-QM-007
	版本号：E/0～
	页码：第4页，共5页

3.3.8　检验前过程(pre-examination processes)

3.3.8.1　标准定义

按时间顺序自用户申请至检验启动的过程,包括检验申请、患者准备和识别(3.21)、原始样品采集、运送和实验室内传递等。

3.3.8.2　标准解读

又称分析前过程或分析前阶段。检验前过程是指从医生提出检验申请到检验启动这一过程,包括检验申请、患者准备、标本采集、运输和在实验室内传递等过程。检验前过程应重点关注以下三个环节。

(1) 准确填写检验申请单

医生要准确无误地填写申请单,字迹要清晰可读,写明患者姓名、年龄、性别、住院号、病案号、诊断及标本来源,有时还要附有简单的病历、特殊情况说明等临床资料。如果这些内容一旦被漏填、忽视、错填或者填写不清,都会使检验人员在检验操作过程不能全面获取患者信息,以至于不能根据患者生理变化对检验结果做出正确的判断,出现错报、漏报、误诊等情况。

(2) 患者准备

此项工作可以确保送检标本的质量,避免一些生理因素对检验结果的影响。例如,当患者处于兴奋、激动、恐惧状态时,可导致白细胞、血红蛋白增高;患者运动后,可以导致丙氨酸氨基转移酶、天冬氨酸氨基转移酶、肌酸激酶等一时增高,还可以引起血中钠、钾、钙及白蛋白、血糖等的变化;高蛋白饮食可引起尿素、三酰甘油、尿酸、血糖等增高;患者服用药物及疲劳、熬夜、饮酒等都会影响检验结果的准确性和可靠性。所以,当采集患者标本时应尽可能地规避上述情况。如果确要检验,而又存在上述情况,应该在检验申请单上注明,从而方便检验人员客观地解释检验结果。

(3) 标本采集注意事项

正常情况下,对患者进行采集标本,要注意以下几个方面：① 核对检验申请单所填写与标签是否一致;② 采血最好以坐位或卧位,从而确保安全;③ 止血带压迫时间不宜过紧、过长,也不要用力拍打穿刺部位,检验人员应在穿刺入血管后立即放松止血带;④ 采集标本的器材一定要符合实验要求;⑤ 避免血标本的溶血和标本的污染。

3.3.9　检验后过程(post-examination processes)

3.3.9.1　标准定义

检验后过程,包括结果复核,检验结果的格式化、发布、报告和留存,临床材料保留和

	文件编号：LHJY-QM-007
第3节　检验前、检验和检验后过程	版本号：E/0
	页码：第5页,共5页

储存,样品和废物处理。

3.3.9.2　标准解读

又称分析后过程或分析后阶段。WS/T 496—2017 中的定义为：检验之后的过程,包括结果复核、临床材料保留和储存、样品(和废物)处置,以及结果的格式化、发布、报告和留存等。

3.3.10　周转时间(turn around time)

3.3.10.1　标准定义

经历检验前、检验和检验后过程中的两个指定点之间所用的时间。

3.3.10.2　标准解读

周转时间是反映实验室活动效率的重要指标。通常包括检验前周转时间、检验过程周围时间和检验全过程周围时间,检验全过程周围时间是用户最为关注的指标。周转时间通常用中位数、第 90 百分位数和周围时间达标率来表示。周转时间应精确到分钟,并按门诊、急诊和住院三类分别统计分析,若有条件可按专业组、岗位,甚至按项目进行统计分析,以识别出结果报告存在的风险和机遇,便于采取措施和改进。

第 4 节 性能指标和性能评价	文件编号: LHJY-QM-008
	版本号: E/0
	页码: 第1页,共4页

3.4.1 偏倚(bias)/测量偏倚(measurement bias)

3.4.1.1 标准定义

系统性测量误差的估计值。

注1: 该定义只适用于定量测量。

[来源: ISO/IEC Guide 99:2007,2.18,有修改——增加了注1。]

3.4.1.2 标准解读

(1) 性能特征/性能指标

性能特征(performance characteristic): 是用于说明体外诊断(IVD)医疗器械性能的参数之一(GB/T 29791.1-2013)。

定量检验的性能特征主要包括: 测量正确度、测量准确度、测量精密度(含测量重复性和测量中间精密度)、测量不确定度(measurement uncertainty,MU)、检出限和定量限、分析特异性(含干扰物)、分析灵敏度、测量区间(可报告范围/分析测量范围/临床可报告范围)。

定性检验的性能特征主要包括: cutoff 值和检出限、诊断特异性和诊断灵敏度、假阳性率和假阴性率、诊断效率和符合率、阳性预测值和阴性预测值等。

(2) 分析质量指标(analytical quality specifications)

WS/T 403-2012 的定义为: 判断临床检验结果精密度、正确度和准确度水平高低的指标,或临床检验结果应达到的精密度、正确度和准确度要求,通常用不精密度、偏倚和总误差来表示。又称质量规范(quality specification)、质量标准(quality standards)和分析性能目标(analytical performance goals)。

(3) 建立分析性能标准的原则

实验室自身确定分析性能标准,主要依据: 制造商说明书;国家标准,行业标准等;基于专业指南和建议;基于生物学变异的分析性能要求;基于室间质评、能力验证要求或能力验证实际水平。

(4) 偏倚(bias,B)

WS/T 403-2012 的定义为: 检验结果正确度指标,指同一实验室用同种方法在多次独立检验中分析同一样品所得结果的均值与靶值之间的差异。

偏倚可通过分析有证参考物质(certified reference material,CRM)及其他适当参考物质、与参考方法或已知准确度其他方法比对而获得。

(5) 不精密度(imprecision)

WS/T 403-2012 的定义为: 检验结果精密度指标,指同一实验室用同种方法在多次独立检验中分析同一样品所得结果的离散程度。

第 4 节　性能指标和性能评价	文件编号：LHJY-QM-008
	版本号：E/0
	页码：第 2 页，共 4 页

不精密度有多种，如"批内""批间""室内""室间"不精密度等；计量学领域分重复性、中间、再现性不精密度等。不精密度一般来自室内质控数据或方法学评价。不精密度用标准差（standard deviation，SD）或变异系数（coefficient of variation，CV）表示。

通常，通过偏倚和不精密度的合成可以获得检验方法或检测系统的总误差，与实验室制定的质量标准［允许总误差（allowable total error，TEa）］比较即可判断检测系统的分析性能是否满足质量要求。

3.4.2　正确度（trueness）/测量正确度（measurement trueness）

3.4.2.1　标准定义

无穷多次重复测量所得量值的平均值与参考量值间的一致程度。

注 1：测量正确度不是一个量，不能用数值表示。但可根据 GB/T 6379.1/ISO 5725-1 测量其一致程度。

注 2：测量正确度与系统测量误差呈负相关，与随机测量误差无关。

注 3：术语"测量正确度"不宜用"测量准确度"表示。

注 4：对于定性检验，测量正确度（一致程度）可以用一致性（例：与参考测量结果的一致性百分比）表示。

注 5：正确度是检验程序的一项属性，反映了测量值与预期值或靶值的偏倚。它被定性描述为好或坏。如测量偏倚可接受，则检验程序具有较好的正确度。

［来源：ISO/IEC Guide 99：2007，2.14，有修改——增加了注 4、5。］

3.4.2.2　标准解读

正确度是一个定性的、抽象的概念，可以描述为好或坏，其反义词不正确度可以定量描述正确度的好或坏，不正确度用偏倚来表示。

3.4.3　测量准确度（measurement accuracy，accuracy of measurement）/准确度（accuracy）

3.4.3.1　标准定义

被测量的测得值与其真值间的一致程度。

注 1：概念"测量准确度"不是一个量，不给出有数字的量值。当测量提供较小的测量误差时就说该测量是较准确的。

注 2：术语"测量准确度"不宜与"测量正确度""测量精密度"相混淆，尽管它与这两个概念有关。

注 3：测量准确度有时被理解为赋予被测量的测得值之间的一致程度。

第 4 节　性能指标和性能评价	文件编号：LHJY - QM - 008
	版本号：E/0
	页码：第 3 页,共 4 页

［来源：ISO/IEC Guide 99:2007,2.13。］

3.4.3.2　标准解读

测量准确度简称准确度,是一个定性的、抽象的概念,可以描述为好或坏,其反义词不准确度可以定量描述准确度的好或坏,不准确度用总误差来表示。

WS/T 403 - 2012 对总误差(total error,TE)的定义为：检验结果准确度指标,指某实验室用某种方法在多次独立检验中分析某样品所得各个结果值与靶值之差在一定置信区间内的最大值。

总误差包括不精密度和偏倚,可通过实验获得,也可由不精密度和偏倚计算获得。

3.4.4　确认(validation)

3.4.4.1　标准定义

通过提供规定要求已得到满足的客观证据,对特定预期用途或应用的合理性予以认定。

注 1：客观证据可通过观察、测量、检验或其他方式获得。

注 2："已确认"一词用于表明相应的状态。

注 3：检验方法的规定要求可包括以下性能规范：测量正确度、测量精密度(包括测量重复性和中间测量精密度)、分析特异性(包括干扰物质)、检出限和定量限、测量区间、临床相关性,诊断特异性和诊断灵敏度。

［来源：ISO/IEC 17000:2020,6.5,有修改——增加了注 1~3。］

3.4.4.2　标准解读

实验室在使用非标准方法或自建检测系统做患者标本之前,应确认其分析性能是否满足特定预期用途或应用的合理性要求。确认的主要特点是：

1) 确认的目的是通过提供客观证据证明给定项目满足规定的要求。

2) 确认的对象是非标准方法、实验室自行开发的方法、超出预定范围使用的标准方法和修改过的确认方法,或自建检测系统。

3) 确认实验由厂商,方法的研究和开发者,或实验室完成。

4) 确认的性能指标应尽可能全面,包括但不限于精密度、正确度、可报告范围、检出限、分析干扰、携带污染、诊断灵敏度、诊断特异度等。并通过客观证据(以性能特征形式)证实满足检验预期用途的特定要求。

5) 实验室应将确认程序文件化,并记录确认结果。确认结果应由授权人员审核并记录审核过程。

	文件编号: LHJY - QM - 008
第 4 节　性能指标和性能评价	版本号: E/0
	页码: 第 4 页,共 4 页

6) 当对确认过的检验程序进行变更时,应将改变所引起的影响文件化,适当时,应重新进行确认。

3.4.5　验证(verification)

3.4.5.1　标准定义

通过提供客观证据证明已满足规定要求,确认真实性。

示例1: 确认达到测量系统的性能规范。

示例2: 确认可以满足目标测量不确定度。

注1: 验证是指实验室在开展人体样品检验之前,确定测量系统的声称性能要求(如正确性、精密度、可报告范围)在实验室复现的过程。

注2: 验证所需的客观证据可以是检查的结果,也可以是其他的确定形式,如使用替代方法计算或进行文件评审。

注3: 当检验(3.8)按照包装说明书指示进行时,新的体外诊断(IVD)医疗器械通过验证就能确认其可以投入使用。

注4: "已验证"一词用于表明相应的状态。

[来源: ISO/IEC 17000:2020,6.6,有修改——增加了示例1、2,增加了注1~4。]

3.4.5.2　标准解读

一个新的检测系统或仪器设备或检验方法在做患者标本之前应验证其分析性能是否满足厂商声明和性能标准的要求,验证的主要特点是:

1) 验证是通过提供客观证据对特定的预期用途或应用要求已得到满足的认定。

2) 验证前仔细阅读厂商说明书,获得需要验证的性能特征。

3) 应制定验证程序的标准操作程序(standard operating procedure,SOP)文件,并能提供原始实验数据。

4) 验证实验由实验室独立完成。

5) 验证的对象是配套检测系统、固定组合的检测系统和标准的方法。

6) 验证的主要指标是精密度、正确度、可报告范围、有时还包括检出限(如治疗药物、心脏标志物、激素等)。

7) 验证的时机是检验程序常规应用于临床标本检测前。

8) 验证的目的是验证厂商声明的性能在本实验室是否可以复现,是否满足检验结果预期用途的要求。

9) 最终形成性能验证报告,实验室主任或其授权的质量主管或专业组组长审核签字,交文档管理员保存。

文件编号：LHJY - QM - 009

版本号：E/0

页码：第 1 页,共 3 页

第 5 节 参考区间和临床决定限

3.5.1 生物参考区间(biological reference interval)/参考区间(reference interval)

3.5.1.1 标准定义

取自生物参考人群的值分布的特定区间。

注 1：参考区间一般定义为中间 95% 区间,特定情况下,其他大小或非对称的参考区间可能更为适宜。

注 2：参考区间可能会取决于原始样品种类和所用的检验程序。

注 3：某些情况下,只有一个生物参考限有意义,通常是上限 x,此时相应的参考区间即是小于或等于 x。

注 4："正常范围""正常值"及"临床范围"等术语意义不清,不建议使用。

[来源：ISO 18113 - 1:2022,3.1.9,有修改——删除了"示例"。]

3.5.1.2 标准解读

参考区间是健康评价和疾病诊断的基础。实验室应了解以下概念的基本含义。

(1) 参考个体(reference individual)

依据临床对某个检验项目的使用要求确定选择原则,以此选择检测参考值的个体。

(2) 参考总体(reference population)

所有参考个体的总和。

(3) 参考样本组(reference sample group)

能够代表参考总体的适当数量的个体。

(4) 参考值(reference value)

对一个参考个体进行某项目检测得到的值为该个体的参考值。

(5) 参考范围(reference distribution)

所有参考抽样组的各个参考值的集合即为参考范围。

(6) 参考区间(reference interval)

依据所有参考值的分布特性及临床使用要求,选择合适的统计方法进行归纳分析后,确定参考值范围中的一部分为参考区间。

(7) 参考限(reference limit)

参考区间两端的限值,包括上限和下限。

(8) 观测值(observed value)

即患者检测结果,通过观测或测量受试者某样本而获得的值。

(9) 建立(establish)参考区间

重新建立一个参考区间的过程,包括从选择参考个体,到分析方法的具体细节,以及对结果给出分析和结论等。

（10）转移（transfer）参考区间

将一个已经建立的参考区间改变成适应新分析方法或者新地点的流程。

（11）验证（verify）参考区间

使用相对较小标本量的参考个体（如 20 例标本），合理的置信度，将其他研究者建立的参考区间应用于本地的流程。

实验室应制定每个项目生物参考区间，并告知用户。基于患者风险的考虑，实验室应制定反映其服务的患者人群的生物参考区间。实验室可使用制造商提供的生物参考区间，但其参考值的人群来源经过实验室验证并接受。应定期评审生物参考区间，并将任何改变告知用户。当检验或检验前方法发生改变时，实验室应评审其对相应参考区间的影响，并告知用户。

实验室在进行参考区间建立和验证前应对相关术语及 ISO 15189:2022 的要求进行学习。具备条件的实验室应自行建立检验项目的参考区间，其中直接法为首选方法。当直接法难以实现，医疗机构可考虑采用间接法利用医疗机构既有的检验数据建立参考区间。实验室缺乏可引用的参考区间，也无法通过研究建立参考区间时，还可以利用其他实验室或诊断试剂生产商提供的参考数据确定本实验室的参考区间。正确地使用统计分析工具对数据进行分析并对参考区间进行验证和评价是保证其满足临床使用要求的重要手段。

3.5.2　临床决定限（clinical decision limit）

3.5.2.1　标准定义

表明不良临床结局的风险较高，或可诊断特定疾病存在的检验结果。

注 1：治疗药物的临床决定限称为"治疗范围"。

注 2：用于疾病的风险确定、诊断或治疗。

3.5.2.2　标准解读

（1）对参考区间、医学决定水平、临床决定限、临床危急值的简单理解

1）参考区间：取自生物参考人群参考值分布的特定区间。参考区间一般定义为中间 95% 区间；参考区间可能会取决于原始样品种类和所用的检验程序。

2）医学决定水平（medicine decide level）：是针对某一检查项目有别于参考值的特定限值，检验结果高于或低于该限值即在疾病诊断中起排除或确认作用，或必须采取特定的治疗措施。

3）临床决定限（clinical decision limit）：表明不良临床结局的风险较高，或可诊断特定疾病存在的检验结果。用于疾病的风险确定、诊断或治疗。从定义上理解，临床决定限

	文件编号: LHJY-QM-009
第5节　参考区间和临床决定限	版本号: E/0
	页码: 第3页,共3页

和过去的医学决定水平含义相同。

4）临床危急值(critical values)：是指某项或某类检验异常结果,而当这种检验异常结果出现时,表明患者可能正处于有生命危险的边缘状态,临床医生需要及时得到检验信息,迅速给予患者有效的干预措施或治疗,就可能挽救患者生命,否则就有可能出现严重后果,失去最佳抢救机会。

（2）参考区间和临床决定限的区别

1）来源：参考区间来源于正常人群中不同年龄、性别分别进行统计分析,得到了绝大多数人群中数据的分布范围；临床决定限来源于大量的临床患者数据的观察和积累,用于确定疾病的发生发展和变化情况。

2）作用：参考区间是对人群健康状态进行判断的指标,需要结合临床症状判断诊疗方案；临床决定限是临床医生在诊断和治疗疾病时应该掌握和使用的数据,在疾病诊断中起着重要作用。

3）值：参考区间有一个上限和一个下限,也可只有一个上限或一个下限,临床医生通过上、下限来判断患者的健康状况；临床决定限是根据不同的疾病诊断要点和标准,不同的治疗要求和治疗方法的选择,有多个设定的上限或下限,临床医生在使用这些指标时能够根据不同的界限采取不同的处理方法和措施。

4）重要性：都重要。参考区间尤其是针对广大人群的常规检测,对于疾病早期的判断有显著的指导作用；临床决定限对于疾病的诊断和治疗手段的调整有重要的明确作用。

（3）参考区间和临床决定限举例

血清钙的参考区间：2.25~2.65 mmol/L,临床决定限有 3 个。

1）待诊值：提示需要进一步检查的阈值(<1.75 mmol/L 时,可引起手足抽搐,肌强直等严重情况,应立即采取治疗措施)。

2）确诊值：提示需要采取治疗措施的界值(>2.74 mmol/L 时,应及时确定引起血钙升高的原因,可通过其他试验证实或排除甲状旁腺机能亢进)。

3）临床危急值：提示预后或需要紧急处理的界值(>3.37 mmol/L 值时,可引起高血钙性昏迷,应及时采取有力的治疗措施)。

	文件编号：LHJY-QM-010
第6节 质量控制和质量评价	版本号：E/0
	页码：第1页,共4页

3.6.1 室内质量控制(internal quality control,IQC)/质量控制(quality control,QC)

3.6.1.1 标准定义

监控检测过程以确认系统工作正常且确保可发出足够可信结果的内部程序。
［来源：ISO/TS 22583:2019,3.9,有修改——"决定"被替换为"确认"；删除了原注1。］
本书以下简称"室内质控"/"质控"。

3.6.1.2 标准解读

（1）室内质控
WS/T 641-2018 中的定义是：检验人员按照一定的频度连续测定稳定样品中的特定组分,并采用一系列方法进行分析,按照统计学规律推断和评价本批次测量结果的可靠程度,以此判断检验报告是否可发出,及时发现并排除质量环节中的不满意因素。

（2）室内质控的目的
通过对质控结果的统计判断,推定同批次患者检测结果的可靠性。控制本实验室检验的精密度,监测其准确度的改变,提高常规工作中批间或批内标本检测结果的一致性。用于发现测量过程中的改进机会。

（3）有关基本概念
1）平均数：是表示一组数据集中趋势的量数,是指在一组数据中所有数据之和再除以这组数据的个数。它是反映数据集中趋势的一项指标。解答平均数应用题的关键在于确定"总数量"以及和总数量对应的总份数。

2）标准差(SD)：是离均差平方的算术平均数(即方差)的算术平方根,用 σ 表示。标准差也被称为标准偏差,或者实验标准差,在概率统计中最常使用作为统计分布程度上的测量依据。

3）变异系数(CV)：是标准差与平均值之比,用百分数表示,CV 是相对标准差的一种表示方式,常用于比较度量单位不同或均值相差悬殊的两组或多组资料的变异程度。

4）随机误差：也称为偶然误差和不定误差,是指测量结果与在重复条件下,对同一被测量进行无限次测量所得结果的平均值之差。其产生的原因是分析过程中种种不稳定随机因素的影响,如室温、相对湿度和气压等环境条件的不稳定,分析人员操作的微小差异及仪器的不稳定等。

5）系统误差：是指在重复条件下,对同一被测量进行无限测量所得结果的平均值与被测量的真值之差,有一定的方向或大小的非随机性误差。

（4）统计质控的基本过程
具体可参考：

	文件编号: LHJY-QM-010
第 6 节　质量控制和质量评价	版本号: E/0
	页码: 第 2 页,共 4 页

1) WS/T 641-2018:规定了对临床检验定量检验项目室内质控的目的、方法的设计、实际操作、数据管理等内容。

2) CLSI C24-A4:解释了定量检验程序的统计质控的目的,描述了为特定测量程序规划质控策略的方法和对质控品和质控数据的使用,并且为实验室提供了实用质控策划流程的示例。

(5)基于患者数据的质控方法

当质控品不可获取或无法通过质控品检测进行质控时,可用以下方法作为替代方法,具体可参考 CNAS 发布的《医学实验室 基于患者数据实时质量控制方法建立及评估指南》。

1)患者结果的趋势分析,例如,患者结果的浮动均值,或结果低于或高于特定值的样品的百分比,或结果与诊断相关的样品的百分比。

2)将患者样品结果与另一替代程序检测结果比较,该程序具有较好的溯源性。

3)患者样品留样再测。

3.6.2　室间质量评价(external quality assessment,EQA)

3.6.2.1　标准定义

利用实验室间比对,按照预先制定的准则评价参加者的能力。

注 1:也称为能力验证(proficiency testing,PT)。

[来源:ISO/IEC 17043:2010,3.7,有修改——将注 2 中的术语"室间质量评价"用作了主术语。删除了原注 1、2,增加了注 1。]

本书以下简称"室间质评"。

3.6.2.2　标准解读

(1)室间质评的功能

1)实验室间变异性的度量。

2)方法、试剂和仪器的比较和评价。

3)显示出实验室的性能。

4)可以确定公议值。

5)研究影响质量的因素,如干扰。

6)加强教育。

7)为了执照和认可对实验室进行第三方评价。

8)不确定度计算的来源。

	文件编号：LHJY-QM-010
第 6 节　质量控制和质量评价	版本号：E/0
	页码：第 3 页,共 4 页

（2）室间质评结果

不满意：得分<80%。

不成功(不合格)：连续 2 次或连续 3 次中的 2 次得分<80%。

只有认真地分析、充分地利用室间质评回报结果的信息,才能有助于解决实际工作中存在的问题,促进实验室提高检验质量、减少浪费、避免可能出现的医疗纠纷和法律诉讼。

（3）实验室应制定室间质评管理程序

应包括：确定参加室间质评的项目；质控标本接收、分发和检测；报送结果；结果回报后,由专业组组长填写《室间质评总结报告表》；失控项目原因分析,并采取纠正措施；潜在不符合的趋势分析,输出预防措施；原始结果、原始记录、室间质评结果回报表、总结报告表,经中心主任确认后交文档管理员存档。

（4）室间质评非万能

实验室只有将室间质评的标本按常规样本方式来分析,并对回报结果进行认真分析、研究,对问题针对性地加以纠正,才能促进常规分析质量的改进。但它难以确认分析前和分析后存在的许多问题,如患者确认、患者准备、标本收集、标本处理、实验结果的传递等。实验室只有建立健全管理体系,才能有效地保证其服务质量。

3.6.3　实验室间比对(interlaboratory comparison)

3.6.3.1　标准定义

按照预先规定的条件,由两个或多个独立的实验室对相同或类似的材料进行测量或检验的组织、实施和评价。

［来源：GB/T 27043-2012(ISO/IEC 17043：2010,IDT) ,3.4,有修改——用"检验"代替"检测"；用"材料"代替"物品"；用"独立的实验室"代替"实验室"。］

3.6.3.2　标准解读

当室间质评计划不可获得或不适用时,实验室可采用替代方法监控检验方法的性能,提高检验结果的可信度。常用的替代方法包括：

1）与其他实验室交换样品。

2）采用相同室内质控品的实验室间进行比对,评估单个实验室的室内质控结果与使用相同室内质控品的分组结果进行比较。

3）分析不同批号的制造商终端用户校准品,或制造商的正确度质控品。

4）至少由两人或两台仪器或两种方法对同一微生物样品进行分割/盲样检测。

5）分析与患者样品有互换性的参考物质。

第 6 节　质量控制和质量评价	文件编号：LHJY-QM-010
	版本号：E/0
	页码：第 4 页，共 4 页

6）分析细胞库和组织库的物质。

其中实验室间比对是最常用的替代方法，选择的比对实验室最好通过 ISO 15189 认可或是区域内的权威实验室，至少宜选择 3 家，每年至少比对 2 次，每次选择 5 个样品，浓度覆盖分析测量范围或包括阴性、弱阳性、阳性样品，比对结果应满足实验室制定的标准。

	文件编号：LHJY-QM-011
第7节 参考物质和测量不确定度	版本号：E/0
	页码：第1页，共6页

3.7.1 参考物质的互换性（commutability of a reference material）/互换性（commutability）

3.7.1.1 标准定义

对给定参考物质的规定量,表示两个给定测量程序所得测量结果之间关系,以及其他给定物质所得测量结果之间关系一致程度的参考物质特性。

注1：定义中,给定参考物质通常是校准品,而其他指定物质通常是常规样品。

注2：通常不止有两个测量程序可用,理想做法是在所有的适用测量程序之间进行比较。

注3：测量结果的一致程度按照适合参考物质预期用途的目的来定义。

注4：互换性声明仅限定于在特定比较时规定的测量程序。

［来源：ISO 17511:2020,3.10,有修改——新的注2代替了原注2。］

3.7.1.2 标准解读

（1）参考物质（reference material,RM）

是具有足够均匀和稳定的特定特性的物质,其特性被证实适用于测量中或标称特性检查中的预期用途。国内常称为标准物质。

通过体外诊断（IVD）领域量值溯源指导文件 ISO 17511 溯源链可以看出,参考物质是维持溯源链不间断的重要一环,没有参考物质连接,溯源链就不完整,参考物质在量值溯源与传递过程中起着重要作用。

目前很多情况下,生产厂商选定的测量程序或工作校准品为计量学溯源性的较高级别,通常实施校准将参考物质和/或参考测量程序的正确度水平传递给较低计量学水平的常规测量程序（检测系统）,实验室使用常规测量程序检测患者标本,实现患者标本测量结果的量值溯源。

（2）有证参考物质（certified reference material,CRM）

附有由权威机构发布的文件,提供使用有效程序获得的具有不确定度和溯源性的一个或多个特性量值的参考物质。国内常称为有证标准物质。这里的"文件"是以"证书"的形式给出,有证参考物质制备和颁发证书的程序由 ISO Guide 34 和 ISO Guide 35 规定,"不确定度"包含了测量不确定度和标称特性值的不确定度两个含义,"溯源性"既包括量值的计量溯源性,也包含标称特性值的溯源性。"有证参考物质"的特定量值要求附有测量不确定度的计量溯源性。

（3）计量学溯源性（metrological traceability）

通过一条具有规定不确定度的不间断的比较链,使测量结果或测量标准的值能够与

第 7 节　参考物质和测量不确定度

规定的参考标准,通常是国家标准或国际标准联系起来的特性。

（4）基质效应（matrix effect）

基质指的是样品中被测分析物以外的组分。基质常常对分析物的分析过程有显著的干扰,并影响分析结果的准确性。例如,溶液的离子强度会对分析物活度系数有影响,这些影响和干扰被称为基质效应。按美国临床和实验室标准化协会（Clinical and Laboratory Standards Institute,CLSI）文件的定义,"基质效应"是指：标本中除分析物以外的其他成分对分析物测定值的影响,以及基质对分析方法准确测定分析物的能力的干扰。

参考物质虽然一般采用与实际样品相同的物质做原料,但由于对被测物质浓度的要求、贮存、运输等方面的原因,往往需要对原料成分进行调整并作处理（如加入稳定剂、防腐剂、冻干、冰冻等）,这些经加工的材料在某些测量过程中的行为有时会不同于临床实际样品,这种差异被称为基质效应,更确切的描述是缺乏互通性。基质效应是临床检验工作中的常见问题,在量值溯源中,它限制了参考物质的直接使用。

（5）参考物质的互换性

又称参考物质的互通性。指用不同测量程序测量该物质时,各测量程序测量结果之间的数字关系,与用这些测量程序测量实际临床样品时测量结果的数字关系的一致程度,亦即该物质理化性质与临床实际样品的接近程度。

评价参考物质互通性常用的方法可参考 CLSI EP-14 文件或 WS/T 356-2011。大体的步骤是将参考物质与 20 份新鲜临床样品随机穿插排列,分别使用评估方法和比对方法测定所有样品,重复测定 3 批,每批每个样品只测 1 次,每批测定都需要校准,经作图和线性回归分析来判断参考物质的基质效应（互通性）。

3.7.2　测量不确定度（measurement uncertainty,MU）

3.7.2.1　标准定义

根据所用到的信息,表征赋予被测量量值分散性的非负参数。

注 1：测量不确定度包括由系统影响引起的分量,如与修正量和测量标准所赋量值有关的分量及定义的不确定度。有时对估计的系统影响未作修正,而是当作不确定度分量处理。

注 2：此参数可以是诸如称为标准测量不确定度的标准偏差（或其特定倍数）,或是说明了包含概率的区间半宽度。

注 3：测量不确定度一般由若干分量组成。其中一些分量可根据一系列测量值的统计分布,按测量不确定度的 A 类评定进行评定,并用标准偏差表征。而另一些分量则可根据基于经验或其他信息所获得的概率密度函数,按测量不确定度的 B 类评定进行评定,也用标准偏差表征。

<table>
<tr><td rowspan="3">第 7 节　参考物质和测量不确定度</td><td>文件编号: LHJY-QM-011</td></tr>
<tr><td>版本号: E/0</td></tr>
<tr><td>页码: 第 3 页,共 6 页</td></tr>
</table>

注 4:通常,对于一组给定的信息,测量不确定度是相应与所赋予被测量的值的。该值的改变将导致相应的不确定度的改变。

注 5:所有测量均有偏倚(3.1)和不精密度。例如,对于同一被测量,在重复性条件下重复测量样品通常会产生不同的值。因为所有不同的值都可以合理地归因于相同量的被测量,所以不确定度宜报告哪个值作为被测量的值。

注 6:基于给定测量程序的可用分析性能数据,测量不确定度评定得出的是一个数值区间,该区间包含被测量的实际值并且具有一定的置信水平。

注 7:给定测量程序的可用分析性能数据一般由校准品赋值的不确定度和质控品的长期不精密度组成。

注 8:在实验室中,大多数测量只进行一次,并将所得结果作为可接受的被测量估计值,而测量不确定度区间则表示可能获得的其他结果。

[来源:ISO/IEC Guide 99-2007,2.26,有修改——从 ISO/TS 20914:2019,3.26 中增加了注 5~8。]

3.7.2.2　标准解读

临床检验的主要任务是对人体标本的各种特性进行赋值。测量的目的是确定被测量的真值,但测量误差不可避免,真值也就无法确定,误差大小也无法确定。测量结果通常只是被测量值的近似值或估计值。在相同条件下,对同一被测量进行多次重复测量,所得结果具有一定的分散性,但这种分散性通常具有一定的分布规律。研究这种分布规律,就可以在得出被测量之值的同时,还定量地给出该值可能所处的区间范围及处于该区间的概率。

(1) 真值(true value)

又称量的真值(true value of quantity),指"与量的定义一致的量值"。量的真值只有通过完善的测量才能获得,但由于测量时不可避免地会受到各种影响量的影响,导致测量得不到真值,因此真值按其本性是不确定的。在经典方法描述中,认为真值是唯一的,但实际上往往是未知的。

(2) 约定量值(conventional quantity value)

又称量的约定值,简称约定值(conventional value),指对于给定目的,由协议赋予某量的量值。有时将约定量值称为"约定真值",现在不提倡这种用法。有时约定量值是真值的一个估计值,约定量值是有测量不确定度的,但通常被认为测量不确定度足够小,甚至可能为零。

(3) 测量(measurement)

以确定量值为目的的一组操作。测量的目的就是要确定被测量的值,也就是要确定被测量的"真值"。由于实际的测量都不可能是非常完善的,因而通过测量赋予被测量的

文件编号：LHJY-QM-011
版本号：E/0
页码：第4页，共6页

第7节 参考物质和测量不确定度

值只能是真值的一个估计值，即测量结果。测量是一个过程，任何测量过程都包含五个要素：被测对象、测量方法、测量设备、测量环境、测量人员。

（4）测量结果（result of a measurement）

由测量所得到的赋予被测量的值。测量结果仅是被测量的估计值；对于直接多次测量，测量结果就是所测得的多个测量值的平均值，算术平均值是真值的最佳估计值；对于单次直接测量，其测量结果也只能是仅有的这个测量值；对于间接测量，测量结果是由各直接测量结果根据函数关系计算而得到的值。由于测量结果仅仅是被测量真值的一个估计值，在表达测量结果时，必须给出它的不确定度。有些时候还应说明，所给测量结果是未修正的测量结果还是已修正的测量结果。

（5）测量误差（error of measurement）

简称误差。测量结果与被测量的真值之差称为测量误差，简称为误差。用公式表示：误差=测量结果-真值。误差有两种表示形式：绝对误差=测量结果-真值，相对误差=|绝对误差|/真值。

由于真值未知，所以也无法获得误差。因此，误差只是一个理想的概念，一般不用测量误差描述测量结果。当用约定真值代替真值时，可得到误差的估计值而不是准确的误差。用公式表示为：误差估计值=测量结果-约定真值，它反映了测量结果偏离参考值的程度，误差估计值存在正、负之分。获得测量误差估计值的目的是对测量结果进行修正。

（6）系统测量误差（systematic error of measurement）

简称系统误差（systematic error）。是在重复测量中保持不变或按可预见的方式变化的测量误差分量。它是在重复性条件下，对同一被测量进行无穷多次测量所得测量值的平均值（期望值）与被测量的真值之差。用公式表示为：系统误差=期望值-真值，系统误差也是一个理想化的术语。只有当用约定真值代替真值，用期望值的估计值代替期望值时，可得到系统误差的估计值。获得了系统误差的估计值就可以对测量结果进行修正。此外，分析系统误差产生的原因并采取适当的措施可以减小或消除系统误差。

（7）随机测量误差（random error of measurement）

简称随机误差（random error）。指在重复性测量中按不可预见的方式变化的测量误差的分量。它是测量结果与在重复性条件下对同一被测量进行无穷多次测量所得结果的平均值（即期望值）之差。用公式表示为：随机误差=测量结果 x̄-期望值，由于期望值是一个理想的概念，所以每一个测量结果的随机误差就无法确定，通常随机误差服从一种概率分布，并且期望值为零。所以可以通过增加观测次数来减小随机误差。

（8）测量准确度（accuracy of measurement）

指单次测量结果与被测量真值之间一致的程度。测量结果与真值之间的差值叫测量误差。准确度只是一个定性的概念，常用准确度高、低、好、一般等来表述。准确度的高低

第 7 节　参考物质和测量不确定度	文件编号：LHJY-QM-011
	版本号：E/0
	页码：第 5 页，共 6 页

常用误差来表示，误差越小，分析结果的准确度越高。但真值未知，因此测量误差不确定。

（9）测量不确定度（measurement uncertainty）

表征测量结果的分散性，与测量结果相联系的参数。下面利用实验结果的一种表达形式来说明不确定度的含义。设物理量 Y 的测量结果表达为 $Y=(y \pm U)$，y 为测量结果，U 为不确定度，是一个恒正的值，上式给出的是一个区间 y-U，y+U，这个结果表达的含义是，被测量 Y 的真值以某一概率落入上述区间。因此，不确定度 U 可以理解为"表征被测量的真值所处的量值范围的估计"，这正是国际通用计量学基本术语中对不确定度的定义。

（10）标准不确定度（standard measurement uncertainty）

以标准偏差表示的测量不确定度，其符号用 u 来表示。对每个不确定度来源评定的标准偏差，称为标准不确定度分量，用 u_i 表示。标准不确定度的分量有两类评定方法：A 类评定和 B 类评定。

1）A 类标准不确定度（type A evaluation of measurement uncertainty）：对于一系列测量值，用统计分析的方法进行不确定度评定得到的标准不确定度，用符号 u_A 表示。A 类标准不确定度用实验标准偏差来定量表征。

2）B 类标准不确定度（type B evaluation of measurement uncertainty）：用非统计方法进行不确定度评定，得到的标准不确定度，用符号 u_B 表示。B 类标准不确定度用估计的标准偏差定量表征。

（11）合成标准不确定度（combined standard measurement uncertainty）

由各标准不确定度分量合成得到的标准不确定度，用符号 u_C 来表示。合成标准不确定度也可以用相对形式来表示，称为相对不确定度，可用符号 u_{rel} 表示。

（12）扩展不确定度（expanded uncertainty）

扩展不确定度由合成标准不确定度的倍数得到，用符号 U 表示。即 $U=ku_C$，其中 k 称为包含因子（在数理统计中 k 称为置信因子），通常 k 的取值在 2～3 之间。

（13）测量误差和测量不确定度的区别

1）量的定义：测量误差是测量结果与真值之差，测量不确定度是测量结果的分散性、分布区间的半宽。

2）与测量结果的关系：测量误差针对给定测量结果，不同结果误差不同；测量不确定度是合理赋予被测量之值均有相同的不确定度，即不同测量结果，不确定度可以相同。

3）与测量条件的关系：测量误差与测量条件、方法、程序无关，只要测量结果不变，误差也不变；测量不确定度当条件、方法、程序改变时，测量不确定度必定改变，而不论测量结果如何。

4）表达形式：测量误差是差值，有一个符号：正或负；测量不确定度是标准偏差或其倍数、置信区间的半宽，恒为正值。

5）分量的划分：测量误差按出现于测量结果中的规律分为随机误差与系统误差；测

第 7 节　参考物质和测量不确定度	文件编号：LHJY-QM-011
	版本号：E/0
	页码：第6页,共6页

量不确定度按评定的方法划分为 A 类评定和 B 类评定。

　　6) 分量的合成：测量误差是代数和,测量不确定度是方和根,必要时引入协方差。

　　7) 置信概率：测量误差不存在,测量不确定度如需要,可以给出。

　　8) 极限值：测量误差一般存在,测量不确定度从分布理论上说,一般不存在。

　　9) 与分布的关系：测量误差无,测量不确定度一般有关。

第4章 总体要求

第1节 公正性和保密性	文件编号：LHJY-QM-012
	版本号：E/0
	页码：第1页，共3页

4.1.1 总则

保持医学检验中心（本书以下简称"中心"）对客户及用户的公正性，保证公正性不受损害。应通过保密性程序规范员工职责，从而保护客户信息安全和信息合法发布。

4.1.2 公正性

中心应通过《公正性声明》（附录4.1.1）保证公正开展实验室活动，包括：检验活动、准确及时发出检验报告、开展检验咨询服务。中心结构设置和管理应保证公正性，通过《附录1 深圳市罗湖医院集团医学检验中心组织结构图》公布中心组织结构，设置部门和岗位，客观公正从事管理活动。

中心管理层通过《公正性声明》做出公正性承诺，中心主任代表中心做出公正性声明，所有员工与中心签署公正性承诺。

中心应对实验室活动的公正性负责，不应允许商业、财务或其他方面的压力损害公正性。

中心应监控其活动及其关系，包括员工的关系以识别公正性威胁，质量监督员负责监控实验室活动的公正性，确保检验活动公正、岗位设置公正、管理活动公正、员工关系平等。

注：危及中心公正性的关系可基于所有权、控制权、管理、员工、共享资源、财务、合同、市场营销（包括品牌推广）、支付销售佣金或其他报酬以引荐中心新用户等。这些关系并不一定会对中心的公正性构成威胁。

如识别出公正性威胁，应消除或尽量减少其影响，以使公正性不受损害。医学检验中心应能够证明如何降低这类威胁，若识别出公正性威胁，则采取纠正措施，并记录。

4.1.3 保密性

4.1.3.1 信息管理

中心《客户保密管理程序》中列出《实验室保密承诺书》，公开做出承诺保护患者隐私和对患者所有信息和数据保密。应在《临床检验标本采集手册》（本书以下简称《采集手册》）、

第 1 节 公正性和保密性	文件编号：LHJY - QM - 012
	版本号：E/0
	页码：第 2 页，共 3 页

患者准备信息、检验报告单或患者容易观察到的中心明显位置等能查阅到《实验室保密承诺书》。

中心作为法律实体，有非独立法人的独立医疗机构（登记号：PDY79001 - 544030711P9391），通过做出具有法律效力的承诺，对在中心活动中获得或产生的所有患者信息承担管理责任。患者信息的管理应包括隐私和保密。中心应将其准备公开的信息事先通知用户。除非用户公开的信息，或中心与用户有约定（如为回应投诉的目的），其他所有信息都作为专有信息并应视为保密信息。

4.1.3.2 信息发布

中心按法律要求或合同授权透露保密信息时，应将发布的信息通知到相关患者，除非法律禁止。例如，通过深圳市罗湖医院集团（本书以下简称"集团"）各医疗机构内网、中心微信公众号或短信方式等，中心应对从患者以外渠道（如投诉人、监管机构）获取的有关患者信息保密。除非患者同意，中心不向任何个人和第三方泄漏患者相关数据和信息；科研标本所用到的患者数据和信息应通过伦理审查和患者知情同意；法律机构、卫生行政管理部门和医保部门所需要的患者信息应经集团各医疗机构审批；中心对来自投诉人、监管机构等外部渠道获取的患者信息保密。除非信息提供方同意，中心应为信息来源保密，且不应告知患者。

4.1.3.3 人员职责

人员，包括 POCT 管理委员会委员、合同方（受委托实验室、设备和试剂供应商等）、外部机构人员［中国合格评定国家认可委员会（China National Accreditation Service for Conformity Assessment，CNAS）评审材料接收人员］或代表中心的能获取实验室信息的个人，应对实验室活动实施过程中获得或产生的所有信息保密。

中心应与能获取中心信息的所有人员签署保密性声明或协议，包括中心员工和外部人员。外部人员包括集团各医疗机构各级委员会委员、LIS 服务商、外部机构服务人员、第三方服务人员、设备维护维修人员、试剂和耗材供应商人员等。

4.1.4 支持文件

[1]《公正性声明》，见附录 4.1.1.
[2] LHJY - PF4.2 - 01《客户保密管理程序》.
[3] LHJY - QM - 053《附录 1 深圳市罗湖医院集团医学检验中心组织结构图》.
[4] PF4.2 - TAB - 01《实验室保密承诺书》.

编写：张丽军　　　　　审核：蔡钦泉　　　　　批准：张秀明

批准日期：2023 年 9 月 1 日

第 1 节　公正性和保密性	文件编号：LHJY－QM－012
	版本号：E/0
	页码：第 3 页,共 3 页

附录 4.1.1：

公 正 性 声 明

　　1. 医学检验中心的一切质量和技术性活动坚持公正性的原则,不受任何干扰,独立对临床送检样本按照各项技术标准,秉公做出正确的检测和判断。

　　2. 医学检验中心管理层和全体员工将把公正服务作为行动准则,保持业务工作的独立性,不受来自行政、商务、财务等方面的干扰和压力影响。

　　3. 严格遵守各类文件的管理和保密制度,对客户的有关信息和中心的有关技术资料负有保密责任,维护客户的合法权益。

　　上述声明需医学检验中心全体员工严格执行,并请深圳市罗湖医院集团管理层和客户给予监督。

　　　　　　　　　　　批准人签字：张秀明

　　　　　　　　　　　批准人职务：深圳市罗湖医院集团医学检验中心主任

　　　　　　　　　　　签字日期：2023 年 9 月 1 日

声明人签字表

序　号	签　名	序　号	签　名	序　号	签　名
1		11		21	
2		12		22	
3		13		23	
4		14		24	
5		15		25	
6		16		26	
7		17		27	
8		18		28	
9		19		29	
10		20		…	…

| 文件编号：LHJY－QM－013 |
| 版本号：E/0 |
| 页码：第 1 页,共 1 页 |

第 2 节　患者相关的要求

4.2.1　总则

中心管理层应确保将患者的健康、安全和权利作为首要考虑因素。

4.2.2　具体要求

1）中心建立《咨询活动管理程序》并实施以下过程：

a）中心用户有途径提供有用信息,以协助中心选择检验方法和解释检验结果。

b）向中心用户提供有关检验过程的公开信息,包括费用(适用时)和预期得到结果的时间。

c）适当时,向中心用户及其他相关人员披露导致或可能导致患者危害的事件,并记录为减轻这些危害而采取的措施。

d）在需要时获得知情同意。

2）中心建立《服务协议管理程序》并实施以下过程：

a）定期评审中心提供的检验,以确保这些检验在临床上是适当和必要的。

b）以应有的谨慎和尊重对待患者、样品或剩余物。

c）在中心关闭、收购或合并的情况下,确保留存的患者样品和记录的持续可用性和完整性。

d）应患者和其他代表患者的医务提供者的要求提供相关信息。

e）维护患者不受歧视地获得医疗服务的权利。

4.2.3　支持文件

[1] LHJY－PF5.3－01《咨询活动管理程序》.
[2] LHJY－PF6.7－01《服务协议管理程序》.

编写：张丽军　　　　审核：蔡钦泉　　　　批准：张秀明

批准日期：2023 年 9 月 1 日

第5章 结构和管理要求

<table>
<tr><td rowspan="3">第 1 节 法 律 实 体</td><td>文件编号：LHJY-QM-014</td></tr>
<tr><td>版本号：E/0</td></tr>
<tr><td>页码：第 1 页，共 1 页</td></tr>
</table>

5.1.1 总则

集团医学检验实验室或其所属组织应是能为其活动承担法律责任的实体。

5.1.2 法律实体

集团医学检验实验室为集团旗下非独立法人的独立医疗机构（登记号：PDY79001-544030711P9391），是非营利性质的医疗机构。2019 年 4 月 29 日经深圳市卫生健康委员会批准"深圳市罗湖医院集团医学检验实验室"正式运营，并获得医疗执业许可证书，执业科目为医学检验科，执业范围包括医学检验各专业领域。一切医疗活动遵守国家法律、法规，并受法律保护。主任竞聘上岗，由集团正式聘任，全权负责集团医学检验实验室的管理工作。集团医学检验实验室公正、独立地实施临床检验，所出具的检验结果和报告公正、真实、准确，具有法律效力，作为国内、国际的有效凭证。

集团医学检验实验室开展临床基因扩增检验技术，在 2019 年 3 月 4 日被广东省临床检验中心审核合格，所开展基因检测项目在规定范围以内。

集团医学检验实验室开展母婴保健技术服务，在 2019 年 9 月 20 日被深圳市卫生健康委员会批准，执行《中华人民共和国母婴保健法》技术服务，登记准予合法执业。

编写：张丽军　　　　　审核：蔡钦泉　　　　　批准：张秀明

批准日期：2023 年 9 月 1 日

	文件编号：LHJY-QM-015
第2节　实验室主任	版本号：E/0
	页码：第1页,共2页

5.2.1　总则

中心应明确规定中心主任职责及其能力,并规定在特定情况下将职责分派给有能力的员工。

注：中心管理层包括中心主任(一人或多人)及代表,还包括被指定保证中心活动质量的个人。

5.2.2　具体要求

5.2.2.1　中心主任能力

中心由1名具有规定任职资格、能力、授权、责任和资源的人员领导,以满足认可准则的要求。

中心主任通过集团组织的竞聘产生,具有管理中心的必需能力,负责中心的全面管理工作,有权支配中心的各种资源,确保中心活动符合 ISO 15189:2022 的要求。

5.2.2.2　中心主任职责

中心主任负责实施管理体系,包括将风险管理应用于中心运行的各方面,以便系统识别和应对患者医疗风险和改进机遇。

中心主任的职责和责任包括与中心提供服务相关的专业、学术、顾问或咨询、组织、管理及教育事务,具体内容如下：

1) 根据所在机构赋予的职能范围,对中心服务实行有效领导,包括预算策划和财务管理。

2) 与相应的认可和监管部门、相关行政管理人员、卫生保健团体、所服务的患者人群以及正式的协议方有效联系并发挥作用(需要时)。

3) 确保有适当数量的具备所需的教育、培训和能力的员工,以提供满足患者需求和要求的中心服务。

4) 确保质量方针的实施。

5) 建立符合良好规范和适用要求的安全实验室环境。

6) 在所服务的机构中发挥作用(适用且适当时)。

7) 确保为试验选择、利用中心服务及检验结果解释提供临床建议。

8) 选择和监控中心的供应方。

9) 选择受委托实验室并监控其服务质量。

10) 为中心员工提供专业发展计划,并为其提供机会参与中心组织的科学和其他活动。

11) 制定、实施并监控中心服务绩效和质量改进标准。

第 2 节　实验室主任	文件编号：LHJY-QM-015
	版本号：E/0
	页码：第 2 页，共 2 页

12）监控中心开展的全部工作以确定输出给临床的相关信息。

13）处理中心员工和/或用户的投诉、要求或建议。

14）设计和实施应急计划，以确保中心在服务条件有限或不可获得等紧急或其他情况下能提供必要服务。

15）策划和指导研发工作。

对于上述各职责，中心主任无须亲自行使，可将具体某项工作授权给中心其他人，但放权不放责，中心主任要对整个中心的运行和管理负有最终责任。

5.2.2.3　职责分派

中心主任可将选定的职责和/或责任分派给有资质且有能力的员工，并形成文件。但中心主任应对中心的整体运行负有最终责任。

编写：张丽军　　　　　审核：蔡钦泉　　　　　批准：张秀明

批准日期：2023 年 9 月 1 日

	文件编号：LHJY-QM-016
第 3 节 实验室活动	版本号：E/0
	页码：第 1 页，共 1 页

5.3.1 通用要求

中心应规定实验室活动的范围并形成文件,包括在符合准则要求的主要地点以外开展的活动(如 POCT、样品采集)。中心应仅在实验室活动范围内声称符合认可准则要求,不包括外部持续提供的中心活动。

5.3.2 具体要求

5.3.2.1 要求的符合性

中心活动应以满足认可准则、用户、监管机构和认可机构要求的方式开展,这适用于已规定且形成文件的中心活动的全部范围,无论在何处提供服务。

5.3.2.2 咨询活动

中心管理层应确保提供适当的建议和解释,并满足用户的需求。

中心通过《服务协议管理程序》和《咨询活动管理程序》与用户进行沟通,包括:

1) 为选择和使用检验提供意见,包括所需样品类型、检验方法的临床适应证和局限性,以及要求检验的频率。

2) 为检验结果的解释提供专业判断。

3) 促进中心检验的有效利用。

4) 就科学及事务性工作提供意见,如样品不符合可接受标准的情况。

5.3.3 支持文件

[1] LHJY-PF5.3-01《咨询活动管理程序》.

[2] LHJY-PF6.7-01《服务协议管理程序》.

编写：张丽军	审核：蔡钦泉	批准：张秀明
		批准日期：2023 年 9 月 1 日

	文件编号：LHJY-QM-017
第4节 结构和权限	版本号：E/0
	页码：第1页，共7页

5.4.1　总则

中心应确定其组织和管理结构、其在母体组织中的位置，以及管理、技术运作和支持服务间的关系，规定对实验室活动结果有影响的所有管理、操作或验证员工的职责、权力、沟通渠道和相互关系，在必要的范围内规定其程序，以确保实验室活动实施的一致性和结果有效性。

5.4.2　质量管理

中心应配备具有履行其职责所需的权限和资源的人员，无论其是否还被赋予其他职责。所履行职责包括：

1）实施、保持和改进管理体系。

2）识别与管理体系或执行实验室活动的程序的偏离。

3）采取措施以预防或最大程度减少这类偏离。

4）向中心管理层报告管理体系运行状况和改进需求。

5）确保实验室活动的有效性。

注：这些责任可分配给一人或多人。

5.4.3　组织结构

5.4.3.1　中心内部组织结构

中心总部为集团医学检验实验室，下设7个专业组，即标本前处理组、临床生化组、临床免疫组、临床微生物组、临床分子诊断组、细胞遗传组、临床质谱组等。另设4个分部，即检验一部（罗湖区人民医院检验科）、检验二部（罗湖区妇幼保健院检验科）、检验三部（罗湖区中医院检验科）、检验四部（罗湖社管中心检验室），以及2个直属部门，即科教组、综合办公室。

5.4.3.2　与中心外部机构的关系

中心是集团属下的一级科室，由主管院长领导，接受集团办公室、人力资源部、医务科、质控科、护理部、门诊部、科教科、设备科、物流配送中心、后勤保障部、财务科、信息科等职能部门的管理和为中心提供完成工作所需的条件。同时，中心还接受国家卫生健康委临床检验中心（National Center for Clinical Laboratories，NCCL，本书以下简称"国家卫生健康委临检中心"）、中国合格评定国家认可委员会（CNAS）、广东省临床检验中心（Guangdong Center for Clinical Laboratories，GDCCL）、深圳市临床检验质控中心、深圳市（区）卫生健康委员会、深圳市（区）疾病预防控制中心、深圳市市场监督管理局等部门相应

第 4 节　结构和权限	文件编号：LHJY-QM-017
	版本号：E/0
	页码：第 2 页，共 7 页

的管理和技术指导。

集团主要职能部门的功能：

1）医务科：负责检验质量监督，协调中心与其他科室临床科室的联系；专业技师员工转正考核和医疗纠纷处理等管理。

2）人力资源中心：负责进行人力资源评估和规划、员工考核、人事管理、职称晋升、职工考勤、员工培训、继续教育及外出学习、进修审批等管理。

3）质控科：对中心的工作质量及工作效率的管理。

4）科教科：负责全院进修人员、实习生等教学安排、全院的科研立项、组织课题评审和新技术、新项目开展的审批等管理。

5）设备科：负责对中心的仪器设备的使用等情况进行监督和检查；对计量仪器设备组织校正；对试剂和消耗品进行采购和分发；对设备的购置、引进、验收、维修、报废等管理。

6）财务科：负责财务活动、财务管理和财务保障。

7）后勤保障部：为中心提供后勤供给支持和保障。

8）信息科：对中心提供 LIS 网络支持、保障、数据备份和数据安全管理。

5.4.3.3　中心组织结构图

见本书《附录 1　深圳市罗湖医院集团医学检验中心组织结构图》。

5.4.3.4　岗位质量职能分配表

见本书《附录 3　岗位质量职能分配表》。

5.4.4　管理岗位职责

5.4.4.1　技术管理层

（1）资格

中心技术管理层由 1 名技术负责人和 11 名技术管理者（专业组组长）组成，由中心主任授权和任命，技术负责人负责技术管理层的管理。技术管理层员工由具备本科以上学历，中级以上职称，有丰富的工作经验和扎实的专业理论，且熟悉中心管理体系的检验人员担任。

（2）职责

全面负责中心专业技术的管理工作，并提供资源以确保满足中心程序规定的质量要求。

1）与中心主任共同制定质量方针、质量目标和服务承诺，策划管理体系。

	文件编号：LHJY－QM－017
第4节 结构和权限	版本号：E/0
	页码：第3页，共7页

2）组织与客户的咨询沟通活动。

3）负责国内外检验新技术、新方法的跟踪与验证，提出提高质量方法建议。

4）负责组织开展新项目准入前期可行性论证工作。

5）负责中心标准方法验证实践和非标检验方法制修订的有关管理工作。

6）负责检验程序的编写与实施。

7）负责检验结果质量保证措施的制定与实施。

8）负责中心检验人员技术培训和考核。

9）负责仪器操作员工的授权。

10）负责组织受委托实验室的检验能力和委托协议的评审。

11）需要时，参与预防措施、持续改进措施的批准和效果裁定。

5.4.4.2 质量主管

（1）资格

中心设置质量主管1名，由中心主任授权和任命。质量主管工作不受中心内、外和其他机构和个人影响和干扰，直接对中心主任负责。质量主管要求由具备大专以上学历，中级以上职称，有丰富的工作经验和扎实的专业理论，且熟悉中心管理体系的检验人员担任。

（2）职责

维持管理体系的有效运行。

1）负责组织编写《质量手册》《程序文件》《采集手册》《安全手册》，并进行宣贯，做好管理体系文件的控制工作。

2）组织质量监督活动。

3）组织实施管理体系的内审活动。

4）参与管理体系的管理评审活动，协助中心主任具体负责实施管理评审。

5）确保管理体系的持续改进。

6）确保检测工作的公正性。

7）控制不符合项的出现，组织实施纠正措施和预防措施。

8）负责服务合同的编写。

9）负责检验前过程的管理。

5.4.4.3 科教主管

（1）资格

由博士研究生以上学历，具有医学知识，丰富的科研经验，具有科研带动能力，熟悉中心管理体系的员工担任。

第 4 节 结构和权限	文件编号：LHJY-QM-017
	版本号：E/0
	页码：第 4 页，共 7 页

（2）职责

1）科教主管在中心主任领导下协管中心科研教学工作与重点学科工作，分管继续教育工作。

2）对接集团科教科各项工作，制定中心不同周期科研规划。

3）组织科研项目、继续教育项目申报与学术交流，如学术会议投稿、临床学术交流会等。

4）指导研究生、实习生与进修人员工作开展。

5）其他中心科教相关事宜。

5.4.4.4 专业组组长

（1）资格

各专业组设专业组组长 1 名，全面负责本专业组的技术和质量工作。专业组组长需由具备本科以上学历，5 年以上专业工作经验的中级以上职称，专业基础理论扎实，经验丰富，熟悉中心管理体系的检验人员担任。

（2）职责

1）在中心主任的领导下，负责本专业的业务、教学、科研和仪器设备的管理。

2）制定本专业组工作计划，按期总结。

3）组织编写和实施本专业 SOP。

4）负责组织本专业组室内质控和中心各部门间比对工作。

5）掌握特殊检验技术，解决本专业组室复杂、疑难的技术问题。

6）加强与临床的沟通联系，征询临床对检验质量的意见和建议；介绍新的检验项目及其临床意义；需要时参加临床疑难病例讨论，主动配合临床医疗工作。

7）负责本专业组的业务学习和技术训练，做好继续教育和技术考核等工作；做好本专业进修人员、实习生带教工作。

8）结合临床诊疗，制定本专业的科研计划，不断引进国内外的新成果、新技术、新方法，开展新项目，提高本专业的技术水平。

9）负责组织本专业组仪器设备、消耗品的申购计划及做好验收工作。

10）完成集团领导和中心主任安排的各项工作任务。

11）贯彻执行集团各项规章制度，做好员工工作安排和考勤。

12）掌握本专业国内外信息，指导下级检验人员开展科研和引进新业务、新技术的工作，总结经验，撰写学术论文。

5.4.4.5 教学科研秘书

（1）资格

由大专以上学历，中级以上职称，有丰富的工作经验、管理经验和扎实的专业理论知

第4节 结构和权限	文件编号：LHJY-QM-017
	版本号：E/0
	页码：第5页,共7页

识,以及有丰富的教学且熟悉中心管理体系的检验人员担任。

（2）职责

1）协助中心科教主管管理中心的科研、教学和继续教育工作。

2）完成中心主任分配的工作任务。

3）负责进修人员、实习生的工作和轮岗安排,并做好培训、考核和登记工作。

4）协助技术负责人进行各岗位员工培训、业务考核,并做好记录。

5）综合各专业组的科研计划,协助科教主管提出全科的科研规划,并负责督促执行,撰写中心的科、教、研等方面的总结。

5.4.4.6 质量监督员

（1）资格

各专业组设 1 名不脱产的质量监督员,负责对本专业组的工作质量进行监督,其工作不受专业组组长和成员的干扰。要求由熟悉相关项目的、程序和结果评价的有能力员工担任。

（2）职责

协助质量主管对影响检验过程中高风险因素进行监控,确保检验结果的准确性,具体监控方法见《质量监督管理程序》。

5.4.4.7 信息管理员

1）LIS 的管理维护。

2）计算机及软件的维护。

3）集团各医疗机构内网检验科相关内容的发布。

4）收集各类软件功能需求,转化和实现软件升级。

5）组织中心员工信息系统相关培训、考核和授权,信息系统应急演练等。

5.4.4.8 文档管理员

1）负责中心所有受控文件的登记、发放、回收、借阅登记、销毁。

2）负责各专业组归档资料的登记。

3）确保文件资料的保存的安全性。

5.4.4.9 安全员

1）协助质量主管进行《安全手册》的编写、宣贯与及时更新工作,负责中心的生物安全管理工作,组织各专业组实施相关的安全防范措施。具有监督所有活动的职责和权力,包括制定、维持、监督中心安全计划的责任,阻止不安全行为或活动的权力,直接向决定中心政策和资源的管理层报告的权力。

第 4 节 结构和权限	文件编号：LHJY-QM-017
	版本号：E/0
	页码：第6页，共7页

2）负责危险性化学品的管理工作。

3）定期对中心各部门进行生物安全检查，保证中心的各种安全。

5.4.4.10 试剂管理员

1）协助质量主管做好中心试剂的管理。

2）协助各专业组进行试剂申购有的清点工作。

3）负责试剂验收和保存。

5.4.4.11 设备管理员

1）协助质量主管做好中心设备的管理。

2）协助各专业组进行设备申购、设备维修和校准、报废、盘点等工作。

5.4.4.12 内务管理员

1）负责中心生活和办公用消耗品的申请、验收、保存和分发。

2）负责中心内务的管理。

5.4.4.13 工会联络员

1）负责落实集团各医疗机构工会组织下达的各项工作任务。

2）关心员工业余生活，发挥工会小组的积极作用，发扬团结协作精神，开展建设和谐中心活动。

3）积极组织中心的文体活动，活跃中心文化生活。

5.4.4.14 考勤员

1）协助中心主任按规定认真、及时、准确做好考勤工作。

2）每天在电子考勤系统上进行考勤记录，做好职工出差、休假等的考勤记录。

3）如实反映考勤中存在的问题，并提出改进的意见。

4）每月及时通过电子考勤系统汇总考勤情况，报中心主任审核确认后报人力资源部。

5.4.4.15 关键职能代理人的指定

1）中心主任因故不能履行职责时，由中心主任指定副主任或技术负责人、质量主管代理职务。

2）专业组组长因故不能履行职责时，由副组长或质量监督员代理职务。

3）技术负责人因故不能履行职责时，由质量主管代理职务。

第4节 结构和权限	文件编号：LHJY－QM－017
	版本号：E/0
	页码：第7页，共7页

4）质量主管因故不能履行职责时，由技术负责人代理职务。

5.4.5 支持文件

［1］LHJY－PF8.1－01《质量监督管理程序》.

［2］LHJY－QM－053《附录1 深圳市罗湖医院集团医学检验中心组织结构图》.

［3］LHJY－QM－055《附录3 医学检验中心岗位质量职能分配表》.

编写：张丽军　　　　审核：蔡钦泉　　　　批准：张秀明

批准日期：2023年9月1日

	文件编号：LHJY-QM-018
第5节　风险管理	版本号：E/0
	页码：第1页,共1页

5.5.1　总则

中心管理层通过风险管理手段保证实验室所有活动安全有效。

5.5.2　具体要求

中心管理层通过《风险管理程序》和《生物风险管理程序》建立、实施和维护过程,以识别与其检验和活动相关的对患者危害的风险和改进患者医疗的机会,并制定应对风险和改进机遇的措施。

中心主任应确保对该过程的有效性进行评估,并在确定为无效时进行修改。

5.5.3　支持文件

[1] LHJY-PF8.5-01《风险管理程序》.
[2] LHJY-PF8.5-02《生物风险管理程序》.

编写：张丽军　　　　审核：蔡钦泉　　　　批准：张秀明

批准日期：2023 年 9 月 1 日

第6章 资源要求

<table>
<tr><td rowspan="3">第1节　资源总体要求</td><td>文件编号：LHJY－QM－019</td></tr>
<tr><td>版本号：E/0</td></tr>
<tr><td>页码：第1页,共1页</td></tr>
</table>

6.1.1　总则

中心通过对人员、设施、环境、设备、试剂、耗材、服务协议、外部提供的产品和服务等中心资源管理,保障中心体系有效运行和检验结果的准确。

6.1.2　具体要求

中心分别制定人员、设施、环境、设备、试剂、耗材、服务协议、外部提供的产品和服务的管理程序,以符合 ISO 15189：2022 要求。

中心应获得管理和实施其活动所需的人员、设施、设备、试剂、耗材及支持服务。

编写：张丽军　　　　　审核：蔡钦泉　　　　　批准：张秀明

批准日期：2023 年 9 月 1 日

	文件编号: LHJY-QM-020
第2节 人员要求	版本号: E/0
	页码: 第1页,共2页

6.2.1 总则

中心对人员进行管理并保持所有人员记录,以证明满足要求。

中心制定《人力资源管理程序》对所有人员进行管理,人员除本中心职工外,还包括进修人员、实习生、POCT 设备操作者或设备监督员等。

6.2.2 通用要求

中心制定的《人力资源管理程序》应满足以下要求。

1)中心有足够数量有能力的人员开展其活动。

2)所有可能影响实验室活动的内部或外部人员,应行为公正、符合伦理,有能力并按照中心管理体系要求工作。

3)中心向员工传达满足用户需求和要求以及满足本准则要求的重要性。

4)中心向员工介绍组织及其将要工作的部门或区域、聘用的条件和期限、员工设施、健康和安全要求及职业健康服务。

6.2.3 能力要求

中心制定的《人力资源管理程序》在人员能力方面应满足以下要求。

1)规定影响实验室活动结果的各职能的能力要求,包括教育、资格、培训、再培训、技术知识、技能和经验的要求。

2)确保全部员工具备开展其负责的实验室活动的能力。

3)有人员能力管理要求,包括能力评估频率要求。

4)有记录证实其人员能力。

注:能力评估方法可通过组合来使用:直接观察活动;监控检验结果的记录和报告过程;核查工作记录;评估解决问题的技能;检验特定样品,如已检验过的样品、中心各部门间比对样品或分割样品。

6.2.4 授权

中心授权员工从事特定的实验室活动,包括但不限于:

1)方法选择、开发、修改、确认和验证。

2)结果审核、发布和报告。

3)LIS 使用,特别是患者数据和信息获取、患者数据和检验结果录入、患者数据或检验结果修改。

	文件编号：LHJY－QM－020
第 2 节　人 员 要 求	版本号：E/0
	页码：第 2 页,共 2 页

6.2.5　继续教育和专业发展

中心对从事管理和技术工作的员工提供继续教育计划。全部员工应参加继续教育、常规专业发展或其他的专业相关活动。应定期评估计划和活动的适宜性。

6.2.6　人员记录

中心应制定《人力资源管理程序》用以规定保存人员相关记录,包括:

1）员工能力要求。

2）岗位描述。

3）培训和再培训。

4）员工授权。

5）员工能力监督。

6.2.7　支持文件

LHJY－PF6.2－01《人力资源管理程序》.

编写：张丽军　　　　　审核：蔡钦泉　　　　　批准：张秀明

批准日期：2023 年 9 月 1 日

	文件编号：LHJY-QM-021
第3节 设施和环境条件	版本号：E/0
	页码：第1页,共2页

6.3.1 总则

设施和环境条件应适合中心所有活动,不应对结果有效性或患者、访客、实验室用户和员工的安全产生不利影响。这应包括在中心场所外开展的检验前工作相关的设施与地点,也包括POCT。中心规定、监控和记录从事实验室活动所必需的设施及环境条件要求。

注：对结果有效性产生不利影响的环境条件,包括但不限于非特异性扩增的核酸、微生物污染、灰尘、电磁干扰、辐射、照明条件(照度)、湿度、供电、温度、声音和振动。

6.3.2 设施控制

中心应制定《设施和环境条件管理程序》,对实施、记录、监控、定期评审设施进行规范,包括：

1）对访问控制,考虑安全、保密性、质量以及医疗信息和患者样品的保护。

2）有防止来自能源、照明、通风、噪声、供水和废物处理对实验室活动造成的污染、干扰或不利影响。

3）有防止来自因检验程序存在风险或不隔离可能影响、干扰工作时造成的交叉污染。

4）有适当的安全设施和设备,并定期验证其功能(如应急疏散装置,冷藏或冷冻库中的对讲机和警报系统,便利的应急淋浴、洗眼装置、复苏设备等)。

5）保持中心设施功能正常、状态可靠。

6.3.3 储存设施

中心制定《设施和环境条件管理程序》和《温控系统操作程序》对储存设施进行管理,包括：

1）提供足够适用的储存空间,其条件应确保样品、仪器设备、试剂和耗材、文件和记录的持续完整性。

2）以防止交叉污染和损坏的方式储存检验过程使用的患者样品和材料。

3）有害物质和生物废物的储存和处置设施应符合相关法律法规规定的材料分类要求。

6.3.4 员工设施

中心管理层应确保有足够的盥洗设施、饮水处,以及储存个人防护装备和衣物的设施。为员工提供活动空间,如会议室、学习室和休息区。

6.3.5 样品采集设施

中心通过制定《设施和环境条件管理程序》,对样品采集设施进行规范,包括：

	文件编号：LHJY-QM-021
第 3 节 设施和环境条件	版本号：E/0
	页码：第 2 页，共 2 页

1）保证样品采集方式不会使结果失效或对检测质量有不利影响。

2）在样品采集期间考虑患者的隐私、舒适度及需求（如残疾人通道、盥洗设施）及陪伴人员（如监护人或翻译）的安排。

3）提供隔开的患者接待和样品采集区域。

4）维持患者和员工用急救物品。

6.3.6 支持文件

［1］LHJY-PF6.3-01《设施和环境条件管理程序》.

［2］LHJY-PF6.3-02《温控系统操作程序》.

编写：张丽军　　　　审核：蔡钦泉　　　　批准：张秀明

批准日期：2023 年 9 月 1 日

	文件编号: LHJY-QM-022
第4节　实验室设备	版本号: E/0
	页码: 第1页,共2页

6.4.1　总则

中心制定《仪器设备管理程序》文件,程序规范设备选择、采购、安装、验收测试(包括可接受标准)、操作、运输、存放、使用、维护及停用,以确保其正常运行并防止污染或损坏。

注:中心设备包括仪器的硬件和软件,测量系统和 LIS,或任何影响实验室活动结果的设备,包括样品运输系统。

6.4.2　设备要求

中心配备检测活动正常进行所需的设备;在中心永久控制之外的场所,或超出设备制造商的性能规格使用设备,中心管理层应确保满足本准则要求;可影响实验室活动的每件设备应贴唯一标签,标识或其他识别方式并登记在册;中心根据需要维护和更换设备以确保检验结果质量。

6.4.3　设备验收程序

制定《仪器设备管理程序》,确保当设备投入或重新投入使用前,中心应验证其符合规定的可接受标准。用于测量的设备应能达到提供有效结果所需的测量准确度和/或测量不确定度。

注1:这包括在中心使用的设备、租借的设备,或在医护点,以及中心授权的相关或移动设施中使用的设备。

注2:如相关,设备验收试验的核查可基于返回设备的校准证书。

6.4.4　设备使用说明

中心应具有适当的防护措施,防止设备意外调整导致检验结果无效;设备应由经过培训,授权和有能力的员工操作;设备使用说明和/或标准操作程序(SOP),包括制造商提供的说明,应可随时获取;按照制造商的规定使用设备,除非已经经过检验方法确认。

6.4.5　设备维护与维修

中心应制定《仪器设备管理程序》,以便在设备维护与维修时进行规范,包括:

1) 中心应根据制造商说明书制定预防性维护程序。应记录与制造商的计划或说明的偏离。

2) 设备维护应在安全的工作条件和工作顺序下进行。应包括电气安全、紧急停机装置,以及授权对有害物质的安全处理和处置。

3) 设备故障或超出规定要求时,应停止使用,并清晰标识或标记为停用状态,直到经验证可正常运行。中心员工应检查故障或偏离规定要求的影响,并在出现不符合工作时

第 4 节　实验室设备	文件编号：LHJY-QM-022
	版本号：E/0
	页码：第 2 页，共 2 页

采取措施。

4）适用时，中心员工应在设备使用、维修或报废前去污染，并提供适于维修的空间和适当的个人防护设备。

6.4.6　设备不良事件报告

应调查可直接归因于特定设备的不良事件和事故，并按要求向制造商和/或供应商以及相关部门报告。中心应制定响应制造商召回或其他通知，以及采取制造商建议措施的程序。

6.4.7　设备记录

中心应制定《仪器设备管理程序》，规定保存影响实验室活动结果的每台设备的记录。记录应包括以下相关内容。

1）制造商和供应商的详细信息，以及唯一识别每台设备的充分信息，包括软件和硬件。

2）接收、验收试验和投入使用的日期。

3）设备符合规定可接受标准的证据。

4）当前放置地点。

5）接收时的状态（如新设备、二手或翻新设备）。

6）制造商说明书。

7）预防性维护计划。

8）中心或经批准的外部服务供应商进行的维护活动。

9）设备损坏、故障、改动或修理。

10）设备性能记录，如校准证书和/或验证报告，包括日期、时间和结果。

11）设备状态，如使用或运行、停用、暂停使用、报废。

设备记录应按认可准则中记录保存规定要求，在设备使用期或更长时期内保存并易于获取。

6.4.8　支持文件

LHJY-PF6.4-01《仪器设备管理程序》.

编写：张丽军　　　　审核：蔡钦泉　　　　批准：张秀明

批准日期：2023 年 9 月 1 日

第 5 节　设备校准和计量溯源性	文件编号：LHJY‑QM‑023
	版本号：E/0
	页码：第 1 页，共 2 页

6.5.1　总则

中心应规定对校准和溯源的要求，以保持检验结果报告的一致性。对分析物测量的定量方法，应包括校准和计量溯源要求。测量表征而不是离散分析物的定性方法和定量方法应规定被评估的特性，及不同时间再现性所需的要求。

注：定性方法和可能无法进行计量学溯源的定量方法的示例包括红细胞抗体检测、抗生素敏感性评估、基因检测、红细胞沉降率、流式细胞仪标志物染色和肿瘤人表皮生长因子受体‑2（human epidermal growth factor receptor 2，HER2）免疫组化染色。

6.5.2　设备校准

中心制定《仪器设备校准管理程序》，对直接或间接影响检验结果的设备进行校准。程序规定：

1）使用条件和制造商的校准说明。

2）计量溯源性记录。

3）定期验证要求的测量准确度和测量系统功能。

4）记录校准状态和再校准日期。

5）在重新校准时确保使用的修正因子已更新和记录。

6）校准不合格时的处理，以最大程度降低对服务运行和对患者的风险。

6.5.3　测量结果的计量溯源性

中心制定《检验结果计量学溯源管理程序》，确保设备检测结果的可溯源性，满足以下要求。

1）应通过形成文件的不间断的校准链，将测量结果与适当的参考对象相关联，建立并保持测量结果的计量溯源性，每次校准均会引入测量不确定度。

注：追溯源至高级别参考物质或参考程序的校准溯源信息可由检验系统的制造商提供。该文件只有在使用未经修改的制造商检验系统和校准程序时才可接受。

2）应通过以下方式确保测量结果溯源到最高可溯源水平和国际单位制（Système international d'Unités，SI）：具备能力的中心提供的校准；具备能力的标准物质生产者提供并声明计量溯源至 SI 的有证参考物质（CRM）的认定值。

3）无法提供溯源性时，应用其他方法提供结果可信性，包括但不限于：明确描述、视为提供符合预期用途且由适当比对保证测量结果的参考测量程序、指定方法或公议标准的结果；用另一种程序测量校准品。

4）基因检验应建立至基因参考序列的溯源性。

5）定性方法可通过检测已知物质或之前样品的结果一致性，适用时，反应强度一致

	文件编号：LHJY-QM-023
第5节　设备校准和计量溯源性	版本号：E/0
	页码：第2页,共2页

性,证明其溯源性。

6.5.4　支持文件

[1] LHJY-PF6.5-01《仪器设备校准管理程序》.
[2] LHJY-PF6.5-02《检验结果计量学溯源管理程序》.

编写：张丽军　　　　　审核：蔡钦泉　　　　批准：张秀明

批准日期：2023 年 9 月 1 日

	文件编号: LHJY - QM - 024
第6节 试剂和耗材	版本号: E/0
	页码: 第1页,共2页

6.6.1 总则

规范中心所用试剂和耗材全过程管理,确保检验结果质量。

6.6.2 具体要求

中心应建立《试剂和耗材管理程序》,对试剂和耗材的选择、采购、接收、储存、验收试验和库存管理进行规定。

注:试剂包括商品化或内部制备的物质、参考物质(校准品和质控品)、培养基;消耗品包括移液器吸头、载玻片、POCT耗材等。

6.6.2.1 试剂和耗材的接收和储存

中心应按照制造商说明储存试剂和耗材,并监测相关的环境条件。当中心不是接收场所时,应核实接收场所是否具备充分的储存和处理能力,以防止供应品损坏和变质。

6.6.2.2 试剂和耗材的验收试验

组分或试验过程改变的每个试剂或试剂盒新配方,或新批号或新货运号试剂,在投入使用前或结果发布前(适用时)应进行性能验证。影响检验质量的耗材在投入使用前应进行性能验证。

注1:新批号试剂与旧批号试剂的室内质控品结果可比可作为验收证据。不同批号试剂比对首选患者样本,以避免室内质控品的物质互换性问题。

注2:有时可基于试剂分析证书进行验证。

6.6.2.3 试剂和耗材的库存管理

中心通过"iLab 管理平台"建立试剂和耗材的库存管理系统。库存管理系统应将已验收的试剂和耗材与未检查或未接受使用的区分开。

6.6.2.4 试剂和耗材的使用说明

试剂和耗材的使用说明,包括制造商提供的使用说明,应易于获取。中心通过受控的方式将试剂和耗材使用说明储存在"iLab 管理平台"中,应按制造商说明使用试剂和耗材。如计划他用,则应进行检验方法确认。

6.6.2.5 试剂和耗材的不良事件报告

应调查可直接归因于特定试剂或耗材的不良事件和事故,并根据要求向制造商和/或供应商以及相关部门报告。中心制定《试剂和耗材管理程序》,响应制造商召回或其他通

	文件编号：LHJY - QM - 024
第 6 节　试 剂 和 耗 材	版本号：E/0
	页码：第 2 页，共 2 页

知及采取制造商建议措施。

6.6.2.6　试剂和耗材的记录

应保存影响检验性能的每一试剂和耗材的记录,包括但不限于：试剂或耗材的标识；制造商信息,包括说明书、名称和批次编码或批号；接收日期和接收时的状态、失效日期、首次使用日期；适用时,试剂或耗材的停用日期；试剂或耗材初始和持续准用记录。

当中心使用自己配制、再悬浮或组合试剂时,除记录上述相关内容外,还应包括配制人、配制日期和有效期。

6.6.3　支持文件

LHJY - PF6.6 - 01《试剂和耗材管理程序》.

编写：张丽军　　　　　审核：蔡钦泉　　　　　批准：张秀明

批准日期：2023 年 9 月 1 日

	文件编号：LHJY-QM-025
第7节　服务协议	版本号：E/0
	页码：第1页,共1页

6.7.1　总则

中心应建立提供服务的协议并对其定期进行评审。

6.7.2　与实验室用户的协议

中心应制定《服务协议管理程序》,并定期评审提供中心活动的协议。该程序应确保:

1) 充分规定了要求。

2) 中心有能力和资源满足要求。

3) 适用时,中心告知用户由受委托实验室和顾问执行的具体活动。

应将可能影响检验结果的任何协议变更通知实验室用户。应保留评审记录,包括任何重大变更。

6.7.3　与POCT操作人员的协议

中心与集团内使用中心支持的POCT的其他部门的协议,应明确规定各自的职责和权限并告知。由POCT管理委员会管理此服务协议。

6.7.4　支持文件

LHJY-PF6.7-01《服务协议管理程序》.

编写：张丽军　　　　　审核：蔡钦泉　　　　　批准：张秀明

批准日期：2023年9月1日

	文件编号：LHJY－QM－026
第 8 节　外部提供的产品和服务	版本号：E/0
	页码：第 1 页,共 1 页

6.8.1　总则

中心应确保由外部提供的、影响实验室活动的产品和服务在以下情况是适宜的：预期纳入中心自身活动;中心直接向用户提供部分或全部从外部供应商那里获得的产品或服务;用于支持中心的运作。需要与组织其他部门或职能部门合作以满足以上要求。

注：服务包括样品采集服务、移液器和其他校准服务、设施和设备维护保养服务、室间质评计划、受委托实验室和顾问提供的服务。

6.8.2　受委托实验室和顾问

中心应将如下要求告知受委托实验室和提供解释和建议的顾问。

1）提供的程序、检验、报告和咨询活动。

2）危急结果的管理。

3）所需的人员资格和能力证明。

中心应制定《受委托实验室的选择与评审程序》,确保将受委托实验室的检验结果提供给申请者,除非协议有其他规定。应保存一份所有受委托实验室和顾问的清单。

6.8.3　外部提供的产品和服务的评审和批准

中心制定《外部提供的产品和服务采购程序》《新项目、新技术审批及管理程序》用以规范外部提供的产品和服务,应按照程序规定保存相关记录,用于：

1）规定、审查和批准中心对所有外部提供的产品和服务的要求。

2）规定对外部供应商的资质、选择、表现评价和再评价的标准。

3）通过制定《样品委托管理程序》规范样品委托。

4）在使用或直接提供给用户之前,应确保外部提供的产品和服务符合中心规定的要求,或认可准则的相关要求(适用时)。

5）根据对外部服务供应商的表现评价结果采取措施。

6.8.4　支持文件

[1] LHJY－PF6.8－01《受委托实验室的选择与评审程序》.

[2] LHJY－PF6.8－02《样品委托管理程序》.

[3] LHJY－PF6.8－03《外部提供的产品和服务采购程序》.

[4] LHJY－PF6.8－04《新项目、新技术审批及管理程序》.

编写：张丽军　　　　　审核：蔡钦泉　　　　　批准：张秀明

批准日期：2023 年 9 月 1 日

第7章 过 程 要 求

<table>
<tr><td rowspan="3">第 1 节　过程总体要求</td><td>文件编号：LHJY - QM - 027</td></tr>
<tr><td>版本号：E/0</td></tr>
<tr><td>页码：第1页,共1页</td></tr>
</table>

7.1.1　总则

通过对中心检验过程的管理,提高检验质量,识别改进机遇,降低患者医疗风险。

7.1.2　具体要求

中心应识别在检验前、检验和检验后过程中患者医疗的潜在风险。应评估并尽可能降低风险。适用时,应将剩余风险告知用户。

应根据对患者的潜在危害,监控并评估所识别风险和降低风险过程的有效性。

中心还应识别患者医疗改进的机遇,并制定方案管理这些机遇。

编写：张丽军　　　　　审核：蔡钦泉　　　　　批准：张秀明

批准日期：2023 年 9 月 1 日

第 2 节　检验前过程	文件编号：LHJY - QM - 028
	版本号：E/0
	页码：第 1 页，共 4 页

7.2.1　总则

中心应制定涵盖所有检验前活动的程序，并使相关员工方便获取。

注 1：检验前过程可能影响预期检验的结果。

注 2：样品采集和运送应符合 ISO 20658 要求。

注 3：特定来源样品和特定分析物应符合 ISO 20186 - 1、ISO 20186 - 2、ISO 20186 - 3、ISO 20166(所有部分)、ISO 20184(所有部分)，ISO 23118 和 ISO 4307 的要求。

7.2.2　中心提供给用户的信息

中心制定《采集手册》和《项目手册》，向用户提供的适当信息。信息应充分以使用户全面了解实验室活动的范围和要求。适当时，这些信息应包括：

1）中心所有场所地址、工作时间和联络方式。

2）检验申请和样品采集的程序。

3）活动的范围和预期可获得结果的时间。

4）咨询服务的获取。

5）患者知情同意要求。

6）已知对检验性能或结果解释有显著影响的因素。

7）中心处理投诉的流程。

7.2.3　检验申请

中心应制定《检验申请管理程序》规范检验申请，包括：

1）中心收到的每份检验申请均应视为协议。

2）检验申请应提供充分信息，以确保：申请单和样品可明确追溯至用户；可识别申请者的身份及联络方式；可识别申请的检验项目；可提供临床和技术建议及临床解释。

3）检验申请信息可以中心认为适宜且用户可接受的格式和介质提供。

4）当用户医疗必需时，中心应与用户或其代表进行沟通，以明确用户申请的内容。

中心应制定《检验申请管理程序》管理口头申请检验。适用时，包括在规定时限内向中心提供书面确认的检验申请。

7.2.4　原始样品采集和处理

7.2.4.1　通用要求

中心应制定《原始样品采集管理程序》来规范原始样品采集和处理。应通过《采集手册》向样品采集者提供相关信息。应明确记录任何与既定采集程序的偏离。应评估接受或

	文件编号：LHJY-QM-028
第2节　检验前过程	版本号：E/0
	页码：第2页，共4页

拒收该样品对患者结果的潜在风险和影响,记录并通知适当人员。适用时,中心应定期评审所有类型样品的量、采集器械及保存剂的要求,以确保样品量既不会不足也不会过多,且正确采集样品以保护分析物。

7.2.4.2　采集前活动的指导

中心应为采集前活动提供充分信息和指导,以确保不影响样品的完整性。这些信息包括:

1)患者准备(如为护理人员、样品采集者和患者提供的指导)。

2)原始样品采集的类型和量,采集容器及必需添加物,样品采集顺序(相关时)。

3)特殊采集时机(相关时)。

4)影响样品采集、检验或结果解释,或与其相关的临床信息(如用药史)。

5)样品标识可明确识别患者和采集部位,以及从同一患者采集的多个样品,包括多块组织或切片。

6)中心接受或拒收申请的检验所用样品的标准。

7.2.4.3　患者知情同意

中心对患者开展的所有操作均需患者知情同意。特殊操作,包括大多数侵入性操作或可能增加并发症风险的操作,需有更详细的解释,在某些情况下,需要记录知情同意。紧急情况下不能得到知情同意时,只要对患者最有利,中心可以执行必需的操作。

7.2.4.4　采集活动的指导

为确保样品采集和检验前储存的安全、准确和临床适宜性,中心应提供以下指导。

1)接受原始样品采集的患者身份的确认。

2)确认并记录(相关时)患者符合检验前要求[如禁食、用药情况(最后服药时间、停药时间)、在预定时间或时间间隔采集样品等]。

3)原始样品采集说明,包括原始样品容器及必需添加物,及样品采集顺序(相关时)。

4)以可明确追溯到被采集患者的方式标记原始样品。

5)原始样品采集者身份、采集日期及时间(相关时)的记录。

6)分离或者分装原始样品的要求(必要时)。

7)采集的样品运送到中心之前的稳定条件和合适的储存条件。

8)采样物品使用后的安全处置。

7.2.5　样品运送

中心应制定《原始样品运送、接收与处理程序》规范原始样本的运送,内容包括:

	文件编号：LHJY - QM - 028
第 2 节　检验前过程	版本号：E/0
	页码：第 3 页，共 4 页

1）为确保及时和安全运送样品，中心应提供以下指导：运送样品的包装方式；确保从样品采集到中心接收之间的时间适用于申请的检验；保持样品采集、处理所需的特定温度范围；保证样品完整性的任何特殊要求，如使用指定的保存剂。

2）如样品的完整性受到损害并存在健康风险，应立即通知负责样品运送的部门并采取措施降低风险，防止再次发生。

3）中心应建立样品运送系统并定期评估其充分性。

7.2.6　样品接收

7.2.6.1　样品接收程序

中心应制定《原始样品运送、接收与处理程序》规范样品接收，内容包括：

1）样品可通过申请单和标识明确追溯到唯一识别的患者和解剖部位（适用时）。

2）接受或拒收样品的标准。

3）记录接收样品的日期和时间，相关时。

4）记录样品接收者的身份，相关时。

5）由授权人员对接收的样品进行评估，确保其符合与所申请检验相关的接受标准。

6）应制定《急诊样品处理程序》对急诊样品说明，包括需执行的特殊标记、运送、快速处理方法、周转时间和特殊报告标准等详细信息。

7）确保样品的所有部分均可明确追溯到原始样品。

7.2.6.2　样品接受特殊情况

样品因以下情况受影响时，中心应制定考虑患者医疗最佳利益的过程：患者或样品识别不正确；样品不稳定，如运送延迟等原因导致；不正确的储存或处理温度；不适当的容器；样品量不足。在评估患者安全风险后，接受了对临床很重要或不可替代的不合格样品，应在最终报告中说明问题的性质，适用时，在解释可能受影响的结果时给出建议提示。

7.2.7　检验前的处理、准备和储存

7.2.7.1　样品保护

中心应制定《检验前处理、准备和储存管理程序》并有适当设施确保样品的完整性，避免样品在处理、制备、储存期间丢失或损坏。

7.2.7.2　附加检验申请标准

中心《检验前处理、准备和储存管理程序》应规定对同一样品申请附加检验的时限。

第 2 节 检验前过程	文件编号：LHJY - QM - 028
	版本号：E/0
	页码：第 4 页,共 4 页

7.2.7.3 样品稳定性

考虑到原始样品中分析物的稳定性,相关时应规定和监控从样品采集到检验之间的时间。

7.2.8 支持文件

[1] LHJY - CJ - E《采集手册》.

[2] LHJY - XM - E《项目手册》.

[3] LHJY - PF7.2 - 01《检验申请管理程序》.

[4] LHJY - PF7.2 - 02《原始样品采集管理程序》.

[5] LHJY - PF7.2 - 03《原始样品运送、接收与处理程序》.

[6] LHJY - PF7.2 - 04《急诊样品处理程序》.

[7] LHJY - PF7.2 - 05《检验前处理、准备和储存管理程序》.

编写：张丽军   审核：蔡钦泉   批准：张秀明

批准日期：2023 年 9 月 1 日

	文件编号：LHJY－QM－029
第 3 节　检验过程通用要求	版本号：E/0
	页码：第 1 页,共 1 页

7.3.1　总则

中心通过对检验过程的管理,为检验质量和实验室用户权益提供保障。

7.3.2　通用要求

1）应选择预期用途经过确认的检验方法,以确保患者检验项目的临床准确度。

2）每一检验程序的性能特征,应与该检验的预期用途及对患者医疗的影响相关。

3）所有程序和支持性文件,如与实验室活动有关的说明、标准、手册和参考数据,应保持最新并易于员工使用。

4）员工应遵守规定程序,并记录在检验过程中从事重要操作活动的人员身份,包括POCT 操作人员。

5）中心应制定《检验方法的选择与评审程序》供授权人员定期评审中心提供的检验方法,确保其在临床意义上适合于收到的申请。

7.3.3　支持文件

LHJY－PF7.3－01《检验方法的选择与评审程序》.

编写：张丽军　　　　　审核：蔡钦泉　　　　　批准：张秀明

批准日期：2023 年 9 月 1 日

第4节　检验方法验证与确认	文件编号：LHJY-QM-030
	版本号：E/0
	页码：第1页，共1页

7.4.1　总则

通过证实厂商声明的性能或确认非标检验程序的各项性能指标，以满足临床需求。

7.4.2　检验方法验证

中心应制定《检验方法验证和确认管理程序》以规范检验方法的验证，包括：

1）中心在引入方法前，应制定程序以验证能够适当运用该方法，确保能达到制造商或方法规定的性能要求。

2）验证过程证实的检验方法的性能指标，应与检验结果的预期用途相关。

3）中心应保证检验方法的验证程度足以确保与临床决策相关的结果的有效性。

4）具有相应授权和能力的员工评审验证结果，并记录验证结果是否满足规定要求。

5）如发布机构修订了方法，中心应在所需的程度上重新进行验证。

6）应保留验证记录：预期达到的性能要求；获得的结果；性能要求是否满足的结论，如不满足，采取的措施。

7.4.3　检验方法确认

中心应制定《检验方法验证和确认管理程序》以规范检验方法的确认，包括：

1）中心应对以下来源的检验方法进行确认：中心设计或开发的方法；超出预定范围使用的方法（如超出制造商的使用说明，或原确认的测量范围；第三方试剂应用于预期外的仪器，且无确认数据）；修改过的确认方法。

2）方法确认应尽可能全面，并通过性能要求形式等客观证据证实满足检验预期用途的特定要求。中心应确保检验方法的确认程度足以确保与临床决策相关的结果的有效性。

3）具有相应授权和能力的员工评审确认结果，并确认结果是否满足规定要求。

4）当对确认过的检验方法提出变更时，应评审改变对临床所产生的影响，并决定是否使用修改后的方法。

5）应保留以下确认记录：使用的确认程序；预期用途的特定要求；方法性能参数的确定；获得的结果；方法有效性声明，并详述其与预期用途的适宜性。

7.4.4　支持文件

LHJY-PF7.3-02《检验方法验证和确认管理程序》.

编写：张丽军　　　　审核：蔡钦泉　　　　批准：张秀明

批准日期：2023年9月1日

	文件编号：LHJY-QM-031
第5节 测量不确定度评定	版本号：E/0
	页码：第1页，共1页

7.5.1 总则

中心通过评定和应用测量不确定度，并建立维护测量不确定度有效的机制，以满足临床需求。

7.5.2 测量不确定度的评定

中心应制定《测量不确定度评定程序》以规范测量不确定度的评定，包括：

1）应评定测量结果量值的测量不确定度，并保持满足预期用途相关时。测量不确定度应与性能要求进行比较并形成文件。

2）应定期评审测量不确定度的评定结果。

3）对于不能或者无须进行测量不确定度评定的检验程序，应记录未进行测量不确定度评定的理由。

4）当用户有要求时，中心应向其提供测量不确定度信息。

5）当用户问询测量不确定度时，中心的回复应考虑不确定度的其他来源，包括但不限于生物学变异。

6）当定性检验结果是基于定量输出数据，并根据阈值判定为阳性或阴性时，应用有代表性的阳性和阴性样品估计输出量值的测量不确定度。

7）对于定性检验结果，产生定量数据的中间测量步骤或室内质控结果的不确定度也宜视为此过程中的关键（高风险）部分。

8）进行检验方法性能验证或确认，适用时宜考虑测量不确定度。

7.5.3 支持文件

LHJY-PF7.3-03《测量不确定度评定程序》.

编写：张丽军　　　　　　审核：蔡钦泉　　　　　批准：张秀明

批准日期：2023年9月1日

第 6 节　生物参考区间和临床决定限	文件编号：LHJY－QM－032
	版本号：E/0
	页码：第 1 页,共 1 页

7.6.1　总则

中心通过制定和维护生物参考区间和临床决定限,以满足临床需求。

7.6.2　生物参考区间和临床决定限

中心应制定《生物参考区间制定与评审程序》《临床决定限建立与评审程序》,以规范检验项目的生物参考区间和临床决定限,当解释检验结果需要时,中心应制定生物参考区间和临床决定限,并告知用户,包括：

1）基于患者风险的考虑,中心应制定反映其服务的患者人群的生物参考区间和临床决定限,并记录其依据。

2）应定期评审生物参考区间和临床决定限,并将任何改变告知用户。

3）当检验或检验前方法发生改变时,中心应评审其对相应参考区间和临床决定限的影响,适用时告知用户。

4）对于识别某个特征存在与否的检验,生物参考区间即是将鉴别的特征,如基因检验。

7.6.3　支持文件

［1］LHJY－PF7.3－04《生物参考区间制定与评审程序》.

［2］LHJY－PF7.3－05《临床决定限建立与评审程序》.

编写：张丽军　　　审核：蔡钦泉　　　批准：张秀明

批准日期：2023 年 9 月 1 日

第 7 节　检验程序文件化	文件编号：LHJY－QM－033
	版本号：E／0
	页码：第 1 页,共 1 页

7.7.1　总则

中心通过对检验程序标准化、文件化以保证检验过程正确执行,从而保证检验质量。

7.7.2　检验程序文件化

中心应制定《标准操作程序编写规范》,要求：

1）中心应按需详尽制定检验程序,以确保其活动实施的一致性和结果的有效性。

2）程序应用员工理解的语言书写,且在适当的地点可获取。

3）任何简要形式文件的内容应与其程序对应。

4）程序可参考包含足够信息的产品使用说明书。

5）当中心对检验程序做出经确认的改变,并对结果解释可能产生影响时,应向用户解释其含义。

6）所有与检验过程相关的文件均应遵守文件控制要求。

7.7.3　支持文件

LHJY－PF7.3－06《标准操作程序编写规范》.

编写：张丽军　　　　　审核：蔡钦泉　　　　　批准：张秀明

批准日期：2023 年 9 月 1 日

第 8 节　室内质量控制	文件编号：LHJY - QM - 034
	版本号：E/0
	页码：第 1 页,共 2 页

7.8.1　总则

中心应制定监控结果有效性的程序。记录结果数据的方式应能检查出趋势和漂移,如可行,应采用统计学技术审核结果。中心应策划和评审此监控。

7.8.2　具体要求

7.8.2.1　通用要求

中心应制定《室内质量控制管理与操作程序》,根据规定的标准监测检验结果的持续有效性,以验证达到预期质量,并确保与临床决策相关的有效性,包括:

1)宜考虑检验的预期临床用途,因为同一被测量的性能特征在不同的临床情况下可能不同。

2)质控程序宜能监测检验方法的试剂和/或校准品的批号变化。为此,在更换试剂或/和校准品批号的同一天/批时,宜避免改变室内质控品的批号。

3)宜考虑使用第三方室内质控品,作为试剂或仪器制造商提供的质控物的替代或补充。

7.8.2.2　质控品

中心应选择符合预期用途的室内质控品。当选择室内质控品时,应考虑以下因素。

1)相关性能的稳定性。

2)基质尽可能接近患者样品。

3)室内质控品对检验方法的反应方式尽可能接近患者样品。

4)室内质控品满足检验方法的临床适宜用途,其浓度处于临床决定限水平或与其接近,可能时,覆盖检验方法的测量范围。

7.8.2.3　无室内质控品的替代方案

当无法获得合适的室内质控品时,应考虑使用其他方法进行室内质控。其他方法的示例包括:

1)患者结果的趋势分析,例如,患者结果的浮动均值,或结果低于或高于特定值的样品的百分比,或结果与诊断相关的样品的百分比。

2)按照规定方案,将患者样品结果与另一替代程序检测结果比较,该程序经确认可计量溯源至 ISO 17511 规定的同级或者更高级别的参考标准。

3)患者样品留样再测。

	文件编号：LHJY - QM - 034
第 8 节　室内质量控制	版本号：E/0
	页码：第 2 页,共 2 页

7.8.2.4　室内质控失控处理

室内质控不符合可接受标准时,应避免发布患者结果。

1）当室内质控不符合可接受标准,并提示检验结果可能有明显临床意义的错误时,应拒绝结果,并在纠正错误后重新检验相关患者样品。

2）检验人员应评估最后一次在控的室内质控之后的患者样品结果。

7.8.2.5　其他要求

室内质控的检测频率应基于检验方法的稳定性和稳健性,以及错误结果对患者危害的风险而确定。记录结果数据的方式应能检查出趋势和漂移,适用时,应采用统计学技术审核结果。应按照规定的可接受标准定期评审室内质控数据,在某一时段内能够有效提示当前性能。

7.8.3　支持文件

LHJY - PF7.3 - 07《室内质量控制管理与操作程序》.

编写：张丽军　　　　　审核：蔡钦泉　　　　　批准：张秀明

批准日期：2023 年 9 月 1 日

	文件编号：LHJY－QM－035
第 9 节　室间质量评价	版本号：E/0
	页码：第 1 页，共 2 页

7.9.1　总则

中心通过对室间质评活动进行管理，从而保证检验结果的质量。

7.9.2　具体要求

中心应制定《室间质量评价管理与操作程序》以规范室间质评，包括：

1）中心应通过实验室间比对监控检验方法的性能，包括参加适于检验和检验结果解释的室间质评计划，含 POCT 检验方法。

2）有相应质评计划时，中心应就其检验方法建立室间质评程序，包括申请、参加和结果评价。

3）室间质评样品应由常规执行检验前、检验和检验后程序的检验人员进行检验。

4）中心选择的室间质评计划应尽可能：具有检查检验前、检验和检验后过程的效果；满足临床适宜用途的可模拟患者样品的样品；满足 GB/T 27043/ISO/IEC 17043 要求。

5）在选择室间质评计划时，中心宜考虑靶值设定类型：由参考方法独立设定，或由总体公议值设定，和/或由方法分组的公议值设定，或由室间质评组织者指定的专家组设定。

注 1：不能获得不依赖方法的靶值时，可用公议值判断是实验室或方法特定的偏倚。

注 2：室间质评物质缺乏互换性会影响某些方法间的比较，但在另外一些方法间具备互换性时，仍可用于这些方法间的比较，而非仅依赖于方法内的比较。

6）当室间质评计划不可获得或不适用时，中心应采取替代方法监控检验方法的性能。中心应判断所选替代方法的合理性，并提供其有效性的证据。

注：可接受的替代方法包括：

a）与其他实验室交换样品。

b）采用相同室内质控品的实验室间进行比对，评估单个实验室的室内质控结果与使用相同室内质控品的分组结果进行比较。

c）分析不同批号的制造商终端用户校准品，或制造商的正确度质控品。

d）至少由两人或两台仪器或两种方法对同一微生物样品进行分割/盲样检测。

e）分析与患者样品有互换性的参考物质。

f）分析临床相关研究来源的患者样品。

g）分析细胞库和组织库的物质。

7）应按规定的可接受标准定期评审室间质评数据，在某一时段内能够有效提示当前性能。

8）当室间质评结果超出预定的可接受标准时，应采取适当措施，包括评估与患者样品相关的不符合，是否造成对临床的影响。

	文件编号: LHJY - QM - 035
第 9 节　室间质量评价	版本号: E/0
	页码: 第 2 页,共 2 页

9) 如确定影响有临床意义,应复核受影响的患者结果,考虑修改结果的必要性,适当时告知用户。

7.9.3　支持文件

LHJY - PF7.3 - 08《室间质量评价管理与操作程序》.

编写：张丽军　　　　　审核：蔡钦泉　　　　　批准：张秀明

批准日期：2023 年 9 月 1 日

	文件编号：LHJY-QM-036
第 10 节　检验结果的可比性	版本号：E/0
	页码：第 1 页，共 1 页

7.10.1　总则

中心通过方法学比较的具体程序，实现同一检验项目使用不同设备、不同方法、不同检测系统、不同地点检验结果的可比性，以保证检验结果的质量。

7.10.2　具体要求

中心应制定《实验室内部比对管理和操作程序》以规范检验结果的可比性，包括：

1）当使用不同方法和/或设备，和/或在不同地点进行检验时，应进行临床适宜区间内患者样品结果可比性实验。

注：进行不同检验方法的比较时，使用患者样品能避免室内质控品互换性不足带来的问题。当患者样品不可获得或不适用时，参考室内质控和室间质评的全部选项。

2）应记录比对的结果及其可接受性。

3）应定期评审比对结果。

4）如识别出差异，应评估该差异对生物参考区间和临床决定限的影响，并采取措施。

5）应告知用户结果可比性的临床显著差异。

7.10.3　支持文件

LHJY-PF7.3-09《实验室内部比对管理和操作程序》.

编写：张丽军　　　　审核：蔡钦泉　　　　批准：张秀明

批准日期：2023 年 9 月 1 日

	文件编号：LHJY - QM - 037
第 11 节 结 果 报 告	版本号：E/0
	页码：第 1 页,共 3 页

7.11.1 总则

中心检验结果发布前应得到审核,检验报告应按照准则要求发布。

7.11.2 通用要求

中心应制定《检验结果报告程序》确保每项检验结果均应准确、清晰、明确并依据检验程序的特定说明报告;报告应包括解释检验结果所有必需的信息;当检验报告延误时,中心应基于延误对患者的影响制定通知用户的程序;所有与报告发布有关的信息应按照管理体系要求保存。

7.11.3 结果审核和发布

中心检验结果在发布前应经过审核和批准。中心应确保检验结果在授权者发布前得到审核,适当时,应对照室内质控、可利用的临床信息及以前的检验结果进行评估。应规定发布检验结果报告的职责和程序,包括结果发布者及接收者。

7.11.4 临床危急值报告

中心应制定《临床危急值报告程序》,当检验结果处于规定的临床危急值限值时：根据可获得的临床信息,尽快通知用户或其他授权人;记录所采取的措施,包括日期、时间、责任人、通知的人员、通知的结果、通知准确性的确认,以及在通知时遇到的任何困难;当无法联系到责任人时,检验人员应逐级上报。

7.11.5 结果的特殊考虑

中心对结果报告的特殊考虑有以下方面。

1）如用户同意,可用简化方式报告结果。未向用户报告的信息和内容,用户应能方便获取。

2）当结果以初步报告传送时,最终报告应发送给用户。

3）应保留所有口头提供结果的记录,包括沟通准确性确认的细节。口头提供的结果应补发书面报告。

4）某些对患者有重要影响（如遗传或某些感染性疾病）的检验结果,可能需要特殊的咨询。中心管理层宜确保在没有得到充分咨询前,不将结果告知患者。

5）匿名的检验结果可用于流行病学、人口统计学或其他统计分析等目的,前提是降低了对患者隐私和保密的所有风险,并符合相关法律和/或监管要求。

<table>
<tr><td rowspan="3">第11节 结果报告</td><td>文件编号：LHJY-QM-037</td></tr>
<tr><td>版本号：E/0</td></tr>
<tr><td>页码：第2页，共3页</td></tr>
</table>

7.11.6 结果的自动选择、审核、发布和报告

中心应用结果的自动选择，审核，发布和报告系统，通过制定《检验结果自动审核程序》以确保：

1）规定自动选择，审核，发布和报告的标准。该标准应经批准、易于获取并被授权负责发布结果的检验人员理解。

2）标准在使用前进行确认和批准，在报告系统发生变化，并可能影响其正常功能及使患者医疗面临风险时，定期评审和验证这些标准。

3）可识别经自动报告系统选择出需要人工审核的报告，选择的时间和日期，以及审核人的身份均可获取。

4）必要时，可应用快速暂停自动选择、审核、发布和报告功能。

7.11.7 报告要求

中心每份报告应包括下列信息，除非有理由可以省略某些内容并在《检验结果报告程序》中进行规定。

1）每页都有患者的唯一标识，原始样品采集日期和报告发布日期。

2）发布报告的实验室的识别。

3）用户姓名或其他唯一识别号。

4）原始样品类型和描述样品的必需信息（如来源、取样部位、大体描述）。

5）清晰明确的检验项目识别。

6）相关时，所用检验方法的识别，可能和必要时，包括被测量和测量原理的一致（电子）的识别。

7）适用时检验结果的测量单位以国家单位制或可溯源至国家单位制，或其他适用的单位报告。

8）生物参考区间、临床决定值，似然比或支持临床决定限的直方图/列线图（诺谟图），必要时。

注：可将生物参考区间清单或表格发给实验室用户。

9）作为研发计划的一部分而开展的，尚无明确的测量性能声明的检验项目识别。

10）审核结果和授权发布报告者的识别（如未包含在报告中，则在需要时随时可用）。

11）需要作为初步结果的识别。

12）临床危急值提示。

13）将报告中所有部分标记为完整报告一部分的唯一性标识，以及表明结束的清晰标识（如页码和总页数）。

第 11 节 结 果 报 告	文件编号：LHJY - QM - 037
	版本号：E/0
	页码：第3页,共3页

7.11.8 报告的附加信息

中心每份报告还应包括下列附加信息。

1）当患者医疗需要时,应包括原始样品采集时间。

2）报告发布时间(如未包含在报告中),需要时应可获得。

3）全部或部分由受委托实验室完成的检验,包括不加修改的顾问提供意见的识别,以及实施检验的实验室名称。

4）适用时,报告应包含结果解释和注释：影响检验结果临床意义的样品质量和适宜性;采用不同程序(如 POCT)或在不同地点进行检验时产生的差异;当地区或者国家使用不同的测量单位时,错误解释所产生的潜在风险;结果随时间产生的趋势性或显著变化。

7.11.9 修正报告结果

中心应制定《检验结果报告程序》,对修正或修改结果进行规范,内容包括：

1）记录修改的原因并在修改的报告中标识(相关时)。

2）修改的报告应仅以追加文件或数据传输的形式发送,明确标记为修订版,并包括参照原报告的日期和患者识别。

3）用户知晓报告的修改。

4）当有必要发布全新报告时,应有唯一性标识,并注明且追溯至所替代的原报告。

5）如报告系统不能显示修改,应保存修改记录。

7.11.10 支持文件

[1] LHJY - PF7.4 - 01《检验结果报告程序》.

[2] LHJY - PF7.4 - 02《临床危急值报告程序》.

[3] LHJY - PF7.4 - 03《检验结果自动审核程序》.

编写：张丽军　　　　审核：蔡钦泉　　　　批准：张秀明

批准日期：2023 年 9 月 1 日

	文件编号：LHJY-QM-038
第 12 节　检验后样品的处理	版本号：E/0
	页码：第 1 页,共 1 页

7.12.1　总则

中心应对检验后样品应合理保存和处理,以符合认可准则的要求。

7.12.2　具体要求

中心应制定《检验后样品处理程序》,规定检验后临床样品的保存时限以及样品的储存条件。中心应确保在检验后:

1)保存样品的患者和来源识别。
2)明确样品用于附加检验的适宜性。
3)样品保存方式尽可能确保附加检验的适用性。
4)样品储存时有可定位和检索样品的方式。
5)检验后样品以适宜方式弃置。

7.12.3　支持文件

LHJY-PF7.4-04《检验后样品处理程序》.

编写：张丽军　　　　审核：蔡钦泉　　　　批准：张秀明

批准日期：2023 年 9 月 1 日

	文件编号：LHJY-QM-039
第13节 不符合工作	版本号：E/0
	页码：第1页,共1页

7.13.1 总则

中心通过对过程的管理,实验室活动中的不符合及时发现和处理,从而保障客户的利益。

7.13.2 具体内容

中心应制定《不符合及纠正措施管理程序》,在实验室活动或检验结果不符合自身程序、质量要求或用户要求时(例如,设备和环境条件超出规定限值,监控结果不能满足规定的标准)实施。程序应确保:

1）确定管理不符合工作的职责和权限。

2）基于中心建立的风险分析过程采取应急和长期措施。

3）当存在对患者造成危害的风险时,终止检验并停发报告。

4）评价不符合工作的临床意义,包括在识别不符合工作之前可能或已发出的检验结果的影响分析。

5）对不符合工作的可接受性做出决定。

6）必要时,修改检验结果并通知用户。

7）规定批准恢复工作的职责。

中心应采取与不符合工作再次发生的风险相符的纠正措施。应保存不符合工作和认可准则规定措施的记录。

7.13.3 支持文件

LHJY-PF8.7-01《不符合及纠正措施管理程序》.

编写：张丽军　　　　　审核：蔡钦泉　　　　　批准：张秀明

批准日期：2023 年 9 月 1 日

| 文件编号：LHJY-QM-040 |
| 版本号：E/0 |
| 页码：第1页，共2页 |

第14节 数据控制和信息管理

7.14.1 总则

中心应获得开展实验室活动所需的数据和信息,中心应确保规定信息系统管理的职责和权限,包括可能对患者医疗产生影响的信息系统的维护和修改。中心最终为实验室信息系统(LIS)负责。

注:"实验室信息系统"中包括计算机化和非计算机化系统中的数据和信息管理。相比非计算机化的系统,有些要求更适用于计算机系统。

7.14.2 具体要求

7.14.2.1 信息系统管理

中心应制定《实验室数据控制和信息管理程序》,对用于采集、处理、记录、报告、存储或检索检验数据和信息的系统应:

1)在引入前,经过供应商确认及中心的运行验证;在使用前,系统的任何变化,包括中心软件配置或对商业化软件的修改,均应获得授权、文件化并经验证。

注1:适用时,确认和验证包括:LIS和其他系统,如实验室装备、医院患者管理系统及基层医疗系统之间的接口正常运行。

注2:常用的商业现成软件在其设计的应用范围内使用可被视为已经过充分的确认(如文字处理和电子表格软件,以及质量管理软件程序)。

2)形成文件,包括系统日常运行等文件可被授权用户方便获取。

3)考虑网络安全,以防止系统未经授权访问,并保护数据不被篡改或丢失。

4)在符合供应商规定的环境下操作,或对于非计算机系统,提供保护人工记录和转录准确性的条件。

5)进行维护以保证数据和信息完整,并包括系统故障的记录和适当的应急和纠正措施;应对计算和数据传送进行适当和系统检查。

7.14.2.2 宕机预案

中心应制定《信息系统故障应急预案与演练管理程序》,以便在发生影响中心提供服务能力的信息系统故障或宕机期间维持运行。该情况还包括自动选择和报告结果。

7.14.2.3 异地管理

当中心信息管理系统在异地或由外部供应商进行管理和维护时,中心应确保系统的供应商或运营者符合认可准则的所有适用要求,中心目前所有信息系统服务器放置于罗湖区人民医院信息科,受信息科管理,所有使用的信息管理系统均由外部供应商进行管理

	文件编号：LHJY - QM - 040
第 14 节　数据控制和信息管理	版本号：E／0
	页码：第 2 页, 共 2 页

和维护, 中心有监管责任, 以确保符合认可准则要求。

7.14.3　支持文件

［1］LHJY - PF7.6 - 01《实验室数据控制和信息管理程序》.

［2］LHJY - PF7.6 - 02《信息系统故障应急预案与演练管理程序》.

编写：张丽军　　　　审核：蔡钦泉　　　　批准：张秀明

批准日期：2023 年 9 月 1 日

	文件编号：LHJY-QM-041
第15节 投诉的管理	版本号：E/0
	页码：第1页,共1页

7.15.1 总则

中心应及时、合理地处理来自临床医护人员、患者、员工或其他方的投诉或反馈意见。

7.15.2 具体要求

7.15.2.1 建立投诉接收和处理程序

中心应制定《投诉接收与处理程序》,至少包括：
1）对投诉的接收、确认、调查以及决定采取处理措施过程的说明。
注：投诉的解决可导致实施纠正措施或作为改进过程的输入。
2）跟踪并记录投诉,包括为解决投诉所采取的措施。
3）确保采取适当的措施。
中心应可公开获取投诉处理过程的说明,以便投诉者及时了解处理过程。

7.15.2.2 投诉接收

在接到投诉后,中心应确认投诉是否与其负责的实验室活动相关,如相关,则应处理该投诉。接到投诉的部门应负责收集所有必要的信息,以确认投诉是否属实。只要可能,中心应告知投诉人已收到投诉,适用时向其提供处理结果和进程报告。

7.15.2.3 投诉处理

调查和解决投诉不应导致任何歧视行为,应由与投诉事项无关的人员做出投诉处理的决定或审查和批准。资源不允许时,任何替代方案都不应损害公正性。

7.15.3 支持文件

LHJY-PF7.7-01《投诉接收与处理程序》.

编写：张丽军　　　　审核：蔡钦泉　　　　批准：张秀明
　　　　　　　　　　　　　　　　　　　批准日期：2023年9月1日

	文件编号：LHJY - QM - 042
第 16 节　连续性和应急预案	版本号：E/0
	页码：第 1 页,共 1 页

7.16.1　总则

中心通过对风险的识别,对风险采取相应措施,保障中心质量和安全。

7.16.2　具体要求

中心应制定《安全手册》以确保已经识别与紧急情况,或者其他导致中心活动受限或无法开展等状况有关的风险,并制定协调策略,包括计划、程序和技术措施,以便在中断后继续运行。

应定期测试预案,并演练响应能力,中心应:

1）考虑所有相关员工的需要和能力,制定紧急情况响应方案。

2）向相关员工提供适当的信息和培训。

3）对实际发生的紧急情况做出响应。

4）采取与紧急情况的严重程度和潜在影响相符的措施,预防或减轻紧急情况的后果。

7.16.3　支持文件

LHJY - SW - E《安全手册》.

编写：张丽军　　　　　审核：蔡钦泉　　　　　批准：张秀明

批准日期：2023 年 9 月 1 日

第8章 管理体系要求

	文件编号：LHJY－QM－043
第1节 管理体系总体要求	版本号：E/0
	页码：第1页,共1页

8.1.1 总则

按照 CNAS－CL02:2023 要求,建立、编制、实施和保持管理体系。

8.1.2 通用要求

中心应建立管理体系,使中心建立、编制、实施和保持管理体系以支持和证明中心持续满足本准则要求。中心管理体系至少包括：职责、目标和方针、成文信息、应对风险和改进机遇的措施、持续改进、纠正措施、评估和内审、管理评审。

8.1.3 满足管理体系要求

中心通过建立、实施和保持管理体系满足认可准则的要求。制定《质量监督管理程序》使该管理体系支持和证明持续符合认可准则规定的要求。

8.1.4 管理体系意识

中心确保在中心控制下从事工作的员工理解以下内容：相关目标和方针;其对于管理体系有效性的贡献,包括提高绩效的获益;不符合管理体系要求的后果。

8.1.5 支持文件

LHJY－PF8.1－01《质量监督管理程序》.

编写：张丽军   审核：蔡钦泉   批准：张秀明

批准日期：2023 年 9 月 1 日

第 2 节　管理体系文件与文件控制	文件编号：LHJY‐QM‐044
	版本号：E/0
	页码：第 1 页,共 2 页

8.2.1　总则

中心应按照 ISO 15189：2022 要求,建立、编制、实施、保持及控制管理体系文件。

8.2.2　管理体系文件

8.2.2.1　通用要求

中心管理层建立、编制和保持实现本准则目的的目标和方针,并确保中心组织的各层级员工理解和实施该目标和方针。

8.2.2.2　能力和质量

目标和方针应能体现中心的能力、质量和一致运作。

8.2.2.3　承诺的证据

中心管理层应提供建立和实施管理体系及持续改进其有效性承诺的证据。

8.2.2.4　文件

管理体系应包含、引用或链接与满足本准则要求相关的所有文件、过程、系统和记录等。

8.2.2.5　员工取阅

参与中心活动的所有员工应可获得适用其职责的管理体系文件和相关信息,中心所有体系文件和相关信息均通过"iLab 管理平台"来储存,员工可通过任意一台电脑来进行访问和查看。

8.2.3　管理体系文件控制

8.2.3.1　通用要求

中心应控制与满足认可准则要求有关的内部和外部文件。

注：文件可以是政策声明、程序及相关辅助工具、流程图、使用说明、规范、制造商说明书、校准表格、生物参考区间及其来源、图表、海报、公告、备忘录、软件、图纸、计划、协议和外源性文件如法律、法规、标准和提供检验程序的教科书,描述员工资质(如岗位说明)的文件等。这些文件可用任何形式或类型的媒介,如硬拷贝或数字形式。

8.2.3.2　文件控制

中心应制定《管理体系文件编写与控制程序》确保以下内容：

第 2 节　管理体系文件与文件控制	文件编号：LHJY-QM-044
	版本号：E/0
	页码：第 2 页，共 2 页

1）文件有唯一性标识。

2）文件发布前，由具备专业知识和能力的授权人员确定其适用性后予以批准。

3）定期审查文件，必要时更新。

4）在使用地点可获得适用文件的相关版本，必要时，控制其发放。

5）识别文件更改和当前修订状态。

6）防止未经授权修改、删除或移除。

7）防止未经授权获取文件。

8）防止误用作废文件，对因需要而保存的作废文件作适当标识。

9）规定期限内或按照适用的规定要求，每份废止的受控文件至少保存一份纸质或电子版文件。

8.2.4　支持文件

LHJY-PF8.3-01《管理体系文件编写与控制程序》.

编写：张丽军　　　　审核：蔡钦泉　　　　批准：张秀明

批准日期：2023 年 9 月 1 日

第 3 节　管理体系记录与记录控制	文件编号：LHJY－QM－045
	版本号：E/0
	页码：第 1 页,共 1 页

8.3.1　总则

中心应对所有的记录进行识别、收集、索引、获取、存放、维护、修改及安全处置。

8.3.2　定义

8.3.2.1　记录

是阐明所取得的结果或提供所完成活动的证据的文件,可供识别和分析,具有可追溯性,是实验室活动结果的表达方式之一,是活动已发生及其效果的证据。记录可存于任何媒体上。

8.3.2.2　表格

用于记录管理体系所要求的数据的文件。当表格中填写了数据,表格就成了记录。

8.3.3　具体要求

8.3.3.1　记录建立

中心应制定《管理体系记录控制程序》,用于建立和保存清晰的记录以证明满足本准则的要求。应在执行影响检验质量的每一项活动时进行记录。

注：记录的媒介可采用任何形式或类型。

8.3.3.2　记录修改

中心应确保修改的记录可追溯到之前的版本或原始记录。应保留原始的和修改后的数据和文档,包括修改的日期,相关时,修改的时间、修改内容和修改人的标识。

8.3.3.3　记录保存

中心应制定《管理体系记录控制程序》,用于实施记录的标识、存放、防止非授权的获取及修改、备份、归档、检索、保存期和处置;应规定记录保存时间;报告的检验结果应能在必要或要求的期限内进行检索;所有记录应在整个保存期间可获取,无论使用何种媒介保存记录,应清晰,并可用于中心管理评审。

注：除特殊要求外,可基于已识别的风险选择记录保存时间。

8.3.4　支持文件

LHJY－PF8.4－01《管理体系记录控制程序》.

编写：张丽军	审核：蔡钦泉	批准：张秀明
		批准日期：2023 年 9 月 1 日

	文件编号：LHJY-QM-046
第 4 节　应对风险和改进机遇的措施	版本号：E/0
	页码：第 1 页，共 1 页

8.4.1　总则

中心对风险和改进机遇能正常识别，并采取必要的措施，以维持管理体系有效运行。

8.4.2　具体要求

8.4.2.1　识别风险和改进机遇

中心应制定《风险管理程序》《生物风险管理程序》，识别与实验室活动相关的风险和改进机遇，以：

1）预防或减少实验室活动中的不利影响和潜在问题。
2）通过应对机遇实现改进。
3）确保管理体系达到预期结果。
4）减轻患者医疗风险。
5）帮助实现中心目的和目标。

8.4.2.2　应对风险和改进机遇

中心应对识别出的风险进行分级并应对。应对风险的措施应与其对检验结果、患者及员工安全的潜在影响相适应。中心应记录针对风险和机遇所做的决定及采取的措施。应在其管理体系中纳入并实施针对已识别风险和改进机遇的措施，并评审其有效性。

注 1：应对风险的选择可包括识别和规避威胁，消除某一风险源，降低风险概率或后果，转移风险，为寻求改进机遇承担某一风险，或通过知情决策而接受风险。

注 2：改进机遇可导致扩展实验室活动范围、应用新技术或生产其他可能性以满足患者和用户需求。

8.4.3　支持文件

［1］LHJY-PF8.5-01《风险管理程序》.
［2］LHJY-PF8.5-02《生物风险管理程序》.

编写：张丽军　　　　审核：蔡钦泉　　　　批准：张秀明
　　　　　　　　　　　　　　　　　　　批准日期：2023 年 9 月 1 日

	文件编号：LHJY - QM - 047
第 5 节　持续改进与反馈	版本号：E/0
	页码：第1页,共1页

8.5.1　总则

中心通过识别改进机遇来实施持续改进,通过接收用户和员工的反馈来改进管理体系,确保管理体系持续的有效性。

8.5.2　定义

持续改进是指增强满足要求能力的循环活动。在管理体系的发展过程中,不可能只进行一次质量改进,要能达到持续改进。

8.5.3　具体要求

8.5.3.1　持续改进

中心制定《持续改进管理程序》,确保持续改进活动的有效进行,程序应满足以下要求。

1）应按方针和目标声明,持续改进其管理体系的有效性,包括检验前、检验和检验后过程。

2）应识别和选择改进机遇,研究、制定并采取必要措施;改进活动应针对风险评估和识别出的机遇而确定的重点工作。

注：可通过风险评估、方针应用、评审操作程序、总体目标、外部评审报告、内审发现、投诉、纠正措施、管理评审、员工建议、用户的建议或反馈、数据和室间质评结果分析等,识别改进机遇。

3）应评审采取措施的有效性。

4）中心管理层应确保中心员工参加覆盖患者医疗相关范围和结果的持续改进活动。

5）中心管理层应将改进计划和相关目标告知员工。

8.5.3.2　用户和员工的反馈

中心制定《患者、用户和员工反馈管理程序》,确保各方反馈有所改进,应向其用户和员工征求反馈意见;应分析和利用这些反馈以改进管理体系、实验室活动和用户服务;应保存包括所采取措施在内的反馈记录;应将对其反馈所采取的措施告知员工。

8.5.4　支持文件

［1］LHJY - PF8.6 - 01《持续改进管理程序》.
［2］LHJY - PF8.6 - 02《患者、用户和员工反馈管理程序》.

编写：张丽军　　　　审核：蔡钦泉　　　　批准：张秀明

批准日期：2023 年 9 月 1 日

第 6 节　不符合及纠正措施	文件编号：LHJY - QM - 048
	版本号：E/0
	页码：第 1 页,共 1 页

8.6.1　总则

中心应识别和管理实验室活动中所有发生的不符合。应采取纠正措施以消除产生不符合的原因。纠正措施应与不符合的影响相适应。

8.6.2　定义

纠正措施是指为消除导致不符合产生的根本原因所采取的措施。

8.6.3　具体要求

中心制定《不符合及纠正措施管理程序》,确保不符合正常识别和纠正措施有效实施。

8.6.3.1　发生不符合时的措施

中心发生不符合时,应:

1) 应对不符合,并且适用时:立即采取措施以控制和纠正不符合;处置后果,特别关注患者安全,包括上报给适当人员。

2) 确定不符合的原因。

3) 评审是否需要采取纠正措施,以消除产生不符合的原因,减少其再次发生或者在其他场合发生的可能性:评审和分析不符合;确定是否存在或可能发生类似不符合;评估若不符合再次发生时的潜在风险和影响。

4) 实施所需措施。

5) 回顾和评估所采取纠正措施的有效性。

6) 需要时,更新风险和改进机遇。

7) 必要时,修改管理体系。

8.6.3.2　纠正措施有效性

纠正措施应与不符合产生的影响相适应,并应减轻识别出的原因。

8.6.3.3　不符合和纠正措施记录

中心应保存记录以证明不符合的性质、原因和后续所采取的措施,应定期评估纠正措施有效性。

8.6.4　支持文件

LHJY - PF8.7 - 01《不符合及纠正措施管理程序》.

编写:张丽军　　　　　审核:蔡钦泉　　　　　批准:张秀明

批准日期:2023 年 9 月 1 日

第 7 节　质量指标监测与管理	文件编号：LHJY-QM-049
	版本号：E/0
	页码：第 1 页, 共 1 页

8.7.1　总则

中心应对照《质量方针和目标》文件要求,对中心的质量指标进行持续的监测以识别改进的机遇,通过定期对质量指标的评审以改进管理体系。

8.7.2　具体要求

中心制定《质量指标管理程序》,策划监控质量指标的过程,包括建立目的、方法、解释、限值、措施计划和监控周期。利用"iLab 管理平台"对指标数据进行监测和记录。

中心应定期评审质量指标以确保其持续适宜。可以通过管理评审或评估的方式对质量指标的定义、监测周期、目标值、监测维度等进行评审,以达到实际有效监控和维持管理体系的目的。

8.7.3　支持文件

［1］LHJY-PF8.8-01《质量指标管理程序》.
［2］LHJY-QM-003《质量方针和目标》.

编写：张丽军　　　　　审核：蔡钦泉　　　　　批准：张秀明

批准日期：2023 年 9 月 1 日

	文件编号：LHJY-QM-050
第8节 内部审核	版本号：E/0
	页码：第1页,共1页

8.8.1 总则

中心应通过内审以证明其管理,支持服务,检验前、检验和检验后过程满足用户的需求和要求,并确保符合认可准则的要求。

8.8.2 具体要求

中心应制定《内部审核程序》,确保管理体系内审的有效实施。

中心应按照计划时限进行内审,以提供信息证明管理体系是否：符合中心的管理体系要求,包括实验室活动；符合认可准则的要求；有效实施和保持。

中心应策划、制定、实施和保持内审方案,包括：

1）实验室活动应优先考虑的患者风险。

2）内审日程表应涵盖识别出的风险、外部评审及之前内审的输出、不符合的发生、事件、投诉、影响实验室活动的变化等。

3）每次内审应明确具体目标、准则和范围。

4）对中心管理体系的表现进行审核,应经培训、合格并授权的审核员执行,资源允许的情况下,审核员独立于被审核的活动。

5）审核过程应保证客观公正。

6）审核员应保证将审核结果报告给相关员工。

7）内审产生的不符合应及时实施适当的纠正和纠正措施。

8）应保存内审过程中的记录,来作为审核方案实施和审核结果的证据。

8.8.3 支持文件

LHJY-PF8.8-02《内部审核程序》.

编写：张丽军　　　　审核：蔡钦泉　　　　批准：张秀明

批准日期：2023年9月1日

	文件编号：LHJY－QM－051
第9节 管 理 评 审	版本号：E/0
	页码：第1页,共1页

8.9.1 总则

中心管理层应按照策划的时间间隔对中心的管理体系进行评审,以确保其持续的适宜性、充分性和有效性,包括为满足认可准则而声明的方针和目标。

8.9.2 具体要求

中心制定《管理评审程序》,定期评审管理体系,程序应满足以下要求。

8.9.2.1 评审输入

中心应记录管理评审的输入,并应至少包括以下评审。

1) 以往管理评审所采取措施的情况,管理体系内外部因素的变化,实验室活动的量和类型的变化及资源的充分性。

2) 目标实现及方针和程序的适宜性。

3) 近期评审、使用质量指标监控过程、内审、不符合分析、纠正措施、外部机构评审等的结果。

4) 用户和员工的反馈及投诉。

5) 结果有效性的质量保证。

6) 实施改进及应对风险和改进机遇措施的有效性。

7) 外部供应商的表现。

8) 参加实验室间比对计划的结果。

9) POCT 活动的评审。

10) 其他相关因素,如监控活动和培训。

8.9.2.2 评审输出

管理评审的输出应至少是以下相关决定和措施的记录：管理体系及其过程的有效性;实现本准则要求相关的实验室活动的改进;所需资源的供应;对用户服务的改进;变更的需求。

中心管理层应确保管理评审提出的措施在规定时限内完成。管理评审得出的结论和措施应告知员工。

8.9.3 支持文件

LHJY－PF8.9－01《管理评审程序》.

编写：张丽军　　　　审核：蔡钦泉　　　　批准：张秀明

批准日期：2023 年 9 月 1 日

第9章　即时检验(POCT)要求

<table>
<tr><td rowspan="3">第1节　即时检验(POCT)的要求</td><td>文件编号：LHJY-QM-052</td></tr>
<tr><td>版本号：E/0</td></tr>
<tr><td>页码：第1页,共2页</td></tr>
</table>

9.1.1　总则

中心为规范集团各医疗机构内即时检验(POCT)的管理,以符合认可准则的要求。

9.1.2　具体要求

9.1.2.1　总体要求

本文件是对中心有关 POCT 的附加要求。中心对组织、部门及其员工的责任,包括设备选择、员工培训、质量保证及完整 POCT 过程的管理评审已在《质量手册》其他文件中有所规定。

9.1.2.2　管理

中心应制定《POCT 管理与操作程序》,用于 POCT 的管理。

集团下各医疗机构 POCT 管理委员会应最终确保有适当的措施以监督在医疗机构内开展的 POCT 的准确性和质量。

所有使用 POCT 的临床科室,若由中心对其进行 POCT 相关管理或技术支持时,中心与其签订的服务协议,应确保对职责和权限做出规定并在集团各医疗机构内部传达。这些协议应获得临床科室同意,适用时,还应有财务部门批准。这些服务协议应包含 POCT 范围,并由 POCT 管理委员会进行管理。

9.1.2.3　质量保证方案

中心应制定《POCT 管理与操作程序》,用于 POCT 的质量保证。

中心各检验分部应指定一名接受过培训且有经验的员工,负责所在医疗机构 POCT 质量,包括评审其与认可准则中 POCT 相关要求的符合性。

9.1.2.4　培训方案

中心应制定《POCT 管理与操作程序》,用于 POCT 培训的管理。

中心各检验分部应指定一名接受过培训且有经验的员工,对所在医疗机构 POCT 操

	文件编号：LHJY-QM-052
第 1 节　即时检验(POCT)的要求	版本号：E/0
	页码：第 2 页,共 2 页

作人员的培训和能力评估进行管理。

　　培训人员应为所有 POCT 操作人员制定、实施并保持适当的理论和实践培训方案。

9.1.3　支持文件

LHJY-PF9.1-01《POCT 管理与操作程序》.

编写：张丽军　　　　　审核：蔡钦泉　　　　　批准：张秀明

批准日期：2023 年 9 月 1 日

下篇
程序文件

第10章 总 体 要 求

第 1 节 客户保密管理程序	文件编号: LHJY - PF4.2 - 01
	版本号: E/0
	页码: 第1页,共4页

10.1.1 目的

保护中心各项隐私和数据信息不被泄露和侵犯,维护患者的合法权益及本实验室的独立、诚信与公正形象。所谓隐私是指一个人不容许他人随意侵入的领域,在本实验室特指患者的个人身份信息、临床治疗诊断信息。隐私权是指公民依法享有的不公开与其私人生活有关的事实和秘密的权利。当隐私与公共利益和他人合法权益不发生冲突时,才属于个人隐私权的范畴,才能受到法律保护。

10.1.2 范围

本程序规定了中心客户保密管理要求。

本程序适用于中心各部门所有员工接触用户机密信息时所进行的活动。

注:中心各部门包括医学检验实验室(总部)、4个检验分部、2个直属部门。

10.1.3 职责

10.1.3.1 员工

负责保护隐私和数据信息,工作中发现问题向检验分部负责人、专业组组长汇报。

10.1.3.2 检验分部负责人、专业组组长

负责监督执行各项保密措施,工作中发现问题向质量主管汇报。

10.1.3.3 质量主管

负责各项保密措施的监督检验,收集问题,并对问题进行调查及处理。

10.1.3.4 中心主任

负责隐私和数据信息保护的各项措施所需资源与责任人的落实,负责保密数据信息的借阅批准。

	文件编号：LHJY - PF4.2 - 01
第 1 节　客户保密管理程序	版本号：E/0
	页码：第 2 页,共 4 页

10.1.4　程序

10.1.4.1　信息的管理

1）质量主管负责编写《实验室保密承诺书》,中心对在实验室活动中获得或产生的所有患者信息承担管理责任。在中心微信公众号发布《实验室保密承诺书》,方便用户查阅。在各检验分部窗口明显处张贴实验室保密承诺标语。

2）检验申请除了为满足实验活动所必需的用户的信息,包括患者标识、科别、病床号、姓名、年龄、性别、临床用药史、临床诊断等外,其他信息不要求患者提供。

3）当实验室检验结果用于诸如流行病学、人口统计学或其他统计学分析之用时,应将检验结果与患者所有识别信息分离,事先与患者签署知情同意书。

4）针对每一特定患者的实验室检验结果应保密,未经授权不应公开。

5）严格执行《实验室数据控制和信息系统管理程序》,确保患者检验结果得到保护,防止丢失、未授权访问、篡改或其他形式的不正当使用。

6）除实验室为阐明以前结果而对某标本进行后续检验外,未经患者事先同意,出于检验申请之外的目的使用样品仅限于使用以匿名方式提供的剩余样品或混合样品。

10.1.4.2　信息发布

1）结果报告通过 LIS、医院信息系统(hospital information system,HIS)、中心微信公众号等提供给提出申请的医师和患者本人,当患者同意或法律有要求时,可报告给其他方。

2）检验申请者、履行其职责所需的实验室员工及其他经授权者可访问实验室记录。

3）实验室从患者以外渠道(如投诉人、监管机构)获取的有关患者信息不能告知患者信息来源,也不向任何第三方泄漏。在投诉调查处理时,需将信息拆分,分别告知办理投诉相应职责人员。

4）不能使用电话、微信、QQ 等不能识别身份的报告方式告知肝炎、艾滋病等可能造成不良社会影响的结果报告。

10.1.4.3　涉密人员的管理

（1）涉密人员的构成

根据工作职责或者保密协议有权接触、使用、掌握涉密信息的实验室员工或其他人。包括以下人员：

1）中心全体员工。

2）经集团授权可获取医护人员和患者信息的员工。

3）受委托实验室可获取用户信息的员工。

	文件编号：LHJY－PF4.2－01
第 1 节　客户保密管理程序	版本号：E/0
	页码：第 3 页,共 4 页

4）物流配送员工。

5）信息系统工程师。

6）中心进修/实习人员。

（2）涉密人员的培训

质量主管组织涉密人员至少每年一次参加客户保密管理要求的培训。

10.1.4.4　泄密的处理

可从日常工作监督、投诉、监管机构反馈等发现泄密事件,中心全体员工发现泄密事件向质量主管汇报,质量主管负责组织相关人员调查并做出处理决定,质量主管向中心主任汇报,由中心主任审核批准处理决定。

10.1.4.5　实验室保密承诺书

见附表 10.1.1。

10.1.5　支持文件

[1] 四川省市场监督管理局.检验检测机构保护客户秘密实施指南：DB5/T2874－2022[S].成都：四川省市场监督管理局,2022.

[2] 中国合格评定国家认可委员会.医学实验室质量和能力认可准则：CNAS－CL02：2023[S].北京：中国合格评定国家认可委员会,2023.

[3] LHJY－PF7.6－01《实验室数据控制和信息管理程序》.

编写：张丽军　　　　审核：蔡钦泉　　　　批准：张秀明

批准日期：2023 年 9 月 1 日

第 1 节　客户保密管理程序	文件编号：LHJY - PF4.2 - 01
	版本号：E/0
	页码：第 4 页,共 4 页

附表 10.1.1　实验室保密承诺书

编号：PF4.2 - TAB - 01

实验室保密承诺书

　　深圳市罗湖医院集团医学检验中心员工严格遵守道德、科学和相关法律、伦理、知情同意等要求,保护实验室用户的隐私信息和权利;医学检验中心仅根据相关协议和授权发布实验室用户的相关检验报告及数据;当医学检验中心需要根据法律要求公开隐私信息时,会告知实验室用户需要提供的信息,除非法律禁止。

　　医学检验中心全体员工承诺,对其日常活动中所获得或产生的保密信息承担管理责任。同时,监督并采取措施确保所有能访问医学检验中心机密数据的员工都应保密。

医学检验中心

2023 年 9 月 1 日

第11章 结构与管理要求

<table>
<tr><td rowspan="3">第 1 节 咨询活动管理程序</td><td>文件编号：LHJY - PF5.3 - 01</td></tr>
<tr><td>版本号：E/0</td></tr>
<tr><td>页码：第 1 页,共 7 页</td></tr>
</table>

11.1.1 目的

通过向患者、临床医护人员与用户提供检验全过程的咨询服务,帮助用户更好地利用实验室的服务,并获取提高实验室服务质量的建议和意见,充分发挥检验医学在疾病诊治中的作用。

11.1.2 范围

本程序规定了咨询活动管理要求。

本程序适用于中心各部门提供实验室建议和解释的咨询活动管理。

注：中心各部门包括医学检验实验室(总部)、4 个检验分部、2 个直属部门。

11.1.3 职责

11.1.3.1 员工

中心全体员工都是被动咨询人员,接到咨询事件需热情接待和解答,咨询超出业务范围或技术水平,转请专业组组长。

11.1.3.2 咨询活动小组

中心成立咨询活动小组,作为中心对外提供咨询服务的常设团体,负责咨询活动日常工作及主动咨询活动规划。

11.1.3.3 中心管理层

负责咨询活动小组成员的资质审核与任命及咨询活动的指导与规范。

第 1 节　咨询活动管理程序	文件编号：LHJY - PF5.3 - 01
	版本号：E/0
	页码：第 2 页，共 7 页

11.1.4　程序

11.1.4.1　咨询活动小组成立

（1）咨询活动人员资质

对检验医学的相关理论知识和应用技术有较系统和全面的了解，或者已经是检验医学某一专业或某一检测方面的专家，同时对临床医学知识有一定的了解和熟悉，具备较强的分析和解决问题的能力，善于沟通和协调，能清楚、流利地表达自己思想，通过中心管理层审核。原则上中级及以上职称检验人员或具有检验医师资质人员自动具备咨询活动人员资质。

（2）咨询活动小组组长

中心主任或指定人员担任。

（3）咨询活动小组成员

小组成员包括中心技术负责人、质量主管、各检验分部负责人、专业组组长、高年资专业技术骨干、检验人员，中心综合办公室主任、信息管理员、文档管理员，必要时可增加其他成员。

（4）咨询活动小分队

中心各部门可根据咨询需要由部门负责人组建咨询活动小分队，促进专业组内检验的有效利用。

11.1.4.2　咨询活动内容

咨询活动的内容主要包括：

1）为选择和使用检验提供意见，包括所需样品类型、检验方法的临床适应证和局限性，以及要求检验的频率。

2）为检验结果解释提供专业判断，如同一项目不同检测方法所得结果的判断解释。

3）促进实验室检验的有效利用。

4）就科学及事务性工作提供意见，如样本不满足可接受标准的情况。

注：咨询活动应根据咨询内容由适当的咨询小组人员来完成，如临床化学检验方面的咨询问题应由在临床化学检验方面有资格和能力的专业人员承担相关的咨询活动。

11.1.4.3　主动咨询

（1）检验信息发布与告知

咨询活动小组负责检验信息的发布与告知，发布内容具体由中心技术负责人或质量主管审核，由综合办公室信息管理员负责发布。需告知的信息，由专业组组长组织组内员工落实。中心信息管理员负责信息相关的技术问题。发布与告知的内容主要包括：

	文件编号：LHJY－PF5.3－01
第 1 节　咨询活动管理程序	版本号：E/0
	页码：第 3 页，共 7 页

1)《项目手册》与《采集手册》受控后通过发放纸质版、上传集团各医疗机构内网以供相关人员随时阅览，同时注意根据实际工作及时更新，更新内容均在集团各医疗机构内网上作公告。

2）定期或不定期通过集团各医疗机构内网络的"院内通知"专栏、中心微信公众号等方式发布检验信息，及时地将中心最新的研究进展、新近开展新项目介绍给临床科室与实验室服务对象，满足实验室用户的不同需求。

3）当检验结果不能按时发布时，通过集团各医疗机构内网发布通告或电话告知申请者。

4）拟更改检验程序并可能导致结果及解释出现明显差异，在更改被采用之前以书面方式向实验室用户解释其含义。

5）其他可能导致实验室用户对检验项目产生困惑的共性问题，需预先通过深圳市罗湖医院集团各医疗机构内网、中心微信公众号、电话等方式告知。

（2）参与临床交班

根据临床科室检验项目申请、标本采集、实验室咨询及投诉情况，咨询活动小组定期或不定期与相关临床科室沟通，安排咨询活动小组相关成员参与临床交班，实地了解临床科室情况并提供专业支持，为选择和使用检验提供意见，为检验结果解释提供专业判断，促进实验室检验的合理有效利用。

（3）会诊

咨询活动小组负责对接集团各医疗机构医务科安排的临床会诊工作，根据会诊的病例特征安排咨询活动小组合适成员参与会诊，结合患者病情为检验结果解释提供专业判读，并为后续的诊断与治疗，建议合理的检验项目。

（4）讲座

咨询活动小组负责与医务科沟通，安排咨询活动小组成员每年为集团各医疗机构内医护人员（重点是新入职员工）举办至少 1 次聚焦实验室检验项目与服务内容的专题讲座。通过讲座，将中心现有的检测项目、项目样品类型、采集注意事项、检测报告时限、检验绿色通道启用标准等介绍给临床，为选择和使用检验提供标准参考，促进实验室检验的合理、有效利用。

（5）临床学术研讨会

每两月组织一次临床学术研讨会，加强与临床科室的互动，促进实验室员工进一步掌握疾病临床诊疗知识，为临床选择和使用检验提供意见，提升实验室检验的有效利用，并就相关科研方向碰撞思维火花。由咨询活动小组根据专病遴选检验专题，并邀请相关临床科室讲授疾病专题。

（6）临床沟通会

中心定期组织医检与医护代表座谈会，每半年至少保证一次。咨询活动小组作为中

第 1 节　咨询活动管理程序	文件编号：LHJY - PF5.3 - 01
	版本号：E/0
	页码：第 4 页，共 7 页

心代表,负责与全院临床科室医护代表或患者代表协调、沟通,进行满意度调查,获取提高实验室服务质量的建议和意见,现场受理有关投诉,根据《投诉接收与处理程序》《持续改进管理程序》积极改进。

（7）记录与归档

电话沟通情况由员工在"iLab 管理平台"→"电子记录"→"工作日志"→"临床咨询"中进行记录;参与临床交班与会诊由咨询人员在"iLab 管理平台"→"电子记录"→"沟通记录"中进行记录与归档;讲座、临床学术研讨会、临床沟通会等所有咨询活动都应形成记录,由咨询活动小组指定的会议文档管理员在"iLab 管理平台"→"电子记录"→"会议记录"中进行记录与归档。

11.1.4.4　被动咨询

实验室用户在检验报告单上获取的联系方式均可作为咨询途径。如实验室的咨询方式发生变更,应及时通知实验室用户。中心被动咨询实行首问负责制。

（1）现场咨询

中心员工接到窗口的现场咨询时,微笑服务,部门间内部沟通及时答复。如无法答复,应告知咨询者再次咨询的方式与咨询时间间隔,原则上 2 日内给予答复。无法及时答复的咨询,提请咨询活动小组指定人员或集体决议进行答复准备,交由首问人员答复。

（2）电话咨询

中心员工接到电话咨询时,注意服务态度,专业组间内部沟通及时答复。如无法答复,应告知咨询者再次咨询的方式与咨询时间间隔,原则上 2 日内给予答复。无法及时答复的咨询,提请咨询活动小组指定人员或集体决议进行答复准备,交由首问人员答复。

（3）中心微信公众号咨询

中心综合办公室负责中心微信公众号咨询问题的收集、转达与答复内容填报。综合办公室收到中心微信公众号咨询后,根据咨询内容转相关专业组,由专业组组织答复内容后交由综合办公室在中心微信公众号进行答复。如专业组无法答复,提请咨询活动小组指定人员或集体决议进行答复,并关注答复后的结果。

（4）信函咨询

中心综合办公室负责信函咨询的收发。综合办公室收到实验室用户发送或上级部门转发的有关咨询信函,根据咨询内容转相关专业组,由专业组组织答复内容后交由综合办公室通过信函的方式进行答复。如专业组无法答复,提请咨询活动小组指定人员或集体决议进行答复,并关注答复后的结果。

（5）记录与归档

现场与电话咨询,完成后由员工在"iLab 管理平台"→"电子记录"→"工作日志"→"临床咨询"中进行记录。中心微信公众号与信函咨询,完成后由综合办公室文档管理员

第 1 节 咨询活动管理程序	文件编号：LHJY - PF5.3 - 01
	版本号：E/0
	页码：第 5 页,共 7 页

在"iLab 管理平台"→"电子记录"→"咨询服务"中进行记录与归档。

11.1.4.5 咨询活动小组能力提升

中心定期对咨询活动小组成员进行内部培训或外派进修,进一步提高咨询活动质量。外派进修优先选择在相关领域国内领先的单位,进修人员回中心后再对咨询活动小组成员(面向全中心)授课。

11.1.4.6 咨询活动流程

见附图 11.1.1。

11.1.5 支持文件

[1] 中国合格评定国家认可委员会.医学实验室质量和能力认可准则：CNAS - CL02：2023[S].北京：中国合格评定国家认可委员会,2023.
[2] LHJY - PF7.7 - 01《投诉接收与处理程序》.
[3] LHJY - PF8.6 - 01《持续改进管理程序》.

11.1.6 记录表格

[1] PF5.3 - TAB - 01《沟通记录表》,见附表 11.1.1。
[2] PF5.3 - TAB - 02《会议记录表》,见附表 11.1.2。
[3] PF5.3 - TAB - 03《咨询记录表》,见附表 11.1.3。

编写：欧铜	审核：蔡钦泉	批准：张秀明
		批准日期：2023 年 9 月 1 日

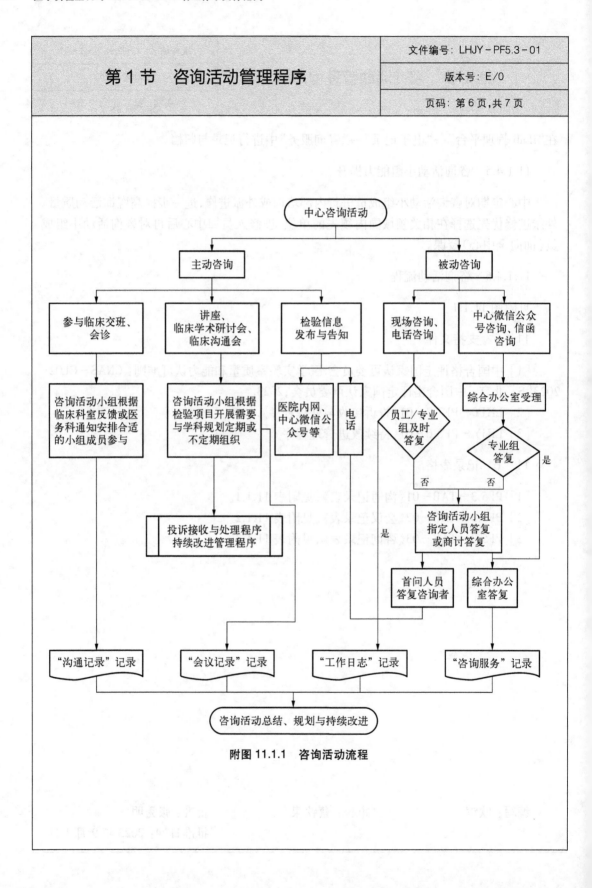

附图 11.1.1　咨询活动流程

第 1 节 咨询活动管理程序	文件编号：LHJY-PF5.3-01
	版本号：E/0
	页码：第 7 页,共 7 页

附表 11.1.1 沟通记录表

编号：PF5.3-TAB-01

部门：	地点：	内部沟通 □ 外部沟通 □
沟通议题：		
参加人员：		
沟通记录：		
记录人：		记录日期：

附表 11.1.2 会议记录表

编号：PF5.3-TAB-02

会议主题：			
会议日期：	地点：		主持人：
参加人员：			
会议记录：			
记录人：			记录日期：

附表 11.1.3 咨询记录表

编号：PF5.3-TAB-03

咨询概述：	
答复情况：	
答复人/专业组：	
记录人：	附件：
记录日期：	

第12章 资源要求

第1节　人力资源管理程序	文件编号：LHJY-PF6.2-01
	版本号：E/0
	页码：第1页,共21页

12.1.1　目的

健全中心人力资源管理程序,标准化、程序化规范员工招聘、新员工入岗前培训、岗位能力要求、能力评估、岗位授权、培训及继续教育等有关工作,以确保中心员工有能力满足中心管理体系要求开展工作。

12.1.2　范围

本程序规定了中心员工招聘、新员工入岗前培训、岗位能力要求、能力评估、岗位授权、培训及继续教育等人力资源管理工作要求。

本程序适用于中心各部门开展人力资源管理活动,适用对象包括中心全体员工、进修人员、实习生。

注：中心各部门包括医学检验实验室(总部)、4个检验分部、2个直属部门。

12.1.3　职责

12.1.3.1　专业组组长

负责组织本专业组新员工的岗前培训;负责开展本专业组员工的岗位能力评估,并根据评估结果进行专业技术岗位授权;负责本专业组培训计划的制定与实施;负责本专业组继续教育计划的制定。

12.1.3.2　技术负责人

(1)中心技术负责人

负责中心培训计划和继续教育计划的制定;负责医学检验实验室(总部)主任、检验分部负责人专业技术岗位能力评估与授权。

(2)医学检验实验室技术负责人

负责医学检验实验室培训计划和继续教育计划的制定;负责医学检验实验室专业组组长专业技术岗位能力评估与授权。

	文件编号：LHJY-PF6.2-01
第1节　人力资源管理程序	版本号：E/0
	页码：第2页，共21页

（3）检验分部技术负责人

负责检验分部培训计划和继续教育计划的制定；负责检验分部专业组组长专业技术岗位能力评估与授权。

12.1.3.3　中心综合办公室主任

负责制定中心人员招聘计划；负责组织新员工到中心报到后进入工作岗位前的岗前培训。

12.1.3.4　中心主任

负责中心人员招聘计划、培训计划、继续教育计划的审批。

12.1.3.5　集团人力资源中心

根据中心的用人需求负责开展人员招聘活动；负责新员工在中心报到前的入岗前介绍。

12.1.4　程序

12.1.4.1　员工招聘

（1）员工招聘程序

1）中心根据学科发展需求和人员配置情况制定人员招聘计划，向集团人力资源中心提出招聘需求。

2）集团人力资源中心根据需求发布招聘信息，筛选简历，对应聘者进行初选拔。

3）中心负责组织通过初选拔的应聘者进行试工考核。

4）集团人力资源中心负责通过试工考核的应聘者的聘用、入职通知、体检、报到等工作。

（2）员工招聘流程图

见附图12.1.1。

12.1.4.2　新员工入岗前介绍

（1）集团人力资源中心负责的新员工入岗前介绍

1）培训的内容：集团组织结构、文化、服务理念、规章制度、聘用条件和期限、健康和安全要求（包括火灾和应急事件），以及职业卫生保健服务。

2）培训的时机：新员工到集团报到后进行各临床科室工作前。

3）培训的方式：集团人力资源中心集中所有新入职员工，采用授课的形式对以上内容进行介绍。

第1节　人力资源管理程序

（2）中心负责的新员工入岗前介绍

1）培训的内容：中心组织结构、各专业组的工作区域和仪器设备、员工设施、消防设施、生物安全要求。

2）培训的时机：新员工到中心报到后进入工作岗位前。

3）培训的方式：中心综合办公室集中新入职员工，采用集中授课和现场介绍的方式对以上内容进行介绍。对因为特殊原因未能参加集中培训的新员工，中心综合办公室负责编制新员工入岗前须知等学习材料发放给新员工学习，必要时另行安排现场授课与介绍。

（3）对新实习进修人员进行的实习进修前培训

1）培训的内容：中心各专业组的工作区域和仪器设备、员工设施、消防设施、生物安全要求。

2）培训的时机：新到实习进修人员到中心报到后开始实习前。

3）培训的方式：中心教学科研秘书采用现场介绍的方式对以上内容进行介绍。

（4）新员工入岗前培训流程图

见附图 12.1.2。

12.1.4.3　岗位能力要求

（1）标本采集人员能力要求

1）具有医师或护士或医学检验技师相关专业技术资质。

2）掌握中心《采集手册》中规定的标本采集相关要求。

（2）标本运送人员能力要求

1）掌握标本交接、装载、运送、运送载具和运送箱消杀、运送过程中的应急事件处置等环节的各项要求和相关操作流程。

2）取得生物安全培训证书或通过中心生物安全培训并考核合格。

（3）标本前处理组员工能力要求

1）具有医学相关专业的教育经历。

2）掌握标本核收、登记、检验前的处理、准备等环节的各项要求和相关操作流程。

3）具有标本前处理相关工作经验，或经岗位培训考核合格后，能独立上岗。

（4）标本检测人员能力要求

1）具有医学检验技术专业或相关专业的教育经历。

2）取得国家政府部门授予的相应级别的专业技术资格证书。

3）HIV 初筛实验室检验人员、临床基因扩增检验人员、产前筛查/诊断检验人员须取得满足相关法律法规规定的上岗资质。

4）具有标本检测相关工作经验，能独立上岗；或经岗位培训考核合格后能独立上岗。

第 1 节　人力资源管理程序

5）掌握相关法律法规、认可准则及中心管理体系中对检验过程的相关要求。

（5）结果报告人员能力要求

1）报告审核人员：

a）满足本程序 12.1.4.3（4）的要求。

b）具备授权专业领域范围的相应专业技术能力，能把握检验结果的准确性，能对检验过程的符合性做出判断。

c）掌握法律法规、认可准则及中心管理体系对检验报告的要求，保证检验报告的完整性，保证每一项检验结果准确、清晰、明确。

2）诊断性报告人员：

a）具有执业医师资质。

b）满足本程序 12.1.4.3（4）和 12.1.4.3（5）1）的要求。

c）能对检验结果进行专业性判断包括对结果本身的判断和对结果临床意义的判断。

d）能解释说明检验结果的利用价值和适用范围、对患者疾病的发展做一定的预测、对患者疾病的诊断进行模拟假设、解释说明此检验结果与参考区间的关系。

（6）咨询服务人员能力要求

1）系统和全面了解检验医学的相关理论知识和应用技术，并对临床医学知识有一定程度的了解。

2）具备较强的分析和解决问题能力，善于沟通和协调，语言表达能力较好。

3）熟悉中心管理体系和行政事务流程。

12.1.4.4　岗位能力评估与授权

（1）岗位能力评估的内容

主要是评估每一位员工执行所指派的技术工作的能力，不同的技术岗位所需具备的能力有所不同，因此，各专业组应根据实际技术工作岗位制定岗位能力评估的内容。

（2）岗位能力评估的标准

1）分别对每一项能力评估内容进行评分，根据各单项能力的重要程序分配好得分权重，同时确保某一岗位各项能力得分满分为 100 分，各单项能力评估结果分为优秀、良好、合格、不合格等 4 个级别，分别占单项满分的 90%～100%、80%～89%、60%～79%、0～59%，计算各单项得分的总分，某岗位能力评估的总得分≥80 分为能力评估符合要求。

2）岗位能力评估的结果作为技术岗位授权的重要依据，对能力评估不达标者，需重新接受相关培训后再进行能力评估。

3）各岗位能力评估应符合本程序 12.1.4.3 的相关要求。

（3）岗位能力评估方法

采用以下全部或任意方法组合，在与日常工作环境相同的条件下，对实验室员工的能

	文件编号：LHJY－PF6.2－01
第 1 节　人力资源管理程序	版本号：E／0
	页码：第 5 页,共 21 页

力进行评估。

1）直接观察常规工作过程和程序,包括所有适用的安全操作。

2）直接观察设备维护和功能检查。

3）监控检验结果的记录和报告过程。

4）核查工作记录。

5）评估解决问题的技能。

6）检验特定样品,如已检验的样品、实验室间比对的物质或分割样品。

7）必要的理论知识考核。

（4）岗位能力评估的时机

1）新岗位上岗培训后。

2）离开某岗位超过 6 个月以上重新上岗培训后。

3）岗位能力评估不达标时。

4）每年的定期评估。

（5）岗位能力评估的实施

1）专业组组长、高级职称检验人员均可实施能力评估。

2）实施能力评估人员在实施能力评估时必须做到客观公正、实事求是。

（6）岗位能力评估结果的记录

在“iLab 管理平台”“人事管理”模块中填写《岗位培训-能力评估-授权记录表》（附表 12.1.3）进行记录。

（7）岗位能力评估后技术岗位授权

根据能力评估确认结果,对达到任职能力要求的人员进行技术岗位授权。

1）技术岗位设置由各专业组自行确定,应符合本程序 12.1.4.3 的相关要求。

2）能力评估达标者,已授权的维持原岗位资格,未授权的进行授权。

3）各专业组组长负责本专业技术岗位的授权。

（8）岗位能力评估不达标的处理

对于岗位能力评估不达标的人员,由专业组负责对其不达标的能力进行强化培训,3 个月后再重新对其进行岗位能力评估,仍不符合要求者,暂时调离检验工作岗位,交由集团人力资源中心安排专门的培训,经考核合格后方可重回检验工作岗位,并再次对其进行岗位能力评估,若仍不符合要求,交由集团人力资源中心待岗或辞退处理。

（9）岗位授权的记录

在“iLab 管理平台”“人事管理”模块中填写《岗位培训-能力评估-授权记录表》进行记录。

（10）岗位能力评估与授权流程图

见附图 12.1.3。

第1节 人力资源管理程序	文件编号：LHJY－PF6.2－01
	版本号：E/0
	页码：第6页，共21页

12.1.4.5 员工表现评估

（1）评估的内容

1）履行岗位职责情况：能完成职责要求的各项工作内容。

2）工作责任心：能认真及时处理标本和审核报告。

3）奉献精神：乐于奉献，不计较个人得失。

4）岗位协作性：能很好地与同事协作完成工作。

5）服务态度：对患者态度好，有耐心，电话礼仪好。

6）组织纪律性：遵守科室制度，准时到岗，不随意离岗。

（2）评估的方法

1）频率：每年进行一次。

2）评估人员：采用中心员工互评的方式，按照《岗位培训-能力评估-授权记录表》中的要求，每人均需对其他人的工作表现进行评价，填写《员工表现评估记录表》（附表12.1.4）。

3）结果的统计：由各专业组组长或其指定人员进行评分的汇总统计。

（3）评估的标准

1）各评估内容单项满分10分，根据其表现进行评分。

2）互评结果中个人总分计算公式：总分=（单项分总和/或评估项数）×10。

3）个人的实际评估得分取所有互评结果中个人总分的均值，分值≥80分为符合要求。

（4）评估不达标的处理

对于表现评估不符合要求的人员，要求其进行自我检讨，查找不足，实施改进，2个月后再对其进行表现评估，仍不符合要求者，暂时调离检验工作岗位，由集团人力资源中心安排专门的培训，经考核合格后方可重回检验工作岗位。

12.1.4.6 培训

（1）培训的内容和方式

1）管理体系的培训。

a）培训人员：质量主管。

b）培训时机：新员工开始岗位工作前，管理体系发生改变时。

c）培训方式：对《质量手册》和《程序文件》的内容进行授课。

2）所分派的工作过程和程序的培训。

a）培训人员：各专业组负责人或其指定的有能力实施培训的人员。

b）培训时机：新员工或员工进行新岗位工作前，员工离开某岗位超过6个月时间重新上岗，员工的某岗位能力评估不合格时。

第 1 节　人力资源管理程序

c）培训方式：现场讲解、操作指导。

3）使用的 LIS 的培训。

a）培训人员：系统开发商员工或中心信息管理员。

b）培训时机：新员工开始岗位工作前，LIS 发生改变时。

c）培训方式：授课与操作指导。

4）健康与安全（包括防止或控制不良事件的影响）的培训。

a）培训人员：生物安全员。

b）培训时机：新员工开始岗位工作前，每年的定期（至少一次）培训。

c）培训方式：授课。

5）伦理的培训。

a）培训人员：质量主管。

b）培训时机：新员工开始岗位工作前。

c）培训方式：授课。

6）患者信息保密的培训。

a）培训人员：质量主管。

b）培训时机：新员工开始岗位工作前。

c）培训方式：授课。

7）对进修实习人员的培训：由中心教学科研秘书制定进修实习人员的轮转计划，专业岗位轮转时由相关检验人员进行带教，进修实习人员不能进行独立的岗位操作，须有员工在场监督其操作。

（2）培训计划制定与实施

技术负责人或其指定人员在每年 12 月根据本程序 12.1.4.6 中要求的培训内容制定中心下一年度的培训计划，在"iLab 管理平台""人事管理"模块中填写《培训计划表》（附表 12.1.13），报中心主任审批后，由计划中指定的人员负责按期实施。

（3）对在培人员的监督指导

执行《质量监督管理程序》中相关要求，由质量监督员对在培人员进行重点监督。

（4）定期评估培训效果

1）培训内容被掌握程度的评估：培训的理论知识要进行培训后考核，考核的方式采用书面答卷的方式，60 分为合格，不合格者需补考；员工的岗位技能培训要进行能力评估，具体评估方法见本程序 12.1.4.4。

2）培训内容执行情况的评估：质量主管每年对培训内容的执行情况和培训的作用进行总结分析，发现在培训过程的不足之处，提出改进措施。

（5）培训的记录

授课方式的培训，在"iLab 管理平台""人事管理"模块中填写《培训记录表》（附表 12.1.5）

第 1 节　人力资源管理程序	文件编号：LHJY - PF6.2 - 01
	版本号：E/0
	页码：第 8 页，共 21 页

进行记录。

（6）培训流程图

见附图 12.1.4。

12.1.4.7　继续教育和专业发展

（1）继续教育计划的制定

1）根据集团的要求结合中心发展的需要，于每年 12 月制定下一年的员工继续教育计划，技术负责人或其指定人员制定中心员工继续教育计划，各专业组组长制定相应专业组的继续教育计划。根据工作实际情况可随机增加继续教育的内容。

2）计划要操作性强并能针对不同级别的实验室检验人员需求，员工应参加常规专业发展或其他的专业相关活动，利于其在目标专业进一步深造。

3）继续教育的形式。

a）参加中心内部组织的专业知识讲座。

b）外出参加专业学术会议。

c）外出进修。

4）计划在"iLab 管理平台""人事管理"模块中填写《继续教育计划表》制定，经中心主任审批后生效。

（2）继续教育的实施

相关人员必须按制定的《继续教育计划表》中要求按时参加继续教育。

（3）继续教育计划的有效性评估

1）评估人：技术负责人。

2）评估频率：每年至少 1 次，年底进行。

3）评估内容：计划被执行的情况、实施后的效果、实施过程中存在的问题。

（4）继续教育的记录

1）外出参加专业学术交流会和进修的人员，继续教育活动结束后 5 个工作日内需在"iLab 管理平台""人事管理"模块中填写《进修经历记录表》（附表 12.1.6），同时填写《年度继续教育记录表》（附表 12.1.7）。

2）参加中心内部组织的专业知识讲座时应在相应的会议记录表签到，会后 3 个工作日内在"iLab 管理平台""人事管理"模块中填写《年度继续教育记录表》。

12.1.4.8　人员相关记录的保持

（1）保持人员记录的内容

应保持全体人员相关教育和专业资质、培训、经历和能力评估的记录，具体内容包括：

1）教育和专业资质。

	文件编号：LHJY－PF6.2－01
第 1 节　人力资源管理程序	版本号：E/0
	页码：第 9 页，共 21 页

2）证书或执照的复件（适用时）。

3）以前的工作经历。

4）岗位描述。

5）新员工入岗前介绍。

6）岗位培训。

7）能力评估。

8）继续教育和成果记录。

9）员工表现评估。

10）事故报告和职业危险暴露记录。

11）免疫状态（与指派的工作相关时）。

12）岗位授权记录。

（2）不同记录的保持方式

1）教育和专业资质、新员工入岗前介绍、以前的工作经历：在"iLab 管理平台""人事管理"模块中填写《个人信息简况表》进行记录，质量主管或其指定人员负责归档。

2）证书或执照的复件：包括个人身份证复印件、毕业证复印件、学位证复印件、职称资格证复印件、聘任证书复印件统一放个人档案盒中保存，个人将相关材料上交中心文档管理员归档。

3）岗位描述：在"iLab 管理平台""人事管理"模块中填写《岗位培训-能力评估-授权记录表》进行记录，相关专业组组长负责对岗位描述情况的审核，质量主管或其指定人员负责每年初对上一年记录进行归档。

4）当前岗位的培训、能力评估、员工表现评估和岗位授权记录：相关记录由各专业组保持。

5）继续教育和成果记录：在"iLab 管理平台""人事管理"模块中填写《年度继续教育记录表》进行记录，成果记录请填写《论文专著记录表》（附表 12.1.8）、《社会任职记录表》（附表 12.1.10）、《课题记录表》（附表 12.1.11）、《专利记录表》（附表 12.1.12）。质量主管或其指定人员负责每年初对上一年记录进行归档。

6）事故报告：在"iLab 管理平台"→"人事管理"→填写《事故报告记录表》（附表 12.1.9）进行记录，质量主管或其指定人员负责每年初对上一年记录进行归档。

7）职业危险暴露记录：通过填写《职业暴露报告表》进行记录，质量主管或其指定人员负责每年初对上一年记录进行归档。

8）免疫状态：每年对员工进行一次健康体检，体检项目必须包括反映免疫状态的结果。体检报告统一存放个人档案盒中保存，个人将相关材料上交中心文档管理员归档。

（3）记录保持的期限

员工的以上记录内容保持至员工离职。

第 1 节　人力资源管理程序	文件编号: LHJY - PF6.2 - 01
	版本号: E/0
	页码: 第 10 页, 共 21 页

12.1.5　支持文件

[1] 中国合格评定国家认可委员会.医学实验室质量和能力认可准则: CNAS - CL02: 2023[S].北京: 中国合格评定国家认可委员会, 2023.

[2] 中国标准化协会.检验检测实验室人员聘用、能力培养与监督考核指南: T/CAS 651 - 2022[S].北京: 中国标准化协会, 2022.

[3] 国家卫生健康委员会.医疗机构临床实验室管理办法[Z].2006.

[4] 国家卫生健康委员会.医学检验实验室管理规范(试行)[Z].2016.

[5] LHJY - PF8.1 - 01《质量监督管理程序》.

[6] LHJY - QM - 017《结构和权限》.

12.1.6　记录表格

[1] PF 6.2 - TAB - 01《个人信息简况表》, 见附表 12.1.1。

[2] PF 6.2 - TAB - 02《继续教育计划表》, 见附表 12.1.2。

[3] PF 6.2 - TAB - 03《岗位培训-能力评估-授权记录表》, 见附表 12.1.3。

[4] PF 6.2 - TAB - 04《员工表现评估记录表》, 见附表 12.1.4。

[5] PF 6.2 - TAB - 05《培训记录表》, 见附表 12.1.5。

[6] PF 6.2 - TAB - 06《进修经历记录表》, 见附表 12.1.6。

[7] PF 6.2 - TAB - 07《年度继续教育记录表》, 见附表 12.1.7。

[8] PF 6.2 - TAB - 08《论文专著记录表》, 见附表 12.1.8。

[9] PF 6.2 - TAB - 09《事故报告记录表》, 见附表 12.1.9。

[10] PF 6.2 - TAB - 10《社会任职记录表》, 见附表 12.1.10。

[11] PF 6.2 - TAB - 11《课题记录表》, 见附表 12.1.11。

[12] PF 6.2 - TAB - 12《专利记录表》, 见附表 12.1.12。

[13] PF 6.2 - TAB - 13《培训计划表》, 见附表 12.1.13。

[14] LHJY - SW - TAB - 0902《职业暴露报告表》, 见附表 12.1.14。

编写: 李文海　　　　审核: 蔡钦泉　　　　批准: 张秀明

批准日期: 2023 年 9 月 1 日

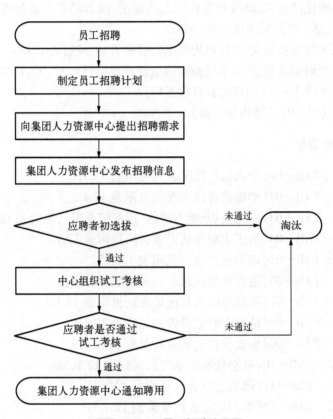

附图 12.1.1　员工招聘流程图

	文件编号：LHJY-PF6.2-01
第 1 节　人力资源管理程序	版本号：E/0
	页码：第 12 页,共 21 页

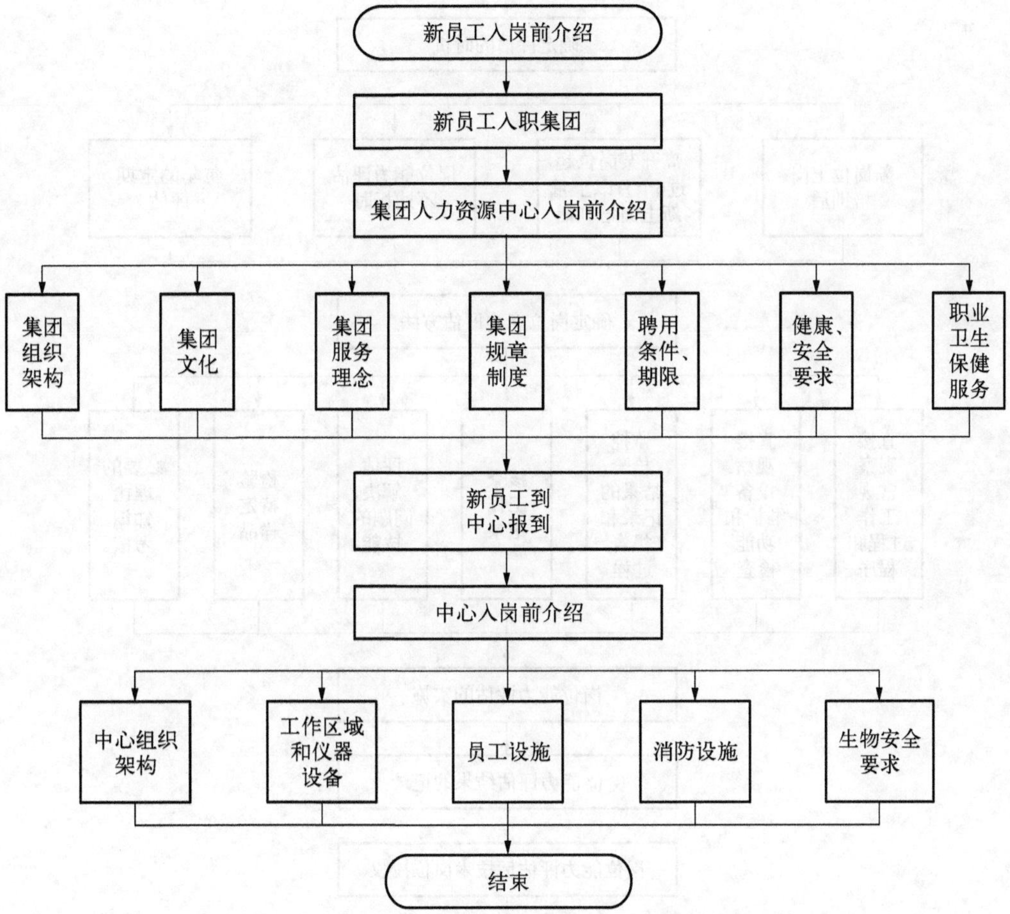

新员工入岗前介绍

新员工入职集团

集团人力资源中心入岗前介绍

集团组织架构	集团文化	集团服务理念	集团规章制度	聘用条件、期限	健康、安全要求	职业卫生保健服务

新员工到中心报到

中心入岗前介绍

中心组织架构	工作区域和仪器设备	员工设施	消防设施	生物安全要求

结束

附图 12.1.2　新员工入岗前培训流程图

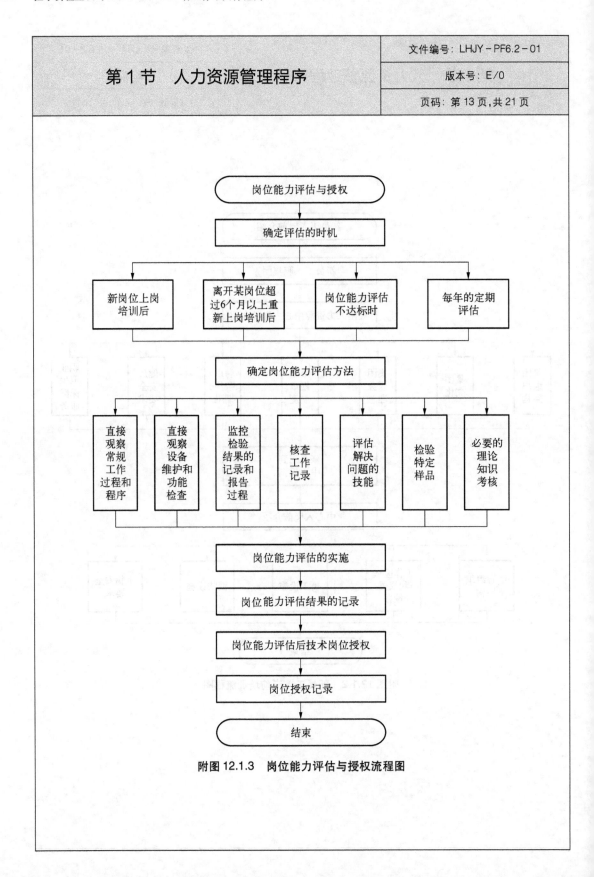

附图 12.1.3　岗位能力评估与授权流程图

第 1 节 人力资源管理程序	文件编号：LHJY－PF6.2－01
	版本号：E/0
	页码：第 14 页，共 21 页

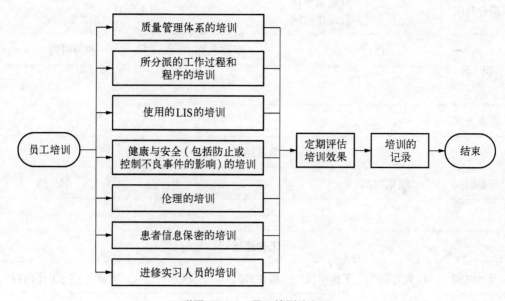

附图 12.1.4   员工培训流程图

第 1 节　人力资源管理程序	文件编号：LHJY-PF6.2-01
	版本号：E/0
	页码：第 15 页,共 21 页

附表 12.1.1　个人信息简况表

编号：PF6.2-TAB-01

姓　名		性　别		籍　贯	
健康状况		政治面貌		毕业院校	
所学专业		学　历		学　位	
毕业时间		开始从事检验工作时间		出生年月	

职　称	序　号	职称名称	获得时间

联系方式	

学习经历				
开始时间	结束时间	学　校	专　业	学　历

工作经历						
开始时间	结束时间	工作单位	所在部门	职务	职称	工作内容

附表 12.1.2　继续教育计划表

编号：PF6.2-TAB-02

序号	继续教育课程	级　别	类　别	计划实施月份	参加人员
1					
2					
3					

第1节 人力资源管理程序

文件编号：LHJY-PF6.2-01

版本号：E/0

页码：第 16 页，共 21 页

附表 12.1.3 岗位培训-能力评估-授权记录表

编号：PF6.2-TAB-03

培训登记					
姓　名		专业组		岗　位	
培训开始时间		培训结束时间		培训类型	
培训方法	□ 阅读相关文件　□ 由培训人员进行示范或演示　□ 在培训人员监督下执行操作　□ 参加外部培训　□ 业务学习　□ 其他				
培训记录					
培训题目					
主讲人		主　持		课　时	
时　间		培训对象		地　点	
参加人员					
培训内容					
考核情况					
效果评价					
能力评估					
评估内容					
评估方法	□ 现场操作　□ 现场提问　□ 核查工作记录　□ 评估解决问题的技能　□ 检验特定样品　□ 理论和操作知识考核　□ 总结心得　□ 获取合格证书				
标准分					
评估过程描述					
评估得分					
总得分		能力评估判断		评估结果	
评估人		授权人		日　期	
授权内容					

		文件编号:LHJY-PF6.2-01
第 1 节　人力资源管理程序		版本号:E/0
		页码:第 17 页,共 21 页

附表 12.1.4　员工表现评估记录表

编号:PF6.2-TAB-04

年　度		专业组		姓　名	
专业技术水平		学科带动能力		沟通协调能力	
履行岗位职责		工作责任心		奉献精神	
职业道德			组织纪律		
总　分			专业组评分		

附表 12.1.5　培训记录表

编号:PF6.2-TAB-05

开始时间		结束时间		培训内容	
类　型		地　点			
课　时		学　分		学分类型	
主办单位				级　别	
考核类型		参与方式		考核结果	

附表 12.1.6　进修经历记录表

编号:PF6.2-TAB-06

开始时间	结束时间	周　期	进修专业	进修单位	证　书

	文件编号：LHJY - PF6.2 - 01
第 1 节　人力资源管理程序	版本号：E/0
	页码：第 18 页, 共 21 页

附表 12.1.7　年度继续教育记录表

编号：PF6.2 - TAB - 07

开始时间		结束时间		专业组		参会人员	
培训内容		类　型		专业领域		课　时	
地　点				学　分		学分类别	
主办单位				级　别		考核类型	
参与方式				考核结果			

附表 12.1.8　论文专著记录表

编号：PF6.2 - TAB - 08

姓　名		作者单位		作品名称	
发表/出版日期		论文投稿/杂志/出版社		编写章节	
卷/期		起　页		止　页	
级　别		影响因子		作者排序	

附表 12.1.9　事故报告记录表

编号：PF6.2 - TAB - 09

事故负责人		发生日期	
事故描述			
事故原因分析			
事故处理情况			
记录人		记录时间	

第 1 节　人力资源管理程序	文件编号：LHJY - PF6.2 - 01
	版本号：E/0
	页码：第 19 页,共 21 页

附表 12.1.10　社会任职记录表

编号：PF6.2 - TAB - 10

序号	姓　名	单位级别	担任职务	开始时间	结束时间	证书	届	聘期
1								
2								
3								
4								

附表 12.1.11　课题记录表

编号：PF6.2 - TAB - 11

姓名		项目名称		项目编号		项目负责人	
项目来源		项目开始时间			项目结束时间		
批准立项机关			排名		科研级别		
申报时间				批准立项时间			
计划完成时间				申请结题时间			
申请延期时间				完成时间			
资金费用金额				成　果			

第 1 节　人力资源管理程序	文件编号：LHJY－PF6.2－01
	版本号：E/0
	页码：第 20 页,共 21 页

附表 12.1.12　专利记录表

编号：PF6.2－TAB－12

项目名称			项目来源	
开始时间			结束时间	
鉴定时间			鉴定级别	
获奖时间		获奖类别	排　名	

附表 12.1.13　培训计划表

编号：PF6.2－TAB－13

部门		培训内容		培训类型		培训方式	
主持人		培训对象		实施日期		制定人	
制定日期			批准人		批准日期		

第 1 节　人力资源管理程序	文件编号：LHJY-PF6.2-01
	版本号：E/0
	页码：第 21 页，共 21 页

附表 12.1.14　职业暴露报告表

编号：LHJY-SW-TAB-0902

姓名：_____　性别：_____　年龄：_____　工龄：_____　职别：_____　报告时间：_____

暴露者基本情况
发生时间：_____　发生地点：_____ 乙肝疫苗接种史：有 □　无 □　HB$_S$Ab( )　HB$_S$Ag( )　HbeAb( ) 一年内职业暴露史：有 □　无 □ 防护情况：□ 戴帽子　□ 戴口罩　□ 戴手套　□ 戴护目镜　其他_____ 暴露后紧急处理：□ 肥皂液　□ 清水冲洗　□ 挤出伤处血液　□ 消毒药物　□ 局部包扎　□ 冲洗时间

暴露源基本情况
患者姓名：_____　性别：_____　年龄：_____　住院号：_____　门诊号：_____　确诊时间：_____ 临床诊断：□ 乙肝　□ 丙肝　□ HIV　□ 梅毒　其他_____

暴露方式
(一) 针刺或锐器割伤 何种器械：□ 空心针　□ 实心针　□ 刀片　其他_____ 损伤程度：□ 表皮擦伤、针刺　□ 伤口较深、有血迹 (二) 接触暴露 (1) 皮肤：□ 无破损　□ 有破损　　(2) 黏膜：眼 □　口腔 □　鼻腔 □ (3) 暴露时间：_____分　　(4) 接触面积：_____cm^2 (5) 暴露源物质：血液 □　分泌物 □　引流物 □　排泄物 □　其他_____

个人简述经过：
临床科室主任/护士长意见：
感染管理科意见：

暴露后检查项目（即刻）
暴露者：肝功能 □　乙肝抗体 □　丙肝抗体 □　HIV 抗体 □　梅毒抗体 □　其他_____
暴露源（患者）：肝功能 □　乙肝抗体 □　丙肝抗体 □　HIV 抗体 □　梅毒抗体 □　其他_____

注：暴露者每次检测结果必须复印交感染管理科，否则后果自负。

暴露后预防性治疗方案
需要预防性治疗：是 □　否 □　用何种药物及用量：_____ _____ 开始用药时间：_____　停止用药时间：_____

评估与随访（由感染管理科填写）					
6 周		12 周		6 个月	

备注：
暴露者签名：_____　见证者签名：_____　经手人签名：_____　收表时间：_____

第2节 设施和环境条件管理程序	文件编号：LHJY-PF6.3-01
	版本号：E/0
	页码：第1页，共8页

12.2.1 目的

有效控制中心的设施和环境条件，保障实验室活动顺利开展，确保用户检验结果的有效性，以及患者、访客、实验室用户和员工的安全。

12.2.2 适用范围

本程序规定了中心对设施和环境条件管理的要求。

本程序适用于中心各部门对设施和环境条件的管理工作要求。

注：中心各部门包括医学检验实验室（总部）、4个检验分部、2个直属部门。

12.2.3 职责

12.2.3.1 员工

负责对设施和环境实施日常维护与记录。

12.2.3.2 专业组组长

负责提出本专业组相关设施和环境配置的要求，监控设施和环境日常维护。

12.2.3.3 技术负责人

负责设施和环境配置确认、评审。

12.2.3.4 中心主任

负责决定实验室的设施和环境资源合理利用，批准设施和环境的配置。

12.2.4 程序

12.2.4.1 设施控制

（1）访问控制

1）中心员工通道设置电子门禁，员工通过扫描脸或者输入指纹进出实验室，限制外来人员进入和使用会影响检验质量的区域。

2）外来人员必须经中心主任或各部门负责人批准后，在员工陪同下才能进入检验工作区，并在门口扫码并填写《外来人员进入实验室登记表》（附表12.2.7）相关信息。

3）当有来访者被批准进入后，陪同人员应告知实验室相关危险区域位置，需要时提供必要的防护用品。

第 2 节　设施和环境条件管理程序	文件编号：LHJY－PF6.3－01
	版本号：E/0
	页码：第 2 页，共 8 页

4）实验室配置标本冰箱保存样品，对于高风险样品设置专门样品保存盒，易燃易爆的危险品有专门存放设施，试剂等消耗品存放在试剂冷库、冰箱和储存室，外来人员未经允许不能接触。

5）患者的检测结果及相关的医疗信息保存在 LIS 中，只有被授权人员可以查阅，非被授权人员未经允许不能拍照或打印。

6）外来人员离开实验室时要由本实验室相关人员护送离开，防止带走实验室的样品和资源。

7）外来人员需要外带样品或资源时，需经中心主任或各部门负责人的批准。

8）实验室关闭时，最后一位离开实验室的员工必须关好门窗，以防实验室内物品被盗。

（2）控制实验室活动不造成污染、干扰和不利影响

1）设施包括能源、照明、通风、噪声、供水和废弃物处置设施。

2）根据仪器设备总负荷配置电源和不间断电源（uninterrupted power supply，UPS）。

3）配备足够的照明灯，保证所有照明灯正常，遇照明灯不能正常使用时及时通知后勤保障部更换。

4）配备空调系统，用以调节温度。配备通风系统进行空气交换，中心各实验室定期进行开窗循环通风。

5）实验室与外界相对封闭，减少外界噪声干扰。

6）根据实验室的布局布置水管，使供水得到保障，配备供水量、供水压力、水质要求相符的纯水机。

7）为使实验室的废弃物处置符合要求，在实验室内设置专用污物垃圾桶和高压灭菌器。

（3）交叉污染

防止来自因检验程序存在风险或不隔离可能影响、干扰工作时造成的交叉污染。

1）实验室的分区划分为清洁区、缓冲区和污染区。清洁区：包括办公室、饮水间、休息室。缓冲区：由清洁区进入污染区的一个缓冲区域，员工在进入污染区时所有的防护用品的穿戴在此区域完成。污染区：所有临床标本操作、储存和废弃物处理的区域视为污染区。

2）实验室需有效分隔，其中临床微生物实验室和分子诊断实验室与其他普通实验室独立分隔。

3）配备安全设施和设备并根据工作性质和流程合理摆放实验室设施、设备、台柜、物品等，避免相互干扰，交叉污染。

4）按中心《安全手册》要求，做好实验室清洁和消毒工作，包括实验室空气、地面、工作台表面和设备物表等。

5）实验室员工需正确穿脱个人防护用品，并按不同试验操作风险要求进行相应级别

	文件编号：LHJY-PF6.3-01
第2节　设施和环境条件管理程序	版本号：E/0
	页码：第3页,共8页

生物安全防护。禁止在实验室工作区饮食、抽烟、处理隐形眼镜、使用化妆品、存放食用品等。严格按照实验标准操作规程要求进行检验操作,避免操作不当发生标本溢洒或职业暴露。正确处置实验室产生的医疗废物,其中病原微生物实验室产生的医疗废物需经压力蒸汽灭菌方法处理。

（4）安全设施和设备的配备

配备的安全设施和设备包括：高压灭菌炉、生物安全柜、紫外线灯和空气过滤器消毒装置、自动体外除颤器（automated external defibrillator,AED）、应急淋浴和洗眼装置、冷库中的反锁解除装置、职业暴露应急箱、溅洒包、应急疏散指示灯、消防安全包、门禁识别装置、消防栓、灭火器等。

安全设施和设备的定期功能验证：

1）高压灭菌炉、生物安全柜、紫外线灯和空气过滤器消毒装置、AED由使用专业组组长组织专人按相应设备的使用求进行功能验证。

2）应急淋浴和洗眼装置、冷库中的反锁解除装置、职业暴露应急箱、溅洒包由各专业组安排人员定期对这些设施进行功能检查,并填写《安全设施检查表》（附表12.2.6）。

3）应急疏散指示灯、消防安全包、门禁识别装置、消防栓、灭火器：由物业公司安全员定期对这些设施进行功能检查并记录,确保设备可供正常使用。

（5）保持实验室设施功能正常、状态可靠

1）水、电供应设施由实验室安全员按《安全手册》中的要求每月检查一次。

2）安全设施功能验证按"12.2.4.2（4）"中安全设施和设备的定期功能验证进行。

3）检查中发现任何安全设施有故障应马上排除,并填写《安全设施检查表》。

12.2.4.2　储存设施

（1）储存空间和条件

1）实验室空间及温湿度条件需满足设施配置要求,配备标本冷库、试剂冷库、标本冰箱、试剂冰箱、超低温冰箱和库房,满足样品、试剂和耗材的存放需要。以上储存设施环境条件采用温控系统进行监测,确保其内存物性质的稳定。对应的温湿度信息填写在《实验室温度及湿度记录表》（附表12.2.1）、《冷库温度记录表》（附表12.2.2）、《冰箱温度记录表》（附表12.2.3）和《超低温冰箱温度记录表》（附表12.2.4）。当储存设施与环境监测失控时,值班人员第一时间查找失控原因、排除失控和修复在控状态,填写《设施与环境监测失控报告》（附表12.2.5）。

2）中心各部门设置文件柜用于保存文件、档案、手册及记录。

（2）患者样品和材料的储存方式

需储存的患者样品和材料垂直放置于标本架或白色泡沫架上,单管加盖保存或没有单管加盖保存的标本放入有盖保鲜盒中保存,避免泄漏而造成交叉污染。

第 2 节　设施和环境条件管理程序	文件编号：LHJY－PF6.3－01
	版本号：E/0
	页码：第4页，共8页

（3）有害物质和生物废物的储存和处置设施

1）设置独立的危险化学品保存柜,实验室工作区域可以暂时存放最小量的危险品,并有易燃易爆等相应危险品警示标志;实行双人双锁,执行全面的登记和管理记录。

2）实验室配备高压灭菌器和医疗废物暂存间,对临床微生物实验室产生的感染性医疗废物进行就地高压处理,汇集所有感染性等医疗废物放置医疗废物暂存间。

12.2.4.3　员工设施

1）中心配备了洗手间、饮水间、休息室、更衣间、衣物柜和个人防护装备储存柜。

2）中心设置了示教设备供会议和个人学习使用,设置值班房供值班人员休息。

12.2.4.4　样品采集设施

1）执行患者样品采集程序的设施可以保证样品的正确采集方式,保证检验质量和结果的可靠性,避免所有已知的不利影响。

2）中心设置独立的抽血室方便患者抽血,采集区患者间有物理设施相隔,保护患者的隐私。

3）抽血室内设置了椅子供患者使用,提高患者在抽血时的舒适度。

4）抽血室内有足够的空间容纳适当的陪伴人员（如监护人或翻译）,确保标本采集的顺利进行。

5）病房的标本由护士进行床边采集,最大的方便患者。

6）在各抽血室配备适当的晕血和晕针的急救物品。

12.2.5　支持文件

［1］ISO. Medical laboratories-requirements for safety：ISO 15190:2020［S］. Geneva：International Organization for Standardization, 2020.

［2］ISO. Requirements for the collection and transport of samples for medical laboratory examinations：ISO 20658:2023［S］. Geneva：International Organization for Standardization, 2023.

［3］中国国家标准化管理委员会.实验室生物安全通用要求：GB 19489－2008［S］.北京：中国标准出版社,2008.

［4］中国合格评定国家认可委员会.医学实验室质量和能力认可准则：CNAS－CL02:2023［S］.北京：中国合格评定国家认可委员会,2023.

［5］LHJY－PF6.3－02《温控系统操作程序》。

12.2.6　记录表格

［1］PF6.3－TAB－01《实验室温度及湿度记录表》,见附表 12.2.1。

第 2 节　设施和环境条件管理程序	文件编号：LHJY - PF6.3 - 01
	版本号：E/0
	页码：第 5 页，共 8 页

［2］PF6.3 - TAB - 02《冷库温度记录表》，见附表 12.2.2。

［3］PF6.3 - TAB - 03《冰箱温度记录表》，见附表 12.2.3。

［4］PF6.3 - TAB - 04《超低温冰箱温度记录表》，见附表 12.2.4。

［5］PF6.3 - TAB - 05《设施与环境监测失控报告》，见附表 12.2.5。

［6］PF6.3 - TAB - 06《安全设施检查表》，见附表 12.2.6。

［7］PF6.3 - TAB - 07《外来人员进入实验室登记表》，见附表 12.2.7。

编写：韦洁宏　　　　审核：蔡钦泉　　　　批准：张秀明

批准日期：2023 年 9 月 1 日

第 2 节　设施和环境条件管理程序	文件编号：LHJY－PF6.3－01
	版本号：E/0
	页码：第6页,共8页

附表 12.2.1　实验室温度及湿度记录表

编号：PF6.3－TAB－01

部门：＿＿＿＿＿　日期：＿＿年＿＿月　　温度范围：＿＿＿＿　湿度范围：＿＿＿＿

日　期	温　度	湿　度	记录者	备　注

附表 12.2.2　冷库温度记录表

编号：PF6.3－TAB－02

部门：＿＿＿＿＿　日期：＿＿年＿＿月　　冷库温度范围：＿＿＿＿　冷库编号：＿＿＿

日　期	温　度	记录者	备　注

附表 12.2.3　冰箱温度记录表

编号：PF6.3－TAB－03

部门：＿＿＿＿＿　日期：＿＿年＿＿月　　冰箱温度范围：＿＿＿＿　冰箱编号：＿＿＿

日　期	温　度	记录者	备　注

附表 12.2.4　超低温冰箱温度记录表

编号：PF6.3－TAB－04

部门：＿＿＿＿＿　日期：＿＿年＿＿月　超低温冰箱温度范围：＿＿＿＿　冰箱编号：＿＿＿

日　期	温　度	记录者	备　注

第 2 节 设施和环境条件管理程序	文件编号：LHJY - PF6.3 - 01
	版本号：E/0
	页码：第 7 页,共 8 页

附表 12.2.5 设施与环境监测失控报告

编号：PF6.3 - TAB - 05

日期：____年____月____日	部门：	监测员：

失控项(选择项打"√")：□ 设施　　　　　□ 环境条件

失控情况报告：

发现人：　　　　　　报告时间：　　　　　　受理者：

失控原因：

检查人：

应对措施：

排除失控人：

修复验收意见：

负责人签名：
日期：

	文件编号：LHJY－PF6.3－01
第2节　设施和环境条件管理程序	版本号：E/0
	页码：第8页,共8页

附表 12.2.6　安全设施检查表

编号：PF6.3－TAB－06

检验分部/专业组		检查日期		检查人	
检查内容		符合情况		不符合的具体情况	
应急淋浴装置					
应急洗眼装置					
冷库反锁解除装置					
职业暴露应急箱					
溅洒包					

附表 12.2.7　外来人员进入实验室登记表

编号：PF6.3－TAB－07

日期	姓名	来访者单位	进入的实验室区域及目的	手机号码	进入时间	离开时间

	文件编号：LHJY-PF6.3-02
第 3 节 温控系统操作程序	版本号：E/0
	页码：第 1 页，共 6 页

12.3.1 目的

规范温控系统的操作程序，确保中心设施和环境温湿度正常监测。

12.3.2 适用范围

本程序规定了温控系统操作流程及要求。

本程序适用于中心各部门对冷库、冰箱、培养箱、水浴箱和实验室环境的温湿度监测工作要求。

注：中心各部门包括医学检验实验室（总部）、4 个检验分部、2 个直属部门。

12.3.3 职责

12.3.3.1 员工

负责对实验室设施和环境温湿度实施日常记录和纠正失控条件。

12.3.3.2 专业组设备管理员

负责接收温控系统报警信息并反馈值班员工和协助纠正失控措施。

12.3.3.3 专业组组长

负责提出本专业组设施和环境温湿度配置的要求；负责监测点的温湿度控制和相关记录的归档。

12.3.3.4 中心设备管理员

负责温控设备和系统的统一管理，必要时联系厂家进行维修或更换。

12.3.3.5 温控系统厂商

负责系统的安装和维修。

12.3.4 程序

12.3.4.1 温控系统的安装和维修

由温控系统厂商负责。

	文件编号: LHJY - PF6.3 - 02
第 3 节　温控系统操作程序	版本号: E/0
	页码: 第 2 页,共 6 页

12.3.4.2　温控系统的管理

1) 中心设备管理员负责系统的统一管理,监督系统的使用情况,定期安排性能检查,必要时联系厂商进行系统的维修。

2) 各专业组组长负责本部门所设监测点温湿度的监测控制,及时督促处理失控情况,定期归档相关记录。

3) 系统的定期性能检查。

a) 将要检查的监测点与经校准合格后的温湿度计在同等条件下进行温湿度监测(至少 15 分钟),在《温控系统监测点定期性能检查记录表》上记录两者温湿度值。

b) 按下列标准进行性能判断:温度实际值与目标值相差不超出±1℃,湿度小于 60% 时实际值不超出目标值的±5%,湿度大于 60% 时实际值不超出目标值的±7%。

c) 检查频率为每 6 个月进行一次检查,由各专业组指定人员实施。

d) 性能不合格监测点的处理:可联系厂家调校或维修,不能修复的做更换处理。

12.3.4.3　温控系统的建立

1) 建立温控探头通信:联系厂商工程师完成。

2) 设置温控探头预警信息:

a) 访问网址 www.coldclouds.com,登录冷云管理系统。

b) 维护探头信息:"我的设备"→"编辑":完善名称、编号、状态等基本信息。

c) 设备报警项目:"我的设备"→"报警项目设置"→"添加":输入项目名称,报警类型及报警联系人。

3) 单个设备报警设置:"我的设备"→选中设备→"报警设置"→"添加报警"。

12.3.4.4　温控系统的管理

1) 登录"iLab 管理平台"。

2) 维护探头信息:"5.2 设备和环境条件"→"温湿度实时监测(平面展示图)"→"探头信息维护"→根据探头唯一性出厂序列号(设备编码)选择探头→点击"修改":完善或更新名称、预警界限、探头类型等基本信息。

3) 设置检测地点:返回"温湿度实时监测(平面展示图)"界面→"+添加区域"→选择探头→依实际情况将探测点挪至展示图相应位置。

12.3.4.5　温控系统的记录查询与分析

(1) 记录查询

1) 进入查询页面:"iLab 管理平台"→"温湿度实时监测(平面展示图)"→所需查看

第 3 节　温控系统操作程序	文件编号: LHJY – PF6.3 – 02
	版本号: E/0
	页码: 第 3 页,共 6 页

探头;或"5.2 设备和环境条件"→"温湿度历史记录"。

2）输入探头信息→选择起止时间→点击"查询",系统每 1 个小时储存一次数据。

（2）记录分析

1）温控系统失控处理记录:点击"5.2 设备和环境条件"→"温控系统失控处理记录表"→选择"部门名称"进行检索→选定探头点击"处理"→填写失控处理记录。

2）温湿度检测月报:点击"5.2 设备和环境条件"→"温湿度检测月报"→选择"部门名称"及起止时间→点击"查询"→分析并记录失控原因及整改措施。

12.3.4.6　失控后的处理

（1）失控的表现

探头每 5 分钟探测一次数据,当数据发生失控时,主页面设备会提示"异常",另一方面,失控后会发送报警信息到专业组设备管理员微信,在持续失控的情况下,微信会每 5 分钟发送一条消息到管理员微信中。

（2）收到报警信息后的处理

根据设备名称找到实验室环境和设备内环境失控的设备,针对两者的不同进行不同措施的纠正。

1）实验室环境失控

a）针对实验室环境温湿度的失控,利用空调和加湿除湿器对温湿度进行纠正。

b）如纠正成功后,在中心质量管理系统填写温湿度失控记录。

c）如不能纠正,检测设备温湿度报警时,停止环境内运行机器,将标本外送检测;如环境温湿度对设备影响小,采用移动制冷、加热、除湿、加湿设备对温湿度进行纠正,检测仪器能够自行纠正温度则可以继续标本检测;上述处理过程及时在中心质量管理系统填写温湿度失控记录。

2）设备内环境失控

a）发生断电情况,及时判断断电原因并纠正该设备断电情况,让其恢复供电并正常运行。

b）设备门未关紧,此设备包括冰箱、培养箱、水浴箱等,设备管理员接收报警信息后及时关紧设备门,让其恢复到设备内环境运行状态。

c）设备故障导致失控,及时查找故障原因,在实验室值班人员无法维修时,立即联系设备厂家维修工程师进行远程协助,如仍无法解决则需要维修工程师上门维修。

d）设备内环境失控的原因还包括设备门开启频率过高导致,在发现该原因导致的设备内环境失控需及时纠正。

e）其他情况导致设备内环境失控需要及时分析、判断、采取措施并纠正该失控状态。

f）以上原因在及时纠正成功后,设备内物品可以无须转移,如仍然不能纠正则需要将

	文件编号：LHJY－PF6.3－02
第 3 节　温控系统操作程序	版本号：E/0
	页码：第 4 页,共 6 页

设备内物品进行转移,确保设备内物品不因设备的原因而失效。

　　g）以上设备内环境失控处理过程及时在中心质量管理系统填写温湿度失控记录。

12.3.4.7　手机端操作

1）首先在微信公众号中搜索"冷云"并添加。

2）进入公众号主界面→"我的"→"绑定"进入登录界面,输入账号及密码。

3）查看设备及历史数据：进入公众号主界面→"我的设备"即可查看本专业组所有的温度计实时温度,单击一台温度计即可进入该设备的历史数据界面。

12.3.4.8　注意事项

探头的上下限设置严格,以存放物品的环境要求为准。

12.3.4.9　温湿度失控处理流程

见附图 12.3.1。

12.3.5　支持文件

[1] 中国合格评定国家认可委员会.医学实验室质量和能力认可准则：CNAS－CL02:2023[S].北京：中国合格评定国家认可委员会,2023.

[2] LHJY－PF6.3－01《设施和环境条件管理程序》.

12.3.6　记录表格

PF6.3－TAB－08《温控系统监测点定期性能检查记录表》,见附表 12.3.1。

编写：韦洁宏　　　　　审核：蔡钦泉　　　　　批准：张秀明

批准日期：2023 年 9 月 1 日

第 3 节 温控系统操作程序	文件编号：LHJY - PF6.3 - 02
	版本号：E/0
	页码：第 5 页,共 6 页

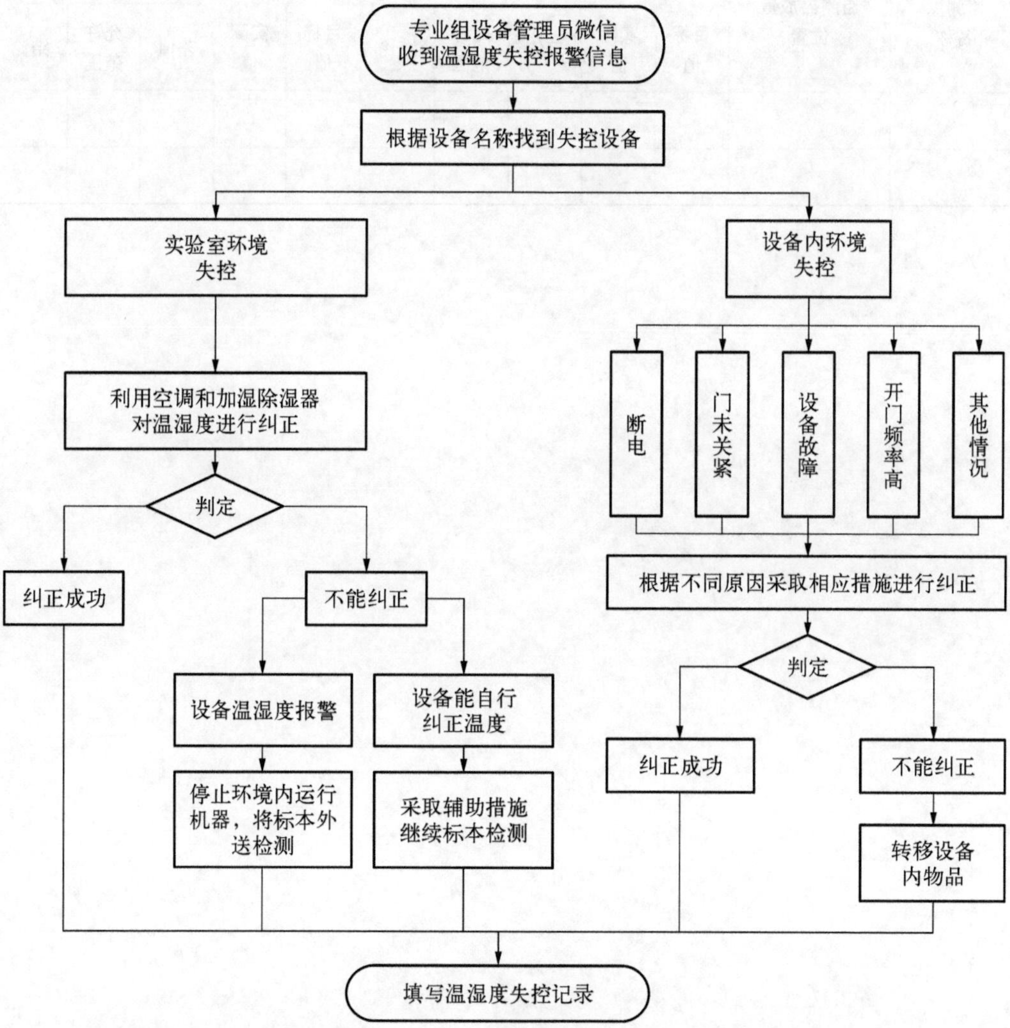

专业组设备管理员微信
收到温湿度失控报警信息

↓

根据设备名称找到失控设备

实验室环境
失控

利用空调和加湿除湿器
对温湿度进行纠正

判定

纠正成功   不能纠正

设备温湿度报警   设备能自行
              纠正温度

停止环境内运行   采取辅助措施
机器,将标本外   继续标本检测
送检测

设备内环境
失控

断电 门未关紧 设备故障 开门频率高 其他情况

根据不同原因采取相应措施进行纠正

判定

纠正成功   不能纠正

              转移设备
              内物品

填写温湿度失控记录

附图 12.3.1 温湿度失控处理流程

第3节 温控系统操作程序	文件编号：LHJY - PF6.3 - 02
	版本号：E/0
	页码：第6页,共6页

附表 12.3.1 温控系统监测点定期性能检查记录表

编号：PF6.3 - TAB - 08

检查日期：_____年___月___日　　　　检查人：_____

监测点名称	监测器放置位置	温度检查(℃)					(需要时)湿度检查(%)				
		目标值	实际值	差值	允许范围	结论	目标值	实际值	差值	允许范围	结论

<table>
<tr><td rowspan="3">**第 4 节 仪器设备管理程序**</td><td>文件编号：LHJY‑PF6.4‑01</td></tr>
<tr><td>版本号：E/0</td></tr>
<tr><td>页码：第 1 页，共 15 页</td></tr>
</table>

12.4.1 目的

规范实验室仪器设备的安装、验收试验（包括可接受标准）、运输、操作、存放、使用、校准、计量学溯源、维护，以及停用程序、不良事件报告和记录等方面的要求，保证仪器设备的正常安全使用，确保样本质量和试验结果准确可靠。

12.4.2 适用范围

本程序规定了中心仪器设备的管理、使用和维护保养等方面的要求。

本程序适用于中心各部门所有仪器设备的管理、使用和维护保养。

本程序也适用于仪器设备的硬件和软件，测量系统和 LIS，或任何影响实验室活动结果设备（包括样品运输系统、非自有设备）的管理、使用和维护保养。

注：中心各部门包括医学检验实验室（总部）、4 个检验分部、2 个直属部门。

12.4.3 职责

12.4.3.1 仪器设备使用人员

按 SOP 文件操作仪器设备，负责仪器设备的日常使用、质控和维护。

12.4.3.2 专业组设备管理员

负责本专业组仪器设备正确使用、维护及相关记录等具体实施工作，配合中心设备管理员做好专业组仪器设备的管理工作。

12.4.3.3 专业组组长

专业组组长是该专业组仪器设备的第一责任人，负责仪器设备档案的建立，负责本专业组仪器设备的选择、申请购买、安装以及验收测试（包括可接受标准），负责监督使用人员对仪器设备的使用、维护和保养，负责组织组内人员编写仪器设备作业指导书。

12.4.3.4 信息管理员

负责中心所有仪器设备计算机系统日常运行的维护、管理。

12.4.3.5 中心设备管理员

负责仪器设备正确使用、维护及校准状态的监督，协助中心管理层对仪器设备的管理工作，与文档管理员共同指导各专业组设备管理员进行仪器档案管理。

	文件编号：LHJY-PF6.4-01
第 4 节　仪器设备管理程序	版本号：E/0
	页码：第 2 页,共 15 页

12.4.3.6　中心技术负责人

负责指导和监督中心设备管理员的工作,负责重要仪器设备使用人员的合格准入,负责仪器设备期间核查计划的制定及监督执行,负责审核仪器设备的维修申请与重要维护保养申请。

12.4.3.7　中心管理层

负责调研、提交中心相关仪器设备的配置需求申请给物流配送中心。

12.4.3.8　中心主任

负责对所有仪器设备的选择、采购、重大维护维修及停用等程序的批准签署。

12.4.4　程序

12.4.4.1　安装、验收

(1) 安装与放置

由中心主任、技术负责人、专业组组长和厂家工程师共同决定。

(2) 验收

组长通知物流配送中心、设备科前来一同核收设备,中心、供货商、设备科、物流配送中心四方代表当场查看设备完好性及设备附件材料,四方代表在设备验收单(物流配送中心提供)验货栏签字。

(3) 装机调试

由厂家工程师对仪器设备进行装机、调试,安装位置和环境要满足仪器设备本身的要求和中心的安全要求,以免环境因素变化对仪器设备产生影响。

(4) 试用

供货方的工程师须对本院设备科相关工程师和中心的使用操作人员进行该仪器设备使用和维护知识的培训,调试完毕开始试用,试用期限以采购合同为准。在试用期间使用正常,组长在验收单上签字完成验收工作,若试用期间使用不正常,则将设备退回供货商重新供货。

(5) 验证实验

对检测结果产生重要影响的检测仪器设备,组长负责在设备正式用来检测患者标本、发出检验报告前,对所检测的检验项目进行相应的方法学性能验证、对仪器设备进行验收测试(包括可接受标准),验证通过后方可使用。每个检验项目应根据其方法性质设定合适的性能参数来进行验证,性能可接受标准可根据相关标准的要求或制造商的说明制定。

第4节 仪器设备管理程序

性能验证方法参照各专业的相关性能验证程序。

（6）仪器设备信息建档

仪器设备正式确认投入使用后，专业组组长应及时在"iLab 管理平台"中填写《仪器设备一览表》（附表 12.4.1），完善相关仪器档案信息，并填写《仪器设备履历表》（附表 12.4.2）。

（7）仪器设备安装、验收流程图

见附图 12.4.1。

12.4.4.2 标识管理

（1）仪器设备标识

中心的每件仪器设备均应有唯一性标识、设备信息卡、设备状态标识，并张贴在仪器设备的醒目处。设备信息卡的主要内容包括但不限于：仪器设备统一编号、名称、生产厂家、供应厂商、设备型号、归属专业组、购买日期、设备负责人、工程师电话、环境温湿度要求、校准时间、校准有效期。

（2）仪器设备编号

仪器设备编号采用"放置位置（如总部-BJ、罗医-LY）-专业组（如临床免疫组-MY、临床微生物组-XJ）-B-序号"进行编号，序号为阿拉伯数字，如"BJ-FZ-B-01"表示总部临床分子诊断组第 01 号仪器设备。

（3）仪器设备状态标识

仪器设备标识采用"三色标识"。

1）合格证（绿色）：仪器设备检/校结果（含不确定度）满足使用要求。

2）准用证（黄色）：仪器设备检/校结果（含不确定度）仅满足部分使用条件的要求、需要限制使用；多功能仪器设备，某些功能已经丧失，但所用功能正常或仅就所用功能进行了校准，且校准结果（含不确定度）满足使用要求，以黄色标识表明仪器设备为准用或降级使用。

3）停用证（红色）：仪器设备计量特性无法满足使用要求或未经检/校或长期封存，以红色标识表明该仪器为停用状态。

12.4.4.3 仪器设备的使用

（1）仪器设备的使用管理

1）所有仪器设备都必须经过校准、检定或比对合格后，方可使用。

2）仪器设备重新投入使用前，应验证其符合规定的要求。

重新投入使用包括：

a）故障设备修复后。

b）设备搬迁移动后。

第 4 节　仪器设备管理程序	文件编号：LHJY - PF6.4 - 01
	版本号：E/0
	页码：第 4 页，共 15 页

c）设备脱离实验室控制后。

d）设备校准返回后。

e）实验室以外人员使用过。

f）长期停用再启用。

规定的要求包括但不限于：

a）标准的要求。

b）设备特性的要求。

c）量值溯源的要求。

d）检测工作要求。

3）严禁带故障运行或超负荷运行仪器设备。

4）中心所有仪器设备原则上不外借、不得由外单位人员操作。特殊情况需要外借或由外单位人员操作时，须经中心主任批准。外借返还或由外单位人员操作后，仪器设备须进行功能检查、性能核查，核查结果记录在仪器使用记录中。

（2）仪器设备的使用授权

1）培训考核及授权：组长负责对新使用仪器设备的操作人员进行相关培训与考核，中心技术负责人根据培训与考核结果决定对仪器设备使用人员的授权，只有被授权人员才可以操作仪器。

2）外来人员的授权：外来合作者、进修和实习等人员需经过集团各医疗机构科教部门批准和备案后，在进入实验室之前，经过实验室生物安全培训、了解实验室工作的潜在风险、学习生物安全防护和所要进行所有工作的 SOP 文件且在具有仪器设备使用授权的实验室正式员工陪同下使用设备。

（3）仪器设备操作文件的获取

仪器设备安装或重新投入使用后，由其所在专业组组长负责组织编写仪器设备的操作文件（操作程序、简易操作卡、仪器设备制造商提供的操作手册），操作程序中应包括设备运输和储存注意事项、如何检查电气安全、如何使用紧急停止装置、如何处置化学品和放射性材料、如何处置生物材料的危险性生物因子、员工的防护措施等内容。仪器设备的操作文件上传至"iLab 管理平台"中，操作人员可随时读取查阅。仪器设备简易操作卡和设备信息卡应放置在操作人员随时方便可得的地方。

（4）仪器设备的安全操作

使用人员在使用仪器设备的过程中必须首先检查仪器的状态和环境条件，做好质控样本检测、日常保养，确保仪器设备处于良好的状态，同时保持仪器设备的安全工作状态，包括检查电气安全，紧急停止装置等。在仪器设备使用、修理或报废过程中，应进行消毒，注意减少环境污染，必要时使用防护用品。在涉及关键仪器的去污染问题时，可向仪器设备的工程师请教消毒的方法或由专业人员进行消毒，以确保仪器设备既能正常安全地使

	文件编号：LHJY－PF6.4－01
第 4 节　仪器设备管理程序	版本号：E/0
	页码：第 5 页，共 15 页

用，又能去污染。

（5）仪器设备的保管

仪器设备须由专人保管，组长应对组内各仪器实行专人专管，保管人、存放地其中之一有变化的，应及时在"iLab 管理平台"中更新相关仪器档案信息。仪器设备的各种零件类型和位置、配合仪器设备在用的参考物质、消耗品、试剂和分析系统未经授权不得随意进行调整或改动，避免因未授权的调整或改动而使检验结果无效。

（6）仪器设备的停用及报废

1）对于故障等原因导致不能正常运行的仪器设备，专业组组长或专业组设备管理员应及时启动设备维修程序，并对设备状态标识进行更换。

2）对维修无果或校准无法达到要求准确度的仪器，上办公自动化（office automation，OA）系统进行设备报废，报中心主任审批，相关部门批准后将设备消毒，通知后勤保障部前来处理设备。

3）报废后的仪器，专业组设备管理员在"iLab 管理平台"中《仪器设备一览表》里注明，收集好该仪器的一切档案密封保存归档，仪器设备技术记录应保存 6 年。

4）设备一旦停用，操作人员应当核查仪器设备的停用原因，是否已经对之前的检测结果产生影响，如有影响，执行《不符合及纠正措施管理程序》。

（7）仪器设备的保养与维修

组长负责每年年底制定本组内所有仪器设备下一年度的保养计划，在"iLab 管理平台"中填写《仪器设备保养计划表》（附表 12.4.3），交中心技术负责人审核通过后，按时落实被批准的保养计划，组织相关人员按设备的预防性维护程序做好设备的保养，并填写《仪器日常维护保养记录表》（附表 12.4.4）。

（8）仪器设备的故障处理

1）当接到仪器设备异常情况报警或仪器停止工作等故障信息后，操作人员应立即现场确认异常情况的性质：观察水电气的供应、仪器设备环境要求是否合格、有无错误操作、是否属偶发现象或确定为不能立即排除的故障。不能处理或不在自行处理范围内时，应向专业组组长报告处理，并报告设备科（夜间故障时应报告总值），由设备科联系维修员维修。

2）出现故障的仪器设备应停止使用，由操作人员贴上红色的停用证以防止误用。

3）仪器设备修复后，当故障对检验结果的准确性有影响时，根据影响的程度选择进行校准、室内质控验证、至少 5 份标本与其他仪器的检测比较或留样再测等方式中的合适方式进行验证。在表明仪器设备满足规定的可接受标准后，由技术管理层成员批准恢复仪器设备的使用，操作人员应在"iLab 管理平台"中填写《仪器设备维修/维护记录表》。

4）仪器设备故障发生后，相关员工应评估故障对之前检验的影响，具体方法如下：

	文件编号：LHJY－PF6.4－01
第 4 节　仪器设备管理程序	版本号：E/0
	页码：第 6 页，共 15 页

　　a）分析仪器故障的类型对检验结果的准确性是否有影响，当没有影响时无须对故障前检验结果进行评估，当故障可能影响检测结果时需对故障前检验结果进行评估。

　　b）在评估时，至少抽取仪器故障发生前的最后 5 份标本，相关检测项目重测一次，并记录填写《仪器设备维修/维护记录表》（附表 12.4.5）。

　　c）以该次检验结果为靶值，计算故障前检测结果与该次检测结果的相对偏倚。当检测项目有大于或等于 80% 标本的结果在允许相对偏倚范围内时，说明故障前检测结果未受影响；否则，再向前分批检测部分标本（每批至少 5 份标本）并进行分析，找出所有可能受影响的标本。重测所有这些标本或只重测当中结果在生物参考区间两端和医学决定水平附近的标本。

　　d）当故障仪器有检测相同项目的另一相同型号仪器时，在确认其仪器性能正常的条件下，可以短时间内用其来进行仪器故障发生前标本的检测。

　　e）当故障仪器唯一时，根据故障排除时间的长短，对故障前的标本做适当保存，确保标本的稳定性，待故障仪器的性能经确认正常后进行仪器故障发生前标本的标本检测。

　　f）各专业组也可根据专业特点制定评估故障对之前检验的影响的方法。

　　5）经评估确认故障前检测结果未受影响，检验报告无须作任何处理；假如仪器设备故障会对之前的检测结果造成影响，当其影响到临床的疾病诊断或治疗时，收回或适当标识已发出的不符合检验结果，重新发布正确报告，在"iLab 管理平台"中填写《仪器设备维修/维护记录表》。

　　6）无法解决的仪器故障，首先启用备用仪器设备或替换仪器设备，若无备用仪器设备或替换仪器设备的，应由物流配送中心及时与仪器设备供应商共同解决。根据双方合同约定及时通知厂商，可行情况下要求其工程师在规定的时间内携带备用仪器设备到达现场。

　　7）当仪器设备未能及时排除故障且无备用仪器设备或替换仪器设备、供应商也无法及时供给仪器设备时，影响到检验工作，中心主任及时上报上级主管部门备案，并积极联系附近的具有与相同资质的外院实验室检验，以满足患者、临床或科研需求。如已影响到报告的及时发出，应上报上级主管部门，并及时通知客户服务中心发报告处和发布故障通知到集团各医疗机构内网，向患者和相关临床医生解释，取得患者和医护人员的谅解，并在 48 小时内报告医疗安全不良事件。

　　（9）仪器设备故障处理流程图

　　见附图 12.4.2。

　　12.4.4.4　仪器设备不良事件报告

　　（1）定义

　　设备不良事件，是指获准上市的质量合格的设备在正常使用情况下发生的，导致或者

第 4 节 仪器设备管理程序	文件编号：LHJY - PF6.4 - 01
	版本号：E/0
	页码：第 7 页,共 15 页

可能导致人体伤害的各种有害事件。

（2）报告原则

采用可疑即报原则,在不清楚是否属不良事件时,按可疑不良事件报告。对于Ⅰ、Ⅱ级事件立即处置,并立即口头或电话上报,8 小时内在不良事件系统上报事件。对于Ⅲ、Ⅳ级事件,应于 48 小时内在不良事件系统上报事件。

（3）报告流程

1）仪器设备不良事件发生后,操作人员应采取措施,防止事态恶化。

2）发现人登录不良事件上报系统,进入医疗器械不良事件模块,填写医疗器械不良事件基本信息并提交。

3）医学检验实验室（总部）主任或检验分部负责人确认事件基本信息并及时处理,填写分析报告并提交。

4）相关职能部门接收不良事件后,进行分析、反馈,提出解决意见。

5）中心执行相关职能部门给出的预防措施意见,防止该类不良事件再次发生。

6）质控科确认事件有效闭环,归档整改资料。

12.4.4.5　仪器设备记录的保存

中心各专业组应定期完善、更新组内重要仪器设备档案记录,内容包括：

1）仪器设备标识、制造商名称、型号和序列号或其他唯一标识。

2）供应商或制造商的联系方式。

3）仪器设备接收日期和投入使用日期。

4）接收时的状态（如新仪器设备、旧仪器设备或翻新仪器设备）。

5）证明仪器设备纳入实验室时最初可接受使用的记录,如性能验证报告。

6）预防性保养计划和已完成的保养的记录。

7）确认仪器设备可持续使用的性能记录,应包括全部校准和/或验证的报告/证书复件,包含日期、时间、结果、调整、接受标准以及下次校准和/或验证日期。

8）仪器设备的损坏、故障、改动或修理记录。

9）仪器设备的三证资料,包括仪器设备生产商生产许可证、仪器设备生产商营业执照、仪器设备注册证。

12.4.5　支持文件

［1］中国合格评定国家认可委员会.CNAS - CL02：2023 医学实验室质量和能力认可准则［S］.北京：中国合格评定国家认可委员会,2023.

［2］国家市场监督管理总局.实验室仪器设备管理指南：GB/Z 27427 - 2022［S］.北京：中国标准出版社,2022.

第 4 节　仪器设备管理程序	文件编号：LHJY - PF6.4 - 01
	版本号：E/0
	页码：第 8 页,共 15 页

　[3] LHJY - PF6.5 - 01《仪器设备校准管理程序》.

　[4] LHJY - PF6.8 - 04《新项目、新技术审批及管理程序》.

　[5] LHJY - PF8.7 - 01《不符合及纠正措施管理程序》.

12.4.6　记录表格

　[1] PF6.4 - TAB - 01《仪器设备一览表》,见附表 12.4.1。

　[2] PF6.4 - TAB - 02《仪器设备履历表》,见附表 12.4.2。

　[3] PF6.4 - TAB - 03《仪器设备保养计划表》,见附表 12.4.3。

　[4] PF6.4 - TAB - 04《仪器日常维护保养记录表》,见附表 12.4.4。

　[5] PF6.4 - TAB - 05《仪器设备维修/维护记录表》,见附表 12.4.5。

编写：胡楚靖　　　　　　审核：张丽军　　　　　　批准：张秀明

批准日期：2023 年 9 月 1 日

第 4 节 仪器设备管理程序	文件编号: LHJY - PF6.4 - 01
	版本号: E/0
	页码: 第 9 页,共 15 页

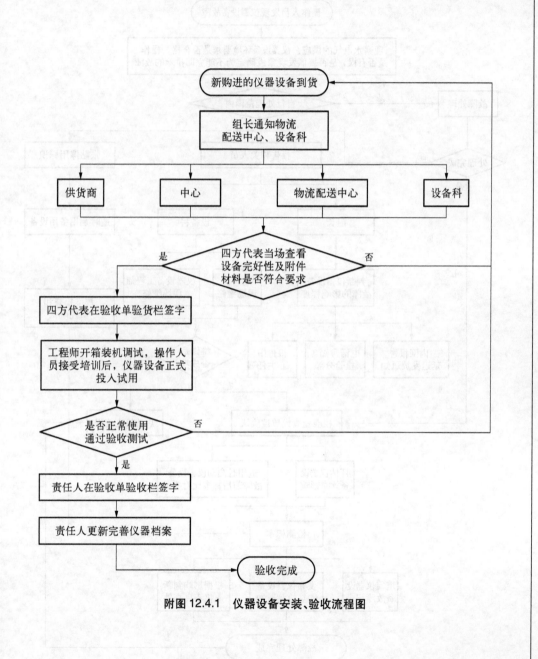

附图 12.4.1 仪器设备安装、验收流程图

第 4 节　仪器设备管理程序	文件编号: LHJY－PF6.4－01
	版本号: E/0
	页码: 第 10 页,共 15 页

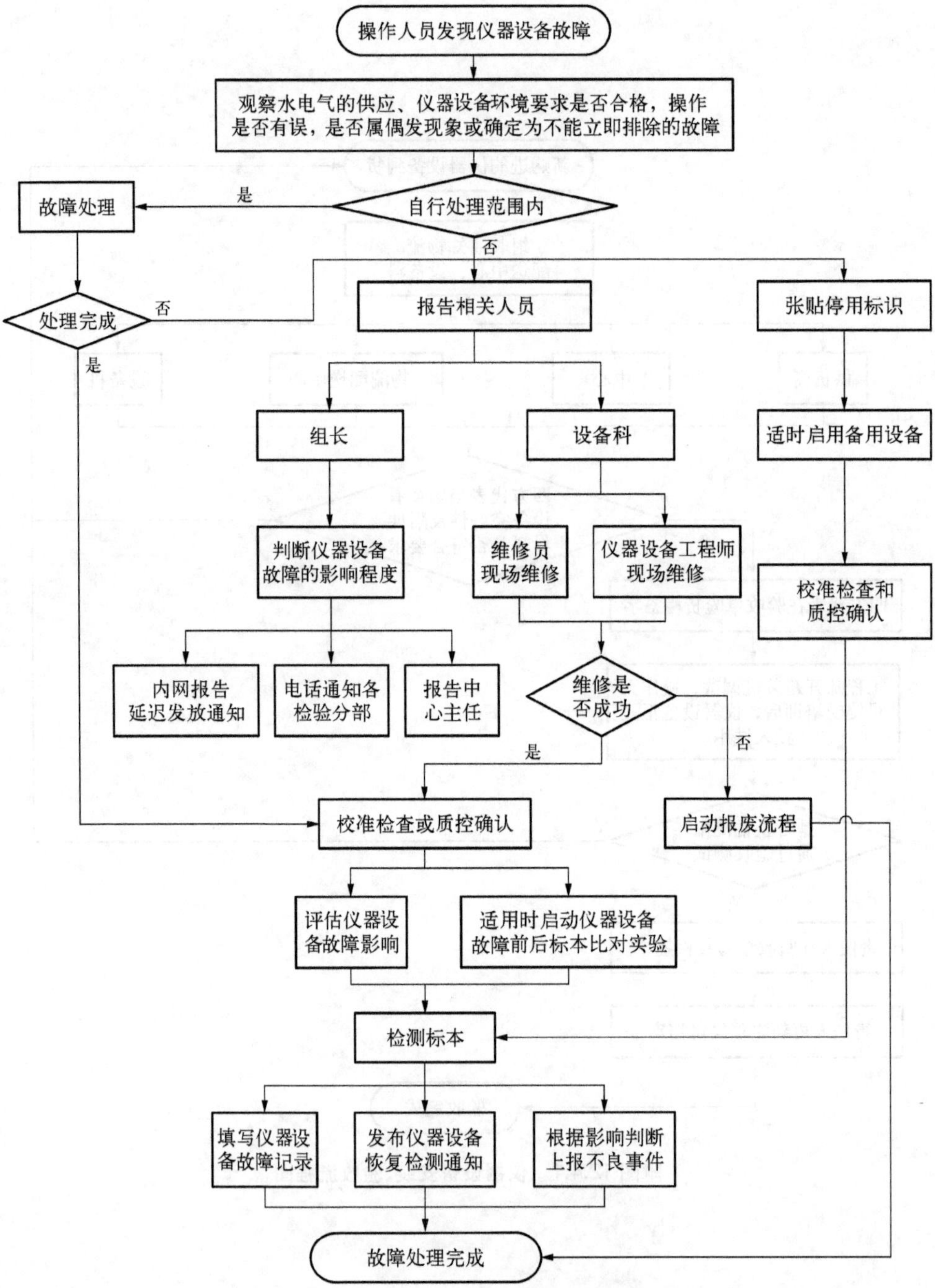

```
                    ┌──────────────────────────────┐
                    │    操作人员发现仪器设备故障      │
                    └──────────────┬───────────────┘
                                   │
        ┌──────────────────────────▼─────────────────────────────┐
        │ 观察水电气的供应、仪器设备环境要求是否合格,操作              │
        │ 是否有误,是否属偶发现象或确定为不能立即排除的故障           │
        └──────────────────────────┬─────────────────────────────┘
                                   │
    ┌──────────┐       是          ◇
    │  故障处理  │◄──────────── 自行处理范围内
    └────┬─────┘                   │ 否
         │                         │
         ◇       否                │
    处理完成 ────────────────┐      │
         │ 是              │      │
```

附图 12.4.2　仪器设备故障处理流程图

第 4 节 仪器设备管理程序	文件编号：LHJY - PF6.4 - 01
	版本号：E/0
	页码：第 11 页,共 15 页

附表 12.4.1 仪器设备一览表

编号：PF6.4 - TAB - 01

设备编号	资产编号	名 称	规格型号	管理模式		
				□ 小型仪器　□ 大型仪器　□ 其他		
资产原值 （元）	购置日期	机构名称	部门名称	所属岗位	负责人	存放地点
	____年____ 月____日					
生产商	生产商电话	供应商	供应商电话	设备状态		备 注
				□ 合格　□ 准用 □ 停用　□ 报废 □ 调试　□ 转移		

第 4 节　仪器设备管理程序	文件编号: LHJY - PF6.4 - 01
	版本号: E/0
	页码: 第 12 页,共 15 页

附表 12.4.2　仪器设备履历表

编号: PF6.4 - TAB - 02

名　　称				仪器设备编号		
型　　号				出厂编号		
生产厂家		产　　地			供应商	
仪器设备来源		出厂日期	___年___月___日		到货日期	___年___月___日
接受状态		放置位置				
厂家联系电话、联系人						
主要性能参数及用途						
仪器设备说明书、三证管理						
验收日期		验收部门			验收人	
验收依据		仪器设备负责人			备　注	
验收结论						
启用日期		使用部门			放置地点	

仪器设备调动记录

移交日期	移交部门	移交人	接收部门	接收人	仪器设备状态
					□ 合格　□ 准用　□ 停用 □ 报废　□ 调试

仪器设备附属设备及配件

名　　称	规格型号	单　位	数　量	用　途

授权记录

被授权使用人	培训考核人	考核结果	考核日期	授权人	授权日期
			___年___月___日		___年___月___日

授权权限取消日期	授权权限取消原因

第 4 节　仪器设备管理程序	文件编号：LHJY－PF6.4－01
	版本号：E／0
	页码：第 13 页，共 15 页

附表 12.4.3　仪器设备保养计划表

编号：PF6.4－TAB－03

专业组	计划年度	计划制定人	计划制定日期	批准人	批准日期
	＿＿年		＿＿年＿＿月＿＿日		＿＿年＿＿月＿＿日
名　称	编　号	保养类型	保养周期	保养执行人／方	保养执行日期
		□ 季度　□ 年度	＿＿年＿＿次		＿＿年＿＿月＿＿日

附表 12.4.4　仪器日常维护保养记录表

编号：PF6.4－TAB－04

仪器设备名称	仪器设备编号	负责岗位	负责人
日保养内容	周保养内容	月保养内容	季度保养内容

保养项目	01	02	03	04	05	06	07	08	09	10	11	12	13	14	15	16	17	18	19	20	21	22	23	24	25	26	27	28	29	30	31
日保养																															
周保养																															
月保养																															
季度保养																															
按需保养																															
执行人																															
备　注																															

第 4 节 仪器设备管理程序	文件编号：LHJY - PF6.4 - 01
	版本号：E/0
	页码：第 14 页，共 15 页

附表 12.4.5 仪器设备维修/维护记录表

编号：PF6.4 - TAB - 05

<table>
<tr><td colspan="4" align="center">维修/维护登记</td></tr>
<tr><td>专业组</td><td colspan="3"></td></tr>
<tr><td>故障仪器设备名称</td><td></td><td>故障仪器设备编号</td><td></td></tr>
<tr><td rowspan="2">故障简要描述</td><td>发现人</td><td>发现时间</td><td>____年____月____日
____：____</td></tr>
<tr><td>报修电话</td><td>报修时间</td><td>____年____月____日
____：____</td></tr>
<tr><td rowspan="2">维修类型</td><td colspan="3">□ 自行维修   □ 远程指导维修</td></tr>
<tr><td>□ 工程师维修/维护</td><td>工程师：</td><td>到达时间：____年____月
____日   ____：____</td></tr>
<tr><td>故障原因</td><td colspan="3"></td></tr>
<tr><td rowspan="2">维护原因</td><td>□ 周期性维护</td><td colspan="2">○1月 ○2月 ○3月 ○ 半年 ○ 年</td></tr>
<tr><td>□ 潜在问题维护</td><td colspan="2">问题</td></tr>
<tr><td colspan="4" align="center">维修/维护处理</td></tr>
<tr><td>指定执行人</td><td></td><td>去污染人员</td><td></td></tr>
<tr><td rowspan="2">故障处理/维护内容</td><td colspan="3"></td></tr>
<tr><td>处理人</td><td>修复时间</td><td>____年____月____日 ____：____</td></tr>
<tr><td>更换配件</td><td>□ 无   □ 有</td><td>配件信息</td><td></td></tr>
<tr><td rowspan="2">维修/维护后性能
验证</td><td colspan="3">□ 无须验证   □ 项目校准   □ 运行质控   □ 复测质评样本
□ 设备间比对   □ 室间比对   □ 其他</td></tr>
<tr><td>结 果 ○ 合格   ○ 不合格
验证人</td><td>处理
时间</td><td>____年____月____日
____：____</td></tr>
<tr><td>故障后应急措施</td><td colspan="3">□ 使用其他仪器检测样本   □ 送其他实验室检测   □ 暂停检测
□ 报告管理层   管理层答复：_____
□ 发出延迟报告通知   电话：_____   接听人：_____</td></tr>
</table>

文件编号：LHJY－PF6.4－01
第 4 节 仪器设备管理程序
版本号：E/0
页码：第 15 页，共 15 页

续　表

临床影响评估	□ 专业判断　　□ 抽样重测（至少 5 个样本）结果：＿＿＿＿＿＿＿			
	○ 无影响　　○ 有影响：□ 告知临床　　□ 追回报告　　□ 重测样本			
是否导致延迟报告	○ 是　　○ 否	处理结果	○ 恢复使用　　○ 未修复	
仪器设备恢复使用批准				
是否同意恢复使用				
恢复使用时间	＿＿年＿＿月＿＿日 ＿＿：＿＿	授权人签名		
仪器设备恢复使用审核				
审批结果	○ 同意　　○ 不同意			
医学检验中心技术 负责人签名		审批时间	＿＿年＿＿月＿＿日 ＿＿：＿＿	

	文件编号：LHJY－PF6.5－01
第 5 节　仪器设备校准管理程序	版本号：E/0
	页码：第 1 页,共 7 页

12.5.1　目的

本程序确定和规范实验室内直接或间接影响检验结果的仪器设备校准或检定的管理要求,确保仪器设备检测结果的准确性。

12.5.2　范围

本程序规定了中心各部门仪器设备校准及检定的管理程序及要求。

本程序适用于中心各部门测量准确度和/或测量不确定度影响检验结果的有效性的仪器设备,和/或为建立报告结果的计量溯源性的设备。

注 1：中心各部门包括医学检验实验室(总部)、4 个检验分部、2 个直属部门。

注 2：影响报告结果有效性的设备类型可包括：① 用于直接测量被测量的设备,如使用天平测量质量；② 用于修正测量值的设备,如温度测量；③ 用于从多个量计算获得测量结果的设备。

12.5.3　职责

12.5.3.1　设备管理员

负责所管理仪器设备的校准/检定计划及校准/检定操作程序制定。

12.5.3.2　检验分部负责人、专业组组长

负责组织所管理仪器设备的校准/检定计划及校准/检定操作程序制定及审核。

12.5.3.3　技术负责人

负责对校准/检定计划及校准/检定操作程序的批准。

12.5.4　程序

12.5.4.1　校准/检定操作程序的要求

(1) 校准操作程序要求

1) 中心各部门测量准确度和/或测量不确定度影响检验结果的有效性的设备,和/或为建立报告结果的计量溯源性的设备需有文件化的校准操作程序,其中不同品牌和型号的设备均需有校准操作程序。

2) 根据实验室的要求、使用条件和制造商的使用说明或相关标准的要求,明确设备需校准的内容和各校准指标的判断标准。校准操作程序需详细描述校准的过程或送检流程,包括如何进行校准后验证,可参照厂家提供的仪器设备校准说明进行编写。

第 5 节　仪器设备校准管理程序	文件编号：LHJY－PF6.5－01
	版本号：E/0
	页码：第 2 页，共 7 页

（2）检定操作程序要求

根据《中华人民共和国强制检定的工作计量器具检定管理办法》规定，中心需要强制检定的设备为量提、血细胞计数仪、电子天平、pH 计、分光光度计、压力表。检定由执行检定的计量检定机构按相应的检定规程进行，并由其出具检定报告。

（3）编写要求

直接影响检验结果的设备（如生化分析仪、血细胞计数仪、化学发光分析仪等）的校准/检定操作程序由仪器设备的使用专业组负责编写，归入各专业的 SOP 文件中。间接影响检验结果的设备（如离心机、移液器、移液管、温湿度计、纯水电阻率表）的校准/检定操作程序见本程序"12.5.4.8"中的内容。

12.5.4.2　校准/检定记录的要求

1）每次校准必须记录校准品的计量学溯源，说明计量学溯源追溯至的计量学级别的参考物质或参考程序。

2）每次校准/检定须编写报告，记录校准/检定的过程、指标和结论，同时附上相关指标的原始数据或送检机构报告。校准需由实验室检验人员参与完成，可请仪器设备工程师进行协助。检定需由执行强制检定的计量检定机构根据计量检定规程进行检定和相关指标的判断。

3）校准报告的编写需详细记录校准过程及校准结果，如校准过程中有仪器设备工程师协助，需在校准报告中提供工程师的相关资质，以证明其有能力完成校准工作。

4）仪器设备校准/检定报告完成后，校准/检定人员、专业组组长或仪器设备管理员在报告上签字，中心技术负责任人对报告进行审核并签名确认。

5）对于直接影响检验结果的仪器设备，在投入使用前需进行校准/检定，其中需校准/检定内容至少包括加样系统、检测系统和温控系统，需要校准/检定的仪器设备，须校准/检定合格后才能投入使用。

12.5.4.3　校准/检定的策划与实施

（1）校准/检定的策划

各检验分部负责人及专业组组长负责组织在每年年底前制定本组内设备下年度的校准/检定计划，并在"iLab 管理平台""电子记录"模块中填写《仪器设备校准/检定计划表》（附表 12.5.1），列明检验分部/专业组、校准/检定仪器设备名称、校准/检定周期、机构、拟执行日期等，由检验分部负责人或专业组组长审核、中心技术负责人批准。

（2）校准/检定的实施

1）各检验分部负责人及专业组组长负责组织批准后的《仪器设备校准/检定计划表》实施，校准/检定必须按相应的标准程序进行。

	文件编号：LHJY－PF6.5－01
第 5 节　仪器设备校准管理程序	版本号：E/0
	页码：第 3 页,共 7 页

2）如仪器设备需外送或由计量检定机构到实验室实施校准/检定,由各检验分部及专业组设备管理员汇总需校准/检定的仪器设备后统一提交给中心设备管理员,由其负责联系校准/检定机构人员实施外送或到实验室实施校准/检定。

3）由仪器设备生产商或供应商工程师到实验室实施的校准,设备管理员或其指定人员参与整个校准过程,对校准过程进行监控,确保仪器设备的校准按既定的标准实施。

4）对仪器设备实施校准的生产商或供应商工程师,必须具备正确实施校准的能力,由实验室保存其能力的证明材料,如校准资格授权书。

12.5.4.4　测量准确度和测量系统功能的定期验证

（1）期间核查的实施

1）期间核查是指对在用的测量仪器设备在两次校准周期之间进行运行检查,保持其检测状态具有良好的置信度。

2）各检验分部负责人及专业组组长根据仪器的特点,在需要时,制定相应的仪器期间核查计划,并在"iLab 管理平台""电子记录"模块中填写《仪器设备期间核查计划表》（附表 12.5.2）,由检验分部负责人或专业组组长审核、中心技术负责人批准,并由各检验分部负责人或专业组组长按时落实,被批准的计划,并保存相关的记录。

3）期间核查的方法可包括但不限于仪器间比对、实验室间比对、标准物质检测核查等。

（2）期间核查的质控要求

按照要求实施设备检测项目的室内质控,定期分析室内质控数据,确保测量系统的精密度符合要求。

12.5.4.5　校准/检定状态记录

设备在校准/检定后贴上表示设备经校准后可以正常使用的状态卡或校准证,在状态卡或校准/检定合格标签上标明本次校准日期及校准有效期限。各检验分部及专业组设备管理员负责将校准/检定报告以电子文档形式上传至"iLab 管理平台"→"电子记录"→"5.3 设备、试剂与耗材"→"06 仪器设备校准/检定计划表"中进行登记。

12.5.4.6　校准因子的更新确认

当校准给出一组修正因子时,记录之前的校准因子和新的校准因子,在设备中修改校准因子后,进行双人核对。

12.5.4.7　安全防护以防止因调整和篡改而使检验结果失效

设定有效的防范程序（如设置密码等）,避免操作人员无意或故意修改校准因子。

第 5 节　仪器设备校准管理程序	文件编号：LHJY-PF6.5-01
	版本号：E/0
	页码：第4页,共7页

12.5.4.8　间接影响检验结果的仪器设备的校准/检定操作程序

（1）间接影响检验结果的仪器设备

包括用于处理对离心有严格要求标本的离心机、移液器、移液管、温湿度计、纯水电阻率表等。

（2）间接影响检验结果的仪器设备的校准/检定的实施

中心设备管理员负责联系深圳市计量质量检测研究院或其他机构进行校准。

（3）校准/检定内容

根据规定的仪器设备被评估特性对校准内容进行制定,包括但不限于：

1）离心机：转速。

2）移液器、移液管：体积。

3）温湿度计：温湿度示值。

4）电子天平：质量示值。

5）纯水电阻率表：电导率。

12.5.4.9　检定/校准周期

需要强制检定的仪器设备的校准/检定周期,由执行强制检定的计量检定机构根据计量检定规程确定。离心机、移液器、移液管、温湿度计、纯水电阻率表每12个月需校准/检定一次,其他仪器设备需遵循设备制造商建议进行定期校准/检定。仪器设备搬迁移动对测量结果可能产生影响的,在搬迁移动完成后需对仪器设备进行重新检定或校准;其他情况需根据其特性和要求进行核查或功能检查。在仪器设备重要部件更换后需再次进行校准/检定。

12.5.4.10　仪器设备校准/检定管理流程图

见附图 12.5.1。

12.5.5　支持文件

［1］李联联.CNAS 认可实验室设备校准管理探析［J］.中国检验检测,2022,30(02)：85-86.

［2］中国合格评定国家认可委员会.测量结果的计量溯源性要求：CNAS-CL01-G002:2021［S］.北京：中国合格评定国家认可委员会,2021.

［3］中国合格评定国家认可委员会.CNAS-CL02:2023 医学实验室质量和能力认可准则［S］.北京：中国合格评定国家认可委员会,2023.

［4］中国合格评定国家认可委员会.医学实验室质量和能力认可准则的应用要求：CNAS-CL02-A001:2023［S］.北京：中国合格评定国家认可委员会,2023.

第 5 节 仪器设备校准管理程序	文件编号: LHJY - PF6.5 - 01
	版本号: E/0
	页码: 第 5 页,共 7 页

[5] 国务院.中华人民共和国强制检定的工作计量器具检定管理办法[Z].1987.

12.5.6 记录表格

[1] PF6.5 - TAB - 01《仪器设备校准/检定计划表》,见附表 12.5.1。

[2] PF6.5 - TAB - 02《仪器设备期间核查计划表》,见附表 12.5.2。

编写:纪翔　　　　审核:蔡钦泉　　　　批准:张秀明

批准日期:2023 年 9 月 1 日

第 5 节　仪器设备校准管理程序	文件编号：LHJY－PF6.5－01
	版本号：E/0
	页码：第 6 页，共 7 页

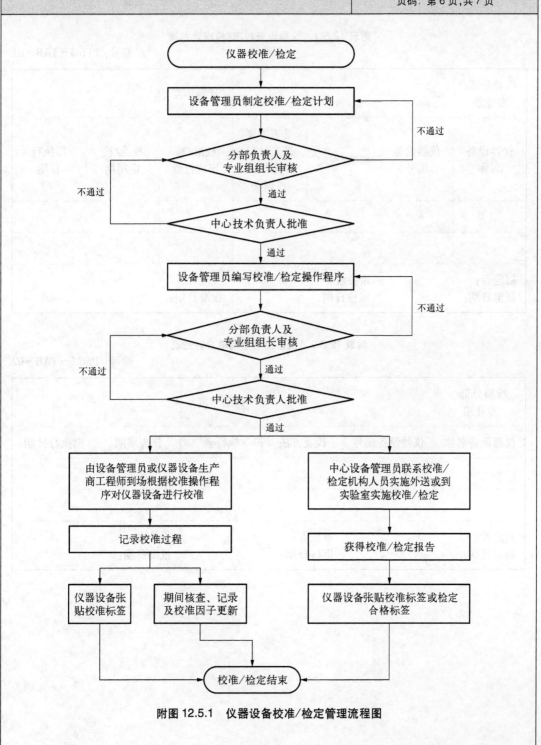

附图 12.5.1　仪器设备校准/检定管理流程图

第 5 节　仪器设备校准管理程序	文件编号：LHJY-PF6.5-01
	版本号：E/0
	页码：第 7 页,共 7 页

附表 12.5.1　仪器设备校准/检定计划表

编号：PF6.5-TAB-01

检验分部/专业组				计划年度		
仪器设备名称	仪器设备编号	校准/检定	是否需要外送计量检定机构或到场	校准/检定执行者	校准/检定周期	拟执行日期
制定者： 制定日期：		审核者： 审核日期：			批准者： 批准日期：	

附表 12.5.2　仪器设备期间核查计划表

编号：PF6.5-TAB-02

检验分部/专业组			计划年度		
仪器设备名称	仪器设备编号	检查方法	执行者	核查周期	拟执行日期
制定者： 制定日期：		审核者： 审核日期：		批准者： 批准日期：	

	文件编号：LHJY - PF6.5 - 02
第 6 节　检验结果计量学溯源管理程序	版本号：E/0
	页码：第 1 页，共 7 页

12.6.1　目的

本程序确定和规范实验室计量学溯源管理的要求，建立和实施检验项目的计量学溯源程序，使医学标本的检测结果与测量基准联系起来，检测结果能够通过一条具有规定不确定度的连续比较链，溯源到最高可溯源水平和国际单位制（SI），从而使检测结果的准确性得到技术保证。

12.6.2　范围

本程序规定了中心开展检验项目的计量学溯源管理规定及管理程序。

本程序适用于中心各部门开展的检验项目。

注：中心各部门包括医学检验实验室（总部）、4 个检验分部、2 个直属部门。

12.6.3　职责

12.6.3.1　检验分部负责人、专业组组长

负责组织检验项目配套校准品校准计划、检验项目结果可信度证明计划及计量学溯源程序制定，可由检验分部负责人及专业组组长指定人员制定，由检验分部负责人及专业组组长审核。

12.6.3.2　中心技术负责人

负责检验项目配套校准品校准计划、检验项目结果可信度证明计划及计量学溯源程序的批准。

12.6.4　程序

12.6.4.1　计量学溯源的方法选择

（1）有配套校准品的检验项目校准

使用未经修改的制造商检验系统和校准程序时，可使用厂家生产的其定值具有溯源性的产品校准品进行检验项目的校准，确保检测结果溯源到最高可溯源水平和国际单位制（SI）。检验系统包括完成一个检验项目所涉及的仪器设备、试剂、校准品、质控品、操作程序、质控程序、维护保养程序等组合。

（2）无配套校准品的检验项目可信度证明

对于无配套校准品进行校准的项目，可通过以下方法提供对结果的可信度。

1）参加适当的外部质评计划。

2）在满足 ISO 17511 中被测量的计量学溯源让步管理情况下，可用其他程序进行检

第 6 节　检验结果计量学溯源管理程序	文件编号：LHJY-PF6.5-02
	版本号：E/0
	页码：第 2 页，共 7 页

验或校准。

3）比率或倒易型测量。

4）使用已明确描述、视为提供符合预期用途且由适当比对保证测量结果的参考测量程序、指定方法或公议标准的结果。

5）由供应商或制造商提供试剂、程序或检验系统溯源性的声明文件来说明检验项目的溯源性。

12.6.4.2　计量学溯源计划的策划

1）总部 7 个专业组和 4 个检验分部需在每年年底前制定检验项目的校准计划及检验项目结果可信度证明计划，并由技术负责人批准并签名确认。对于配套校准品的检验项目的校准计划，需在"iLab 管理平台"的电子记录模块的《检验项目校准计划表》（附表 12.6.1）中进行登记。利用对于利用外部质评和实验室内部比对进行检验项目可信度证明的计划，需在"iLab 管理平台"的电子记录中填写《室间质量评价计划表》《实验室间比对计划表》（附表 13.13.5）和《实验室内部比对计划》（附表 13.14.1）。

2）检验项目校准计划至少包括检验项目、仪器设备名称及编号、选用的校准品、校准执行方、校准周期、校准日期等内容并遵循相关法规及制造商的建议。仪器设备校准时必须进行检验项目校准，检验项目也可在非设备校准时进行，如生化常规项目的定期（7 天、21 天、30 天）项目校准。在试剂批号改变、失控处理需要时、仪器设备重要部件更换后需再次进行项目校准。

3）检验项目的校准方式见操作手册。

4）检验项目结果可信度证明计划至少包括检验项目、仪器设备名称及编号、采用的证明方法、执行方、执行周期、执行日期等内容。

12.6.4.3　计量学溯源程序的制定

检验分部及专业组负责组织制定计量学溯源程序，并由中心技术负责人批准并签名确认。计量学溯源程序至少包括以下内容。

1）校准的使用条件和制造商说明。

2）计量学溯源的记录。

3）在指定时间间隔内验证所需的测量准确度和测量系统功能。

4）记录校准状态和再校准日期。

5）当使用修正因子时，确保在重新校准时修正因子得到更新。

6）处理校准可能失控的情况，以尽量减少对服务运营和患者的风险。

	文件编号：LHJY - PF6.5 - 02
第 6 节　检验结果计量学溯源管理程序	版本号：E/0
	页码：第 3 页，共 7 页

12.6.4.4　检验项目配套校准品校准及可信度证明

（1）校准规定

对于系统配套（仪器、试剂、校准品、SOP）、校准品定值均具有溯源性的检验项目，检验人员按计划进行校准时按照相关规定执行程序。

（2）校准品选择

对于校准品的选择（指制造商产品校准品）需符合以下要求中的任意一条，确保计量学溯源性追溯至可获得的较高计量学级别的参考物质或参考程序。

1）校准品使用一级参考测量程序和一级参考物质溯源至最高可溯源水平和国际单位制（SI）。

2）校准品溯源至国际约定的参考测量程序（不能称为一级参考测量程序）和由此程序赋值的国际约定校准品。

3）校准品溯源至没有国际约定校准品的国际约定的参考测量程序。

4）校准品溯源至国际约定校准物和定值方案，但没有国际约定参考测量程序。

5）既无参考测量程序又无用作校准的参考物质。制造商自行建立"自用"测量程序和校准品，为产品校准品定值。

（3）校准记录

完成与检验项目校准相关的记录，保存产品校准品的溯源性证明材料，材料需包含校准品定值的不确定度的信息，还需提供产品校准品互换性资料，说明为产品校准品定值的测量程序和使用该校准品的常规测量程序的互换性。校准记录登记在"iLab 管理平台"→"性能评价"→"其他性能评价实验"中进行填写。

12.6.4.5　无配套校准品检验项目结果可信度证明

（1）通过参加适当的外部质评计划进行可信度证明

按照《室间质量评价管理与操作程序》中有关外部质评的要求，确保检验项目比对结果合格。

（2）利用其他程序进行检验或校准进行可信度证明

1）与具有溯源性的检验程序测量结果进行比较，执行《实验室内部比对管理和操作程序》中有关实验室内部比对的要求，确保检验项目比对结果合格。

2）运用通过具有溯源性的检验程序定值的新鲜临床标本进行检验项目校准（自校准）时，在检验项目的操作程序中需有如何进行该类自校准的方法说明，并按文件化规定实施。

（3）通过比率或倒易型测量进行可信度证明

通过测量若干相关量，从这些量的内在联系中得到所要测量的量，再与实际检测结果

第6节　检验结果计量学溯源管理程序	文件编号：LHJY - PF6.5 - 02
	版本号：E/0
	页码：第4页，共7页

比较,确保符合相应的质量目标。例如,实验室建立了直接测血液平均红细胞血红蛋白浓度的方法并欲验证检验结果,同时实验室有检验血液血红蛋白浓度和检验血液血细胞比积的公认方法,可以利用分别测量血液样品中血红蛋白浓度和血细胞比积的量而得到的结果与直接检验的结果进行比较。

(4) 使用已明确建立的、经规定的、性能已确定的、被各方承认的协议标准或方法进行可信度证明

中心可以使用已明确建立的、经规定的、性能已确定的、被各方承认的协议标准或方法进行可信度证明如使用国家规定的特定疾病的检验方法。

(5) 利用供应商或制造商提供的试剂、程序或检测系统对溯源性的说明进行可信度证明

中心可以利用供应商或制造商提供的试剂、程序或检测系统对溯源性的说明进行可信度证明,形成实验室的溯源性文件,说明检验项目的溯源性。供应商提供的试剂、程序或检测系统应是被国家权威机构认可的。

(6) 基因检测项目的可信度证明

中心的基因检测相关项目需建立至基因参考序列的溯源性。

(7) 定性检验项目的可信度证明

中心的定性检验项目可通过检测已知物质或之前样品的结果一致性,反应强度一致性,证明其溯源性。

12.6.4.6　计量学溯源管理流程图

见附图 12.6.1。

12.6.5　支持文件

[1] 中国国家标准化管理委员会.体外诊断医疗器械　生物源性样品中量的测量　有证参考物质及支持文件内容的要求：GB/T 19703 - 2021[S]. 北京：中国标准出版社,2021.

[2] 中国合格评定国家认可委员会.测量结果的计量溯源性要求：CNAS - CL01 - G002:2021[S].北京：中国合格评定国家认可委员会,2021.

[3] 中国合格评定国家认可委员会.CNAS - CL02:2023 医学实验室质量和能力认可准则[S].北京：中国合格评定国家认可委员会,2023.

[4] 中国合格评定国家认可委员会.医学实验室质量和能力认可准则的应用要求：CNAS - CL02 - A001:2023[S].北京：中国合格评定国家认可委员会,2023.

[5] 张传宝. 医学实验室如何正确理解和使用量值溯源和测量不确定度//中华医学会检验医学分会.中华医学会第十二次全国检验医学学术会议论文集.北京：中华医学会检验医学分会,2016：46.

第 6 节　检验结果计量学溯源管理程序	文件编号：LHJY – PF6.5 – 02
	版本号：E／0
	页码：第 5 页,共 7 页

［6］LHJY – PF7.3 – 08《室间质量评价管理与操作程序》.

［7］LHJY – PF7.3 – 09《实验室内部比对管理和操作程序》.

12.6.6　记录表格

PF 6.5 – TAB – 03《检验项目校准计划表》,见附表 12.6.1。

编写：纪翔　　　　　审核：蔡钦泉　　　　　批准：张秀明

批准日期：2023 年 9 月 1 日

第 6 节　检验结果计量学溯源管理程序	文件编号: LHJY-PF6.5-02
	版本号: E/0
	页码: 第6页,共7页

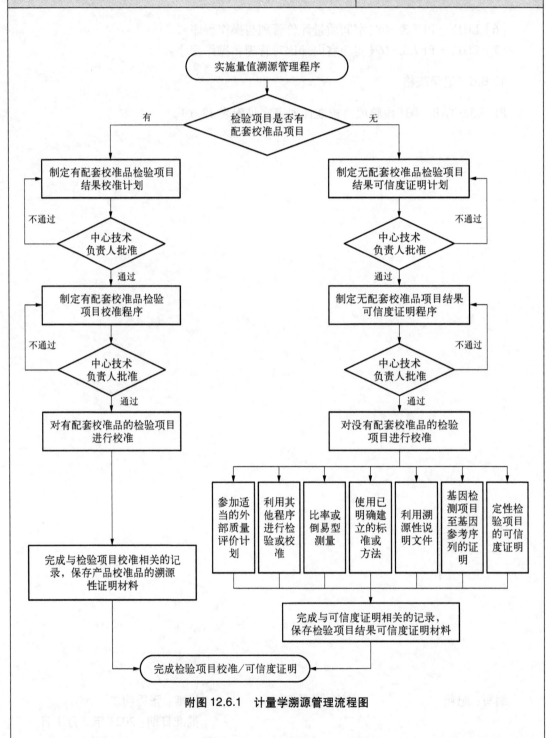

附图 12.6.1　计量学溯源管理流程图

第 6 节　检验结果计量学溯源管理程序	文件编号: LHJY - PF6.5 - 02
	版本号: E/0
	页码: 第 7 页,共 7 页

附表 12.6.1　检验项目校准计划表

编号: PF6.5 - TAB - 03

检验分部/专业组				校准计划年度	
检验项目	仪器设备名称	仪器设备编号	校准品信息	执行者	校准周期
制定者: 制定日期:		审核者: 审核日期:		批准者: 批准日期:	

第7节　试剂和耗材管理程序	文件编号：LHJY－PF6.6－01
	版本号：E/0
	页码：第1页,共7页

12.7.1　目的

规范实验室试剂和耗材的验收、使用过程,保证试剂和耗材的质量,避免对检验结果造成不良影响。

12.7.2　范围

本程序规定了中心各部门试剂和耗材管理要求。本程序适用于中心使用的所有试剂和耗材,其中试剂包括参考物质、校准物和质控物,耗材包括培养基、移液器吸头、载玻片等。

注：中心各部门包括医学检验实验室(总部)、4个检验分部、2个直属部门。

12.7.3　职责

12.7.3.1　员工

负责使用试剂和耗材时的出库登记与试剂不良事件的报告。

12.7.3.2　专业组试剂管理员

协助中心试剂管理员完成试剂和耗材的申购、接收、储存及库存管理。

12.7.3.3　中心试剂管理员

负责试剂和耗材的申购、接收、储存及库存管理。

12.7.4　程序

12.7.4.1　试剂和耗材的采购

试剂和耗材的选择、采购详见《外部提供的产品和服务采购程序》。

12.7.4.2　试剂和耗材的接收与储存

(1) 试剂和耗材的接收

1) 购进的试剂和耗材大部分由供货方安排的人员直接送中心相关部门,对于少部分由集团物流配送中心接收的试剂和耗材,集团物流配送中心接到货物后只作短暂的存放,应及时安排员工送中心相关部门,集团物流配送中心需有低温冰箱用于需低温存放试剂的暂时存放,保证购买的试剂不会损坏或变质。

2) 新购的试剂和耗材送达中心后,集团物流配送中心试剂仓仓管员和中心试剂管理员或专业组试剂管理员负责接收。

| 文件编号：LHJY-PF6.6-01 |
| 第 7 节　试剂和耗材管理程序 |
| 版本号：E/0 |
| 页码：第 2 页，共 7 页 |

3）接收试剂和耗材时，接收人员当场核对申购消耗品的名称、数量、规格、生产企业名称、生产批号、生产日期、有效期、注册证号、包装是否完好、运送存储条件是否合适等作初步质评，如不符合申购要求，应当场拒收。国家对进口试剂和器械实行注册审批制度，必须由国家食品药品监督管理局注册批准和上市许可，包装上必须有中文名称、生产企业名称及注册证号，有中文说明书，分装试剂还应标明分装企业名称。

（2）试剂和耗材的储存

1）应按制造商的说明储存收到的试剂和耗材。

2）需低温保存的消耗品验收后统一在冷库或低温冰箱储存，常温保存的消耗品在常温库房储存或相关专业组区域。

12.7.4.3　试剂和耗材的验收试验

（1）试剂的性能验证

1）每当试剂盒的试剂组分或试验反应过程改变，或使用新批号或新货运号的试剂盒之前，应进行性能验证。

2）可以通过检测室内质控品、进行标本检验结果比对的方式进行试剂的性能验证，相关检测结果符合要求，为试剂性能符合。

（2）耗材的性能验证

影响检验质量的耗材应在使用前进行性能验证，如微生物培养基在进行使用前应进行无菌试验和生长试验。

（3）试剂和耗材性能验证方法的文件化要求

各专业组应将试剂和耗材验证记录填写在"iLab 管理平台"→"电子记录"中的《试剂更换批号/货号性能验证记录表》（附表 12.7.3），验证试验的要求和方法应根据各专业特点写入专业组 SOP。

12.7.4.4　试剂或耗材的库存管理

试剂或耗材采用"iLab 管理平台"进行库存管理，该平台具有入库管理、出库管理、库存查询、报表统计等管理功能。

（1）入库管理

1）供应商通过"iLab 管理平台"进行采购管理，打印二维码粘贴在对应的试剂盒上，二维码显示内容包括条码唯一识别号、试剂名称、批号、有效期。

2）入库流程：登录"iLab 管理平台"→"试剂管理"→"入库管理（二维码扫码入库或 EXCEL 文件批量导入入库）"。将粘贴好条码的试剂或耗材分地点分类存放，完成入库工作。

第 7 节　试剂和耗材管理程序	文件编号：LHJY - PF6.6 - 01
	版本号：E/0
	页码：第3页,共7页

（2）出库管理

1）试剂或耗材需消耗领用时,员工用个人用户名登录"iLab 管理平台""试剂管理"模块,通过"出库管理"功能进行扫码出库。

2）出库登记时,通过扫描需出库试剂或耗材的二维码,系统自动记录试剂或耗材的详细信息,保存后可实现试剂或耗材的出库。

3）试剂或耗材出库时遵循旧批号先出库原则,当还有旧批号时,系统自动提示是否进行新批号试剂或耗材的出库,此时应暂停新批号试剂或耗材的出库。

（3）库存监控

1）当某试剂或耗材的存量低于实验室设置的下限时,"iLab 管理平台"会自动提醒员工。

2）采用"iLab 管理平台""试剂管理"模块的"库存查询"功能,定期(每月)进行库存查询统计。

3）发现库存试剂或耗材不足时应及时订购,确保库存量充足,避免因试剂或耗材不足而影响检验无法进行的情况。

（4）未经检查、不合格试剂或耗材的区分

1）未经检查的试剂或耗材,原则上不能与已入库的试剂或耗材同地方放置,但因特殊情况不能实施检查而又需要放置低温环境中保存的,需作好标记,注明该试剂或耗材未经检查,标记人需签名确认。

2）不合格的试剂或耗材,应及时联系供货方,进行退货处理。在此之前,设置专门的位置存放,不得作为检验用途。

3）未经检查、不合格的试剂或耗材不能通过"iLab 管理平台""试剂管理"模块出库,日常检验工作中必须使用经过"iLab 管理平台""试剂管理"模块出库的试剂或耗材,确保不会误用未经检查和不合格的试剂或耗材。

12.7.4.5　试剂和耗材的使用说明

1）检验项目的操作程序应参考所使用的试剂和耗材的说明书进行编写。

2）应保存试剂和耗材制造商提供的说明书,并作为受控文件进行管理,需保存的试剂和耗材制造商提供的说明书上传至"iLab 管理平台"文件库中,方便员工获取。

12.7.4.6　试剂和耗材的不良事件报告

试剂或耗材因各种原因严重影响检验结果,应作为不良事件上报集团各医疗机构安全(不良)事件管理系统并在"iLab 管理平台""工作日志"模块中进行登记。严重质量问题应上报集团各医疗机构设备科,设备科负责联系制造商和上报上级管理部门。中心试剂管理员应针对每次发生的不良事件进行分析,采取预防措施。

	文件编号：LHJY - PF6.6 - 01
第 7 节　试剂和耗材管理程序	版本号：E/0
	页码：第 4 页，共 7 页

不良事件的类型包括但不限于以下内容。

1）微生物培养基使用前细菌污染。

2）试剂或耗材出现破损致无法使用。

3）储存不当致试剂或耗材失效。

4）同一批次真空采血管抗凝剂不足致不合格样本突然增多。

12.7.4.7　试剂和耗材的记录

（1）试剂和耗材的记录内容

应保存影响检验性能的每一个试剂和耗材的记录，包括但不限于以下内容。

1）试剂和耗材的标识（如试剂和耗材名称）。

2）制造商名称、批号或货号。

3）供应商或制造商的联系方式。

4）接收日期、失效期、使用日期、停用日期（适用时）。

5）接收时的状态（如合格或损坏）。

6）制造商说明书。

7）试剂和耗材初始准用记录。

8）证实试剂和耗材持续可使用的性能记录。

其中 1）~5）项内容可以的在"iLab 管理平台""试剂管理"模块中查找相关的记录。

（2）配制试剂的记录

当实验室使用配制试剂时，记录除上述内容外，还应包括配制人和配制日期，填写《配制试剂记录表》（附表 12.7.1）。

（3）标准物质和质控品的记录

对于部分没有通过"iLab 管理平台""试剂管理"模块中记录的标准物质和质控品，通过填写《标准物质和质控品使用记录表》（附表 12.7.2）进行使用记录。

12.7.4.8　试剂和耗材管理流程图

见附图 12.7.1。

12.7.5　支持文件

［1］中国合格评定国家认可委员会.CNAS - CL02:2023 医学实验室质量和能力认可准则［S］.北京：中国合格评定国家认可委员会,2023.

［2］LHJY - PF6.4 - 01《仪器设备管理程序》.

［3］LHJY - PF6.8 - 03《外部提供的产品和服务采购程序》.

第 7 节　试剂和耗材管理程序	文件编号：LHJY－PF6.6－01
	版本号：E/0
	页码：第 5 页，共 7 页

12.7.6　记录表格

［1］PF6.6－TAB－01《配制试剂记录表》，详见附表 12.7.1。

［2］PF6.6－TAB－02《标准物质和质控品使用记录表》，详见附表 12.7.2。

［3］PF6.6－TAB－03《试剂更换批号/货号性能验证记录表》，详见附表 12.7.3。

编写：林珊	审核：莫红梅	批准：张秀明
		批准日期：2023 年 9 月 1 日

第 7 节　试剂和耗材管理程序	文件编号：LHJY - PF6.6 - 01
	版本号：E/0
	页码：第 6 页,共 7 页

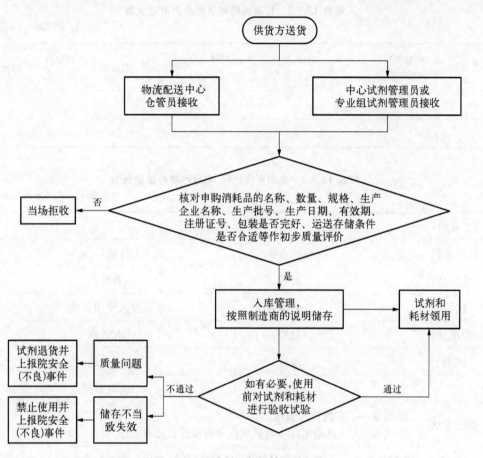

附图 12.7.1　试剂和耗材管理流程图

附表 12.7.1　配制试剂记录表

编号：PF6.6 - TAB - 01

专业组	配制试剂名称	配制人	配制日期	配制时状态	有效期	开始使用日期	使用人

	文件编号：LHJY - PF6.6 - 01
第 7 节　试剂和耗材管理程序	版本号：E/0
	页码：第 7 页,共 7 页

附表 12.7.2　标准物质和质控品使用记录表

编号：PF6.6 - TAB - 02

专业组	标准物质/质控品名称	数量	生产单位	配制时状态	批号	有效期	开始使用日期	使用人

附表 12.7.3　试剂更换批号/货号性能验证记录表

编号：PF6.6 - TAB - 03

专业组			日　期		
质控名称		检验方法		计量单位	
质控品		批号		有效期	
仪器		仪器编号		投入使用日期	
校准品		批号		有效期	
试剂		批号		有效期	
		新批号		新有效期	
验证方法	○ 方法一：室内质控验证 ○ 方法二：5 份临床样本做试剂批号更换前后比对验证				
	新批号结果	靶值/旧批号结果	偏倚(%)	判断标准	结果判断
样本 1					
样本 2					
样本 3					
样本 4					
样本 5					
验证结果	○ 通过　　○ 不通过		□ 重新校准并验证　　□ 通知供应商更换试剂		
附件 （上传）					
操作者			审核者		

第 8 节 服务协议管理程序	文件编号: LHJY - PF6.7 - 01
	版本号: E/0
	页码: 第1页, 共7页

12.8.1 目的

中心对用户的服务承诺以服务协议的形式体现,通过服务协议评审,充分理解用户的要求,满足用户的要求,并争取超过用户的期望。同时,通过评审保证用户提出的质量要求或其他要求合理、明确、实验室确有能力和资源履行服务协议。当服务协议在运行过程中发生变更应及时通知实验室用户。

12.8.2 适用范围

本程序规定了中心对临床、患者、标本运送人员、POCT 使用人员(以下简称"实验室用户")所有服务的工作范围。

本程序适用于中心与集团各医疗机构实验室用户的服务内容。

注:中心各部门包括医学检验实验室(总部)、4个检验分部、2个直属部门。

12.8.3 职责

12.8.3.1 员工

中心所有员工均有履行服务协议内容的责任和义务。

12.8.3.2 专业组组长

负责签订后服务协议的实施,服务协议在发生变更而影响检验结果时,应及时通知实验室用户。

12.8.3.3 文档管理员

负责监督完成服务协议评审相关记录的填写,负责服务协议的签订及保存。

12.8.3.4 质量主管

负责服务协议的建立和修改、组织服务协议评审及服务协议实施情况的监督。

12.8.3.5 中心主任

负责服务协议签署。

第 8 节　服务协议管理程序	文件编号：LHJY – PF6.7 – 01
	版本号：E/0
	页码：第 2 页，共 7 页

12.8.4　程序

12.8.4.1　服务协议建立

中心根据服务的范围、内容、对象情况，拟定需要建立的服务协议（表 12.8.1），可根据中心发展情况或规定标准变化及时增加服务协议。

表 12.8.1　服务协议清单及内容

序号	协议名称	内　　容	签 署 对 象
1	医生和患者权益服务协议	检验项目及报告周期、检验申请单及报告单格式和信息、生物参考区间设置、临床危急值项目及判断标准、急诊检验项目、标本拒收及处理方案、检验后标本保存期限、委托检验服务相关内容	集团各医疗机构医务科
2	标本运送协议（医院）	标本运送协议	集团各医疗机构后勤保障部
3	标本运送协议（集团）	标本运送协议	负责集团各医疗机构间物流运输的服务公司
4	POCT 管理服务协议	POCT 管理相关内容	集团各医疗机构 POCT 管理委员会

中心质量主管（或指定人员）通过与实验室用户进行沟通，按照其要求，结合实验室的能力及资源，书写服务协议内容，形成草案。

12.8.4.2　服务协议评审

（1）评审时机

服务协议定期进行评审，至少每年 1 次。

（2）评审人员

集团各医疗机构医护代表、医务部代表、后勤保障部代表、物流运输公司代表、POCT管理委员会代表等，通过召开会议方式进行。

（3）评审内容

评审中心执行的服务协议是否满足实验室用户的需求。

1）临床危急值：中心设置的临床危急值项目、判断标准、及时报告时间、报告方式。

第 8 节 服务协议管理程序	文件编号：LHJY - PF6.7 - 01
	版本号：E/0
	页码：第 3 页，共 7 页

2）急诊检验：中心开展的急诊项目目录。

3）标本拒收：中心对不合格标本的判断标准及拒收流程。

4）检验项目：中心开展所有检验项目目录。

5）周转时间（turn-around time，TAT）及参考区间：所有检验项目承诺检验报告时间及生物参考区间设置。

6）标本储存：检验后标本保存期限。

7）申请与报告：电子检验申请方式、纸质申请单格式以及报告单格式。

8）标本运输：集团各医疗机构内部和各医疗机构之间标本运送人员培训计划与内容。

9）委托检验：委托检验项目目录、标本交接流程、检验报告时间和方式。

10）POCT 管理：为明确 PCOT 管理而规定的各自职责和权限。

（4）评审会议

1）参加服务协议评审的人员应在服务协议评审会议上签字，综合办公室负责在"iLab管理平台"中新建和填写《会议记录表》（附表 11.1.2）。

2）评审会相关讨论内容由质量主管或其指定人员记录在"iLab 管理平台"《服务协议评审单》（附表 12.8.1）中，内容包括参与服务协议评审的各方意见与建议，商定服务协议修改的内容。

3）质量主管负责按照《服务协议评审单》内容修订新服务协议内容，并上传修订后版本至《服务协议评审单》。

4）文档管理员负责监督以上记录在"iLab 管理平台"中填写完整。

12.8.4.3　服务协议签订

服务协议内容确定后，由文档管理员打印一式两份。甲方由表 12.8.1 中的签署对象负责人签字或盖章，乙方交中心主任签字，加盖中心专用章。协议内容自签订之日起开始生效，协议原件由甲乙双方各保留一份，由文档管理员归档保存。

12.8.4.4　服务协议的执行

服务协议签订后由各专业组组长组织执行，质量主管组织服务协议实施情况的监督，确保实验室的工作能符合协议的要求。

12.8.4.5　服务协议变更

当执行过程中出现了服务协议偏离（如调整临床危急值判断标准、检验项目的程序发生变化）并影响到患者利益时，各专业组组长或其指定人员应及时与实验室用户取得联系，向其说明偏离的原因和内容，并将所有修改内容通知所有受影响的实验室用户，可以通

	文件编号：LHJY - PF6.7 - 01
第 8 节　服务协议管理程序	版本号：E/0
	页码：第 4 页,共 7 页

过集团各医疗机构内网、中心微信公众号及微信群等发布公告的形式通知,在"iLab 管理平台"中填写《服务协议变更记录表》(附表 12.8.2)。

12.8.4.6　服务协议评审流程图

见附图 12.8.1。

12.8.5　支持文件

中国合格评定国家认可委员会.CNAS - CL02:2023 医学实验室质量和能力认可准则[S].北京：中国合格评定国家认可委员会,2023.

12.8.6　记录表格

[1] PF5.3 - TAB - 02《会议记录表》,见附表 11.1.2。
[2] PF6.7 - TAB - 01《服务协议评审单》,见附表 12.8.1。
[3] PF6.7 - TAB - 02《服务协议变更记录表》,见附表 12.8.2。

编写：张丽军　　　　　　审核：蔡钦泉　　　　　　批准：张秀明

批准日期：2023 年 9 月 1 日

	文件编号: LHJY – PF6.7 – 01
第 8 节 服务协议管理程序	版本号: E/0
	页码: 第 5 页,共 7 页

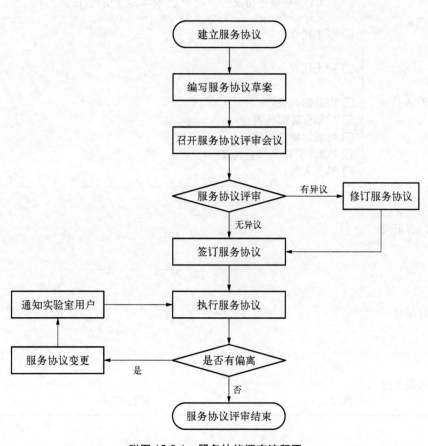

附图 12.8.1 服务协议评审流程图

第 8 节　服务协议管理程序	文件编号: LHJY - PF6.7 - 01
	版本号: E/0
	页码: 第 6 页, 共 7 页

附表 12.8.1　服务协议评审单

编号: PF6.7 - TAB - 01

评审日期	＿＿＿＿＿ 年＿＿月＿＿日	
评审内容	□ 医生和患者权益服务协议	□ 标本运送协议(集团)
	□ POCT 管理服务协议	□ 标本运送协议(医院)
评审/人员	□ 医生代表: □ 护士代表: □ 医务部代表: □ 后勤保障部代表: □ 物流运输公司代表: □ POCT 管理委员会代表: □ 其他人员:	
评审内容记录		
修订结论		
修订协议上传	附　件	
	修订人:	修订时间:

第 8 节　服务协议管理程序	文件编号：LHJY - PF6.7 - 01
	版本号：E/0
	页码：第 7 页,共 7 页

附表 12.8.2　服务协议变更记录表

变更日期	＿＿＿＿年＿＿月＿＿日	部　门		
偏离协议	□ 医生和患者权益服务协议 □ POCT 管理服务协议		□ 标本运送协议（集团） □ 标本运送协议（医院）	
变更原因				
变更内容				
通知受影响实验室用户				
通知方式	通知方式	□ 电话	□ 微信群	□ 集团各医疗机构内网
		□ 短信	□ 微信公众号	□ OA 系统
		□ 其他（具体说明）		
	附　件			
	通知人：		通知时间：	
变更者： 日　期：		审核者： 日　期：		

第 9 节　受委托实验室的选择与评审程序	文件编号：LHJY－PF6.8－01
	版本号：E/0
	页码：第 1 页,共 12 页

12.9.1　目的

委托实验室需要将检验样本进行委托时,应当合理选择与评估符合实验室和实验室服务对象要求的受委托实验室和专家顾问,确保委托实验室外送标本检验结果的质量。

注：委托实验室是指委托方提出委托申请并提供检验样品的实验室,受委托实验室是实验室管理层选择转送样品或分样品供检验,或当无法实施常规检验时,送外检的实验室。受委托实验室不是组织或法规要求送检的实验室,如公共卫生、法医、肿瘤登记及中心(母体)机构的实验室。

12.9.2　范围

本程序规定了受委托实验室的选择与评审要求。

本程序适用于中心各分部及专业组对受委托实验室的选择与评审,并对委托实验任务进行管理。

注：中心各部门包括医学检验实验室(总部)、4 个检验分部、2 个直属部门。

12.9.3　职责

12.9.3.1　检验分部负责人、专业组组长

根据临床业务开展需求,提出需委托的检验项目及受委托实验室。

12.9.3.2　中心技术负责人

负责对受委托实验室能力进行调查。

12.9.3.3　中心主任

负责对拟委托的检验项目及受委托实验室的审批。

12.9.3.4　中心管理层

通过组织召开会议对受委托检验项目和受委托实验室的检测能力进行论证。

12.9.3.5　集团各医疗机构医务部

负责对中心上报的受委托实验室能力进一步审核确认。

12.9.3.6　集团各医疗机构物价办

负责对受委托实验室收费价格的核查。

	文件编号：LHJY – PF6.8 – 01
第 9 节 受委托实验室的选择与评审程序	版本号：E/0
	页码：第 2 页，共 12 页

12.9.3.7 集团各医疗机构法人代表或其指定人员

负责与受委托实验室签订委托检验服务协议。

12.9.4 程序

12.9.4.1 委托检验项目的审批

各检验分部负责人和专业组组长根据需委托检验项目征求服务对象的意见，提出需委托的检验项目和受委托实验室，在"iLab 管理平台"中填写《委托检验项目申请审批表》（附表 12.9.1），并报中心主任审批。

12.9.4.2 受委托实验室能力调查和委托协议的签订

（1）技术负责人对受委托实验室能力进行调查

技术负责人从人、机、料、法、环、相关资质和服务能力等方面建立受委托实验室的选择标准，然后对受委托检验实验室的全部领域进行评估，必要时，可以选择多个受委托实验室以保证受委托检验的全部领域。在多数情况下，性价比是选择受委托实验室考虑的重要因素，但更应注重其提供服务的质量。技术负责人对受委托实验室的检测能力进行调查，调查的内容包括但不限于以下内容。

1）受委托实验室的资质。

2）环境条件和仪器设备状况。

3）人员资质，具备实施预期检验所需的技能和专业知识。

4）管理体系和受委托项目的质量保证情况。

5）室内质控活动的开展情况。

6）室间质评的参与情况。

7）是否有能力在规定时间内完成受委托检验任务。

8）实验室是否向客户提供咨询服务。

9）用户满意度情况。

10）如果需受委托实验室对各个学科的复杂检验结果提供意见和解释，要求其顾问至少是本地区在本专业领域里具有权威地位的专家。

11）中心一般优先选择以下实验室为委托实验室：通过实验室认可的实验室、通过计量认证的实验室。

（2）中心技术负责人向中心管理层提交能力调查情况

中心技术负责人填写《受委托实验室能力调查表》（附表 12.9.2），并将受委托实验室能力调查情况写成议题，上报中心管理层进行讨论。管理层会议审批通过后，提交集团院

第 9 节　受委托实验室的选择与评审程序	文件编号：LHJY－PF6.8－01
	版本号：E/0
	页码：第 3 页，共 12 页

长办公会进行审批。

（3）集团各医疗机构职能科室进一步审核受委托实验室的能力

医务部根据实验室对受委托实验室能力调查情况进一步审核确认受委托实验室的能力。需要时，经物价办确认受委托检验项目收费标准是否符合政府规定的收费标准。

（4）集团各医疗机构法人代表或其指定人员签订委托协议

集团各医疗机构法人代表或其指定人员根据确认后的受委托实验室能力及收费标准，与受委托实验室代表共同签订《委托协议书》，协议具体内容包括：项目名称、内容、整个委托检验过程（包括检验前和检验后）中双方的要求及检验依据（执行的检验标准）、协议有效期、收费规定及对检验结果的责任、受委托服务应达到的标准、双方的职责和权利及义务、争议的解决与处理等。协议由双方代表签字生效，协议书一式两份，双方各执一份。受委托实验室能力调查报告、委托检验协议（复印件）等资料由中心归档保存。紧急情况下，需要其他单位的专家提供二次会诊意见或委托到其他实验室临时进行检验，可直接进入委托检验项目的实施程序后再补充以上程序。

12.9.4.3　受委托实验室的登记

中心对受委托实验室进行登记，保存受委托实验室的名录，在"iLab 管理平台"中登记《受委托实验室和委托项目清单》（附表 12.9.3），登记的内容包括：受委托实验室的名称、地址、所属机构、委托检验项目、联系人及联系电话。确保登记的信息完整，并有相关的支持性材料。

12.9.4.4　受委托实验室的定期评审

（1）评审周期

中心定期对受委托实验室进行一次评审，常规每年进行一次，可根据实际工作需要增加评审次数。

（2）评审内容

1）受委托实验室检测能力的评审内容如下：

a）受委托实验室的基本情况，包括资质和范围、场地、环境、设备、人员、试剂和耗材设备采购管理，开展的检测项目及优势项目等。

b）受委托实验室标本全流程情况，包括标本运输冷链系统、标本的检验前、中、后全过程的运行、结果报告发放流程等。

c）受委托实验室质量运行情况，包括管理体系的建立与运行情况、室间质评和室内质控开展等。

d）受委托实验室服务质量情况，包括用户满意度、咨询活动、实验室认可情况［如是否通过 ISO 15189 认可和美国病理学家协会（College of American Pathologies，CAP）认证等］。

第 9 节　受委托实验室的选择与评审程序	文件编号：LHJY-PF6.8-01
	版本号：E/0
	页码：第 4 页,共 12 页

e）受委托实验室的检测性价比。

2）委托实验室向受委托实验室反馈临床意见：中心对受委托实验室进行检验能力的评审资料来源于平时集团各医疗机构临床科室的意见反馈,通过向临床了解报告的及时性和准确性等方面的意见对受委托实验室的服务能力进行定期评审。

3）委托协议的评审内容如下：

a）主要对检验前、检验中及检验后过程在内的各项要求是否明确。

b）受委托实验室是否能符合各项要求且没有利益冲突。

c）选择的检验程序是否适用于其预期用途。

d）各自对解释检验结果的责任是否规定明确。

（3）评审实施

中心技术负责人负责组织受委托实验室的评审工作。根据受委托实验室的名录邀请受委托实验室代表们、医务部和物价办等部门、中心管理层、专业组组长召开评审会议,技术负责人汇报中心委托实验开展情况,各受委托实验室代表们根据评审内容汇报各自实验室的相关情况,与会人员进行讨论。中心管理层及职能部门代表对受委托实验室从 5 个维度包括实验室资质、人员管理、设施和环境条件、质量和安全管理和服务能力进行评价并打分,评分规则和评分的标准见《受委托实验室能力评价表》（附表 12.9.4）。

（4）评审记录

由中心技术负责人或其指定人员进行会议记录和编写评审报告,输出整改活动并形成会议记录,报中心主任审核报告。

（5）持续改进机会识别与措施

针对评审会产生的反馈意见,输出整改意见,识别持续改进机会,提出整改措施。对评分最低的受委托实验室发出了整改函,要求其完成《整改计划书》并反馈给中心,计划书要求有整改措施、整改期限（3 个月内）、整改实施人和整改效果评价。受委托实验室整改措施执行 3 个月后将整改情况以书面形式反馈给中心,中心组织人员对委托实验室的整改实施效果进行评价,追踪落实情况。委托实验室进行整改后如仍不满足要求,及时反馈给质量负责人,由其修改《医学检验中心委托实验室名录》,并报中心主任审批,维持一份最新的《医学检验中心委托实验室名录》,由质量主管或其指定人员在服务协议评审单上记录,并归档保存。

12.9.4.5　受委托实验室的选择与评审流程图

见附图 12.9.1。

12.9.5　支持文件

［1］庄俊华,黄宪章,翟培军.医学实验室质量体系文件范例［M］.第 2 版.北京：人民

第 9 节　受委托实验室的选择与评审程序	文件编号：LHJY－PF6.8－01
	版本号：E/0
	页码：第 5 页，共 12 页

卫生出版社,2015：6.

　　[2] 国家卫生健康委员会.受委托临床实验室选择指南：WS/T 418－2013[S].北京：中国标准出版社,2013.

　　[3] 中国合格评定国家认可委员会.CNAS－CL02：2023 医学实验室质量和能力认可准则[S].北京：中国合格评定国家认可委员会,2023.

　　[4] 中国合格评定国家认可委员会.医学实验室质量和能力认可准则的应用要求：CNAS－CL02－A001：2023[S].北京：中国合格评定国家认可委员会,2023.

12.9.6　记录表格

　　[1] PF6.8－TAB－01《受委托实验室审批表》,见附表 12.9.1。

　　[2] PF6.8－TAB－02《受委托实验室能力调查表》,见附表 12.9.2。

　　[3] PF6.8－TAB－03《受委托实验室和委托项目清单》,见附表 12.9.3。

　　[4] PF6.8－TAB－04《受委托实验室能力评价表》,见附表 12.9.4。

　　　　编写：熊丹　　　　　　审核：蔡钦泉　　　　　批准：张秀明

　　　　　　　　　　　　　　　　　　　　　　　　　批准日期：2023 年 9 月 1 日

第 9 节　受委托实验室的选择与评审程序	文件编号：LHJY - PF6.8 - 01
	版本号：E/0
	页码：第 6 页，共 12 页

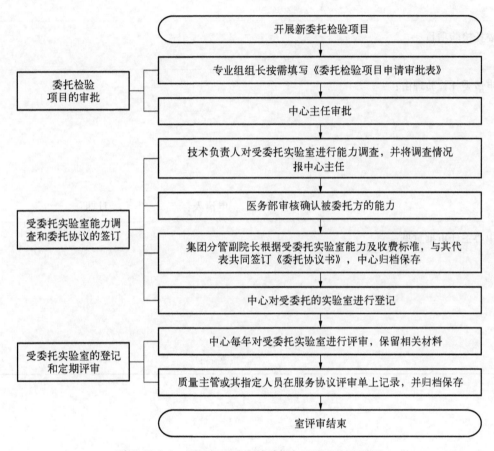

附图 12.9.1　受委托实验室的选择与评审程序流程图

第9节 受委托实验室的选择与评审程序	文件编号：LHJY-PF6.8-01
	版本号：E/0
	页码：第7页，共12页

附表 12.9.1 受委托实验室审批表

编号：PF6.8-TAB-01

委托实验室：		
委托检验项目：		
申请委托检验理由：		
	申请人：	日期：
中心主任审批意见：		
	签名：	日期：

	文件编号：LHJY – PF6.8 – 01
第 9 节 受委托实验室的选择与评审程序	版本号：E/0
	页码：第 8 页，共 12 页

附表 12.9.2 受委托实验室能力调查表

编号：PF6.8 – TAB – 02

项　目	内　容	结　果
实验室 资质	医疗机构执业许可	证书编号： 有效期：
	医学或微生物实验室备案	证书编号： 有效期：
	HIV 实验室备案	证书编号： 有效期：
	PCR[①]实验室验收	证书编号： 有效期：
	其他认可或认证	证书编号： 有效期：
实验室 负责人	姓名	
	任职证书或证明	
	工作性质	□ 全职　　□ 兼职　　□ 顾问
实验室 检验人员	有无主要技术负责人的简历	□ 有　　　　□ 无
	初级检验人员	名
	中级检验人员	名
	高级检验人员	名
	全职检验人员总数	名
	实验室在工作时间内是否有高级检验人员指导 工作	□ 有　　　　□ 无
	现场检查时,实验室是否有指定人员陪同检查	□ 有　　　　□ 无
	检验人员是否具有相应的专业知识	□ 有　　　　□ 无
	检验人员是否接受继续医学教育,并有相应文件 规定	□ 有　　　　□ 无

	文件编号：LHJY-PF6.8-01
第 9 节 受委托实验室的选择与评审程序	版本号：E/0
	页码：第 9 页，共 12 页

续　表

项　目	内　　容	结　果
室内质控	实验室是否有完整的室内质控文件体系	☐ 有　　☐ 无
	实验室检验操作的作业指导书是否规范	☐ 有　　☐ 无
	分析系统（试剂、校准物、质控物、仪器和方法）是否符合标本检测的需要	☐ 有　　☐ 无
	校准物和质控物使用的频率是否合理，并有文件规定	☐ 有　　☐ 无
	检验项目是否建立了失控限	☐ 有　　☐ 无
	实验室是否有失控时的处理程序	☐ 有　　☐ 无
	是否对质控结果或数据进行统计分析	☐ 有　　☐ 无
	分析设备是否有定期维护并有相应记录	☐ 有　　☐ 无
室间质评	室间质评结果是否有审核	☐ 有　　☐ 无
	室间质评结果"不满意"或"不及格"时，是否有适当的纠正措施并限期改进	☐ 有　　☐ 无
	实验室是否同意将标本送其他实验室进行比对	☐ 有　　☐ 无
诚信度	实验室是否提供其客户名单供联络或咨询	☐ 有　　☐ 无
	实验室已提供服务的年限	年
	客户类型（如医院、诊所、体检中心等）	
	客户满意度	☐ 差　☐ 中　☐ 良 ☐ 优
	实验室是否有措施保证客户满意度	☐ 有　　☐ 无
受委托服务效率	实验室是否能提供客户满意的检验项目范围[②]	☐ 有　　☐ 无
	实验室检验的样本量是否能满足客户要求	☐ 有　　☐ 无
	实验室是否有书面材料说明采样前的准备、标本采集和不合格标本的拒收标准	☐ 有　　☐ 无

文件编号：LHJY－PF6.8－01
版本号：E/0
页码：第 10 页,共 12 页

第 9 节　受委托实验室的选择与评审程序

续　表

项　目	内　容	结　果
受委托 服务效率	实验室是否有书面材料说明标本的转运或运输要 求,包括准备、包装、标识、贮存、取标本时间等	□ 有　　□ 无
	实验室在客户有急需时,是否有特殊程序应对	□ 有　　□ 无
	实验室是否提供每项检验服务的出报告时间的书 面承诺	□ 有　　□ 无
	实验室是否使用标准化的检验申请或结果报告的 通信协议或系统	□ 有　　□ 无
	是否有临床危急值报告制度(包括临床危急值定 义、机制和报告时限)	□ 有　　□ 无
	实验室对检验报告是否有审核制度*	□ 有　　□ 无
	实验室对有关检验结果的询问或咨询是否反应 适当	□ 有　　□ 无
	必要时是否能提供专家咨询服务	□ 有　　□ 无
	实验室是否有书面文件规定对不适当标本的处理 要求	□ 有　　□ 无
	实验室是否有改正和改进检验报告的策略	□ 有　　□ 无
	实验室是否有将检验结果直接通知患者的规定	□ 有　　□ 无
咨询	实验室是否向客户提供咨询服务	□ 有　　□ 无
	客户服务	□ 有　　□ 无
	技术服务	□ 有　　□ 无
	医学咨询	□ 有　　□ 无
	咨询服务是否在 24 小时内均可获得	□ 有　　□ 无

注：① PCR 为聚合酶链反应(polymerase chain reaction);② 检查项目为否定结果时,可终止对受委托实验室的评估。

第 9 节　受委托实验室的选择与评审程序	文件编号：LHJY－PF6.8－01
	版本号：E/0
	页码：第 11 页,共 12 页

附表 12.9.3　受委托实验室和委托项目清单

编号：PF6.8－TAB－03

序号	受委托实验室名称	地址	所属机构	委托检验项目	联系人	联系电话
				清单附件		

附表 12.9.4　受委托实验室能力评价表

编号：PF6.8－TAB－04

受委托实验室名称：

评　审　内　容		得分
实验室资质 (10 分)	实验室或其所在组织应是能为其活动承担法律责任的实体(5 分)	
	通过各种认可或认证资质(ISO 15189 认可、CAP 认证)(5 分)	
人员管理 (10 分)	实验室检验人员应当具有相应的专业学历,并取得相应专业技术职务任职资格。对岗位的人员进行授权,培训及考核记录完整(10 分)	
设施和环境条件(10 分)	实验室设施应保证检验的正确实施。这些设施可包括能源、照明、通风、噪声、供水、废物处理和环境条件;提供安全设施和设备,并定期验证其功能(10 分)	
质量和安全管理(30 分)	开展的检验项目符合卫生行政部门准入范围,相关检验项目的外部评价(5 分)	
	定期参加国家卫生健康委员会临床检验中心室间质评(5 分)	
	实验室有完整的室内质控文件体系,有质量与安全监控指标,指标要求覆盖全面,能监控分析前、中、后关键流程,并定期进行量化评估(10 分)	
	有实验室安全管理制度,严格规定各个场所、各工作流程及不同工作性质人员的安全准则(10 分)	

文件编号: LHJY - PF6.8 - 01

第 9 节 受委托实验室的选择与评审程序

版本号: E/0
页码: 第 12 页,共 12 页

续 表

	评 审 内 容	得分
服务能力 (40 分)	实验室有明确的标本接收、拒收标准与流程,标本运送、接收按文件要求实施,保留标本接收记录,标本保存的操作规程和实施情况,标本保存符合规范,标本处理和保存专人负责,标本废弃有记录(10 分)	
	标本使用条码管理,检验报告内容完整,实验室有检验方法确认的程序,并有记录,以确保检验数据准确、可靠。应至少包括以下内容:① 实验室名称、患者姓名、性别、年龄;② 检验项目、检验结果和单位、参考范围、异常结果提示;③ 操作者姓名、审核者姓名、标本接收时间、报告时间(10 分)	
	LIS 贯穿于检验全程管理,临床医生可直接在 HIS 查询受委托实验室检验报告(10 分)	
	提供咨询服务,及时处理临床提出的各种疑惑(10 分)	

评估人:_____   评估日期:_____   总得分:_____

	文件编号：LHJY-PF6.8-02
第 10 节　样品委托管理程序	版本号：E/0
	页码：第 1 页，共 6 页

12.10.1　目的

规定外送受委托实验室检验的样品检验管理事项,确保外送受委托实验室样品的检验结果的准确性。

12.10.2　范围

本规定了外送受委托实验室检验的样品的管理程序。

本程序适用于中心需外送受委托实验室检测的样品。

注：中心各部门包括医学检验实验室（总部）、4 个检验分部、2 个直属部门。

12.10.3　职责

12.10.3.1　标本前处理组员工

负责委托样品的签收和交接,委托样品的纸质检验报告的签收、交接和向临床科室发放。

12.10.3.2　委托实验室专业组

负责委托样品结果的发布。

12.10.3.3　受委托实验室

负责委托样品的登记、运输、检测和结果的回传。

12.10.4　程序

12.10.4.1　委托样品的采集

委托实验室依托临床科室根据《采集手册》负责样品的采集。

12.10.4.2　委托样品的签收

委托实验室建立受委托实验室和结果报告的 LIS,委托 LIS 中设置需外送受委托实验室的检验项目的条码,设置的条码是在检验项目后缀增加"XX"的标识（XX 表示受委托实验室）。临床科室需外送委托实验室检验的样品,按照集团各医疗机构的检验申请、样品采集与送检流程,送达中心后通过 LIS,选择对应的仪器组（XX 外送）进行样品的"核收登记",即完成了委托样品的签收。

12.10.4.3　委托样品的交接

委托样品签收后,中心员工与受委托实验室员工核对样品数量及样品状态等相关信

| 文件编号：LHJY-PF6.8-02 |
| 版本号：E/0 |
| 页码：第2页，共6页 |

第 10 节　样品委托管理程序

息,确认无误后打印项目清单。受委托实验室员工签字确认核对情况后,由受委托实验室员工在"受委托实验室对接系统"中通过扫描检验条码的方式核收样品,核收情况可以在系统中导出,确保信息完整,详见《委托检验项目工作单》(附表12.10.1),然后将样品运送到受委托实验室进行检测,送检样品的所有信息会储存在"受委托实验室对接系统"中,可供随时查询。

12.10.4.4　委托样品的运输

样品运送到受委托实验室的方式和方法与受委托实验室在合同上明确的规定,一般情况由受委托实验室安排经培训授权的专门运送人员运送。如果使用运输或快递服务,应建立满意的收取样品的时间表,应能满足受委托实验室的要求和保证样品的完好。应当注意特殊样品的要求,如冰冻要求应有明确的规定,做到安全、及时、保质。

12.10.4.5　委托样品的报告时间

受委托实验室应明确其从接收样品到发出检验报告的时间,检验报告时间由中心通过采样回执、中心微信公众号、集团各医疗机构内 OA 系统等方式告知实验室用户。由于特殊情况发生延误时,应通知委托实验室。

12.10.4.6　委托样品检验报告的提供

(1) 检验报告出具和解释

委托实验室(而非受委托实验室)应负责确保将受委托实验室的检验结果提供给申请者,除非协议中有其他规定。如果由委托实验室出具报告,则报告中应包括受委托实验室报告结果的所有必需要素,不应做任何可能影响临床解释的改动。报告应注明由受委托实验室实施的检验。应明确标识添加评语的人员。检验结果的报告方式应能满足委托实验室的要求,具体要求如下:

1) 受委托实验室报告应指明受委托方的名称,同时表明完成检验工作的实验室名称和地址。

2) 检验报告应包括与年龄和性别相关的参考区间和/或其他与治疗和诊断相关的参考区间,受委托实验室应有措施保证在其使用的参考区间发生改变时通知客户,并在检测报告中使用有效的参考区间。

3) 受委托实验室应对其检验结果的质疑做出正确反应,受委托实验室应根据国家或行业的相关规定,建立对患者检验结果的直接报告制度,并通知委托实验室;需要时,受委托实验室应向客户提供专家咨询服务。

4) 临床危急值应立即通知委托方,其他异常结果应根据临床实际需要,定期与临床进行沟通。

	文件编号：LHJY－PF6.8－02
第 10 节　样品委托管理程序	版本号：E/0
	页码：第 3 页，共 6 页

5）受委托实验室必须有关于纠正和改进的报告。

（2）检验报告的接收和发放

委托实验室应考虑周转时间、测量准确度、转录过程和解释技巧的要求，采用最适合的方式报告受委托实验室的结果。当需要受委托实验室和委托实验室双方的临床医生和专家合作才能对检验结果进行正确解释和应用时，应确保这一过程不受商业或财务的干扰。受委托实验室通过"受委托实验室对接系统"及时把检验报告回传至中心 LIS 和 HIS，委托样品报告可在检验 LIS 和 HIS 中查询并打印。签收流程为每天通过受委托实验室对接系统自动生成并打印已送检样品清单，有报告回送时在该清单上标记确认。受委托实验室将无法回传至中心 LIS 和 HIS 的检测报告打印后，送至中心标本前处理组。标本前处理组员工手工记录样品报告接收信息，将签收后的检验报告交由负责检验样品运送的爱玛客公司人员，由其送到相关临床科室，并在中心"iLab 管理平台"中登记委托样品的纸质报告的交接情况，详见《委托标本纸质报告交接表》（附表 12.10.2）。所有外送受委托实验室的检验报告会自动保存在受委托实验室对接系统，可随时查询；当电子登记系统缺乏时可采用手工登记的方式进行。

（3）检验报告的保存

委托样品的检验报告会自动保存在"受委托实验室对接系统"中，可随时查询。无信息对接系统的受委托实验室检验报告由受委托实验室留存，以供委托实验室查阅。

12.10.4.7　样品委托管理流程图

见附图 12.10.1。

12.10.5　支持文件

[1] 陈达富,李磊邦,郭敏,等.实验室信息管理系统在基层医院外送标本登记保存记录中的应用[J].检验医学与临床,2019,16(13)：1920－1922.

[2] 谢新鹏,廖生武,唐绍杰,等.医院外送标本检验结果信息共享平台的研究[J].医疗卫生装备,2017,38(5)：73－75.

[3] 张誉凡,黄天泓,王天龙,等.军队大型三甲医院规范外送检测服务的思考[J].东南国防医药,2022,24(3)：322－324.

[4] 国家卫生健康委员会.受委托临床实验室选择指南：WS/T 418－2013[S].北京：国家卫生健康委员会,2013.

[5] 中国国家标准化管理委员会.医学实验室样品采集、运送、接收和处理的要求：GB/T42060－2023[S].北京：中国标准出版社,2023.

[6] 中国合格评定国家认可委员会.CNAS－CL02：2023 医学实验室质量和能力认可准则[S].北京：中国合格评定国家认可委员会,2023.

第 10 节　样品委托管理程序	文件编号：LHJY - PF6.8 - 02
	版本号：E/0
	页码：第 4 页,共 6 页

［7］中国合格评定国家认可委员会.医学实验室质量和能力认可准则的应用要求：CNAS - CL02 - A001:2023［S］.北京：中国合格评定国家认可委员会,2023.

12.10.6　记录表格

［1］PF6.8 - TAB - 05《受委托检验项目工作单》,见附表 12.10.1。
［2］PF6.8 - TAB - 06《委托标本纸质报告交接表》,见附表 12.10.2。

编写：熊丹　　　　　　审核：蔡钦泉　　　　　　批准：张秀明
　　　　　　　　　　　　　　　　　　　　　　　　批准日期：2023 年 9 月 1 日

	文件编号：LHJY - PF6.8 - 02
第 10 节　样品委托管理程序	版本号：E/0
	页码：第5页,共6页

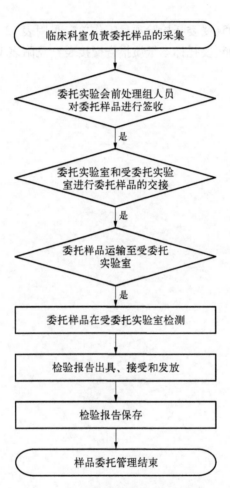

附图 12.10.1　样品委托管理程序流程图

	文件编号：LHJY-PF6.8-02
第 10 节 样品委托管理程序	版本号：E/0
	页码：第 6 页, 共 6 页

附表 12.10.1 委托检验项目工作单

编号：PF6.8-TAB-05

序号	检验条码	样品号	患者类型	登记号(住院号)	姓名	性别	送检科室	样品类型	申请医生	申请项目代码	申请项目名称	金额	单据类型

委托实验室交接人：

日期： 年 月 日

受委托实验室签收人：

日期： 年 月 日

附表 12.10.2 委托标本纸质报告交接表

编号：PF6.8-TAB-06

序号	受委托实验室	送检日期	患者信息				外送项目	受委托实验室接收人	报告反馈时间	取单人	备注
			姓名	性别	年龄	登记号(住院号)					

第 11 节　外部提供的产品和服务采购程序	文件编号：LHJY - PF6.8 - 03
	版本号：E/0
	页码：第 1 页,共 12 页

12.11.1　目的

为保障采购的服务和供应品的质量,制定外部提供的服务和产品的评审和批准管理程序,用于选择和购买外部服务、试剂和耗材,规范采购流程,确保采购行为公正、合法、合规。

12.11.2　范围

本程序规定了实验室采购外部提供的产品和服务的评审和审批制度。

本程序规定了外部供应商的选择及对其供应服务质量的评价机制。

本程序适用于中心各检验分部及专业组所有的外部服务和供应品的采购活动及供应商评价。

注：中心各部门包括医学检验实验室（总部）、4 个检验分部、2 个直属部门。

12.11.3　职责

12.11.3.1　专业组组长

根据专业组业务开展需求,负责组织提出本组试剂和耗材等供应品及外部服务的技术要求,组织参与采购后供应品的质量验收及外部服务有效性确认。根据专业组业务开展和仪器设备更新需求,负责组织提出本组拟购仪器设备的计划、仪器设备性能指标、填写可行性报告、提交仪器申购需求。

12.11.3.2　专业组试剂管理员

负责汇总本专业组供应品及服务的采购需求,并提交《试剂和耗材申请采购计划表》（附表 12.11.3）至中心试剂管理员,负责更新本组合格供应商清单。

12.11.3.3　设备管理员

负责专业组仪器设备状态的监测,协助专业组组长制定年度及紧急设备采购需求,负责采购后仪器设备验收。

12.11.3.4　中心试剂管理员

负责汇总中心所有专业组供应品采购计划,按照中心和集团采购流程进行供应品及服务的采购。

12.11.3.5　中心设备管理员

负责汇总中心所有专业组仪器设备采购计划,按照中心和集团采购流程进行仪器设备的采购。

第 11 节　外部提供的产品和服务采购程序	文件编号：LHJY - PF6.8 - 03
	版本号：E/0
	页码：第 2 页，共 12 页

12.11.3.6　中心主任

负责对拟招标仪器设备、试剂和耗材的确定,并负责已招标试剂和耗材等供应品及服务采购申请的审批,组织召开供应商服务评价沟通会。

12.11.3.7　中心管理层

通过组织召开管理层会议对中心各部门提出的新项目临床意义、所需试剂品牌的稳定性、检测结果质量、耗占比、市场占有率、临床性能等方面进行论证,审批新项目开展所需的试剂和耗材及仪器设备。对拟采购仪器设备的性能、价格、故障率、经济效益、场地、市场占有率等方面进行论证,审批仪器设备采购需求。

12.11.3.8　集团办公会

负责年度购置设备的批准及金额超过 20 万元仪器设备的批准。

12.11.3.9　集团物流配送中心

负责对中心各部门提交的仪器设备、试剂和耗材等供应品及外部服务需求组织招标和采购,协助专业组完成采购供应品及服务的验收、入库及固定资产管理。

12.11.4　程序

12.11.4.1　外部提供的产品和服务范围

外部提供的产品主要包括试剂和耗材、仪器设备等物资供应品。外部提供的服务主要指针对仪器设备的校准/检定、维护保养、维修、技术支持、标本运输、物流配送、委托检测等。

12.11.4.2　试剂和耗材采购与实施

（1）采购原则

1）集团各医疗机构已招标试剂和耗材,可直接从集团各医疗机构的合格供应商目录中选择,按照附图 12.11.1 所示流程申请。

2）集团各医疗机构没有进行招标的试剂和耗材,按照集团物流配送中心要求进行招标。选择原则：符合质量、价格、服务优化要求原则,必须具备“三证”资料（生产商生产许可证、生产商营业执照、产品注册证）,按照附图 12.11.2 所示流程申请。

（2）采购周期

通常情况下各专业组试剂管理员根据本组试剂和耗材的使用及库存情况每个月 20 日前统计采购计划,每月 20 日由中心试剂管理员统计中心采购申请计划,特殊情况可增

第 11 节　外部提供的产品和服务采购程序	文件编号：LHJY-PF6.8-03
	版本号：E/0
	页码：第 3 页，共 12 页

加采购次数。

（3）已招标试剂和耗材采购申请

申购前检查试剂和耗材库存量，可采用"iLab 管理平台"→"试剂管理"→"库存统计"结果检查。各专业组试剂管理员在"iLab 管理平台"中填写试剂和耗材申请采购计划后发起审批流程，同时填写《试剂和耗材申请采购计划表》（附表 12.11.3）提交至中心试剂管理员处，试剂和耗材申购时要写清注明名称、规格、供应商等购买信息。中心试剂管理员在"iLab 管理平台"中对各专业组提交的试剂采购计划进行审批，审批不通过则需要专业组重新修改采购计划，中心试剂管理员、中心主任审批后，系统将流程发送至物流配送中心主任和分管院领导进行审批，所有审批通过之后物流配送中心对试剂采购计划进行派单，"iLab 管理平台"将订单发送至供应商客户端。同时中心试剂管理员收集汇总各专业组的试剂采购计划，然后通过 OA 系统填写《购置物资申请表》（附表 12.11.4）发起集团试剂和耗材采购申请。

（4）未招标试剂和耗材采购申请

专业组组长负责提出本组待采购试剂和耗材需求的必要性及技术要求，一般需对市场上 3 种以上试剂品牌的稳定性、检测结果质量、耗占比、市场占有率、性能等方面进行对比，将采购试剂和耗材需求每周定期提交至中心综合办公室，采购需求经中心管理层会议论证审批后，审批不通过需专业组修改采购计划，审批通过则需通过 OA 系统填写《购置物资申请表》发起申请，中心主任通过申请审批，经集团物流配送中心，集团主管副院长、院长审批后，由集团物流配送中心组织招标和采购。

（5）采购申请的审批

中心主任通过 OA 系统对《试剂和耗材申请采购计划表》进行审批，审批同意后，OA 系统自动发送至中心分管领导处审批，审批同意后，经 OA 系统自动发送到物流配送中心审批，审批同意后，OA 系统自动发送到物流配送中心分管院长审批，审批同意后，派单员进行价格条件判断，指定相应采购人员采购。

12.11.4.3　外部提供的服务采购与实施

（1）采购要求

对提供外部服务的供应商进行资质审核。涉及仪器设备校准/检定、维护保养、维修等外部服务供应商应具有仪器设备校准/检定资质，校准人员应接受测量知识和仪器设备校准/检定相关技能的培训，并通过考试、持有认证或授权；标本运输、物流配送服务采购由物流配送中心负责采购；委托检测服务要求参见《受委托实验室的选择与评审程序》。

（2）采购流程

外部服务需求由设备管理员通过 OA 系统向集团各医疗机构设备科、物流配送中心提出校准/检定、维护保养、维修申请，详细描述仪器设备情况包括设备名称、型号、厂家、

第 11 节　外部提供的产品和服务采购程序	文件编号：LHJY-PF6.8-03
	版本号：E/0
	页码：第 4 页，共 12 页

资产编号、设备保修或维护问题，经中心主任审核后依次提交至设备科、物流配送中心，经物流配送中心审批后，由设备管理员联系相关服务机构实施，专业组组长及设备管理员共同负责服务效果的验收。

12.11.4.4　仪器设备采购与实施

（1）供应商选择要求

1）供应商资质：对医学检验质量存在关键影响作用或具有检测诊断价值的仪器设备，其供应商必须具备"三证"资料（营业执照、医疗器械经营许可证、医疗器械注册证），提供其余仪器设备的供应商应至少具备营业执照、医疗器械经营许可证、医疗器械一类备案，且具有良好的商业信誉。

2）供应商应能提供满足实验室需求的仪器设备安装、维护、维修等后续服务和技术培训的能力。

3）供应商提供的仪器设备价格合理、商业信誉良好、售后服务及时。

（2）采购申请

1）年度采购申请计划：各检验分部及专业组根据业务和仪器设备更新需求，由设备管理员向专业组组长汇报，并制定年度仪器设备采购申请计划提交至中心设备管理员。

2）紧急采购申请计划：根据实际日常工作需求，专业组组长提出仪器设备紧急采购申请计划提交至专业组组长。

（3）采购申请论证

中心召开管理层会议，由设备管理员或各专业组组长汇报业务发展需求、新项目开展情况、仪器设备更新要求等提出年度及紧急采购申请计划，一般需提供三种以上品牌的仪器设备，中心管理层对采购申请计划进行论证，比较仪器设备的性能、价格、故障率、经济效益、场地、市场占有率、售后服务质量，比较同类产品性价比等方面，判断仪器设备所带动的临床价值和经济价值，投票表决采购申请需求。

（4）采购审批流程

1）5 万元以上设备：经中心管理层会议论证审批同意后，由三名以上副高级及以上职称人员及一名副主任签字提交至物流配送中心、主管院长审批。

2）20 万元及以上设备：经中心管理层会议论证审批同意后，由三名以上副高级及以上职称人员及一名副主任签字提交至物流配送中心，经物流配送中心、集团办公会审批。

（5）招标与采购

物流配送中心根据中心设备管理员提交的仪器设备相关参数、《购置物资申请表》、可行性论证、仪器设备论证、三个相关仪器设备彩页及其他集团采购报价比较等材料，组织发布招标公告、开展评标、公示评标结果，与中标公司签订采购合同。

	文件编号：LHJY－PF6.8－03
第 11 节　外部提供的产品和服务采购程序	版本号：E／0
	页码：第 5 页，共 12 页

（6）建立档案

通过验收的仪器设备由设备科建立档案，办理固定资产登记，档案应对设备进行编号，每台设备的编号应具有唯一性。该仪器设备所在专业组负责，在中心"iLab 管理平台中""设备管理"模块中填写《仪器设备履历表》（附表 12.4.2），为新采购仪器建立一份完整的设备档案，按《仪器设备管理程序》中要求执行。

12.11.4.5　外部提供的产品和服务的验收

外部提供的产品和服务应满足管理体系的要求。具体要求内容包括：

1）供应商按照采购审批结果进行试剂和耗材的配送，组织提供外部服务，由物流配送中心清点供应品清单，由试剂管理员对供应品的质量性能进行验收确认后实施入库。由物流配送中心、设备管理员根据供应商提供的仪器设备及配件数量、包装、外观质量及性能验证结果进行设备验收，填写仪器设备验收记录，参见《仪器设备履历表》。

2）试剂和耗材验证需满足质控结果达到可接受标准或供应商对管理体系的符合性声明或其他有效的方式。仪器设备验证，经安装校准，质控品结果达到可接受标准，验证参数满足供应商提供的产品质量性能声明。

3）新采购检测仪器设备及试剂用于检测患者标本，在发出检验报告前，应对所检测的检验项目进行方法学性能验证，证实合格后方可使用，参见《检验方法验证和确认管理程序》。

12.11.4.6　供应商选择与评价

（1）供应商选择

中心应根据自身要求选择和批准有能力稳定提供外部产品和服务的供应商，但需要遵守以下选择原则。

1）供应商或机构应当是注册合法、证件齐全。

2）产品和服务的价格合理。

3）产品和服务的质量好且供应及时。

（2）供应商评价

中心应定期对供应商进行评价，监控其表现以确保购买的产品和服务持续满足规定的标准。评价活动开展需参考以下内容。

1）评价标准：三证更新是否及时；是否规范送货；供应品价格是否合理；更换批号是否频繁；到货效期是否长等，参见《供应商评价表》（附表 12.11.1），评分标准：60 分以上为合格供应商。

2）评价周期：常规每年进行一次，可根据实际工作需要，可增加评价的次数，以达到动态的与实际不脱节的效果。

第 11 节　外部提供的产品和服务采购程序	文件编号：LHJY－PF6.8－03
	版本号：E/0
	页码：第 6 页，共 12 页

3）评价流程：各专业组组长负责组织本组供应商的评价工作，形成中心供应商评价报告。邀请物流配送中心等部门参与，定期组织召开供应商沟通会，将评价报告进行反馈，对不合格供应商输出整改活动并形成会议记录。供应商进行评价后如有变化及时反馈给质量主管，由其修改《合格供应商名录》（附表 12.11.2），并报中心主任审批，维持一份最新的《合格供应商名录》，以作为实验室采购申请选择的依据。

（3）持续改进机会识别与措施

通过供应商评分及交流沟通会，针对不合格供应商，进行座谈沟通，输出整改意见，限期整改；针对合格供应商排名靠后的供应商，识别持续改进机会，提出整改措施，督促持续改进服务质量。

12.11.4.7　采购流程图

已招标试剂和耗材采购流程见附图 12.11.1、未招标试剂和耗材采购流程见附图 12.11.2、仪器设备采购流程见附图 12.11.3。

12.11.5　支持文件

［1］中国国家标准化管理委员会.实验室仪器设备管理指南：GB/Z 27427－2022［S］.北京：中国标准出版社,2022.

［2］中国合格评定国家认可委员会.CNAS－CL02：2023 医学实验室质量和能力认可准则［S］.北京：中国合格评定国家认可委员会,2023.

12.11.6　记录表格

［1］PF6.8－TAB－04《供应商评价表》，见附表 12.11.1。
［2］PF6.8－TAB－05《合格供应商名录》，见附表 12.11.2。
［3］PF6.8－TAB－06《试剂和耗材申请采购计划表》，见附表 12.11.3。
［4］PF6.8－TAB－07《购置物资申请表》，见附表 12.11.4。

编写：豆小文　　　　　审核：蔡钦泉　　　　　批准：张秀明

批准日期：2023 年 9 月 1 日

第 11 节　外部提供的产品和服务采购程序	文件编号：LHJY–PF6.8–03
	版本号：E/0
	页码：第 7 页，共 12 页

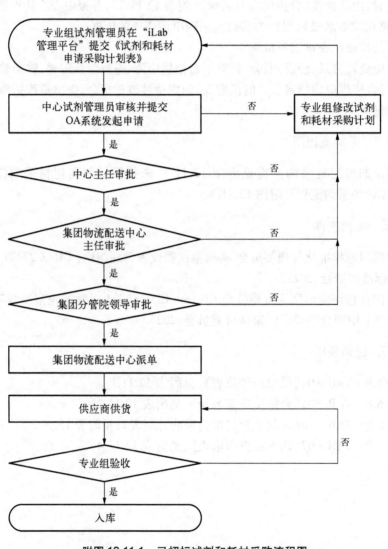

附图 12.11.1　已招标试剂和耗材采购流程图

第 11 节　外部提供的产品和服务采购程序	文件编号: LHJY - PF6.8 - 03
	版本号: E/0
	页码: 第 8 页, 共 12 页

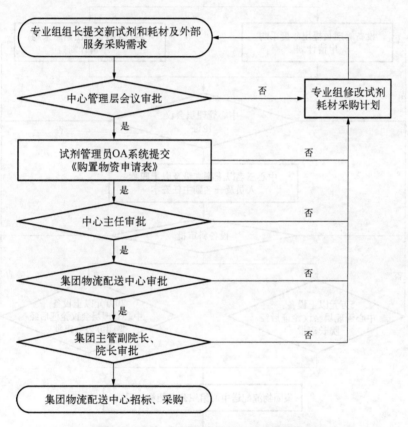

附图 12.11.2　未招标试剂和耗材采购流程图

　医学实验室认可 ISO 15189:2022 管理体系文件范例

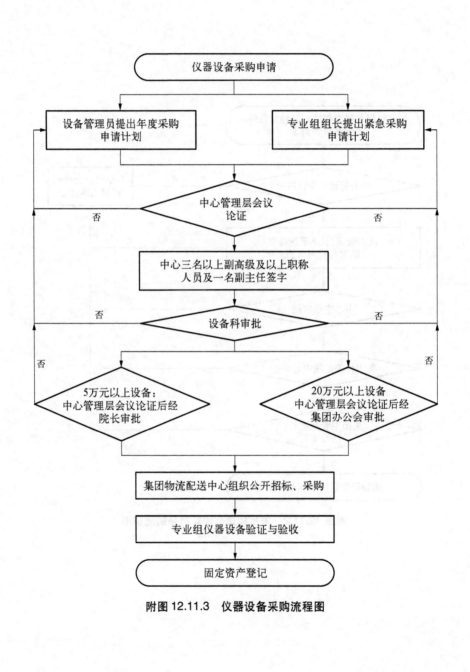

附图 12.11.3　仪器设备采购流程图

第 11 节　外部提供的产品和服务采购程序	文件编号：LHJY - PF6.8 - 03
	版本号：E/0
	页码：第 10 页，共 12 页

附表 12.11.1　供应商评价表

编号：PF6.8 - TAB - 04

部门	评价日期	试剂供应商名称	三证（分）	规范送货（分）	供应品价格（分）	批号更换（分）	到货效期（分）	供货能力（分）	售后服务（分）	IQC结果（分）	PT/EQA结果（分）	供应品品控（分）	存在其他问题或建议	总分（分）	评价人	审核人

填表说明：供应商评分采用评分制，总分为 100 分，60 分以上为合格供应商。

(1) 三证（10 分）：三证更新是否及时：不及时（0~6 分）；一般（7~8 分）；非常及时（9~10 分）。

(2) 规范送货（10 分）：是否冷链运输、厂家配送、规范张贴条码：经常不规范送货（0~6 分）；偶尔不规范送货（7~8 分）；一直规范送货（9~10 分）。

(3) 供应品价格（10 分）：供应品平均耗占比：60% 以上（0~6 分）；30%~59%（7~8 分）；29% 以下（9~10 分）。

(4) 批号更换（10 分）：更换批号频率，按照试剂有效期评价：<1/6 个有效期更换批号（0~6 分）；≥1/6 且≤1/3 个有效期（7~8 分）；>1/3 个有效期（9~10 分）。

(5) 到货效期（10 分）：供应品到货时剩余有效期：<1/4 有效期（0~6 分）；≥1/4 且≤1/2 有效期（7~8 分）；>1/2 有效期（9~10 分）。

(6) 供货能力（10 分）：每份订单的供货周期和送货次数：因供货延迟影响检验（0~5 分）；接收订单后>2 周完成送货或分 2 次以上完成订单（6~8 分）；1 周内且≤2 次送货完成订单（9~10 分）。

(7) 售后服务（10 分）：无技术支持和售后服务（0~5 分）；在主动要求情况下提供售后服务和技术支持（6~8 分）；技术支持和售后服务及时周到，有定期回访和培训（9~10 分）。

(8) IQC 结果（10 分）：因试剂质原因影响的 IQC：1 年内导致失控或月 CV 不达标（0~5 分）；月 CV 达标，但有不达标趋势（6~8 分）；室内质控数据优秀（9~10 分）。

(9) PT/EQA 结果（10 分）：因试剂质原因影响 PT/EQA：1 年内导致成绩不合格（0~5 分）；1 年内 PT/EQA 结果合格（6~10 分）。

(10) 供应品品控（10 分）：供应品出现破损、缺陷而不能使用的次数：每月 1~2 次（0~6 分）；每季度 1~2 次（6~8 分）；每年 0~2 次（9~10 分）。

附表 12.11.2　合格供应商名录

编号：PF6.8 - TAB - 05

部门：_____　　　　　　年份：_____

序号	供应商名称	供应具体内容	联系人	联系电话	电子邮箱	地址

第 11 节　外部提供的产品和服务采购程序	文件编号：LHJY – PF6.8 – 03
	版本号：E/0
	页码：第 11 页,共 12 页

附表 12.11.3　试剂和耗材申请采购计划表

编号：PF6.8 – TAB – 06

采购申请								
订单编号			申请人			申请部门		
库　房			订单总价			备　注		
名　称	规　格	单　位	单　元	采购计划	厂　商	供应商	总　价	

采购审批		
是否同意	□ 同意	□ 不同意
中心试剂管理员审批		批准日期
是否同意	□ 同意	□ 不同意
中心主任审批		批准日期
是否同意	□ 同意	□ 不同意
设备科审批		批准日期

第 11 节　外部提供的产品和服务采购程序	文件编号：LHJY - PF6.8 - 03
	版本号：E/0
	页码：第 12 页,共 12 页

附表 12.11.4　购置物资申请表

编号：PF6.8 - TAB - 07

申请部门		申请日期		申请人	
物品名称		规格型号		单　价	
生产厂名		产　地		数　量	
经销厂商		联系电话			
申请理由及用途：					
与其他品牌同类产品比较：					
能否收费：					
中心主任签字：					
集团物流配送中心					
集团主管副院长批示					
集团院长批示					
备　注					

	文件编号: LHJY - PF6.8 - 04
第 12 节 新项目、新技术审批及管理程序	版本号: E/0
	页码: 第 1 页, 共 10 页

12.12.1 目的

本程序适用于罗湖区人民医院新项目、新技术审批与管理,集团其他医疗机构与之相似。新技术、新项目是指在集团各医疗机构范畴内首次应用于临床的诊断和治疗技术。近年来在国内外医学领域具有发展趋势的新项目(即通过新手段取得的新成果),在集团各医疗机构尚未开展过的项目和尚未使用的检验检查新方法,称为新技术、新项目。开展的新技术、新项目必须符合国家有关法律和法规的要求,不得违背医学伦理人文道德。因此,需规范新项目、新技术开展时的审批及管理程序,以保证检测结果的质量。

12.12.2 范围

本程序规定了新项目、新技术审批及管理的方法及要求。
本程序适用于中心各部门所开展的检测项目及方法。
注: 中心各部门包括医学检验实验室(总部)、4 个检验分部、2 个直属部门。

12.12.3 职责

12.12.3.1 专业组组长

负责提出新项目、新技术,组织开展新项目、新技术的准备、试运行,并对试运行情况进行评审;负责试运行和编写相关项目的作业指导书。

12.12.3.2 中心管理层

负责进行对新项目、新技术的可行性、实用性和技术含量、应用等进行审定、评估和准入。

12.12.3.3 中心主任

负责对新项目、新技术进行审批。

12.12.4 程序

12.12.4.1 管理要求

1) 新项目、新技术应当为安全、有效、经济、适宜、能够进行临床应用的技术和项目。集团各医疗机构提供的医疗技术服务应与其功能、任务和业务能力相适应,应当是核准的执业诊疗科目内的成熟医疗技术,符合国家有关规定,并且具有相应的检验人员、支持系统,能确保技术应用的安全、有效。

2) 新项目、新技术临床应用前,要充分论证可能存在的安全隐患或技术风险,并制定

第 12 节　新项目、新技术审批及管理程序	文件编号：LHJY-PF6.8-04
	版本号：E/0
	页码：第 2 页，共 10 页

相应预案。集团各医疗机构建立健全并认真贯彻落实医疗技术准入、应用、监督、评价工作制度，并建立完善医疗技术风险预警机制与医疗技术损害处置预案，并组织实施。

3）按集团各医疗机构要求，建立新项目、新技术审批流程，所有新项目、新技术必须经过"集团各医疗机构医疗质量与安全管理委员会"下设的"医疗技术管理委员会"和"医学伦理委员会"审核同意，并报"医疗质量与安全管理委员会"审核同意后，方可开展临床应用。开展新技术、新项目要与集团各医疗机构的等级、功能任务、核准的诊疗科目相适应，有严格审批程序，有相适应的专业技术能力、设备与设施，确保患者安全的方案；当技术力量、设备和设施发生改变，可能会影响到医疗技术的安全和质量时，应当中止此项技术。按规定进行评估后，符合规定的方可重新开展。

4）对新开展的医疗技术的安全、质量、疗效、费用等情况进行全程追踪管理和评价，及时发现医疗技术风险，并采取应对措施，以避免医疗技术风险或将其降到最低限度，建立新开展的医疗技术档案以备查。

5）进行的医疗技术科学研究项目，必须符合医学伦理、人文道德规范，按规定批准。在科研过程中，充分尊重患者的知情权和选择权，并注意保护患者安全。

（1）禁止类技术

集团各医疗机构开展的新项目、新技术，要符合《医疗技术临床应用管理办法（2018）》的要求，禁止类技术禁止应用于临床。具体分为：

1）临床应用安全性、有效性不确切。

2）存在重大伦理问题。

3）该技术已经被临床淘汰。

4）未经临床研究论证的医疗新技术。

（2）限制类技术

禁止类技术目录以外并具有下列情形之一的，作为需要重点加强管理的医疗技术，由市级、省级和国家级卫生行政部门严格管理。

1）技术难度大、风险高，对医疗机构的服务能力、人员水平有较高专业要求。

2）需要设置限定条件的。

3）需要稀缺资源的耗材。

4）涉及重大伦理风险的。

5）存在不合理临床应用，需要重点管理的。

（3）新项目、新技术准入必备条件

1）拟开展的新项目、新技术应完全符合相关法律法规和各项规章制度。

2）拟开展的新项目、新技术应具有科学性、有效性、安全性、创新性和效益性。

3）拟开展的新项目、新技术所使用的医疗仪器须有《医疗器械生产企业许可证》《医疗器械经营企业许可证》《医疗器械产品注册证》和《产品合格证》等基础性资料，并提供加

第 12 节 新项目、新技术审批及管理程序	文件编号：LHJY－PF6.8－04
	版本号：E/0
	页码：第 3 页，共 10 页

盖本企业印章的复印件备查。使用资质证件不齐的医疗仪器开展新项目，一律拒绝进入。

（4）新项目、新技术负责人资质要求

1）具资质的高年资主管或以上职称人员。

2）执业范围与项目相对应。

3）通过该项目的操作培训和考核。

4）所在科室设备设施条件和团队人员资质达到技术开展要求。

（5）新项目、新技术申请时机

1）当检验申请定期评审发现需要增加项目时。

2）日常工作中临床医疗或者服务对象反馈需要增加项目时。

3）根据实验室自身发展、实验室诊断新技术、行业新标准的需要开展新项目时。

（6）新项目、新技术停止时机

在开展新项目、新技术工作中，对存在严重质量安全问题或者不再符合有关技术管理要求的，应立即停止。如出现特殊情况，应随时向集团各医疗机构医务部汇报，出现下列情形之一的，应当立即停止。

1）被卫生行政部门废除或者禁止使用。

2）因主要专业检验人员或关键设备、设施及其他辅助条件发生变化，不能正常临床应用。

3）发生直接相关的严重不良后果或重大医疗意外事件。

4）存在医疗质量和安全隐患，或存在缺陷，严重影响医疗质量和医疗安全。

5）存在新近发现的伦理缺陷。

6）临床应用效果不确切，或与申请时不相符。

（7）新项目、新技术资料准备和评估

1）新项目、新技术开展前应收集相关的检验资料。

2）征求相关临床科室专家意见，填写《检验新项目、新技术临床科室需求意见表》（附表 12.12.2）、《拟开展检验新项目、新技术临床意见征询表》（附表 12.12.3）。

3）评估开展的临床意义。

4）评估开展所需人力、设备及空间资源。

5）核定开展所需仪器设备、试剂的"三证"是否齐全。

6）核定收费情况或在卫生与物价行政部门备案情况。

12.12.4.2　新项目的申请和批准

1）新项目由专业组组长提出申请，经中心管理层讨论审核，由中心主任进行审批同意后报送医务部。

2）申请开展新项目，新技术前，由专业组组长组织相关人员仔细分析项目的一般情

	文件编号：LHJY-PF6.8-04
第 12 节 新项目、新技术审批及管理程序	版本号：E/0
	页码：第 4 页，共 10 页

况、特殊性以及存在的风险和影响，先进性、经济性和新项目、新方法和设备等条件进行评估。向项目相关临床科室提交《检验新项目、新技术临床科室需求意见表》《拟开展检验新项目、新技术临床意见征询表》，征询是否符合临床需求。

3）征询符合临床需求，提交新项目、新方法时由专业组组长向中心管理层提交《检验新项目、新技术开展评审表》（附表 12.12.1），由中心管理层对新检测项目及新技术的可行性、实用性和技术含量、应用等进行审定、评估和准入，审批同意后，向医务部提交《罗湖区人民医院新技术、新项目申请表》，由医务部组织设备科、物价办等相关部门进行讨论、评审，通过后进行批准。

4）新项目、新技术必须向医务部申报，经集团各医疗机构组织专家委员会（医疗技术管理委员会和医学伦理委员会，下同）审核同意后方可实施。

5）按照申报要求，认真填写《检验新项目、新技术开展评审表》，准备相关材料经中心综合办公室审批后提交医务部，由医务部进行初审，若审核未通过则下发审核回执，予以告知。

6）申报材料备齐全后，医务部提请集团各医疗机构专家委员会进行讨论、评审，对项目的先进性、科学性、安全性、实用性、社会效益等进行审核。

7）开展新项目、新技术通过集团各医疗机构伦理委员会批准。

8）新项目、新技术在集团各医疗机构专家委员会审核同意后，须报院长审批，审批通过后发布新项目通知、开展新项目。

9）配备该新项目、新技术的检验人员资格为中级以上职称人员，仪器设备都具备支持条件。本项目和技术对同类项目、技术的替代作用是具有科学性、先进性和实用性。

10）由专业组组长负责编写相关项目的作业指导书，新项目、新技术通知及增加医嘱项目价格申请表，负责跟踪最新的检测方法标准和各专业发展动态，不断持续改进。新项目、新技术开展 3 个月、6 个月、12 个月后，向主管部门提交《检验新项目、新技术开展实施记录表》（附表 12.12.4）、《检验新项目、新技术合理性调查表》（附表 12.12.5）。

11）医务部建立技术档案实行动态评估管理。首次评估应在开始实施 3 个月内进行，之后每季度或半年评估一次。转为常规技术前的评估，原则上要有两次以上评估。重点评估内容主要是新项目、新技术的质量安全情况和技术保证能力。

12）新项目、新技术采用的检验程序确定执行《检验方法的选择与评审程序》及《检验方法验证和确认管理程序》中相关要求。

13）保留向集团相关管理部门申报和审批的往来文件资料，确保审批资料完整。

12.12.4.3 新项目、新技术审批流程图

见附图 12.12.1。

第 12 节　新项目、新技术审批及管理程序	文件编号：LHJY - PF6.8 - 04
	版本号：E/0
	页码：第 5 页,共 10 页

12.12.5　支持文件

［1］LHJY - PF6.4 - 01《仪器设备管理程序》.

［2］LHJY - PF7.3 - 01《检验方法的选择与评审程序》.

［3］LHJY - PF7.3 - 02《检验方法验证和确认管理程序》.

［4］LYJT - LY - YWB - ZD - 0013 - 2.0《罗湖区人民医院新技术和新项目准入制度》.

12.12.6　记录表格

［1］PF6.8 - TAB - 08《检验新项目、新技术开展评审表》,见附表 12.12.1。

［2］PF6.8 - TAB - 09《检验新项目、新技术临床科室需求意见表》,见附表 12.12.2。

［3］PF6.8 - TAB - 10《拟开展检验新项目、新技术临床意见征询表》,见附表 12.12.3。

［4］PF6.8 - TAB - 11《检验新项目、新技术开展实施记录表》,见附表 12.12.4。

［5］PF6.8 - TAB - 12《检验新项目、新技术合理性调查表》,见附表 12.12.5。

编写：刘丽亚	审核：蔡钦泉	批准：张秀明
		批准日期：2023 年 9 月 1 日

第 12 节　新项目、新技术审批及管理程序	文件编号: LHJY-PF6.8-04
	版本号: E/0
	页码: 第6页,共10页

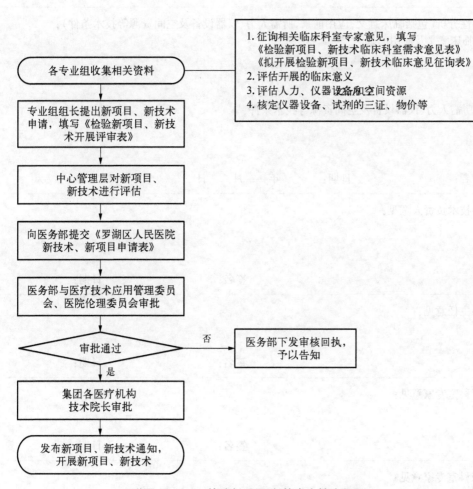

1. 征询相关临床科室专家意见, 填写
   《检验新项目、新技术临床科室需求意见表》
   《拟开展检验新项目、新技术临床意见征询表》
2. 评估开展的临床意义
3. 评估人力、仪器设备和空间资源
4. 核定仪器设备、试剂的三证、物价等

各专业组收集相关资料

专业组组长提出新项目、新技术申请, 填写《检验新项目、新技术开展评审表》

中心管理层对新项目、新技术进行评估

向医务部提交《罗湖区人民医院新技术、新项目申请表》

医务部与医疗技术应用管理委员会、医院伦理委员会审批

审批通过　　　否 → 医务部下发审核回执, 予以告知

是

集团各医疗机构技术院长审批

发布新项目、新技术通知, 开展新项目、新技术

附图 12.12.1　检验新项目、新技术审批流程图

第 12 节　新项目、新技术审批及管理程序	文件编号：LHJY-PF6.8-04
	版本号：E/0
	页码：第 7 页,共 10 页

附表 12.12.1　检验新项目、新技术开展评审表

编号：PF6.8-TAB-08

项目/技术名称		部　门	
可行性分析(包括临床意义,应用前景,所需人力、仪器设备及空间资源等技术条件)： 一、临床意义及应用前景 二、所需人力、仪器设备及空间资源等技术条件 申请者：　　　　日期：　　年　　月　　日			
中心技术负责人意见： 　　　　　　　　　　　　　签名：　　　　　　　日期：			
中心主任意见： 　　　　　　　　　　　　　签名：　　　　　　　日期：			
临床科室专家意见： 科室：　　　　　　　签名：　　　　　　　日期：			
临床科室专家意见： 科室：　　　　　　　签名：　　　　　　　日期：			
临床科室专家意见： 科室：　　　　　　　签名：　　　　　　　日期：			

第 12 节　新项目、新技术审批及管理程序	文件编号：LHJY - PF6.8 - 04
	版本号：E/0
	页码：第 8 页,共 10 页

附表 12.12.2　检验新项目、新技术临床科室需求意见表

编号：PF6.8 - TAB - 09

项目/技术名称	方法学	临床应用及意义	专科范畴	申请科室	申请人	申请时间	预估日标本量	预估周标本量	需求程度	
									1 个月内开展	3 个月内开展

附表 12.12.3　拟开展检验新项目、新技术临床意见征询表

编号：PF6.8 - TAB - 10

临床科室：_____　临床医生：_____　时间：_____

	项目/技术名称	拟开展方法学	参考区间	样本要求	样本采集时间	样本检测时间	报告时间	项目/技术价格	是否医保	临床应用
项目/技术信息										
临床意见征询（是否满足需求）	是 □ 否 □	是 □ 否 □	是 □ 否 □	是 □ 否 □	是 □ 否 □	是 □ 否 □	是 □ 否 □	是 □ 否 □	是 □ 否 □	是 □ 否 □
临床建议										

第 12 节　新项目、新技术审批及管理程序	文件编号：LHJY-PF6.8-04
	版本号：E/0
	页码：第 9 页，共 10 页

附表 12.12.4　检验新项目、新技术开展实施记录表

编号：PF6.8-TAB-11

项目/技术名称		部　门	
一、新项目、新技术开展后的实施效果			
二、临床提出的合理性意见及改进措施			
记录者：　　　　　　　　日期：　年　月　日			
新项目、新技术开展各项工作完成情况跟踪验证：			
主管部门：　　　　　　　日期：　年　月　日			

第 12 节　新项目、新技术审批及管理程序	文件编号: LHJY-PF6.8-04
	版本号: E/0
	页码: 第 10 页,共 10 页

编号: PF6.8-TAB-12

附表 12.12.5　检验新项目、新技术合理性调查表

序号	新项目/新技术名称/代号	专业组	开展时间	开展后时间	项目/技术设置的合理性意见	项目/技术存在的问题	提供意见科室	提供意见人	反馈时间	实验室评价意见	评价人/评价时间
				3个月	A. 符合疾病诊断需要 □ B. 符合疾病监控需要 □ C. 疾病预后判断需要 □ D. 阳性率在接受范围 □ E. 患者经济能力范围 □						
				6个月	A. 符合疾病诊断需要 □ B. 符合疾病监控需要 □ C. 疾病预后判断需要 □ D. 阳性率在接受范围 □ E. 患者经济能力范围 □						
				12个月	A. 符合疾病诊断需要 □ B. 符合疾病监控需要 □ C. 疾病预后判断需要 □ D. 阳性率在接受范围 □ E. 患者经济能力范围 □						
				综合评价	A. 符合疾病诊断需要 □ B. 符合疾病监控需要 □ C. 疾病预后判断需要 □ D. 阳性率在接受范围 □ E. 患者经济能力范围 □						

第13章 过程要求

第1节 检验申请管理程序

13.1.1 目的

规范检验申请的相关要求,保证检验申请结果的准确性。

13.1.2 范围

本程序规定了检验申请管理的方法及要求。

本程序适用于中心各部门所开展的检测项目。

注：中心各部门包括医学检验实验室（总部）、4个检验分部、2个直属部门。

13.1.3 职责

13.1.3.1 员工

负责检验申请的接受判断和标本检测。

13.1.3.2 专业组组长

负责本专业检验申请定期评审的实施。

13.1.3.3 中心技术负责人

负责组织检验申请定期评审及评审报告的编制。

13.1.3.4 中心管理层

负责检验申请定期评审及审批。

13.1.4 程序

13.1.4.1 检验申请

（1）检验申请路径

临床医生根据临床需要确定需要检测的项目,在HIS下医嘱开具电子申请单,HIS将经过数据对接将检验申请传输到LIS。互联网医院检验申请路径：搜索深圳市罗湖区人民

第1节　检验申请管理程序	文件编号：LHJY－PF7.2－01
	版本号：E/O
	页码：第2页,共6页

医院微信公众号→互联网医院→智慧云检验→选择检验项目。

（2）检验申请单信息

申请单信息主要包括以下内容。

1）申请单和样品包括姓名、性别、出生日期、患者地点/详细联系信息（手机或联系电话）、唯一标识（门诊号、住院号、诊疗卡号,或身份证号码）等身份信息,方便明确溯源至患者。

2）临床医生、医疗服务提供者或其他依法授权的可申请检验或可使用医学资料者的姓名或其他唯一识别号,以及报告的目的地和详细联系信息。

3）原始样品的类型,以及原始解剖部位（相关时）。

4）申请的检验项目。

5）与患者和申请项目相关的临床资料,用于检验操作和解释检验结果目的。

注：检验操作和解释检验结果需要的信息可包括患者的家系、家族史、旅行和接触史传染病和其他相关临床信息,还可包括收费信息、财务审核、资源管理和使用的审核患者宜知晓收集的信息和目的。

6）原始样品采集时间（相关时）。

7）说明可以提供的临床和技术建议及临床解释。

（3）检验申请单的格式和介质

检验申请单的格式和介质与临床科室讨论后决定。目前实验室均采用电子申请单和条码系统,当使用纸质申请单时,务必申请单和标本标识相同,一同送检,仔细核对,以防差错。

（4）检验申请单内容需确认情况

当申请单的内容有疑问时,实验室检验人员应及时与临床医生进行沟通并做好沟通记录。

（5）附加检验申请

对于标本采集送出后或者检验后需要附加检验的标本,应由临床医生提出申请,临床医生电话联系中心相关专业组员工,由其根据检测项目在当前保存条件下的稳定性来确定已接收标本是否适宜附加检验,若可以进行附加检验,则要求临床填写附加电子申请单,打出条码送达中心,同时应在检验后的检验报告中加"附加检验"的备注,以提示临床医生。若已不适合附加检验,则应通知临床医生,并要求护士重新采样。

（6）特殊情况检验申请

特殊情况如信息系统故障（HIS）,检验申请按照信息系统故障处理流程处理,为了保证检验申请单信息的完整性,使用纸质检验申请单,在集团各医疗机构内网→检验科→检验与临床下载《检验申请单（应急用）》（附表13.1.2）,并按照要求填写申请信息。

13.1.4.2　口头申请检验程序

1）临床医生根据患者的病情需要,可以采用口头申请的方式对已送检的在保存稳定期

	文件编号: LHJY-PF7.2-01
第 1 节　检验申请管理程序	版本号: E/0
	页码: 第 3 页,共 6 页

内的标本进行附加检验。由于口头申请检验存在一定的风险,因此,建议在以下情况下使用。

　　a)危重症患者且处于无法正常采样情况。

　　b)婴幼儿。

　　c)患者已离院。

　　d)患者拒绝重新采样。

　　e)患者处于特殊治疗时期。

　　f)因病情需要。

　　g)绿色通道患者。

　　2)当有附加检验需要时,临床医生应电话或者微信联系中心相关专业组员工,由其根据同一原始样品申请附加检验或进一步检验的时限,对用于附加检验的标本在当前保存条件下是否适用于附加检验项目进行评估,决定是否接受口头申请,如果不接受解释接受原因,并拒绝申请。

　　3)中心员工接受口头申请后,应要求申请医生提供相关信息(包括患者姓名、性别、年龄、科室、床号、登记号、口头申请项目、申请者人、日期和时间、受理人等)在"iLab 管理平台"中填写《口头申请检验记录表》(附表 13.1.1),相关员工找到用于附加检验的标本后,认真核对《口头申请检验记录表》上已记录的信息,确认无误后,把该标本的标本号(条码号或编号)记录在《口头申请检验记录表》上。

　　4)当口头申请被接受后,申请医生应在检验结果发布前将附加检验申请条码或手写申请单送达中心相关专业组或者检验分部。

　　5)附加检验标本的检测:对于急查的检验项目应立即检验,再接收附加检验申请条码或手写申请单,并核对其与《口头申请检验记录表》登记信息的一致性;非急复(平诊)项目,可以在收到附加检验申请条码或手写申请单,并核对其与《口头申请检验记录表》登记信息一致后进行检测。

　　6)在报告附加检验结果时,应确保标本的采集时间、送检时间、接收时间与用于附加检验的标本的相关信息一致,必要时作修正。同时应在检验后的检验报告中加"附加检验"的备注,以提示临床医护人员。

13.1.4.3　检验申请评审程序

(1)评审周期

每年至少一次。

(2)评审人员

中心管理层、各专业组组长、部分检验人员。

(3)评审内容

中心所开展检验项目(能提供的检验申请)能否满足临床诊疗要求,例如,针对某一疾

第1节 检验申请管理程序	文件编号：LHJY-PF7.2-01
	版本号：E/0
	页码：第4页，共6页

病的诊断,实验室提供的与之相关的检验项目是否足够;患者和临床医护部门对某检验项目的意见和建议;仪器设备或试剂供应商提供的意见和建议;与检验项目有关的学术进展,是否有更好的替代实验;检验项目给患者、临床医护部门带来的经济负担,以及给科室带来的经济效益;检验项目的应用范围是否合理;检验项目是否出现新的局限性;检验申请单信息完整性评审。

(4) 评审方法

1) 采用会议的形式进行,举行会议前两周,由中心技术负责人通知各检验分部负责人、专业组组长对检验申请情况收集信息,并做好记录。

2) 会议期间,中心管理层、各专业组组长和部分检验人员参加会议,各专业组组长汇报评审情况,与会人员进行讨论,若需增加新项目,则按照新项目审批程序实施。

3) 检验申请是否满足临床诊疗要求主要根据日常工作中临床科室的反馈意见进行评审。

(5) 评审记录

由中心技术负责人或其指定人员进行会议记录和编写评审报告,中心主任审核报告。

13.1.4.4 口头申请检验流程图

见附图13.1.1。

13.1.5 支持文件

[1] 张秀明.医学实验室 ISO 15189 认可迎检思路与申请路径[M].北京:人民卫生出版社,2021.

[2] 中国国家标准化管理委员会.医学实验室 质量和能力的要求 第1部分:通用要求:GB/T 22576.1-2018[S].北京:中国标准出版社,2018.

[3] 中国合格评定国家认可委员会.CNAS-CL02:2023 医学实验室质量和能力认可准则[S].北京:中国合格评定国家认可委员会,2023.

[4] LHJY-PF7.3-01《检验方法的选择与评审程序》.

[5] LHJY-PF7.3-02《检验方法验证和确认管理程序》.

13.1.6 记录表格

[1] PF7.2-TAB-01《口头申请检验记录表》,见附表13.1.1。

[2] PF7.2-TAB-02《检验申请单(应急用)》,见附表13.1.2。

编写：刘丽亚　　　　　审核：蔡钦泉　　　　　批准：张秀明

批准日期：2023 年 9 月 1 日

第 1 节　检验申请管理程序	文件编号：LHJY - PF7.2 - 01
	版本号：E/0
	页码：第 5 页,共 6 页

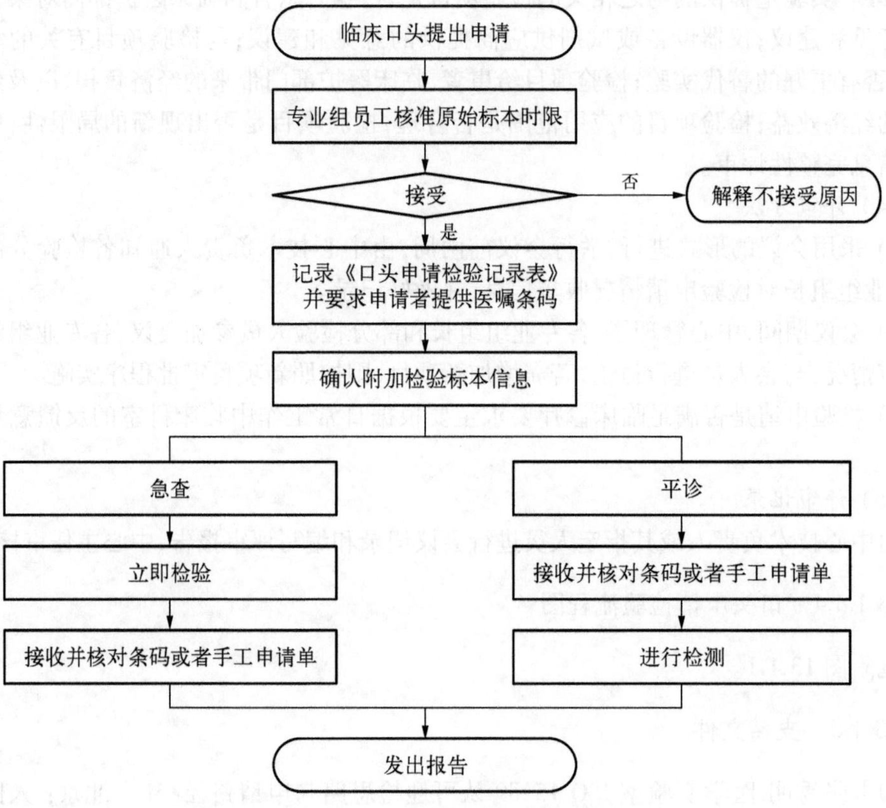

```
          ┌─────────────────────┐
          │   临床口头提出申请    │
          └──────────┬──────────┘
                     ▼
          ┌─────────────────────┐
          │ 专业组员工核准原始标本时限 │
          └──────────┬──────────┘
                     ▼
               ◇─────────◇        否    ┌──────────────┐
              ＜  接受   ＞─────────────►│ 解释不接受原因 │
               ◇─────────◇             └──────────────┘
                   │ 是
                   ▼
          ┌─────────────────────┐
          │  记录《口头申请检验记录表》 │
          │ 并要求申请者提供医嘱条码   │
          └──────────┬──────────┘
                     ▼
          ┌─────────────────────┐
          │  确认附加检验标本信息   │
          └──────────┬──────────┘
                     │
         ┌───────────┴───────────┐
         ▼                       ▼
   ┌──────────┐            ┌──────────┐
   │   急查   │            │   平诊   │
   └────┬─────┘            └────┬─────┘
        ▼                       ▼
   ┌──────────┐       ┌────────────────────┐
   │ 立即检验 │       │ 接收并核对条码或者手工申请单 │
   └────┬─────┘       └────────┬───────────┘
        ▼                       ▼
┌────────────────────┐    ┌──────────┐
│ 接收并核对条码或者手工申请单 │    │ 进行检测 │
└────────┬───────────┘    └────┬─────┘
         └──────────┬──────────┘
                    ▼
          ┌──────────────┐
          │   发出报告    │
          └──────────────┘
```

附图 13.1.1　口头申请检验流程图

附表 13.1.1　口头申请检验记录表

编号：PF7.2 - TAB - 01

日期和时间	患者姓名	性别	年龄	科室	床号	登记号	口头申请项目	用于附加检验的标本号	申请人	受理人

第 1 节 检验申请管理程序	文件编号: LHJY - PF7.2 - 01
	版本号: E/0
	页码: 第 6 页, 共 6 页

附表 13.1.2 检验申请单(应急用)

编号: PF7.2 - TAB - 02

深圳市罗湖区_____院检验申请单(应急用)

住院号:　　　　　　登记号/门诊号:　　　　　　科室:_____ 床号:___

姓名:_____　　性别:_____　年龄:_____　标本类型:_____

诊断:_____

申请项目:

1.

2.

3.

4.

_____

申请医师（签字）:_____　　　　申请时间:_____

第 2 节　原始样品采集管理程序	文件编号: LHJY－PF7.2－02
	版本号: E/0
	页码: 第 1 页, 共 7 页

13.2.1　目的

原始样品是指从体液、组织或其他与人体有关的样品中取出的独立部分,用于对其一个或多个量或特征的检验、研究或分析,从而确定整体性状。原始样品的采集和处理,是保证检验结果准确性和可靠性的前提条件,为了确保原始样品的正确采集,现对原始样品采集活动进行管理,规范采集流程。

13.2.2　范围

本程序规定了原始样品采集管理的方法及要求。

本程序适用于中心各部门受理的各种样品。

注：中心各部门包括医学检验实验室(总部)、4 个检验分部、2 个直属部门。

13.2.3　职责

13.2.3.1　原始样品采集人员(临床医生、护士、患者)

负责样品的正确采集。

13.2.3.2　中心质量主管

负责组织《采集手册》《患者留取样品须知》的编写、发布与培训考核。

13.2.3.3　中心技术负责人

负责组织检验样品要求适宜性定期评审。

13.2.3.4　专业组组长

负责本专业组检验样品要求适宜性定期评审的实施。

13.2.3.5　中心管理层

负责检验样品要求适宜性定期评审及审批。

13.2.4　程序

13.2.4.1　编制《采集手册》

中心编制《采集手册》,并发布原始样品采集人员,主要包括以下内容。

(1) 采集前活动的指导

中心为采集前活动提供足够详细的信息和指导,以确保样品的完整性不受影响。包括:

	文件编号：LHJY-PF7.2-02
第 2 节 原始样品采集管理程序	版本号：E/0
	页码：第 2 页,共 7 页

1) 申请单或电子申请单的填写。

2) 患者准备(如为临床医生、护士和患者提供的指导)。

3) 采集原始样品的类型和量、所用容器及必需添加物的描述、样品采集顺序(相关时)。

4) 特殊采集时机(相关时)。

5) 提供影响样品采集、检验或结果解释,或与其相关的临床信息(如用药史)。

6) 样品标识可明确识别患者和采集部位,以及从同一患者采集的多个样品,包括多块组织或切片。

7) 中心接受或拒收申请的检验所用样品的标准。

(2) 患者知情同意要求

1) 实验室对患者开展的所有操作均需患者知情同意。

注:对于大多数常规实验室操作,如患者自愿接受样品采集如静脉穿刺,即可推断患者已同意。

2) 特殊操作,包括大多数侵入性操作或那些可能增加并发症风险的操作,需有更详细的解释,在某些情况下,需要记录知情同意。

3) 当紧急情况下不能得到知情同意时,只要对患者最有利,实验室可以执行必需的操作。

(3) 采集活动的指导

为确保样品采集和检验前储存的安全、准确和临床适宜性,应提供以下指导。

1) 接受原始样品采集的患者身份的确认。

2) 确认并记录(相关时)患者符合检验前要求,如禁食、用药情况(最后服药时间、停药时间)、在预先规定的时间或时间间隔采集样品等。

3) 原始样品采集说明,包括原始样品容器及必需添加物,以及样品采集顺序(相关时)。

4) 以可明确追溯到被采集患者的方式标记原始样品。

5) 原始样品采集者身份、采集日期及时间(相关时)的记录。

6) 分离或者分装原始样品的要求(必要时)。

7) 采集的样品运送到实验室之前的稳定条件和合适的储存条件。

8) 采样物品使用后的安全处置。

13.2.4.2 《采集手册》的管理

(1) 发布

由中心质量主管上传至集团各医疗机构内网的方式发布,导入的内容视为受控且不能被非授权人修改。当内容有改动时,在集团各医疗机构内网公告相关更新内容。

(2) 培训时机

1)《采集手册》新发布或改版时。

第2节　原始样品采集管理程序

2）集团各医疗机构每年新招聘的护士上岗前。

3）每年定期护士培训。

（3）培训人员

中心质量主管或其指定人员。

（4）培训方式

1）集中授课：要求各临床科室护士长或责任护士参加，其他非当班护士参加。

2）临床科室内部传达：对于因工作原因不能参加集中授课培训的护士，由参加过培训的护士长或责任护士将培训内容进行传达，传达时可参考中心在集团各医疗机构内网上传的培训课件。

（5）培训的记录

填写《培训记录表》（附表12.1.5），记录培训情况。

13.2.4.3　《采集手册》的考核

（1）考核方式

理论考核。

（2）考核的组织

中心质量主管或其指定人员编制考核试卷，集团各医疗机构护理部根据日常工作情况组织定期考核，确保每个临床科室护理人员每年参加1次。

（3）考核不合格的处理

考核成绩未达60分者为考核不合格，不合格者由集团各医疗机构护理部组织再次培训和考核。

（4）考核的记录

集团各医疗机构护理部将考核的答卷送交中心质量主管或其指定人员，由其对答卷进行评分和成绩汇总，保存答卷和成绩汇总，并将电子版的成绩汇总发送护理部告知考核结果。

13.2.4.4　编制《患者留取样品须知》

（1）编写

《患者留取样品须知》由中心质量主管根据《采集手册》中的内容整理，内容应包括患者自我准备的说明和自行留取标本事项的说明。例如，住院患者自行留取大小便标本后，应及时通知当班护士收取，当班护士在接到通知后应及时到病房收取标本，并登记标本采集日期和时间。

（2）提供

由护士告知患者或印制单张纸质版内容发给患者。

	文件编号：LHJY - PF7.2 - 02
第 2 节　原始样品采集管理程序	版本号：E/0
	页码：第 4 页，共 7 页

13.2.4.5　原始样品采集活动的监控与持续改进

由中心质量主管每月初对上月不合格的标本数据进行汇总报告，各部门负责人负责组织未达标原因的分析及相应措施的实施。

1）按《质量指标管理程序》中的要求统计不合格标本拒收率。

2）按以下不合格标本的类型进行分析：标本类型错误率、标本容器错误率、标本量不正确率、抗凝标本凝集率、标本标签不合格率、标本采集时机不正确率、标本运输丢失率、标本运输时间不当、标本运输温度不当、标本溶血率，还包括由于医嘱不当、标本重新采集、检验结果与临床症状不符、标本污染、标本脂血和标本黄疸导致标本不合格的标本。

3）分析数据获取：通过"iLab 管理平台"→"质量指标"→"质量指标统计"→"检验前指标"→"标本不合格率"，选择获取相关数据。

4）针对各类型的不合格标本，对涉及的临床科室进行具体统计其占某类型不合格标本的百分比。

5）以临床科室为单位进行分析，统计某临床科室不合格标本数占总不合格标本数的比例。

6）以上 4）、5）分析数据获取：通过"iLab 管理平台"→"质量指标"→"质量指标统计"→"检验前指标"→"标本不合格率"，选择获取相关数据。

将以上统计结果发送集团各医疗机构护理部，必要时（不合格标本拒收率超标时、某临床科室连续 2 个月不合格标本比例排前三名时）由护理部协助中心与相关临床科室沟通，进行原因分析和采取纠正措施。

13.2.4.6　偏离采样程序的控制

当原始样品采集人员在采样过程中偏离了程序的要求时，应及时通知检验人员。标本接收人员或检验人员发现标本运输不符合要求时，如应用冰块保存运输的标本，或者发现偏离程序的信息时，应及时通知相关运输人员以及原始样品采集人员，必要时应与临床医护人员联系。特殊情况下，可考虑偏离程序对检验结果影响的重要性，当检验可正常进行时可进行检验并在报告中注明。中心应收集那些屡次不正确采集、运输标本的临床科室或相关部门，分析不符合程序原因并向其提出，以期改进工作。

13.2.4.7　检验样品要求适宜性评审

定期评审中心检验项目所需检验样品要求的适宜性，以满足临床诊疗需求。

（1）评审周期

每年至少一次。

（2）评审人员

中心管理层、各专业组组长和部分检验人员。

	文件编号：LHJY－PF7.2－02
第 2 节　原始样品采集管理程序	版本号：E/0
	页码：第 5 页，共 7 页

（3）评审内容

血液、尿液、其他体液、组织和其他类型样品的采集量、采集器械以及保存剂的要求，以确保采集量既不会不足也不会过多，并正确采集以保证被检验。

（4）评审方法

1）采用会议的形式进行，举行会议前两周，由中心技术负责人通知各检验分部负责人和专业组组长负责对各组检验项目样品要求适宜性情况收集信息，填写《样本采集量评审表》（附表 13.2.1）信息，并做好记录。

2）会议期间，中心主任、中心技术负责人、各专业组组长和部分检验人员参加会议，各组负责人汇报评审情况，与会人员进行讨论。

3）样品要求是否适宜主要根据临床科室的反映意见和实验室在检验过程发现的不适用情况进行评审。样品采集量的评审依据为仪器设备方法要求、制造商的建议和常规工作需要（如预留作项目复查的样品量）。

（5）评审记录

由中心技术负责人或其指定人员进行会议记录和编写评审报告，中心主任审核报告。

13.2.4.8　样品采集管理流程图

见附图 13.2.1。

13.2.5　支持文件

[1] 张秀明.医学实验室 ISO 15189 认可迎检思路与申请路径[M].北京：人民卫生出版社，2021.

[2] 中国国家标准化管理委员会.医学实验室 质量和能力的要求 第 1 部分：通用要求：GB/T 22576.1－2018/ISO5189：2012[S].北京：中国标准出版社，2018.

[3] 中国合格评定国家认可委员会.CNAS－CL02：2023 医学实验室质量和能力认可准则[S].北京：中国合格评定国家认可委员会，2023.

[4] LHJY－CJ－E《采集手册》.

[5] LHJY－PF8.8－01《质量指标管理程序》.

[6] LHJY－QM－027《检验前过程》.

13.2.6　记录表格

PF7.2－TAB－03《样本采集量评审表》，见附表 13.2.1。

编写：刘丽亚　　　　　审核：蔡钦泉　　　　　批准：张秀明

批准日期：2023 年 9 月 1 日

	文件编号：LHJY－PF7.2－02
第 2 节　原始样品采集管理程序	版本号：E/0
	页码：第 6 页, 共 7 页

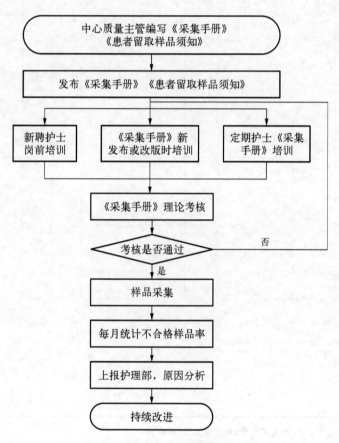

附图 13.2.1　样品采集管理流程图

		文件编号：LHJY - PF7.2 - 02
第 2 节　原始样品采集管理程序		版本号：E/0
		页码：第 7 页,共 7 页

附表 13.2.1　样本采集量评审表

编号：PF5.3 - TAB - 03

序号	检验分析系统	无效腔量(μL)	最大复查量(μL)	最大用量(μL)	损耗量(μL)	当前推荐采血量(mL)	最大理论剩血清余量(mL)	评审结论	抽查日期	样本号	实际平均剩余量(mL)	备注

评审意见：

评审人：

注：样本采集量包括无效腔量、最大复查量、最大用量、损耗量。

	文件编号：LHJY-PF7.2-03
第 3 节　原始样品运送、接收与处理程序	版本号：E/0
	页码：第 1 页,共 9 页

13.3.1　目的

原始样品运送是指样本由采样地点运送到检验地点的过程,分为内部转运(如使用人工或气动传输等内部送样方式)和外部转运(如使用汽车、无人机等外部送样方式)。原始样品接收是指在检验地点收到样品后,对样品采取的核查、签收、拒收等操作的集合。本程序旨在规范原始样品运送、接收与处理环节,以获得准确的检验结果,保证原始样品能真实、客观反映患者当前病情且符合质量要求。

13.3.2　适用范围

本程序规定了中心各部门对原始样品的运送、接收与处理要求。

本程序适用于集团各医疗机构内及第三方实验室用户间原始样品的运送、接收与处理。

注:中心各部门包括医学检验实验室(总部)、4 个检验分部、2 个直属部门。

13.3.3　职责

13.3.3.1　样品运送人员

掌握实验室对特殊和常规样品转运的方法,负责在规定时间内将样品安全运达实验室,并尽可能缩短转运时间。

13.3.3.2　标本前处理组员工

负责样品接收,并将异常样品(不合格样品或让步检验样品)反馈给医护人员和检验人员。

负责统计不合格标本比率、检验前周转时间(TAT)达标率等质量指标,并与临床科室、医护人员和样品运送人员沟通,共同进行原因分析,采取相应措施改进工作质量。

13.3.3.3　中心质量主管

记录和分析检验前相关质量指标变化,监督标本前处理组不符合项的改进。

负责组织和开展针对临床科室、医护人员、样品运送人员和标本前处理组员工的样品运送和接收相关培训。

13.3.4　程序

13.3.4.1　样品运送

(1) 样品运送人员的相关规定

1) 原则上所有集团各医疗机构采集的样品均由各医疗机构选定的运送公司派专人

第 3 节　原始样品运送、接收与处理程序	文件编号：LHJY-PF7.2-03
	版本号：E/0
	页码：第 2 页，共 9 页

负责运送。

2）适当时，患者自行留取的样品（如尿液、粪便、精液等）可由本人送检。

3）送至外院或委托实验室的样品应该由经过培训的人员进行运送和接收。

（2）样品运送人员的培训

1）中心质量主管负责组织每年至少一次面向第三方运送公司员工的培训，其内容应包括接收标准、送检要求、生物安全等内容，考核合格后方可参与样品运送。

2）对于运送部门新招入的样品运送人员，运送单位应通知中心质量主管或其指定人员对其进行培训和考核，合格后方可参与标本运送。

3）每次培训应填写《培训记录表》（附表 12.1.5），记录培训情况。

（3）样品的运送要求

1）明确样品的包装方式，确保样品完整性，确保运送者、公众及接收实验室安全所有标本均用密封的容器采集，包装应防水、防破损、防外泄、耐高温、易于消毒处理。样品运送人员在收集样品时应检查样品容器的完整性，所有样品应盖口朝上竖立放置于样品运输箱内，防止阳光直射，运输箱外标贴生物危害标识，避免在运送过程中剧烈振动样品。高致病性传染病［艾滋病、霍乱、严重急性呼吸综合征（severe acute respiratory syndrome，SARS）等］样品等送罗湖区疾病预防控制中心时，样品放于带螺旋盖的塑料管内旋紧，管上标明受检患者姓名，再用防渗漏的自封胶袋装样品管，置于符合生物安全运输专用箱内，并随样品附有送检单（与标本分开）。由集团各医疗机构防保科专人专车运送。

2）确保从样品采集到实验室接收之间的时间适用于所申请的检验不同检验项目样品的运送时间按《采集手册》中的相关规定执行。

3）保证收集、处理样品所需的特定温度范围，使用指定的保存剂，以保证样品的完整性不同检验项目样品的保存温度、保存剂按《采集手册》中的相关规定执行。当要求有温度限定时，应确保样品在运送途中置于适合的设备内。送检样品到达实验室后，标本前处理人员应进行样品验收，检查样品质量，查看是否与检验申请相符。

4）如果样品的完整性受到损害并存在健康风险，应立即通知负责样品运送的机构并采取措施降低风险，防止再次发生。

5）中心质量主管在每年的内审工作中应涵盖对运送系统各要素的评估内容，包括储存设施、环境条件、运送人、运送工具、生物安全要求等要素的评估。

（4）样品运送流程

1）原则上集团各医疗机构采集的样品均由各医疗机构的物流运输公司派专人负责运送至检验分部，适当时，患者自行留取的样品（如尿液、粪便、精液等）可由本人送检。集团各医疗机构临床医生或护士采集样品后，运送人员到临床科室收取样品时扫描标本条码，完成"标本送检"。运送人员把样品运送至检验分部后登录 LIS 扫描标本条码完成"标本送达"，检验分部员工确认样品状态或信息无误后扫描标本条码完成"标本核收"。

第 3 节 原始样品运送、接收与处理程序	文件编号: LHJY-PF7.2-03
	版本号: E/0
	页码: 第 3 页, 共 9 页

2) 从送往中心的样品应由经过培训的专业运送人员进行运送和接收, 其应具备一定的专业知识和紧急情况处理能力。中心标本前处理组员工将需送往中心的标本在 LIS 中完成"标本送检", LIS 立即生成相应的送检信息, 在 LIS 中录入完毕后将标本打包放置于符合生物安全的标本运送箱内, 并将 LIS 生成的单号填至《医学检验中心标本数量交接登记表》(附表 13.3.2)。物流运输公司运送人与中心标本前处理组员工核对《医学检验中心标本数量交接登记表》中的内容与实际运送的样品, 无误后, 开启标本运送箱的 GPS 定位系统和温度监控系统, 将标本送至中心。其间, 中心标本前处理组员工可登录"智慧物联网监控平台"系统全程监控标本运送箱的 GPS 定位系统和温度监控系统。到达中心后, 标本前处理员工组员工与样品运送人根据《医学检验中心标本数量交接登记表》信息核对交接样品。

3) 中心标本运送时间: 工作日每日车辆运送 19 次(图 13.3.1), 无人机运送 10 次

	1号车			2号车			3号车	
	地点	到达时间		地点	到达时间		地点	到达时间
起点	中医院	08:00		妇幼	08:00		莲塘	10:00
途径	—	—		中医院	10:15
终点	布吉	08:30		布吉	08:20		布吉	10:40
起点	妇幼	10:00		妇幼	09:00		中医院	12:00
途径	—	—		康复分院	12:30
终点	布吉	10:20		布吉	09:20		布吉	12:55
起点	慢病院	11:00		康复分院	10:30		莲塘社康	14:00
途径	田贝	11:30		妇幼	11:00		中医院	14:15
终点	布吉	12:00		布吉	11:20		布吉	14:40
起点	妇幼	13:00		妇幼	12:00		妇幼	15:00
途径	—	—		—	—
终点	布吉	13:20		布吉	12:20		布吉	15:20
起点	妇幼	14:00		田贝	17:00		莲塘社康	16:00
途径	—	—		康复分院	17:20		中医院	16:15
终点	布吉	14:20		布吉	17:40		布吉	16:40
起点	妇幼	16:00					妇幼	17:00
途径	—	—					—	—
终点	布吉	16:20					布吉	17:20
起点	中医院	17:30					妇幼	18:00
途径	莲塘	17:45
终点	布吉	18:00					布吉	18:20

图 13.3.1 医学检验中心工作日车辆运送标本时间

第 3 节　原始样品运送、接收与处理程序	文件编号：LHJY－PF7.2－03
	版本号：E/0
	页码：第 4 页，共 9 页

（图 13.3.2）。节假日每日车辆运输 12 次（详见图 13.3.3），无人机运输 9 次（详见图 13.3.2）。夜班标本（时间段为当日 17:00~次日 8:00）：所有标本送至检验分部，由夜班人员进行接收处理，第二天上午送至中心。

	工作日无人机运送时间		节假日无人机运送时间	
	地点	到达时间	地点	到达时间
起点	罗医	08:00	罗医	08:30
终点	布吉	08:20	布吉	08:50
起点	罗医	09:00	罗医	09:30
终点	布吉	09:20	布吉	09:50
起点	罗医	10:00	罗医	10:30
终点	布吉	10:20	布吉	10:50
起点	罗医	11:00	罗医	11:30
终点	布吉	11:20	布吉	11:50
起点	罗医	12:00	罗医	12:30
终点	布吉	12:20	布吉	12:50
起点	罗医	13:00	罗医	14:00
终点	布吉	13:20	布吉	14:20
起点	罗医	14:00	罗医	15:00
终点	布吉	14:20	布吉	15:20
起点	罗医	15:00	罗医	16:00
终点	布吉	15:20	布吉	16:20
起点	罗医	16:00	罗医	17:00
终点	布吉	16:20	布吉	17:20
起点	罗医	17:00		
终点	布吉	17:20		

图 13.3.2　医学检验中心无人机运送标本时间

			文件编号：LHJY - PF7.2 - 03
第 3 节 原始样品运送、接收与处理程序			版本号：E/0
			页码：第 5 页，共 9 页

	1号车			2号车	
	地点	到达时间		地点	到达时间
起点	中医院	08:30		妇幼	08:00
途径	妇幼	09:00		—	—
终点	布吉	09:20		布吉	08:20
起点	妇幼	10:00		莲塘社康	10:00
途径	—	—		中医院	10:15
终点	布吉	10:20		布吉	10:40
起点	妇幼	11:00		妇幼	12:00
途径	—	—		—	—
终点	布吉	11:40		布吉	12:20
起点	妇幼	13:30		莲塘社康	13:00
途径	—	—		中医院	13:15
终点	布吉	14:10		布吉	13:50
起点	莲塘社康	16:00		妇幼	14:30
途径	中医院	16:15		—	—
途径	妇幼	16:30		—	—
终点	布吉	16:50		布吉	14:50
起点	中医院	17:30		妇幼	17:30
途径	—	—		—	—
终点	布吉	17:50		布吉	17:50

图 13.3.3 医学检验中心节假日车辆运送标本时间

13.3.4.2 样品接收

（1）样品的标识要求

所有标本通过条码或手写检验申请单可以明确追溯到确定某一唯一识别的患者和解剖部位（适用时），具体操作要求见《采集手册》。

（2）样品的接收登记

送达中心的样本，中心前处理人员与运送人员根据《医学检验中心标本数量交接登记表》信息核对交接标本后，由中心前处理人员进入 LIS 标本接收模块，通过扫描送检打包条码完成标本批量核收，LIS 自动记录接收人和接收时间。前处理人员进行各类标本的分拣及样品评估，确保其符合与所申请检验项目对应的接受标准。急诊样品的核收及处理

第 3 节　原始样品运送、接收与处理程序	文件编号：LHJY - PF7.2 - 03
	版本号：E/0
	页码：第 6 页，共 9 页

采用优先原则。对各种原因不能及时计费的样品，各专业组需要进行登记，并跟踪。

（3）不合格样品的处理

不合格样品的识别、登记和统计分析见质量指标文件《质量指标管理程序》。

（4）让步检验样品的签收与处理

如果患者识别或样品识别有问题，运送延迟或容器不适当导致样品不稳定，样品量不足，但样品对临床很重要或样品不可替代，与临床沟通后临床医生要求对其进行检测时，可以按以下程序接收和处理。

1）缺乏正确标识原始样品的处理：原始样品应可追溯到具体的患者，以保证检验报告的唯一性，通过正确且完整地填写检验申请表实现。通常在不明确责任的情况下，中心不应接受或处理缺乏正确标识的原始样品。但当缺乏正确标识原始样品的被分析物不稳定（如脑脊液、活检标本、血气标本等），以及原始样品不可替代（不可再次获得，如患者特殊病理状态下采集的标本）或很关键（指其具有重要的临床价值，如急诊抢救状态下患者的标本），相关专业组检验人员可以选择优先处理样品，再及时与临床申请医师或采集原始样品人员进行联系，让其对标本进行识别，承担确认标本是属于相应患者的责任后，再发送结果，并在报告备注栏简要标明标本确认情况。相关检验人员应在《不合格标本及处理情况登记表》（附表 13.3.1）中记录。留待进一步检验的样品应标识清楚。

2）其他特殊不合格标本的处理：运送延迟或容器不当导致样品不稳定，样品量不足，但当样品对临床很重要或样品不可替代时，临床医生要求对其进行检测的，相关专业组检验人员应对临床医生说明不合格因素对检验结果的影响，并在最终的报告中说明问题的性质。相关沟通情况在《不合格标本及处理情况登记表》中登记。

（5）急诊样品的签收与处理

按照《急诊样品处理程序》中的要求执行。

（6）取自原始样品的部分样品的溯源

取自原始样品的部分样品可通过标记条码号、姓名、登记号等方法确保可追溯至最初的原始样品。

13.3.4.3　原始样品运送流程图

见附图 13.3.1。

13.3.5　支持文件

［1］中华医学会检验医学分会.不合格静脉血标本管理中国专家共识［J］.中华检验医学杂志,2020,43(10)：956 - 963.

［2］国家卫生健康委员会.临床微生物学检验样本的采集和转运：WS/T 640 - 2018［S］.北京：国家卫生健康委员会,2018.

第 3 节　原始样品运送、接收与处理程序	文件编号：LHJY - PF7.2 - 03
	版本号：E/0
	页码：第 7 页，共 9 页

[3] 中国国家标准化管理委员会.医学实验室样品采集、运送、接收和处理的要求：GB/T42060 - 2022[S].北京：中国标准出版社,2022.

[4] LHJY - CJ - E《采集手册》.

[5] LHJY - PF7.2 - 04《急诊样品处理程序》.

13.3.6　记录表格

[1] PF7.2 - TAB - 04《不合格标本及处理情况登记表》,见附表 13.3.1。

[2] PF7.2 - TAB - 05《医学检验中心标本数量交接登记表》,见附表 13.3.2。

编写：李杏婷　　　　审核：张丽军　　　　　批准：张秀明

批准日期：2023 年 9 月 1 日

第3节 原始样品运送、接收与处理程序

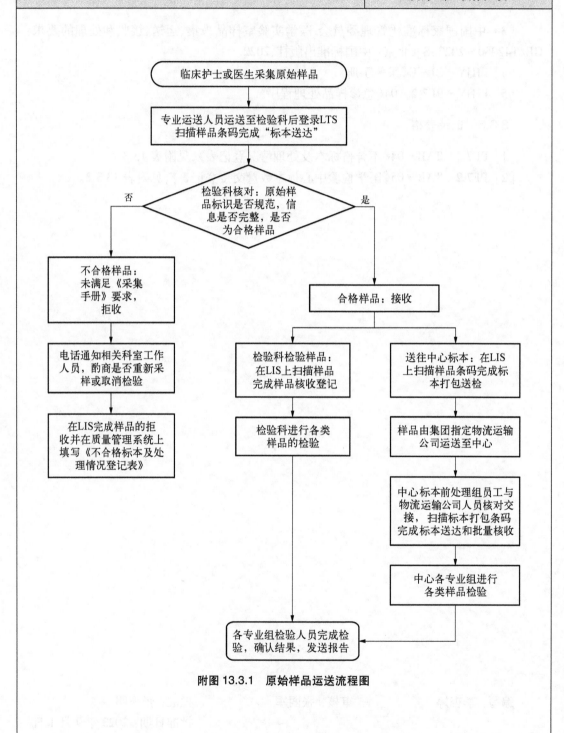

附图 13.3.1 原始样品运送流程图

第 3 节　原始样品运送、接收与处理程序	文件编号：LHJY - PF7.2 - 03
	版本号：E/0
	页码：第 9 页,共 9 页

附表 13.3.1　不合格标本及处理情况登记表

编号：PF5.4 - TAB - 02

专业组		日　期	
标本条码		标本类型	
患者姓名		科　别	
检测项目		通知人	
不合格类型		不合格原因	
处理情况			
被通知者		通知时间	

附表 13.3.2　医学检验中心标本数量交接登记表

编号：PF5.4 - TAB - 03

送检单位	日期	运送时间	送达时间	单号	标本总数	运送箱号	运送箱温度	送检人	运送人	实验室接收人

	文件编号：LHJY－PF7.2－04
第 4 节　急诊样品处理程序	版本号：E/0
	页码：第1页,共5页

13.4.1　目的

急诊检验是指危急重症患者急需进行的检验项目,标本采集对象包括入院急诊和住院期间病情变化的患者。本程序旨在规范急诊样品所涉及的接收、标记、处理、周转时间和报告流程等环节,确保急诊样品检测结果的及时性和准确性。

13.4.2　适用范围

本程序规定了中心各部门对急诊样品处理的要求。

本程序适用于中心所受理的急诊样品。

注：中心各部门包括医学检验实验室(总部)、4 个检验分部、2 个直属部门。

13.4.3　职责

13.4.3.1　标本前处理组员工

负责急诊样本的优先分类处理;定期与医护人员沟通,指导患者如何正确留取标本。

13.4.3.2　检验人员

负责本岗位急诊检验项目的准确检测及报告。

13.4.3.3　中心管理层

协调集团各医疗机构医务部及临床科室,共同制定急诊检验项目的范围和报告周期;协调临床科室及医护人员,建立急诊样品的采集和运输流程。

13.4.4　程序

13.4.4.1　急诊检验项目和报告周期的确定

指定负责人负责组织与医务部及临床科室的沟通,共同制定《服务协议管理程序》中急诊检验项目的范围和报告周期。

（1）急诊检验项目的范围

1）血液常规检验：血常规、C 反应蛋白、疟原虫、凝血四项、D－二聚体定量、硫酸鱼精蛋白副凝试验(protamine sulfate paracoagulation test, 简称 3P 试验)、抗凝血酶Ⅲ、纤维蛋白降解产物。

2）尿液常规检验：尿液分析、尿人绒毛膜促性腺激素(human chorionic gonadotropin, hCG)定性、尿淀粉酶。

3）粪便常规检验：粪便常规、粪便隐血、粪便寄生虫、轮状病毒。

第 4 节　急诊样品处理程序	文件编号：LHJY－PF7.2－04
	版本号：E/0
	页码：第 2 页，共 5 页

　　4）脑脊液及各种穿刺液检验：理学检验、细胞计数及分类、蛋白定性等。

　　5）生化检验：感染标志物八项（乙型肝炎病毒表面抗原、乙型肝炎病毒表面抗体、乙型肝炎病毒 e 抗原、乙型肝炎病毒 e 抗体、乙型肝炎病毒核心抗体、HIV 抗体、丙型肝炎病毒抗体、梅毒螺旋体特异性抗体）、登革热 NS1 抗原。

　　6）免疫学检验：感染标志物八项（乙型肝炎表面抗原、乙型肝炎表面抗体、乙型肝炎 e 抗原、乙型肝炎 e 抗体、乙型肝炎核心抗原、人类免疫缺陷病毒抗体、丙型肝炎抗体、梅毒螺旋体特异性抗体）、登革热 NS1 抗原。

　　7）胃液、呕吐物等的隐血试验。

　　（2）急诊检验项目报告周期

　　部分急诊检验项目报告周期见附表 13.4.1。

13.4.4.2　急诊样品的标记说明

　　急诊样品的条码上会显示"急"字样，对于手写检验申请单，在申请表上标记有"st"或"急"等字样。特急样品开启绿色通道，对应样品会在样品盖上贴有"绿色通道"的绿色标签。

13.4.4.3　急诊样品的接收与转送

　　1）送达实验室的急诊样品通过 LIS 接收时，系统中该标本信息列表中以红色字体显示，样品接收人员应留意，同时根据急诊样品条码或手写申请单上的特殊标记识别急诊样品，将接收后的急诊样品与非急诊样品分开放置。

　　2）接收人员在接收到急诊样品后，应通知相关检验人员前来取样品或亲自将样品送达相关检验岗位。

13.4.4.4　急诊样品的快速处理

　　1）相关专业组应制定不同检测仪器设备的急诊样品处理流程，确保急诊样品能优先检测。

　　2）相关检验人员必须按急诊样品处理流程进行样品的检测。

13.4.4.5　急诊样品结果的报告

　　1）结果的报告、发布按《检验结果报告程序》《临床危急值报告程序》中相关要求执行。

　　2）在 LIS 中，急诊样品信息会用红色字体标注，可与其他非急诊样品明显区分，检验人员审核结果时应优先审核该部分样品的结果。

　　3）急诊样品检验报告应在规定时间内发出，所有急诊检验在承诺的时间内发出检验报告的及时率应大于等于 95%。

	文件编号：LHJY－PF7.2－04
第4节　急诊样品处理程序	版本号：E/0
	页码：第3页,共5页

13.4.4.6　急诊样品处理流程图

见附图 13.4.1。

13.4.5　支持文件

[1] 尚红,王毓三,申子瑜.全国临床检验操作规程[M].北京：人民卫生出版社,2014.

[2] LHJY－PF6.7－01《服务协议管理程序》.

[3] LHJY－PF7.4－01《检验结果报告程序》.

[4] LHJY－PF7.4－02《临床危急值报告程序》.

编写：李杏婷　　　　　审核：张丽军　　　　　批准：张秀明

批准日期：2023 年 9 月 1 日

第 4 节　急诊样品处理程序	文件编号：LHJY - PF7.2 - 04
	版本号：E/0
	页码：第 4 页，共 5 页

附表 13.4.1　部分急诊检验项目报告周期表

检 验 项 目	正常情况下结果报告时间
血常规、C 反应蛋白、粪便常规、粪便隐血、粪便寄生虫、胃液隐血、尿液分析、尿 hCG 定性、血气分析	24 小时送检，收到样品 30 分钟发出报告
疟原虫检查	24 小时送检，收到样品 30~60 分钟发出报告
脑脊液常规、胸（腹）水常规、脑脊液生化、胸（腹）水生化、凝血四项、D-二聚体定量、3P 试验、抗凝血酶Ⅲ、纤维蛋白降解产物、急诊七项、离子三项、心肌酶六项、肾功能组合一、肝功能组合一、血或尿淀粉酶、血糖、血胆碱酯酶、心梗三项、NT - proBNP、降钙素原、β 绒毛膜促性腺激素、急诊感染八项、登革热 NS1 抗原	24 小时送检，收到样品 120 分钟发出报告

	文件编号：LHJY - PF7.2 - 04
第 4 节　急诊样品处理程序	版本号：E/0
	页码：第 5 页，共 5 页

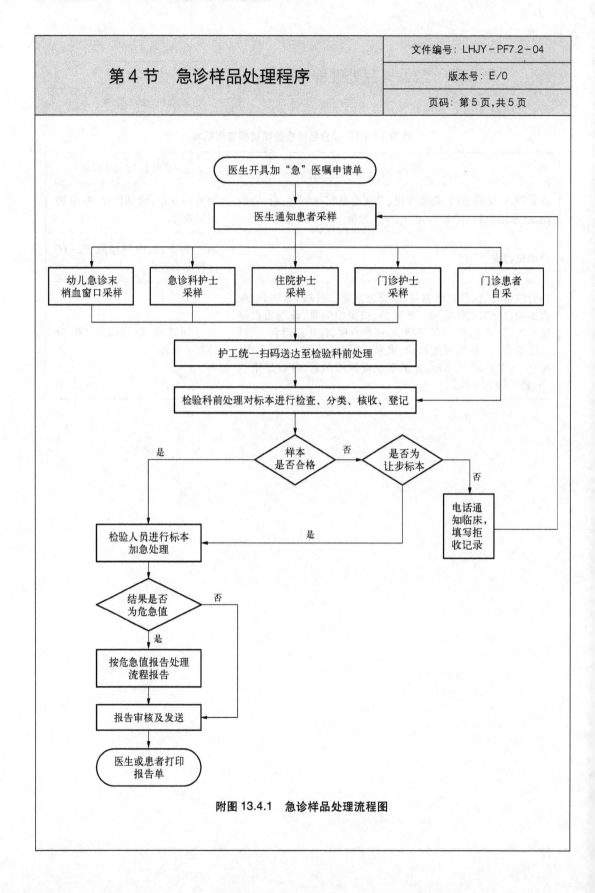

附图 13.4.1　急诊样品处理流程图

	文件编号：LHJY-PF7.2-05
第 5 节　检验前处理、准备和储存管理程序	版本号：E/0
	页码：第 1 页，共 5 页

13.5.1　目的

本程序规定了实验室从接收样品到开始检验之前样品的处理、准备和储存过程。避免样品在检验前活动中，以及处理、准备、储存期间发生变质、遗失或损坏，保证样品符合检验项目的要求。

13.5.2　范围

本程序规定了检验前处理、准备和储存流程及要求。

本程序适用于中心各部门对检验前样品的处理、准备和储存管理。

注：中心各部门包括医学检验实验室（总部）、4 个检验分部、2 个直属部门。

13.5.3　职责

13.5.3.1　运送人员

负责在规定时间内将样品安全运达实验室，并尽可能缩短转运时间。

13.5.3.2　标本前处理组员工

负责样品接收，并根据检验项目要求对样品进行检验前的处理和存储。

负责统计分析检验前周转时间相关质量指标，并与临床科室、医护人员和样品运送人员沟通，共同进行原因分析，采取相应措施改进工作质量。

13.5.4　程序

13.5.4.1　样品检验前处理、准备和储存

（1）样品的交接

送达中心的样品，中心标本前处理组员工与运送人员根据《医学检验中心标本数量交接登记表》信息核对交接样品后，由中心标本前处理组员工进入 LIS"标本接收模块"，通过扫描送检打包条码完成样品批量核收，LIS 自动记录接收人和接收时间。

（2）样品的分类

标本前处理组员工将收集的样品在 LIS 中核收后，按照专业组进行分类，主要分为中心检验样品及受委托实验室样品两大类，细分为 7 个类别，分别是：临床生化组、临床免疫组、临床微生物组、临床分子诊断组、细胞遗传组、临床质谱组及受委托检验样品，并在分类的过程中留意样品是否合格。

（3）各组样品的转运及交接

1）标本前处理组员工应及时将当日标本分流至各专业组，急诊标本必须及时移交给

第 5 节　检验前处理、准备和储存管理程序	文件编号：LHJY－PF7.2－05
	版本号：E/0
	页码：第 2 页，共 5 页

相关检验人员。同一层楼的生化样品直接由标本前处理组员工放置到临床生化组"待检样本"区域；临检血常规样本由标本前处理组员工放置到样品运输机器人中，机器人按照指定路线送检至临检组，由临检人员收取确认。五楼待检样品由标本前处理组员工按照组别分拣好后装入密封箱并放置于样本传输电梯传送到五楼，标本前处理组员工致电给相关专业组人员去收取。专业组员工在收到标本后，应将其放置在"待检标本"区，防止与"检测中标本"区和"检测后标本"区的标本混淆，并安排及时进行检测。

2）对外送至受委托实验室检验的样品，标本前处理组员工按照《采集手册》的要求进行离心预处理，由标本前处理组员工按照受委托实验室的分类选择进入 LIS 标本接收模块，通过扫描送检标本条码，LIS 自动记录接收人和接收时间。接收后按要求存放，由受委托实验室员工定期签收。签收时根据《样品委托管理程序》中的要求进行登记。

（4）样品的储存

实验室收到非当天检验的样品后，标本前处理组员工应做适当的处理，如样品的登记、编号、离心等，当日检验样品由专业组人员进行登记编号及处理。登记和编号可通过 LIS 完成或手工操作，需要用血清或血浆检验的样品还需要离心处理，离心过程要注意离心速度、时间和温度，严格按 SOP 文件及"项目手册"要求操作，确保样本完整性。离心后的样品不能及时检验时要妥善储存。某些样品还需要做适当的预处理才能保存。

1）对于因系统故障而不能及时检验的样品，应根据不同检验项目对样品保存的要求进行保存并做好标记，注意储存条件（常温、冷藏、冷冻、超低温或液氮储存），有专用储存设施和区域，并有明确标识，以防样品变质、遗失或误用。各专业组根据《检验后样品处理程序》的要求进行样品的储存。

2）非当日所需检验的样品，标本前处理组员工按照各专业组的样品保存要求进行储存。若所需冷藏的样品放入中心标本前处理组的检验前样本储存冰箱。非所需冷藏的样品按照项目组别放置于中心 4 楼前处理组指定"待检样本"区域。判断样品是否需要冷藏可参见表 13.5.2。

表 13.5.2　样品暂存条件

样 品 类 型	检验目的	暂存温度	暂存时间（不超过）
血清	电解质、蛋白	4~8℃	12 小时
血清	酶类	4~8℃	6 小时
血浆	凝血	不能暂存	
尿液	常规	4~8℃	12 小时

	文件编号: LHJY-PF7.2-05
第5节 检验前处理、准备和储存管理程序	版本号: E/0
	页码: 第3页,共5页

续 表

样品类型	检验目的	暂存温度	暂存时间(不超过)
尿液	生化	4~8℃	6小时
脑脊液	生化	4~8℃	6小时
脑脊液	微生物	常温	6小时
脑脊液	病毒	4~8℃	12小时
痰液、血液、浆膜腔积液	微生物	常温	6小时

(5) 附加检验样品的处理

对于样品采集送出后或者检验后需要附加检验的样本,应由临床医生提出申请,临床医生电话联系中心相关专业组检验人员,由其根据检验项目在当前保存条件下的稳定性来确定已接收标本是否适宜附加检验,若可以进行附加检验,则要求临床填写附加电子申请单,打出条码送达中心,同时应在检验后的检验报告中加"附加检验"的备注,以提示临床医护人员。若已不适合附加检验,则应通知临床医生,并要求护士重新采样。

(6) 检验前周转时间监控

检验前周转时间(TAT)是指从样品采集到实验室接收样品的时间(以分钟为单位)。检验前TAT达标的样品指的是该样品所含检验项目实际检验前TAT≤允许TAT。中心各组在"iLab管理平台""质量指标"模块中配置检验项目检验前允许TAT,"质量指标"模块当天自动从LIS中提取检测标本的采样时间、核收时间、报告发送时间、科室、院区、患者类型等信息,用于计算TAT相关质量指标。以标本条码为主线,每个条码只有一个采集时间和接收时间,本实验室每月统计检验前TAT中位数、第90位百分数和达标率三个指标。检验前TAT中位数是指将统计分析目标内所有样品的检验前TAT由长到短排序后取其中位数。检验前TAT第90位百分数是指将统计分析目标内所有样品的检验前TAT由长到短排序后取其第90百分位数。将一组样品的总数作为分母,将检验前TAT达标的样品个数作为分子,分子与分母的比值以百分比形式显示即为该组样品的检验前TAT达标率。实验室通过质量指标系统实现检验前TAT的自动化监控,并提供按月份、患者类型、是否为加急标本等维度的可视化统计结果。

13.5.4.2 中心检验前处理流程图

见附图13.5.1。

第 5 节　检验前处理、准备和储存管理程序	文件编号：LHJY－PF7.2－05
	版本号：E/0
	页码：第 4 页，共 5 页

13.5.5　支持文件

[1] 国家卫生健康委员会.临床实验室质量指标：WS/T 496－2017[S].北京：国家卫生健康委员会,2017.

[2] 中国国家标准化管理委员会.医学实验室样品采集、运送、接收和处理的要求：GB/T42060－2022[S].北京：中国标准出版社,2022.

[3] LHJY－CJ－E《采集手册》.

编写：李杏婷　　　　　审核：张丽军　　　　　批准：张秀明

批准日期：2023 年 9 月 1 日

第 5 节　检验前处理、准备和储存管理程序	文件编号：LHJY-PF7.2-05
	版本号：E/0
	页码：第 5 页,共 5 页

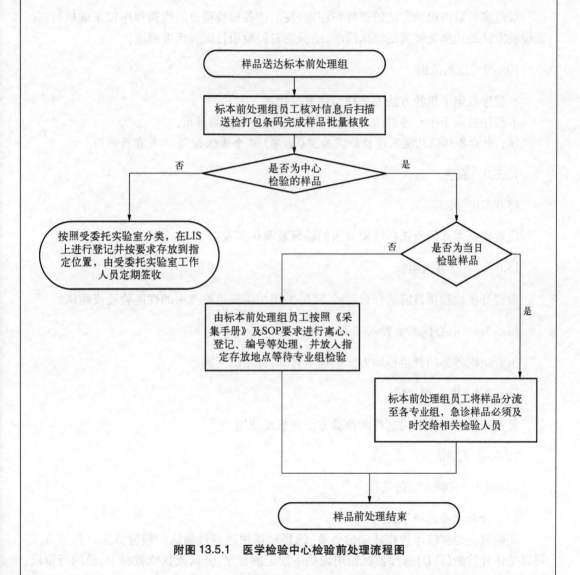

附图 13.5.1　医学检验中心检验前处理流程图

	文件编号：LHJY - PF7.3 - 01
第 6 节　检验方法的选择与评审程序	版本号：E/0
	页码：第 1 页,共 10 页

13.6.1　目的

规范实验室内检验方法的选择和评审过程,使各检验项目的检验程序被正确执行,保证检验方法的选择能够满足临床需求,确保患者检验项目的临床准确度。

13.6.2　适用范围

本程序规定了检验方法的选择与评审过程。

本程序适用于中心各部门对所使用检验方法的选择与评审。

注:中心各部门包括医学检验实验室(总部)、4 个检验分部、2 个直属部门。

13.6.3　职责

13.6.3.1　员工

负责实施本部门所选择检验方法的验证或确认实验。

13.6.3.2　专业组组长

负责开展检验项目前选择合适的方法,并组织实施检验方法的性能验证或确认。

13.6.3.3　中心技术负责人

负责组织各部门制定检验方法的评审计划,并组织实施。

13.6.3.4　中心管理层

负责审核中心各部门选择的检验方法并批准使用。

13.6.4　程序

13.6.4.1　检验方法的选择

(1) 检验方法选择原则

实验室应根据临床诊疗活动的需要,选择预期用途经过确认的检验方法。首选方法可以是体外诊断(IVD)医疗器械使用说明中规定的程序,公认或权威教科书、经同行审议过的文章或杂志发表的,国际和国内公认标准或指南中的,或国家、地区法规中的方法。所选择的方法应能满足实验室管理体系的要求。每一检验程序的性能特征,应与该检验的预期用途及对患者医疗的影响相关。检验项目预期用途包括该项目是筛查试验、确认试验,或是用于诊断和治疗等。

	文件编号：LHJY – PF7.3 – 01
第 6 节 检验方法的选择与评审程序	版本号：E/0
	页码：第 2 页，共 10 页

（2）检验方法的性能特征

专业组应根据所开展的每一项检验项目的预期用途,确定该项目所用检验程序的性能特征,如测量正确度、测量精密度（含测量重复性和测量中间精密度）、测量不确定度、分析特异性（含干扰物）、分析灵敏度、检出限和定量限、测量区间、诊断特异性和诊断灵敏度等。

（3）检验程序文件化

实验室使用的检验方法均应制定相应操作程序,相关的说明、标准、手册和参考数据等文件均应保持最新有效版本并现行受控。相关文件上传至"iLab 管理平台""文件管理"模块中,方便人员查看使用。

13.6.4.2 检验方法的验证

（1）性能验证的指标

体外诊断（IVD）医疗器械使用说明中规定的未经修改且经过确认的检验程序,由实验室独立验证其分析性能。从制造商或方法开发者获得相关信息,帮助确定检验程序的性能特征。对于定量检验性能验证的指标主要包括精密度、正确度、分析测量范围（analytic measurement range,AMR）、临床可报告范围（clinical reportable range,CRR）,必要时还包括检出限（定性方法）和分析特异性验证（含干扰物）等。对于定性检验主要包括检出限、准确度（符合率）、cutoff 值等。

（2）验证程序的实施

检验程序性能特征的验证需要进行相关实验以得出客观的数据。专业组组长组织编写制定本组检验程序的性能验证程序,并组织员工实施性能验证实验,记录并保留实验原始数据,实验结果应满足实验室质量要求。如果发布机构修订了方法,实验室应重新进行验证。

（3）验证报告的编写

进行验证实验的检验人员负责编写性能验证报告,可将实验数据录入"iLab 管理平台""性能评价"模块中,自动生成验证报告。由各专业组组长审核验证数据并签字,中心技术负责人负责最终审核验证结果,确认检验程序是否满足预期用途。新方法验证合格后由中心管理层批准使用。

13.6.4.3 检验方法的确认

（1）性能确认的对象

应对以下来源的检验程序进行确认。

1）实验室设计或开发的方法。

2）超出预定范围使用的方法（如超出制造商的使用说明,或原确认的测量范围;第三方试剂应用于预期外的仪器,且无确认数据可用）。

3）修改过的确认方法。

第 6 节　检验方法的选择与评审程序	文件编号：LHJY - PF7.3 - 01
	版本号：E/0
	页码：第 3 页,共 10 页

（2）确认程序的实施

各专业组制定检验方法的确认程序,须满足现行的准则、行业指南、规范或标准的要求,确认实验按制定的确认程序进行。性能确认所采用的技术文件或方案通常更加具体和复杂,如精密度实验常采用 EP5 - A、正确度实验常采用 EP9 - A、分析干扰常采用 EP7 - A、检出限实验常采用 EP17 - A 等。也可采用国家标准化管理委员会或专业学会推荐的性能确认方案。检验程序性能特征的确认需要进行相关实验以得出客观的数据,各检验分部及专业组应制定本组检验程序性能的确认程序,记录并保留实验原始数据,实验结果应满足实验室质量要求。

（3）确认报告的编写

进行确认实验的人员负责编写性能确认报告,由各专业组组长审核签字,中心技术负责人负责审核确认结果,保证检验程序满足预期用途。经确认后的检验程序由中心管理层批准使用。

（4）变更已确认的检验程序

当确认过的检验程序发生变更时,应将改变所引起的影响文件化,适当时应重新进行确认。当导致检验结果或其解释可能明显不同时,在对程序进行确认后,应评审改变对临床所产生的影响,并决定是否使用修改后的方法。如决定使用,则需向实验室服务的用户解释改变所产生的影响。

13.6.5　检验方法评审程序

13.6.5.1　评审的策划和准备

（1）检验程序评审的频次

常规每年进行一次,或在新项目的检验程序启用前、某检验项目的检验程序发生重大变化时,各专业组组长可随时申请相关项目检验程序的评审。

（2）检验程序评审组的成立

由中心技术负责人任评审组组长,组织建立评审小组,明确其职责。评审组成员由各专业组组长组成,负责检验程序相关评审内容资料和数据的收集。

（3）检验程序评审计划的制订

评审组组长本人或指定成员制订具体的《检验程序评审实施计划》(附表 13.6.1),交中心主任审批后分发各评审组成员。计划的内容应包括：评审的目的、范围、内容、评审组成员分工、评审日程安排等内容。

13.6.5.2　评审内容

除检验项目的检验程序方面情况外,还包括与检验项目检验程序相关的检验前过程、

第 6 节　检验方法的选择与评审程序	文件编号：LHJY‐PF7.3‐01
	版本号：E/0
	页码：第 4 页，共 10 页

检验后过程方面的情况，具体包括：

1）上次检验程序评审执行情况。

2）关于检验程序的一般情况，如患者和临床医生对某检验项目的意见和建议、仪器设备或试剂供应商提供的意见和建议、与检验项目有关的学术进展、是否有更好的替代实验、检验项目给患者及临床科室带来的经济负担，以及带来的经济效益、检验项目的应用范围是否合理、检验项目是否出现新的局限性、检验周期是否合理、样品保存中存在的问题、样品处理中存在的问题、检验项目所需试剂是否合适、是否需要变更、设备与试剂的校准情况、检验结果的溯源情况、检验结果计算方法是否正确、检验结果的生物参考区间是否合适、检验程序的性能参数是否符合要求、检验方法的干扰因素、执行检验项目的安全性等。

3）检验程序准确度的评审：利用室间质评数据和室内质控结果计算每个项目的总误差，与设定的分析质量目标允许总误差进行比较，判断检验程序的准确度是否满足临床需要。根据公式计算总误差 $TE\% = 1.96 \times RSD\% + |Bias\%|$。其中 $RSD\%$ 为该项目室内质控数据相对标准偏差即变异系数，要求至少取 6 个月的质控数据，如有多个浓度质控品，则取各浓度质控变异系数的平均值；$Bias\%$ 为该项目偏倚，可由室间质评回报结果算得平均偏倚，要求至少使用 10 个数据计算。

13.6.5.3　评审的实施

检验程序评审以会议的形式进行。评审组成员根据《检验程序评审实施计划》的分工要求，根据不同检验程序实际情况需要评审的内容，收集真实可靠的资料和数据，并填写《检验程序一般情况评审表》（附表 13.6.2）及《检验程序准确度评审表》（附表 13.6.3）。评审组组长负责收集各实验室准备的评审资料，在会议召开前一周送交与会人员，并通知会议的时间、地点、议程。会议由评审组组长主持，参加人员包括中心质量主管、中心技术负责人、中心主任、各专业组组长和部分检验人员。参加会议的人员根据会议议程，依据已填写的评审表和相关的资料和数据，对检验程序进行评审，并针对问题输出纠正措施或持续改进措施。评审组组长指定人员将会议内容及相关附件上传至"iLab 管理平台"的会议记录表中。各检验分部负责人及专业组组长在"iLab 管理平台"中启动纠正措施或持续改进措施流程。

13.6.5.4　检验程序评审报告管理

评审组组长根据会议记录，在评审会议结束后两周内组织编写完成《检验程序评审报告》（附表 13.6.4）。报告内容包括：评审日期、目的、范围、内容、评审组成员分工、评审会议地点、评审会议时间、评审会议主持人及参加人员、评审发现、商定的评审后续活动计划、评审结论、评审报告分发部门等内容。交中心主任审批，由文档管理员分发至各专业组。

第 6 节　检验方法的选择与评审程序	文件编号：LHJY-PF7.3-01
	版本号：E/0
	页码：第 5 页，共 10 页

13.6.5.5　检验程序评审后续措施管理

检验程序评审会议中针对问题形成纠正、预防和改进措施，由各有关专业组负责实施，相关质量监督员、质量主管和技术负责人负责按《不符合及纠正措施管理程序》《持续改进管理程序》中相关要求进行检查和验证，直到符合要求。

评审获得的检验程序的总误差小于实验室设定的目标，方法的准确度满足要求。如果评审获得的检验程序的总误差大于允许总误差，应分析原因，采取纠正措施或改进措施，必要时向集团各医疗机构管理部门申请更换检测系统。

13.6.5.6　检验方法评审工作流程图

见附图 13.6.1。

13.6.6　支持文件

[1] 中国合格评定国家认可委员会.医学实验室质量和能力认可准则的应用要求：CNAS-CL02-A001:2023[S].北京：中国合格评定国家认可委员会,2023.

[2] LHJY-PF8.6-01《持续改进管理程序》.

[3] LHJY-PF8.7-01《不符合及纠正措施管理程序》.

13.6.7　记录表格

[1] PF7.3-TAB-001《检验程序评审实施计划》,见附表 13.6.1。

[2] PF7.3-TAB-002《检验程序一般情况评审表》,见附表 13.6.2。

[3] PF7.3-TAB-003《检验程序准确度评审表》,见附表 13.6.3。

[4] PF7.3-TAB-004《检验程序评审报告》,见附表 13.6.4。

编写：覃俊龙　　　　　审核：张丽军　　　　　批准：张秀明

批准日期：2023 年 9 月 1 日

第 6 节　检验方法的选择与评审程序	文件编号：LHJY－PF7.3－01
	版本号：E/0
	页码：第 6 页，共 10 页

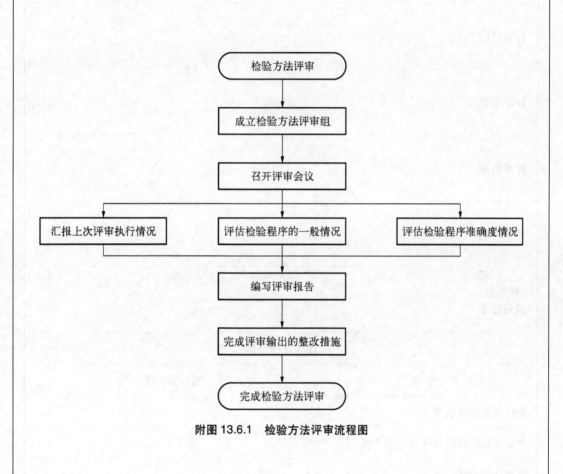

附图 13.6.1　检验方法评审流程图

第 6 节　检验方法的选择与评审程序	文件编号：LHJY - PF7.3 - 01
	版本号：E/0
	页码：第 7 页,共 10 页

附表 13.6.1　检验程序评审实施计划

编号：PF7.3 - TAB - 001

评审日期	___年___月___日 ~ ___年___月___日			
评审目的				
评审依据				
评审范围				
评审内容				
评审组 成员分工				
评审日程安排				
工 作 内 容	时 间 安 排			
资料和数据的收集				
评审材料的收集与送交与会人员				
评审会议召开				
检验程序评审报告的编写与分发				
制表人：	日期：	批准人：	日期：	

	文件编号：LHJY-PF7.3-01
第 6 节 检验方法的选择与评审程序	版本号：E/0
	页码：第 8 页，共 10 页

附表 13.6.2 检验程序一般情况评审表

编号：PF7.3-TAB-002

序号	评 审 内 容	当前是否适用	不 符 合 情 况
1	检验项目是否满足患者和临床需求	□是 □否	
2	检验项目的仪器或试剂供应商是否满足中心要求	□是 □否	
3	检验项目的先进性是否满足要求	□是 □否	
4	检验项目给患者、临床科室带来的经济负担，以及给中心带来的经济效益是否满足要求	□是 □否	
5	检验项目的应用范围是否合理	□是 □否	
6	项目检验周期是否合理	□是 □否	
7	原始样品《采集手册》是否满足临床需求	□是 □否	
8	《检验申请单》的书写格式是否满足要求	□是 □否	
9	检验项目选择样品类型是否适用于检验	□是 □否	
10	检验项目所需样品的采集方式是否合适	□是 □否	
11	样品运送及接收过程是否满足要求	□是 □否	
12	样品保存是否满足要求	□是 □否	
13	检验项目所需试剂是否合适	□是 □否	
14	检验项目的设备校准情况是否满足要求	□是 □否	
15	检验结果计算方法是否正确	□是 □否	
16	检验结果的生物参考区间是否合适	□是 □否	

| 文件编号：LHJY－PF7.3－01 |
| 第 6 节　检验方法的选择与评审程序 | 版本号：E/0 |
| | 页码：第 9 页，共 10 页 |

续表

序号	评审内容	当前是否适用	不符合情况
17	检验程序中选用检验方法的性能参数是否符合要求	□是　□否	
18	执行检验项目的安全性是否满足要求	□是　□否	
19	检验结果报告单的格式是否合适	□是　□否	
20	检验报告发送的途径是否合适	□是　□否	
21	危急检验结果报告途径是否畅通、方式是否合理	□是　□否	
22	检验后样品的处理是否安全	□是　□否	

附表 13.6.3　检验程序准确度评审表

编号：PF7.3－TAB－003

序号	项目名称	室内质控变异系数	室间质评回报结果计算偏倚	项目总误差	实验室允许总误差	是否满足要求

第 6 节　检验方法的选择与评审程序	文件编号：LHJY-PF7.3-01
	版本号：E/0
	页码：第 10 页，共 10 页

附表 13.6.4　检验程序评审报告

编号：PF7.3-TAB-004

评审日期：
评审目的：
评审范围：
评审内容：
评审组成员分工：
评审会议地点：
评审会议时间：
评审会议主持人及参加人员：
评审发现：
商定的评审后续活动计划：
评审结论：
评审报告分发部门：

编写人：	编写日期：	审批人：	审批日期：

第 7 节　检验方法验证和确认管理程序	文件编号：LHJY-PF7.3-02
	版本号：E/0
	页码：第 1 页，共 12 页

13.7.1　目的

规范检验方法的验证和确认过程,保障检验结果的可靠性,确保实验室选用的检验方法能满足临床诊疗要求和符合预期的用途。

13.7.2　范围

本程序规定了检验方法验证和确认的过程。

本程序适用于中心各部门进行检验方法验证和确认过程的管理。

注：中心各部门包括医学检验实验室(总部)、4 个检验分部、2 个直属部门。

13.7.3　职责

13.7.3.1　各专业组检验人员

负责检验方法验证或确认实验的操作。

13.7.3.2　检验分部负责人、专业组组长

负责组织编写本专业相关检验方法的验证或确认操作程序,组织实施检验方法的验证或确认实验。

13.7.3.3　中心技术负责人

负责审核检验方法验证或确认报告。

13.7.4　程序

13.7.4.1　检验方法验证

(1) 验证的时机

1) 检验程序常规应用前需进行性能验证。

2) 任何严重影响检验程序分析性能的情况发生后,应在检验程序重新启用前对受影响的性能进行验证。严重影响检验性能的情况如仪器主要部件故障、仪器搬迁、设施(如纯水系统)和环境的严重失控等。

3) 检验方法常规使用期间,各专业组可基于检验程序的稳定性,利用日常工作产生的检验和质控数据,每年定期对检验程序的分析性能进行评审,应能满足检验结果预期用途的要求。现用检验程序的任一要素(仪器设备、试剂、校准品等)发生变更,如试剂升级、仪器设备更新、校准品溯源性改变等,应重新进行验证。

第 7 节　检验方法验证和确认管理程序	文件编号：LHJY‐PF7.3‐02
	版本号：E/0
	页码：第 2 页,共 12 页

（2）验证的参数

定量检验程序的分析性能参数一般包括：测量正确度、测量精密度（含测量重复性和测量中间精密度）、测量不确定度、分析特异性（含干扰物）、分析灵敏度、检出限和定量限、线性区间（可报告区间）等。定性检验程序的分析性能参数一般包括：符合率、精密度（重复性）、检出限、临界值、抗干扰能力、血清与血浆结果一致性等。分子诊断检验程序的性能参数主要包括 PCR 定性和定量检测、桑格（Sanger）测序、二代测序（next-generation sequencing,NGS）和原位杂交等。PCR 定量检测选择验证的性能指标宜包括测量正确度、测量精密度（含测量重复性和测量中间精密度）、测量不确定度、分析特异性（含抗干扰能力）、分析灵敏度、检出限和定量限、线性区间（可报告区间）等。PCR 定性检测选择验证的性能指标宜包括方法符合率、检出限、抗干扰能力、交叉反应等。

定量检验程序的分析性能验证内容至少应包括正确度、精密度和可报告范围;定性检验程序的分析性能验证内容至少应包括符合率,适用时,还应包括检出限、灵敏度、特异性等。

（3）验证结果的判断标准

验证过程证实的检验方法的性能指标,应与检验结果的预期用途相关。方法的性能应满足临床诊疗及实验室质量目标要求。制定质量目标时可考虑相关制造商或研发者声明的标准、国家标准、行业标准、地方标准、团体标准、公开发表的临床应用指南和专家共识等。

（4）验证实验方案

1）精密度性能验证方案：根据 CNAS‐GL037《临床化学定量检验程序性能验证指南》文件制定精密度验证方案,同时验证重复性和中间精密度。每天分析一批,每批重复测定 3~5 次,每批检测 2 个浓度水平样本,连续测定 5 天。如果当天质控失控或操作困难导致该批被拒绝,应剔除该批数据,在找到并纠正原因后重新进行一批实验。实验期间应按照厂商要求常规对检测系统进行室内质控。分别记录不同浓度的实验数据,计算每一浓度水平的批内标准差（S_r）、批间方差（S_b^2）、实验室内标准差（S_l）。将估计的批内标准差与厂家声明的标准差进行比较,验证厂家所声明的批内精密度。如果厂家声明的批内精密度用变异系数（CV）表示,则将标准差转换成变异系数进行比较。可将实验数据填写至"iLab 管理平台""性能评价"模块的"精密度评价实验"中,生成性能评价报告并归档保存。

2）正确度性能验证方案：

a）参照 EP15‐A2 文件进行两种方法间标本结果的比较,对新检测系统正确度性能进行评价。收集 20 份患者样本,其浓度应分布整个线性范围,不要使用超出线性范围的样本。在 3~4 天内,用实验方法和比较方法分别检测这 20 份样本,每天测定 5~7 个。每种分析方法都应在 4 小时内完成,如果是贮存的样本应在复融后 1~2 小时内测定完毕。每种方法都应有质控程序保障。任何一批因为质控或操作困难而被拒绝,应在问题纠正后重测该批样本。计算两种方法间的平均偏倚与厂商声明进行比较。将实验数据填写至

第 7 节　检验方法验证和确认管理程序	文件编号：LHJY - PF7.3 - 02
	版本号：E/0
	页码：第 3 页，共 12 页

"iLab 管理平台""性能评价"模块的"正确度评价实验"中，生成性能评价报告并归档保存。

　　b）参照 CNAS - GL037《临床化学定量检验程序性能验证指南》中正确度验证的方法6.1.1。按如下优先顺序选用具有互换性的标准物质或基质与待测样本相类似的标准物质：有证参考物质（CRM），包括国家标准物质（GBW）、国际标准物质［如世界卫生组织（World Health Organization，WHO）、国际临床化学和实验室医学联盟（International Federation of Clinical Chemistry and Laboratory Medicine，IFCC）］、CNAS 认可的标准物质/标准样品生产者（RMP）提供的有证参考物质、与我国签署互认协议的其他国家计量机构提供的有证参考物质［如美国国家标准与技术研究院（National Institute of Standards and Technology，NIST）、日本临床化学学会（Japanese Society of Clinical Chemistry，JSCC）］等；参考物质（RM），如厂商提供的工作标准品；正确度控制品；正确度验证室间质评样本，如CNAS 认可的能力验证提供者（proficiency testing providers，PTP）提供的正确度验证样本。每个浓度水平的标准物质样本至少每天重复测定 2 次，连续测定 5 天，记录检测结果，计算全部检测结果的均值及偏倚。偏倚小于项目允许总误差的 1/2 则验证通过，否则不通过。实验数据填写至"iLab 管理平台""性能评价"模块的"正确度评价实验"中，生成性能评价报告并归档保存。

　　c）可通过参加能力验证、比对试验等途径，证明其测量结果与同类实验室结果的一致性，从而验证其正确度。可与 CNAS 认可的 PTP（或可提供靶值溯源性证明材料的PTP）提供的 PT 项目结果进行比对。使用不少于 5 份的 PT 样本，保证仪器状态正常，质控结果良好的情况下，每个 PT 样本应重复测定至少 3 次，计算每个浓度样本测量均值，按照公式：相对偏倚＝（结果均值－参考值）/参考值进行计算。相对偏倚小于实验室规定的允许误差则验证通过。正确度允许误差一般为允许总误差的 1/2。

　　3）分析测量范围性能验证方案：参照 CLSI EP 6 - A 文件进行检测系统分析测量范围性能评价。在实验要求收集高值和低值的患者样本血清，按 1 L、0.8 L+0.2 H、0.6 L+0.4 H、0.4 L+0.6 H、0.2 L+0.8 H、1 H 等不同稀释浓度形成系列浓度血清，对系列血清在检测系统上检测，每个样本按随机方式重复测定 2 次。借助 Excel、SPSS 软件对实验数据进行二元一次、二元二次、二元三次的回归统计。一次多项式模式为直线，二次多项式模式为抛物反应曲线，有曲线上升或下降二种。三次多项式模式为"S"形反应曲线，在测量范围的两端呈非线性。判断分析方法是否为线性的最佳模式，当检测到数据组呈非线性时，需通过计算回归标准误，确定最适的二次多项式或三次多项式模型。实验数据填写至"iLab 管理平台""性能评价"模块的"可报告范围评价实验"中，生成性能评价报告并归档保存。

　　其他性能验证方法可参考 CNAS - GL037《临床化学定量检验程序性能验证指南》文件。

　　4）定性检验程序符合率验证：

　　a）根据文件 CNAS - GL038《临床免疫学定性检验程序性能验证指南》中诊断符合率

	文件编号：LHJY-PF7.3-02
第7节 检验方法验证和确认管理程序	版本号：E/0
	页码：第4页，共12页

验证的方法,当诊断和被检测物的结果明确时,选取阴性样本 20 份(包含至少 10 份其他标志物阳性的样本)、阳性样本 20 份(包含至少 10 份浓度在 cutoff 值和 2~4 倍 cutoff 值之间的弱阳性样本,1 份极高值阳性样本),检测样本。计算得出的诊断灵敏度、诊断特异性和诊断符合率不低于厂商检验方法声明,则通过验证。

b)根据文件 CNAS-GL038《临床免疫学定性检验程序性能验证指南》中方法符合率验证的方法,通过与参比系统比对验证其符合率。参比系统(在用检测方法)需经验证性能符合设定标准,日常室内质控、室间质评/能力验证合格。选取阴性样本 10 份(包含至少 5 份其他标志物阳性的样本)、阳性样本 10 份(包含至少 5 份浓度在 cutoff 值和 2~4 倍 cutoff 值之间的弱阳性样本,1 份极高值阳性),共 20 份样本,随机每 4 份分成一组。采用参比方法和候选方法均每天按照患者样本检测程序进行平行检测一组样本。计算阳性符合率、阴性符合率及总符合率,与厂商声明标准进行比较。

其他性能验证方法可参考 CNAS-GL038《临床免疫学定性检验程序性能验证指南》文件。

5)微生物检验程序验证:

a)显微镜检查验证方案:留取标本,优先使用已知结果的留样标本,不可获取时可采用模拟标本。每项检查至少选择 5 份标本进行验证,各染色项目对标本选择的要求如下:革兰氏染色应覆盖革兰氏阳性菌、革兰氏阴性菌、未查见细菌等结果的标本;抗酸染色、弱抗酸染色、墨汁染色应覆盖各种染色阳性、阴性结果的标本;真菌钙荧光白染色应覆盖真菌孢子、真菌丝、假菌丝、未查见真菌等结果的标本;乳酸酚棉蓝染色应覆盖丝状真菌(如曲霉菌属)的标本;六胺银染色:宜覆盖肺孢子菌的标本。由本岗位检验人员进行涂片、染色、镜检及结果报告,由专人进行结果统计,评价检测结果与留样(模拟)样品之间的符合率。痰涂片质量评估需低倍镜下观察最少 20~40 个视野。姜尼法抗酸染色若阴性需观察油镜下 300 个视野,报告 1+时至少观察 300 个视野,报告 2+至少观察 100 个视野,3+、4+时至少观察 50 个视野。荧光法抗酸染色若阴性需观察 50 个视野,报告 2+至少观察 50 个视野,3+及以上的阳性结果至少观察 20 个视野。结果数量报告及形态学描述要求具体见 WS/T 807—2022《临床微生物培养、鉴定和药敏检测系统的性能验证》文件。半定量染色的结果偏差 ≤±1 判断为结果一致。革兰氏染色、抗酸染色项目符合率应为 100%;其他少见染色项目符合率≥80% 即合格。

b)培养基的性能验证方案:根据培养基种类选择合适的验证菌株,复苏、传代以获得新鲜的纯菌落。挑取纯菌落,按实验室操作程序规定的方法进行接种和培养,在相应的培养条件、培养时间内进行结果观察和记录。标准/质控菌株在相应培养基上生长,若符合性能特点,验证通过,可用于临床标本检测。如果直接接种法时,验证未通过,则改用标准化菌悬液进行再验证,以满足性能特点的要求。未进行性能验证或性能验证未通过的培养基不能用于临床检测。

第 7 节　检验方法验证和确认管理程序	文件编号：LHJY - PF7.3 - 02
	版本号：E/0
	页码：第 5 页，共 12 页

c）全自动血培养系统的性能验证方案　验证菌株选用标准菌株、质控菌株或经过明确鉴定的临床菌株。验证每类血培养瓶的菌株数均应至少 5 株。需氧瓶和儿童瓶均应覆盖专性需氧菌、兼性厌氧菌、苛养菌和酵母菌 4 个种类；厌氧瓶应覆盖专性厌氧菌和兼性厌氧菌 2 个种类；真菌瓶应覆盖酵母菌和兼性厌氧菌，分枝杆菌瓶应覆盖分枝杆菌属细菌。将菌株分别接种至对应的培养基，传代、分纯后并进行系列稀释：首先制成浊度为 0.5 麦氏单位的菌悬液（细菌浓度为 108 CFU/mL，酵母菌浓度为 106 CFU/mL），经适当比例稀释后，获得菌悬液浓度为 102 CFU/mL，接种适量菌液于血培养瓶中，最终血培养瓶中的菌量为 5~30 CFU/瓶。所有操作应在符合生物安全的条件下进行。取上述经过稀释、浓度为 102 CFU/mL 的适量菌液分别接种到合适的平板上，均匀涂布在培养基表面，接种后的平板置于合适的条件下培养，如将嗜血杆菌接种并涂布到巧克力琼脂培养基上，在 CO_2 孵箱中培养 24~48 小时后进行菌落计数。计数得到的菌落数即是实际接种至血培养瓶中的菌量。将定量接种菌液的血培养瓶，置于全自动血培养系统内培养。当阳性瓶报警后，转种合适培养基。培养后的纯菌落形态应与接种至血培养瓶前的形态一致，且经鉴定确认菌种的一致性。记录不同菌株实际接种至血培养瓶中的菌量（CFU/瓶）和仪器检测到菌株生长时所需的时间。当全自动血培养系统能够在厂家规定的时间内，80%（5 株菌中至少 4 株菌）以上可准确检出即通过验证。如果验证的 5 株菌中有 ≥2 株不能在规定时间内检测出来，则视为验证不通过，需要寻找原因，重新进行性能验证。

其他性能验证方法可参考 WS/T 807—2022《临床微生物培养、鉴定和药敏检测系统的性能验证》文件。

6）分子诊断检验程序性能验证：

a）方法符合率验证方案：通过与参比方法进行比较。参比方法包括但不限于：金标准方法、行业公认方法、经验证性能符合要求满足临床预期用途的方法（如通过 ISO 15189 认可实验室使用的相同检测方法）。选取阴性样本至少 5 例、阳性样本（宜包含弱阳性/低扩增的样本），一般不少于 10 例样本。按照患者样本检测程序，采用参比方法和候选方法平行检测。将所有检测结果填入四格表，计算符合率。判断标准参考厂商或研发者在试剂盒或检测系统说明书中声明的性能指标。

b）检出限验证方案：所用检验程序在厂家试剂使用说明书等有声明检出限时，检测项目在有标准物质时，或以定量形式表达定性结果时，应进行检出限的验证。选用定值标准物质（如国际参考品、国家参考品、厂家参考品），对于报告具体基因型的方法，其选用的标准物质需包括所有的突变类型。对于检测对象同时含有不同比例的不同基因型时，应设置多个梯度，主要从扩增反应终体系总核酸浓度和突变序列所占比例两个方面进行评价。使用定值标准物质的样本梯度稀释至厂家声明的检出限浓度，可重复测定 5 次或在不同批内对该浓度样本进行 20 次重复测定（如测定 5 天，每天测定 4 份样本）。稀释液

<table>
<tr><td rowspan="3">第 7 节 检验方法验证和确认管理程序</td><td>文件编号：LHJY-PF7.3-02</td></tr>
<tr><td>版本号：E/0</td></tr>
<tr><td>页码：第 6 页，共 12 页</td></tr>
</table>

可根据情况选用厂家提供的稀释液或阴性血清，该阴性血清除被验证的目标物必须阴性外，所含干扰物质浓度必须在厂家声明的范围之内。5 次重复检测必须 100% 检出靶核酸；如果是 20 次重复检测，必须检出至少 18 次靶核酸。

其他性能验证方法可参考 CNAS-GL039《分子诊断检验程序性能验证指南》文件。

（5）验证试验的实施

1）中心各部门应编写本专业相关的验证实验操作程序，用于指导检验人员进行相关实验，编写工作由各专业组组长负责组织。

2）进行验证试验时，应按编写好的操作程序的要求进行。

3）应记录验证结果和相关的从事操作活动的人员身份，宜通过填写相应表格和保存原始数据的方式进行记录。可将实验数据填写至"iLab 管理平台""性能评价"模块中，生成性能评价报告并归档保存。

4）进行验证试验的人员负责编写性能验证报告，由各专业组组长审核签字，技术负责人负责审核验证结果，确认检验程序是否满足预期用途。新方法验证后由中心主任批准使用。

5）如验证结果不能满足预期用途或实验室质量要求，则需重新对该检验方法进行评估，分析问题原因，重新进行验证试验或替换检验方法，直至满足实验室或临床要求。

（6）数据的收集及统计计算

将实验数据录入"iLab 管理平台""性能评价"模块，保存数据后生成性能验证报告并存档。

（7）检验方法性能评价报告

见附表 13.7.1。

（8）检验方法验证流程图

见附图 13.7.1。

13.7.4.2　检验方法确认

（1）需进行确认的检验方法

应对以下来源的检验程序进行确认：实验室设计或开发的方法、超出预定范围使用的方法（如超出制造商的使用说明，或原确认的测量范围；第三方试剂应用于预期外的仪器，且无确认数据可用）、修改过的确认方法。

（2）制定检验方法确认程序

中心各部门实验室性能特征的选择与确认程序的制定，须满足现行的准则、行业指南、规范或标准的要求，确认按制定的确认程序进行。临床血液学检验、临床体液学检验专业应制定血细胞分析、尿液有形成分分析的显微镜复检程序，在检验结果出现异常计数、警示标志、异常图形等情况时对结果进行确认，结果假阴性率应≤5%。

第 7 节　检验方法验证和确认管理程序	文件编号: LHJY - PF7.3 - 02
	版本号: E/0
	页码: 第 7 页,共 12 页

　　(3) 性能确认实验方案

　　1) 精密度确认实验方案:选取至少 2 个浓度水平分析物,先进行重复性实验,批内重复 20 次,求均值、标准差和 CV。重复性符合要求后,进行室内精密度实验,对稳定的实验样品每天进行 2 批实验,批间相隔的时间不少于 2 小时,每批样品做双份测定,共做 20 天实验。20 天共有 80 个结果,40 对。每对结果间的差是每批的批内差。在 20 天共有 40 批,这些差值客观地反映了较长时间内的批内不精密度;对每批的双份结果以均值表示,一天做 2 批,2 批均值间的差表示这一天的批间差,减去其中批内差的成分,即为批间不精密度。求每天均值,20 天共有 20 个每天均值,这些均值间的差表示天间差,扣除内含的批间差因素即为天间不精密度。由实验数据统计的批内不精密度和天间不精密度小于允许误差范围的 1/4 和 1/3 作为检测系统不精密度性能的可接受标准。

　　2) 正确度确认实验方案:参照 EP9 - A2 文件进行方法学比对。最好选择公认的参考方法作为比较方法,比较方法应具有比实验方法更好的精密度,不受已知干扰物质的干扰,使用与实验方法相同的单位,结果具有溯源性。另外,比较方法的分析测量范围应与实验方法大致相同。使用两种方法每天测定 8 个样本,每个样本重复测定 2 次,共测定 5 天。样本在 2 小时内测定完毕,以确保分析物的稳定。以回归式 $Y = bX + a$ 表示 $2n$ 对数据的直线趋势,b 和 a 分别表示两种方法间的比例误差和恒定误差。根据临床使用要求,可在各个临床决定水平浓度 Xc 处,了解 Y 方法引入后相对于 X 方法的系统误差(SE)。通过公式 $SE = | Yc - Xc | = | (b - 1)Xc + a |$ 计算系统误差 SE,两种方法的系统误差小于标准规定的 1/2 允许总误差即为可接受。

　　3) 分析测量范围实验方案要求样本数 7~11 例,覆盖预期的线性范围,其余计算统计方法同性能验证方案。

　　4) 分析灵敏度、检出限、分析干扰、携带污染等指标的确认参考相关行业标准或指南文件。如(CLSI)EP17《临床实验室测量程序的检测能力评估》、(CLSI)EP07《临床化学中的干扰试验》、(CLSI)EP05《定量测量程序的精密度评估》、(CLSI)EP06《定量测量程序线性评估》等。

　　(4) 确认试验的实施

　　1) 各专业组应编写本专业需要确认的检验程序的确认试验的操作程序,用于指导检验人员进行相关试验,编写工作由各专业组组长负责组织。

　　2) 进行确认试验时,应按编写好的操作程序的要求进行。

　　3) 应记录确认结果和相关的从事操作活动的人员身份,宜通过填写相应表格和保存原始数据的方式进行记录。

　　4) 进行确认试验的人员负责编写性能确认报告,确认报告由专业组组长签字,技术负责人负责审核确认结果,确认检验程序是否满足预期用途。确认后的程序由中心主任批准使用。

	文件编号: LHJY - PF7.3 - 02
第 7 节　检验方法验证和确认管理程序	版本号: E/0
	页码: 第 8 页,共 12 页

　　当对确认过的检验程序进行变更时,应将改变所引起的影响文件化,适当时,应重新进行确认。而导致检验结果或其解释可能明显不同时,在对程序进行确认后,应向实验室服务的用户解释改变所产生的影响。

　　(5)检验方法确认流程图

　　见附图 13.7.2。

　　(6)数据的收集及统计计算

　　将实验数据录入"iLab 管理平台""性能评价"模块,保存数据后生成性能验证报告并存档。

　　(7)检验方法性能评价报告

　　见附表 13.7.1。

13.7.5　支持文件

　　[1]国家卫生健康委员会.临床微生物培养、鉴定和药敏检测系统的性能验证:WS/T 807 - 2022[S].北京:国家卫生健康委员会,2022.

　　[2]中国合格评定国家认可委员会.分子诊断检验程序性能验证指南:CNAS - GL039:2019[S].北京:中国合格评定国家认可委员会,2019.

　　[3]中国合格评定国家认可委员会.临床化学定量检验程序性能验证指南:CNAS - GL037:2019[S].北京:中国合格评定国家认可委员会,2019.

　　[4]中国合格评定国家认可委员会.临床免疫学定性检验程序性能验证指南:CNAS - GL038:2020[S].北京:中国合格评定国家认可委员会,2020.

　　[5]中国合格评定国家认可委员会.医学实验室质量和能力认可准则的应用要求:CNAS - CL02 - A001:2023[S].北京:中国合格评定国家认可委员会,2023.

13.7.6　记录表格

　　PF7.3 - TAB - 05《检验方法性能评价报告》,见附表 13.7.1。

　　编写:覃俊龙　　　　　审核:张丽军　　　　　批准:张秀明

　　　　　　　　　　　　　　　　　　　　　　　批准日期:2023 年 9 月 1 日

第 7 节　检验方法验证和确认管理程序	文件编号: LHJY - PF7.3 - 02
	版本号: E/0
	页码: 第 9 页, 共 12 页

附表 13.7.1　检验方法性能评价报告

编号: PF7.3 - TAB - 05

精密度评价实验报告

专 业 组		项目名称	
实验仪器		仪器设备编号	
样本浓度		结果小数位	
实验开始日期		实验结束日期	
实验操作者		评价创建者	
结果单位		备　注	

实验试剂

	试剂名称	批　号	厂　家	有效期
质控品				
试　剂				
校准品				

精密度计量

批内精密度结果		实验室精密度结果	
每天重复测定次数		平均百分偏倚	
批内标准差		批间标准差	
实验室标准差			
批内变异系数(%)		实验室变异系数(%)	
声明批内精密度		声明实验室精密度	
批内标准差验证值		实验室标准差验证值	

第 7 节 检验方法验证和确认管理程序	文件编号: LHJY-PF7.3-02
	版本号: E/0
	页码: 第 10 页,共 12 页

实验数据

实验数据	第 1 批	第 2 批	第 3 批	第 4 批	第 5 批
重复 1					
重复 2					
重复 3					

实验评价结论

审核人: 日期:

第 7 节　检验方法验证和确认管理程序	文件编号：LHJY - PF7.3 - 02
	版本号：E/0
	页码：第 11 页，共 12 页

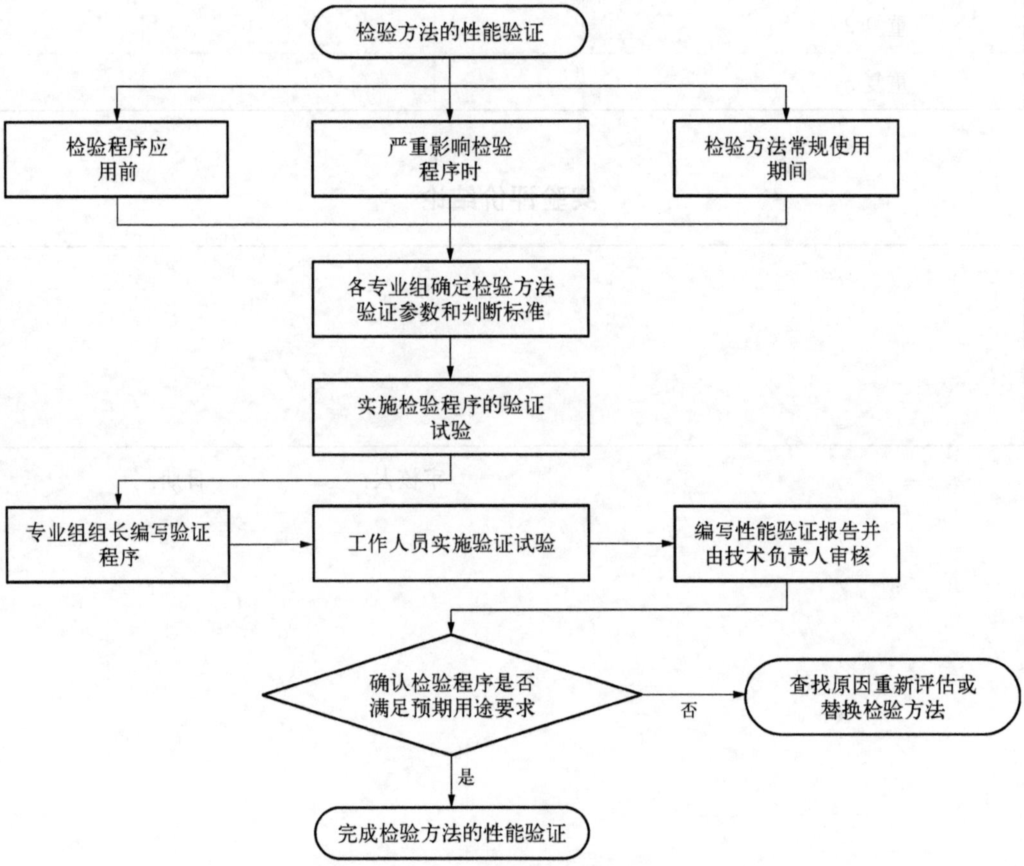

附图 13.7.1　检验方法验证流程图

第 7 节 检验方法验证和确认管理程序	文件编号：LHJY－PF7.3－02
	版本号：E／0
	页码：第 12 页，共 12 页

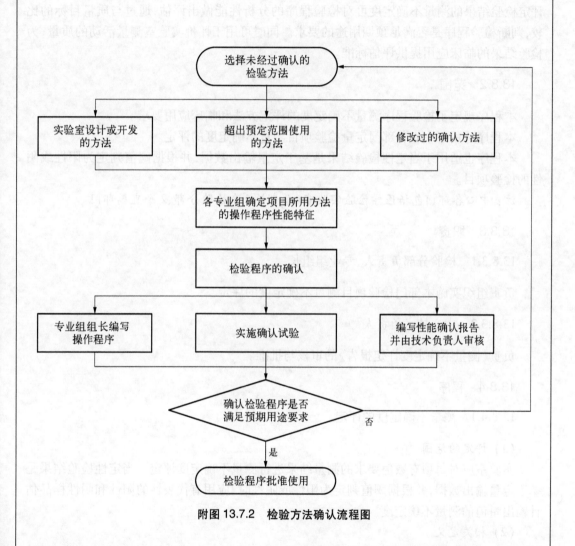

附图 13.7.2 检验方法确认流程图

第 8 节　测量不确定度评定程序	文件编号：LHJY‑PF7.3‑03
	版本号：E/0
	页码：第 1 页，共 11 页

13.8.1　目的

测量不确定度是检验方法的重要分析性能，也是解释检验结果临床应用的重要依据。评定检验结果的测量不确定度可对检验程序的分析性能做出评估，通过与质量目标的比较，判断检验程序是否满足预期用途的要求。同时可用于评价实验室测量活动的质量，为检验结果的临床应用提供评估标准。

13.8.2　范围

本程序规定了检验程序测量不确定度的评定方法和临床应用要求。

本程序适用于中心各部门定量检验项目测量不确定度的评定。

本程序也适用于当定性检验结果是基于定量输出数据，并根据阈值判定为阳性或阴性的检验项目。

注：中心各部门包括医学检验实验室（总部）、4 个检验分部、2 个直属部门。

13.8.3　职责

13.8.3.1　检验分部负责人、专业组组长

负责组织实施本部门检验项目测量不确定度的评定。

13.8.3.2　中心技术负责人

负责《测量不确定度评定报告》的审核与批准。

13.8.4　程序

13.8.4.1　测量不确定度的评定

（1）评定的范围

实验室应对每项有数值要求的测量结果进行测量不确定度评定。当定性检验结果是基于定量输出数据，并根据阈值判定为阳性或阴性时，应用有代表性的阳性和阴性样品估计输出量值的测量不确定度。

（2）相关定义

1）测量不确定度：指与测量结果相关的参数，表征可合理地赋予被测量值的分散性。对于实验室可以理解为"一个样本使用特定的检测系统或检验程序所得到测量结果的不确定性或不准确性的程度"。

2）标准测量不确定度：又称测量的标准不确定度，简称标准不确定度，是指以标准偏差表示的测量不确定度。

第 8 节　测量不确定度评定程序

3）相对标准不确定度：是指标准不确定度除以测得值的绝对值。

4）测量不确定度的 A 类评定：简称 A 类评定，是指对在规定测量条件下测得的量值用统计分析的方法进行的测量不确定度分量的评定。定义中的"规定测量条件"是指重复性测量条件、期间精密度测量条件或复现性测量条件。当管理机构通过或批准器具时，可同时用 A 类和 B 类评定方法处理时，只要实际可用，一般选用 A 类评定。

5）测量不确定度的 B 类评定：简称 B 类评定，是指用不同于测量不确定度 A 类评定的方法对测量不确定度分量进行的评定。用基于经验或其他信息（如既往测量数据、对技术资料及仪器设备的了解和经验、相关技术说明书或证书提供的数据等）判断被测量值的概率分布。

6）合成标准测量不确定度：简称合成标准不确定度，是指在一个测量模型中，由各输入量的标准测量不确定度获得的输出量的标准测量不确定度。在数学模型中输入量相关的情况下，当计算合成标准不确定度时应考虑协方差。

7）扩展测量不确定度/扩展不确定度：简称扩展不确定度，即合成标准不确定度与一个大于 1 的数字因子的乘积。扩展不确定度又称为"总不确定度"。本定义中的"因子"是指包含因子，该因子取决于测量模型中输出量的概率分布类型及所选取的包含概率。

8）包含因子：为获得扩展不确定度，而对合成标准不确定度所乘的大于 1 的数。包含因子一般以 k 表示，推荐 k 为 2，用来确定 95% 的置信水平的扩展不确定度。

9）包含区间：是指基于有用信息，给出了概率的一组被测量真值所包含的区间。

10）包含概率：是指规定的包含区间内包含被测量的一组真值的概率。

（3）测量不确定度评定的方法

测量不确定度评定方法有多种，包括自下而上（bottom-up）方法、自上而下（top-down）方法和蒙特卡罗方法（Monte Carlo method，简称 MCM）。"自上而下"的方法适用于常规实验室对常规方法测量不确定度的评定。其特点是通过利用方法确认、实验室内质控、实验室间质评等输出数据进行不确定度评定。只需评定重要的不确定度来源，不需要了解并评定每个单一因素的测量不确定度。

中心主要采用"自上而下"的方法评定测量不确定度。通过从实验室外、实验室常规工作和能力验证等途径中获得不确定度评定相关的数据，分别计算由校准或实验室间比对和重复性因素引入的测量不确定度，通过乘以包含因子得到扩展不确定度。其中校准对测量的影响属系统效应，与测量结果正确度高度相关，通常用偏移（bias）定量表示；重复性因素对测量的影响属随机效应，与测量结果精密度密切相关，以实验室内测量复现性 $[s(R_w)]$ 定量表示。

（4）测量不确定度的来源

一个完整的测量过程应包括测量前、测量和测量后 3 个阶段，理论上这 3 个阶段均存

第8节 测量不确定度评定程序

在测量不确定度,但目前测量前和测量后阶段不确定评估尚存在困难。"自上而下"的测量不确定度评定方法主要评定测量阶段的不确定度。测量阶段不确定度大致来源于以下因素:校准、测量重复性、试剂、仪器以及环境因素等,虽然有些因素不直接作用于被测量,但控制不理想也可能对测量量值产生影响,这类因素也应识别。其中校准和测量重复性因素是实验室测量阶段最重要的不确定度来源。

(5) 测量不确定度评定的数据来源

1) 从实验室外取得数据,如国际/国家计量机构参考物质证书上的数据、厂家或实验室提供的测量程序开发时的确认数据。

2) 使用权威的具有互换性的国际、国内有证标准物质(CRM)对测量项目是否存在偏移进行评定的数据。

3) 室内质控数据用于评定由随机效应引入的测量不确定度分量。使用6个月或更长时间的实验室内测量复现性来评定重复性因素的影响。

4) 使用至少6次能力验证或室间质评取得的数据。

(6) 评定步骤

1) 利用室内质控数据评定实验室测量复现性引入的测量不确定度:至少选取正常(低、中值浓度)和病理(高值浓度)两个水平质控物的6个月室内质控数据,去除1~3秒失控数据后计算出均值($\bar{x}$)、标准差$[s(R_w)]$和变异系数$[RSD(R_w)]$,此时的标准差在数值上与实验室内测量复现性引入的测量不确定度$[u(R_w)]$相等,变异系数与实验室内测量复现性引入相对测量不确定度$u_{crel}(R_w)$相等,计算公式如下:

$$u(R_w) = s(R_w) = \sqrt{\frac{\sum_{i=1}^{n}(x_i - \bar{x})^2}{n-1}} \ , \ u_{crel}(R_w) = RSD(R_w) = \frac{s(R_w)}{|\bar{x}|} \times 100\%$$

如果在统计的产生室内质控数据的时间段内,某测量程序采用多个批号的室内质控品进行检测,在评定时先分为亚组作统计处理,然后再合并计算,可以减小过高和过低评定测量不确定度的风险。例如,某台血细胞分析仪血红细胞计数测量程序在6个月时间内使用了两个批号(标记为1和2)的室内质控品,那么合并计算不确定结果如下:

$u(R_w) = \sqrt{u_1^2(R_w) + u_2^2(R_w)}$,其中$[u_1^2(R_w)]$为第1个批号的标准偏差的平方,其他如此类推。

$u_{crel}(R_w) = \sqrt{u_{1crel}^2(R_w) + u_{2crel}^2(R_w)}$,其中$[u_{1crel}^2(R_w)]$为第1个批号的变异系数的平方,其他如此类推。

同一测量程序可以对不同浓度的检测结果进行不确定度的评定。

2) 利用国家卫生健康委临检中心组织的室间质评数据评定与偏移相关的测量不确定

第 8 节 测量不确定度评定程序	文件编号: LHJY - PF7.3 - 03
	版本号: E/0
	页码: 第 4 页, 共 11 页

度: 偏倚不确定度包括评估偏倚时重复 n 次测量引起的不确定度(称为"实验室和方法偏倚", RMS_{bias})和评估偏倚所使用的参考物质或参考方法本身的不确定度(u_{cref})。通过室间质评组织者给出的靶值 C_{cons}、本实验室测量值 X_i 和由全部室间质评同组测量数据导出的测量复现性(同组标准差)S_R,可计算得到偏移相关的测量不确定度。计算步骤如下:

a) 根据本实验室实测值和室间质评靶值,按下式计算每次室间质评的偏倚值(b_i)和相对偏倚值($\%b_i$):

$$b_i = X_i - C_{cons}, \%b_i = (b_i/C_{cons}) \times 100$$

式中, b_i 为每次室间质评的偏倚值; $\%b_i$ 为每次室间质评的相对偏倚值; X_i 为本实验室每次室间质评的测量值; C_{cons} 为室间质评的靶值。

RMS_{bias} 是各次偏倚平方均值的平方根,常用其相对值 $\%RMS_{bias}$ 表示,计算公式为:

$$\%RMS_{bias} = \sqrt{\frac{\sum_{i=1}^{n} \%b_i^2}{n}}$$

式中, $\%RMS_{bias}$ 为实验室和方法偏倚的相对值; n 为参加室间质评次数。

b) 根据室间质评回报数据,计算室间质评靶值的相对不确定度。登录国家卫生健康委临检中心官网进行室间质评上报,在"室间质评相关数据分析"模块中查询同组标准差及同组参加实验室数量,按下式计算每次室间质评靶值的相对不确定度:

$$\%RSD_R = 100 \times S_R/C_{cons}, \%U_{cons} = \frac{\%RSD_R}{\sqrt{m}}$$

式中, $\%RSD_R$ 为每次室间质评相对复现性; S_R 为每次室间质评同组标准差; C_{cons} 为室间质评的靶值; $\%U_{cons}$ 为每次室间质评靶值的相对不确定度; m 为每次同组参加室间质评的实验室数量。

按下式计算多次靶值均值的相对标准不确定度:

$$\%u_{crel} = \frac{\sum \%U_{cons}}{n}$$

式中, $\%u_{crel}$ 为多次靶值均值的相对标准不确定度; $\%U_{cons}$ 为每次室间质评靶值的相对不确定度; n 为室间质评次数。

c) 计算与偏移相关的合成相对测量不确定度,按下式进行合成计算:

$$u_{crel}(bias) = \sqrt{\%RMS_{bias}^2 + \%u_{cref}^2}$$

	文件编号：LHJY – PF7.3 – 03
第 8 节　测量不确定度评定程序	版本号：E/0
	页码：第 5 页，共 11 页

式中，$u_{crel}(bias)$ 为与偏倚相关的相对标准测量不确定度；$\%RMS_{bias}$ 为实验室和方法相对偏倚，$\%u_{cref}$ 为多次靶值均值的相对标准不确定度。

3）计算合成标准不确定度 u_{crel} 和扩展不确定度 U，按下式进行合成计算：

$$u_{crel} = \sqrt{u_{crel}^2(bias) + u_{crel}^2(R_w)}\ ,\ U = k \times u_{crel}$$

式中，$u_{crel}(bias)$ 为与偏移相关的合成相对测量不确定度，$u_{crel}(R_w)$ 为实验室内测量复现性引入相对测量不确定度，k 为包含因子（假定被测量接近正态分布，约定 $k = 2$，其包含区间的包含概率为 95%）。

4）当某测量程序没有能力验证数据时，可考虑采用根据厂商提供的校准品赋值的不确定度进行评定。$u_c(bias)$ 或 $u_{crel}(bias)$ 直接采用校准品赋值的不确定度数据。

按下列公式计算测量阶段合成标准不确定度 (u_c) 和相对合成标准不确定度 (u_{crel})：

$$u_c = \sqrt{u_c^2(bias) + u^2(R_w)} \qquad u_{crel} = \sqrt{u_{crel}^2(bias) + u_{rel}^2(R_w)}$$

包含因子 k 选择 2，相对应的置信水平约为 95%。按以下公式计算扩展不确定度：$U = k \times u_c$。

5）可使用"iLab 管理平台""测量不确定度评定"模块进行评定。软件入口："iLab 管理平台"→"性能评价"→"其他性能评价实验"→"利用能力验证数据评价测量不确定度"。根据系统提示填入相应数据，可自动生成《测量不确定度评定报告》（附表 13.8.1）。

13.8.4.2　测量不确定度的重新评定

实验室在遇到以下情况时需重新评定测量不确定度。

1）当测量程序修订或测量程序规定的任何重要影响量发生改变后，如关键设备、关键试剂、关键操作人员、测量地点、测量范围、测量条件等的变化，应考虑更新测量不确定度评定程序。

2）评定的测量不确定度不在测量程序期望的性能范围或者未达到目标不确定度的要求，需要系统审核不确定度的来源和组分。此时采取"自下而上"方法评定测量不确定度常可帮助找出需改进的重要不确定度来源，修正后重新评定。

测量不确定度重新评定后应及时与临床医师沟通，并重新制定目标不确定度。

13.8.4.3　测量不确定度的性能要求

检验程序的测量不确定度应能满足临床诊疗要求，其限值应根据临床研究、生物学变异或检验程序的分析测量性能而制定。测量不确定度的性能要求可参考国家卫生健康委临检中心室间质评计划具体项目的允许总误差要求，也可参考有关卫生行业标准。

测量不确定度评定所需的严密程序取决于：检测方法的要求、用户的要求、用来确定

第 8 节　测量不确定度评定程序	文件编号：LHJY-PF7.3-03
	版本号：E/0
	页码：第6页，共11页

是否符合某规范所依据的误差限的宽窄。测量不确定度评定后，应判断其是否符合规定的性能要求。

13.8.4.4　测量不确定度报告

完整的测量量值报告通常应包括以下 4 项主要信息：被测量的最佳估计值、扩展不确定度、计量单位以及相应的置信水平。测量量值结果应与使用包含因子 $k=2$ 计算的扩展不确定度 U 一起给出。采用以下方式：（测量量值结果）：$(x\pm U)$（单位）$(k=2)$。

13.8.4.5　测量不确定度的定期评审

（1）评审周期
各检验分部及专业组应每年对本组项目的不确定度评定结果进行一次评审。
（2）评审内容
1）测量不确定度的性能目标是否持续适用。
2）客户是否对实验室提供的测量程序的不确定度有异议。
3）测量程序及其控制状态。
（3）评审实施
中心各部门负责人负责组织本部门相关测量程序不确定度的评审工作。
（4）评审发现不符合的处理
对评审中发现有测量程序的不确定度不适用时，应重新进行该测量程序不确定度的评定。

13.8.4.6　测量不确定度评定和评审的记录

（1）测量不确定度评定
进行测量程序的测量不确定评定后，生成《测量不确定度评定报告》，报告主要包括以下内容。
1）测量程序名称、使用仪器设备名称、试剂来源。
2）测量不确定度评定方法及操作过程。
3）测量结果的统计计算：包括标准不确定度、相对不确定度、扩展不确定度、合成不确定度的计算。
4）测量不确定度性能的判断。
5）对于不能或者无须进行测量不确定度评定的检验程序，应记录未进行测量不确定度评定的理由。
（2）测量不确定度评审
进行测量不确定度评审时，应编写评审报告，报告应包括：

	文件编号：LHJY－PF7.3－03
第8节　测量不确定度评定程序	版本号：E/0
	页码：第 7 页,共 11 页

1）测量不确定度的性能目标是否持续适用。

2）客户是否对实验室提供的测量程序的不确定度有异议。

3）测量程序及其控制状态。

13.8.4.7　测量不确定度的应用

实验室在向用户解释测量结果量值时应考虑测量不确定度。当出现下列情况时,检验报告单中应提供测量结果的不确定度：测量不确定度与检测结果的有效性或应用有关,测量不确定度影响与规范限的符合性、客户要求、检测方法/标准有要求。

13.8.4.8　测量不确定度评定和评审流程图

测量不确定度评定流程见附图 13.8.1,测量不确定度评审流程见附图 13.8.2。

13.8.5　支持性文件

[1] 张秀明,黄宪章,刘忠民.临床生化检验诊断学[M].北京：人民卫生出版社,2013.

[2] International Organization for Standardization (ISO). Medical laboratories—Practical guidance for the estimation of measurement uncertainty：ISO/TS 20914:2019[S]. Geneva：International Organization for Standardization (ISO), 2019.

[3] 中国国家标准化管理委员会.生物样本测量不确定度评定与表示应用指南：GB/T 27420－2018[S].北京：中国标准出版社,2018.

[4] 中国合格评定国家认可委员会.CNAS－CL02:2023 医学实验室质量和能力认可准则[S].北京：中国合格评定国家认可委员会,2023.

13.8.6　记录表格

PF7.3－TAB－06《测量不确定度评定报告》,见附表 13.8.1。

编写：覃俊龙　　　　　审核：张丽军　　　　　批准：张秀明

批准日期：2023 年 9 月 1 日

第 8 节　测量不确定度评定程序	文件编号：LHJY - PF7.3 - 03
	版本号：E/0
	页码：第 8 页，共 11 页

附表 13.8.1　测量不确定度评定报告

编号：PF7.3 - TAB - 06

一、被测量

用_____方法，测量_____样本中的_____含量/活性 U/L。

检测系统的组成：分析仪器_____，校准品_____，试剂_____。

临床要求（质量目标）的扩展不确定度小于_____%。

二、评定方法

基于___年___月___日至___年___月___日的室内质控数据和___年___月___日至___年___月___日的___次 PT/EQA 数据，采用自上而下的方法进行评定。

三、测量不确定度评定结果

被测量浓度在以下范围内的相对测量不确定度（$k = 2$）分别为：

水平 1：浓度范围_____，相对扩展不确定度为_____。

水平 2：浓度范围_____，相对扩展不确定度为_____。

___次 PT 的测量结果								
PT 次数（n）	靶值（C_{cons}）	实测值（X_i）	偏移（b_i）	相对偏移（%b_i）	相对偏移平方（%b_i^2）	参加单次 PT 的实验室数量（m）	单次 PT 的相对测量复现性%（%RSD_R）	单次 PT 测量复现性引入的测量不确定度 $\left(\dfrac{\%RSD_R}{\sqrt{m}}\right)$

第8节　测量不确定度评定程序	文件编号: LHJY - PF7.3 - 03
	版本号: E/0
	页码: 第9页, 共11页

四、可接受性评价

实验室内测量复现性引入的不确定度(来源于室内质控数据)			
质控物水平	均　值	标　准　差	$CV(\%)$
水平1			
水平2			

与偏移相关的测量不确定度(来源于PT/EQA)			
PT/EQA 样本	方法和实验室偏移 ($\%RMS_{bias}$)	多次 PT 公认值的 测量复现性($\%u_{crel}$)	与偏移相关的不确定度 [$u_{crel}(bias)$]
水平1			
水平2			

相对合成不确定度和扩展不确定度	
相对合成不确定度(u_{crel})	扩展不确定度(U)
水平1	
水平2	

评定人:　　　　　　　审核人:

评定日期:

第 8 节　测量不确定度评定程序	文件编号：LHJY – PF7.3 – 03
	版本号：E/0
	页码：第 10 页，共 11 页

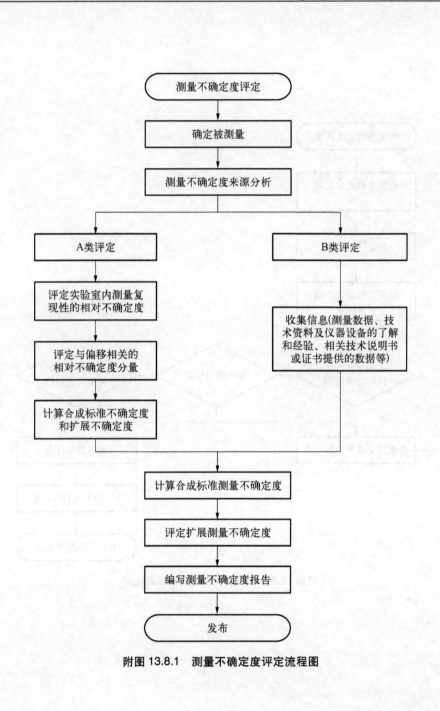

附图 13.8.1　测量不确定度评定流程图

第 8 节　测量不确定度评定程序	文件编号：LHJY - PF7.3 - 03
	版本号：E/0
	页码：第 11 页，共 11 页

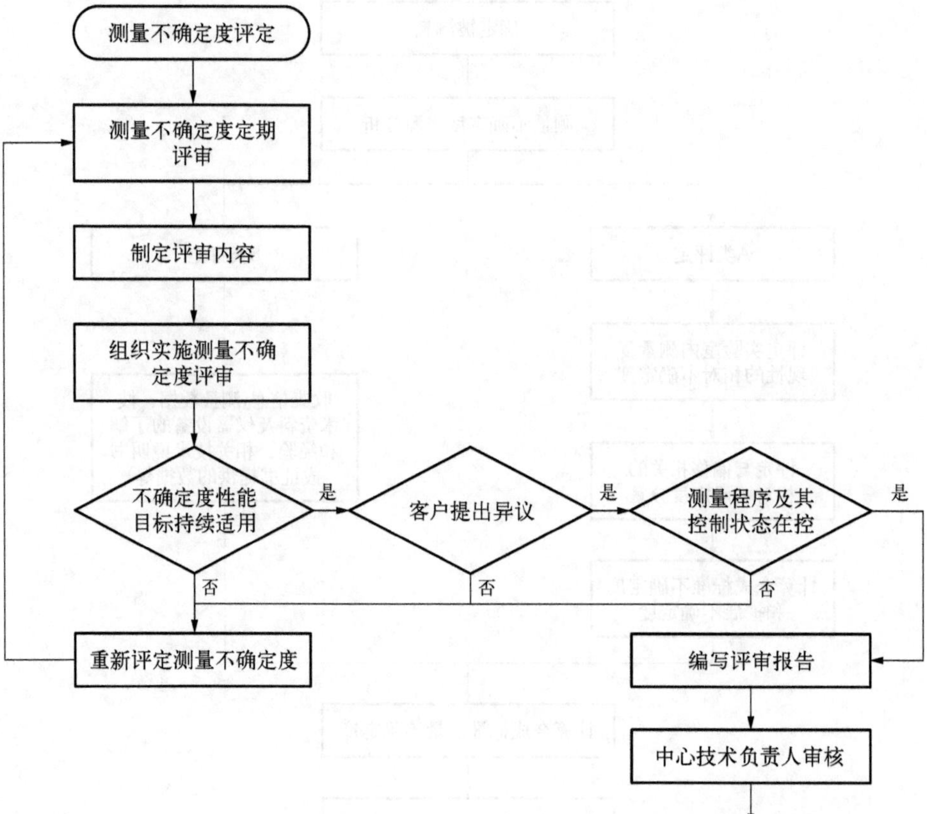

附图 13.8.2　测量不确定度评审流程图

第 9 节 生物参考区间制定与评审程序	文件编号：LHJY-PF7.3-04
	版本号：E/0
	页码：第1页,共7页

13.9.1 目的

规范中心检验项目生物参考区间的制定及评审过程,保证检验项目生物参考区间的适用性并能够满足临床的需要。

13.9.2 适用范围

本程序规定了中心项目参考区间的制定与评审操作过程。

本程序适用于中心各部门制定项目生物参考区间及生物参考区间评审工作。

注：中心各部门包括医学检验实验室(总部)、4个检验分部、2个直属部门。

13.9.3 职责

13.9.3.1 员工

负责实施生物参考区间建立或验证实验。

13.9.3.2 专业组组长

负责组织相关检验项目参考区间的建立、转移、验证工作。

13.9.3.3 中心技术负责人

负责组织检验项目生物参考区间的定期评审,确保其适用性并满足临床要求。

13.9.3.4 中心主任

负责审核生物参考区间的评审报告,批准生物参考区间的发布。

13.9.4 程序

13.9.4.1 生物参考区间的制定

(1)制定参考区间的时机

在下列情况下,应考虑制定检验项目的生物参考区间。

1)开展新的检验项目。

2)改变检验程序或检验前程序时,经评审确定相关检验项目的生物参考区间不适用时。

3)在生物参考区间定期评审时发现检验项目的生物参考区间不适用时。

(2)制定参考区间的方法

定量检验项目生物参考区间的制定方法可采用自行建立生物参考区间、生物参考区

第 9 节　生物参考区间制定与评审程序	文件编号：LHJY-PF7.3-04
	版本号：E/0
	页码：第 2 页,共 7 页

间的转移验证等方法。自建生物参考区间是一项昂贵和艰巨的工作,每个检验项目都自建参考区间是不切实际的。通过生物参考区间的转移验证方法,可以使其他实验室或诊断试剂生产商建立或提供的参考区间转移至本实验室。对定性检验项目,则根据文献设立相应的参考值。对于识别某个特征存在与否的检验,生物参考区间即是将鉴别的该特征,如基因检验。

13.9.4.2　自行建立生物参考区间

（1）参考个体的选择

根据文献及实验研究,总结出引起该项目检验的生物变异和分析干扰的因素,供选择参考个体时用。确定个体的选择原则（或排除参考个体的原则）,编写与之对应的调查表。依据调查表和其他有关记录,挑选参考个体。依据排除原则,剔去不符合要求的个体。应按照项目在临床使用的要求选择参考个体。在选择参考个体对象不要集中于青年,对儿童和老年也应分别予以考虑。在选择参考个体时,应考虑是否有分组的必要,最常见的是分年龄组和性别组。另外,还可列出可能分组的因素。具体要求参考 WS/T 402-2012《临床实验室检验项目参考区间的制定》文件内容。

（2）参考样本分析前的准备

将采集标本前和采集时对受检查的要求详细告诉各个受检参考个体,做好准备。参考个体的采样前准备以及处理样本须考虑的内容有：

1）主体准备：包括先前的饮食、进食或非禁食、药物禁忌、药物摄取、生物节奏和取样时间、身体活动、采集前的休息时期、压力或情绪等。

2）样本采集前应考虑的因素：包括采集时的环境情况、时间、身体姿势、样本类型、采集地点、采集准备、血流、仪器或技术等。

3）样本处理时应考虑的内容：包括运送方式、样本状态、血清血浆的分离（离心转速）、储存、分析准备、试剂、检测系统等。

做好受检参考个体采样前的准备工作,定出采样前对受检者的具体要求,并应对受检参考个体事前做认真解释,要求予以配合。应有《采集手册》规定标本采集、处理、运送和保存的要求,内容应明确、可操作。除此之外,还应考虑标本采集时的环境条件,标本采集者（特别是静脉采血）技术熟练要求和服务态度等。

（3）参考值数据的检测

在良好的控制条件下,用事先指定的分析方法对标本检测,获得参考区间实验数据。分析样品的检验系统应进行性能评价,测定过程有完整质控措施,如检测系统参加室间质评且成绩合格、检测系统室内质控变异系数在允许范围内。如果使用不同仪器或方法,测定同一个分析物,应对仪器设备方法学间结果是否具可比较性做出评价,否则不同仪器设备或方法应各自有参考区间。

文件编号：LHJY-PF7.3-04
版本号：E/0
页码：第3页,共7页

第9节　生物参考区间制定与评审程序

（4）参考值数据检测的要求和分析

1）样本数量：以非参数方法估计样本的参考区间,至少需要 120 例,若需要分组则每组至少 120 人。若有离群值,则在剔除离群值后应补足。样本量最少为 120 例是为了保证能正确估计参考限的 90% 置信区间,若按 99% 置信区间估计,则最少需 198 例。

2）离群值的处理：在检测的数据中,如果有疑似离群的数据,应将疑似离值的检测结果和其相邻值的差 D 和数据全距 R 相除,若 $D/R \geq 1/3$ 考虑为离群值。若有两个以上疑似离群值,可将最小的疑似离群值作如上处理,若都大于 1/3,则需要将所有点都剔去;若都小于 1/3,则保留所有数据。剔除离群值后若样本量不足 120 例,则需补足。

3）绘制分布图：若有数据呈高斯正态分布或者数据经转换后亦呈高斯分布,可按 X+1.96S 表示 95% 数据分布范围,或者 X+2.58S 表示 99% 数据分布范围等确定参考限和参考区间。若数据不呈高斯正态分布则用非参数法处理。最常见的是以百分位数法确定 2.5% 和 97.5% 位数的参考下限及参考上限,以此确定生物参考区间。

4）将实验数据录入"iLab 管理平台"中性能评价模块的参考区间评价实验表中,自动生成评价报告。

（5）生物参考区间的分组

参考值数据是否需要分组,主要根据临床意义,并且需作 Z 检验,确定分组后的均值间差异有无统计学意义。将原 120 个参考值数据按分组要求分成 2 组（如男和女,或两个年龄组）,最好是 2 组的数据个数较接近。计算 Z 值：$Z = (x_1 - x_2)/(s_1^2/n_1 + s_2^2/n_2)^{1/2}$,式中 $\bar{x}_1$ 和 $\bar{x}_2$ 为两组的各自均值,s_1 和 s_2 为两组的各自标准差,n_1 和 n_2 为两组的各自个数。Z 判断限值 $Z^* = 3(N/120)^{1/2} = 3[(n_1 + n_2)/240]^{1/2}$。如 $s_2 > 1.5 s_1$,或 $s_2/(s_2 - s_1) < 3$,可以考虑分组,若计算 Z 值超过 Z^*,也可以考虑分组。

13.9.4.3　生物参考区间的转移验证

（1）生物参考区间的转移条件

1）分析系统应具有可比性：如果要将其他实验室的生物参考区间转移到本实验室或将本实验室内某一检测系统转移到另一新检测系统,使用的检测系统应相同或检测系统不同但具有可接受的可比性。可比性需按照 CLSI EP9-A2 文件利用患者标本进行方法比对和偏倚评估。一般来说,如果上面提及的检测系统具有类似的不精密度和已知的干扰,使用相同的标准品或校准品,报告单位相同,在不同的检验系统进行检验,若检验结果的绝对值具有可接受的可比性,那么参考区间可以转移给新的或更改组成后的检测系统。

2）服务人群的可比性：服务人群的可比性是转移生物参考区间的另一前提条件。即用于建立参考区间的人群与待转移参考区间的人群一致,或者有证据表明两个人群的生理

第 9 节　生物参考区间制定与评审程序	文件编号：LHJY－PF7.3－04
	版本号：E／0
	页码：第4页，共7页

水平无明显差异。此外,参考区间建立研究中的分析前因素也必须具有可比性,如参考个体的准备及样本的采集和处理程序。

（2）生物参考区间的验证方法

1）系统性评审：此种方法是通过认真审查原始参考值研究的有关因素来主观地评价转移的可接受性。要做到这些,参考总体中所有参考个体的地区分布和人口统计学情况都必须有适当的描述,相关资料可用于评审。分析前和分析过程中的有关细节、分析方法的性能、所有的参考值数据及评估参考区间的方法等都必须加以说明。如果实验室检验人员要参与某些因素的判断,这些因素在接受实验室和检验服务对象都必须保持一致。那么,除上述所有考虑的因素需要文件化外,接受参考区间的实验室无须做任何验证研究参考区间即可转移。

2）小样本参考个体的验证：接受实验室在检验服务的总体中抽出 20 个参考个体,比较小样本参考值和原始参考值之间的可比性。接受实验室的操作必须和原始参考值研究的分析前和分析中各因素的控制保持一致。如果接受实验室和原始参考值研究的检验服务对象在地理分布或者人口统计学上存在导致参考区间差异的明显不同,参考区间的转移就没有意义。对于转移验证研究,参考个体的选择和参考值的获得必须和厂商或提供参考区间的实验室制定的方案保持一致。20 个参考个体应合理地代表接受实验室选择的健康总体,并且满足其排除和分组标准。依照标准操作规程检测标本,检测结果用"1/3"规则进行离群值检验。发现离群值均应弃用,并用新的参考个体代替,以确保 20 例测试结果不含离群值。如果 20 例参考个体中不超过 2 例（或 10% 的结果）的观测值在原始报告的参考限之外,厂商或提供参考区间的实验室报告的 95% 参考区间可以接受。若3 例以上超出界限,再选择 20 个参考个体进行验证,若少于或等于 2 个观测值超过原始参考限,厂商或提供参考区间的实验室报告的参考区间可以接受。若又有 3 个超出参考限,用户就应该重新检查一下所用的分析程序,考虑两个样本总体生物学特征上可能存在差异,并且考虑是否按照大规模研究指南建立自己的参考区间。小样本参考个体参考区间的验证程序可分以下几种情况。

a）如果甲乙两个实验室使用相同的检测系统,且处于同一地区,检验服务的范围和服务对象基本相同,甲实验室建立了某个检验项目的参考区间,乙实验室确定的参考区间的程序如下：乙实验室只要严格按照操作规程进行操作,按照入组标准和排除标准,在该地区选择 20 个参考个体进行检测,如果 20 个参考值中有不超过 2 个数据在甲实验室的参考区间之外,甲实验室建立的参考区间在乙实验室即通过验证,可以直接使用。

b）如果甲乙两个实验室使用的检测系统不同,检验服务的范围和服务对象基本相同,如果甲实验室建立了某个检验项目的参考区间,乙实验室确定的参考区间的程序如下：首先要按照 EP－9 文件,选择 40 份新鲜标本进行方法比对和偏倚评估。如果两个检测系统的检验结果具有可比性（如偏倚在 1/2 实验室设置的允许总误差内）,甲实验室的

	文件编号：LHJY-PF7.3-04
第9节 生物参考区间制定与评审程序	版本号：E/0
	页码：第5页，共7页

参考区间可向乙实验室转移，但转移是否有效，还需要在该地区选择 20 个参考个体，进行参考区间的验证，验证有效后方可应用。如果两个检测系统的检验结果不可比，则必须选择 120 个参考个体建立生物参考区间，如果性别、年龄间有差异，则应分别选择 120 个参考个体，建立各自的参考区间。

c）如果某实验室使用的检测系统厂商已提供出生物参考区间，参考个体人群与本地区不同，但既往的研究报道未显示出不同人群间该项目的参考值有明显差异。从实用和经济的角度考虑，只需要选择 20 个参考个体进行验证即可。

3）大样本参考个体的验证：当检验项目的生物参考区间对临床结果解释至关重要时，对转移的生物参考区间的可接受性可以选择 60 个参考个体进行评估和验证。这种更大数据规模的研究在发现原始生物参考区间建立研究与接受实验室之间的差异方面具有更强的统计能力。接受实验室从检验服务对象的总体中选择 60 个参考个体，样本选取及离群值剔除方法与小样本参考个体验证法类似。比较生物参考区间来源提供者与实验室分析后的平均值、SD 值并统计计算其 Z 值进行验证结果的判断。按下式计算 Z 值与临界 Z^* 值：

$$Z = \frac{\bar{x}_1 - \bar{x}_2}{\sqrt{\dfrac{s_1^2}{n_1} + \dfrac{s_2^2}{n_2}}} \qquad Z^* = \sqrt{n_{\text{平均}}/120}$$

其中，$\bar{x}_1$ 和 $\bar{x}_2$ 分别是两个组别的均值，s_1^2 和 s_2^2 分别是两组的标准方差，n_1 和 n_2 则是各组的参考样本含量。当统计的 Z 值不超过临界值 Z^* 时，则接受所采用的生物参考区间。

4）将实验数据录入"iLab 管理平台""性能评价模块"的生物参考区间验证实验表中，自动生成验证报告。

13.9.4.4 生物参考区间的评审

中心各部门应为所开展的检验项目根据需要制定生物参考区间，记录生物参考区间的制定依据，并通知集团各医疗机构临床科室。实验室应定期评审生物参考区间的适用性，评审的内容包括：参考区间来源、检测系统一致性、参考人群适用性等，评审应有临床医生参加。

（1）评审的时机

1）定期评审：每年至少进行 1 次生物参考区间的评审。

2）按需评审：当检验程序或检验前程序发送改变时，实验室需评审其对相应生物参考区间的影响，并以书面形式通知临床。

（2）评审方法

1）生物参考区间的定期评审可在服务协议评审会议上进行。会议由中心主任主持，

第 9 节　生物参考区间制定与评审程序	文件编号：LHJY－PF7.3－04
	版本号：E/0
	页码：第 6 页，共 7 页

参加人员为中心管理层、各专业组组长、具有代表性的集团各医疗机构临床科室代表、医务部负责人等。实验室在《服务协议评审单》（附表 12.8.1）填写相应内容，根据生物参考区间在使用过程中是否发现不符现象或有疑问之处，征求临床医生意见，评审生物参考区间的来源、人群适用性和临床适用性。

2）当临时需要评审生物参考区间时，可以组织会议邀请临床医生参加，征求临床方面的意见。

（3）评审发现不符合的处理

通过评审如果发现某一特定参考区间对参考人群不再适用，则应按上述程序另寻合适的参考区间进行转移验证或由实验室自行建立参考区间。在"iLab 管理平台"中启动"不符合报告和纠正措施"流程，由各检验分部负责人及专业组组长完成整改措施。

（4）生物参考区间评审流程图

见附图 13.9.1。

13.9.5　支持文件

［1］国家卫生健康委员会.临床实验室检验项目参考区间的制定：WS/T 402－2012［S］.北京：中国标准出版社，2012.

［2］中国合格评定国家认可委员会.医学实验室质量和能力认可准则的应用要求：CNAS－CL02－A001：2023［S］.北京：中国合格评定国家认可委员会，2023.

［3］Clinical and Laboratory Standards Institute（CLSI）. Defining, Establishing, and Verifying Reference Intervals in the Clinical Laboratory：EP28－A3c［S］. Wayne, PA, USA：Clinical and Laboratory Standards Institute, 2010.

［4］LHJY－PF6.7－01《服务协议建立与评审程序》.

13.9.6　记录表格

PF6.7－TAB－01《服务协议评审单》，见附表 12.8.1。

编写：覃俊龙　　　　审核：张丽军　　　　批准：张秀明

批准日期：2023 年 9 月 1 日

	文件编号: LHJY - PF7.3 - 04
第 9 节 生物参考区间制定与评审程序	版本号: E/0
	页码: 第 7 页,共 7 页

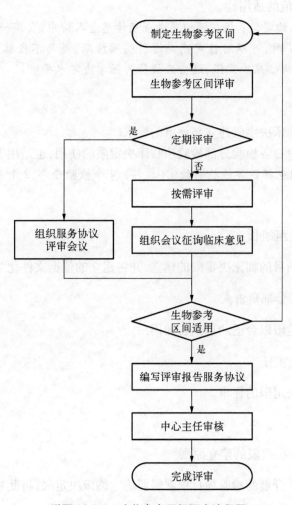

附图 13.9.1 生物参考区间评审流程图

第 10 节　临床决定限建立与评审程序	文件编号：LHJY－PF7.3－05
	版本号：E/0
	页码：第1页，共3页

13.10.1　目的

规范对临床的诊断或治疗具有决定性意义的检验项目临床决定限的建立与评审流程，以保证临床决定值的适用性。

注：临床决定限的定义：指在疑似患者或确诊患者人群中，当某一检测指标测量值高于或低于特定"阈值"时，可以对特定疾病进行明确诊断，或与不良临床结局发生风险显著相关，这一阈值即为临床决定限，过去又被称为医学决定水平。

13.10.2　范围

本程序规定了临床决定限建立与评审的要求。

本程序适用于中心各检验分部检验项临床决定限的使用，也适用于各临床科室使用。

注：中心各部门包括医学检验实验室(总部)、4 个检验分部、2 个直属部门。

13.10.3　职责

13.10.3.1　专业组组长

负责各组检验项目的临床决定限的建立，并将建立的依据文件化。

13.10.3.2　检验分部负责人

负责将临床决定限以合适的形式告知用户。

13.10.3.3　中心主任

负责组织临床决定限的评审。

13.10.4　程序

13.10.4.1　临床决定限的建立原则

各专业组应为所开展的检验项目根据需要确定临床决定限，将此规定的依据文件化，并告知用户。

13.10.4.2　临床决定限的建立

(1) 在下列情况下，应考虑建立检验项目的临床决定限

1) 当临床有需要并提出要求时。

2) 改变检验程序或检验前程序时，经评审确定相关检验项目的临床决定限不适用时。

第 10 节　临床决定限建立与评审程序	文件编号：LHJY - PF7.3 - 05
	版本号：E/0
	页码：第 2 页，共 3 页

3）在临床决定限定期评审时发现检验项目的临床决定限不适用时。

（2）临床决定限建立的方法

1）直接采用由国家权威机构发布或授权刊物出版公布的，或引用试剂供应商提供的检验项目的临床决定限。

2）对拟采用的临床决定限，征询临床科室的意见，必要时作适当的修改。

（3）临床决定限的告知

新建立的临床决定限应及时通知临床，可通过集团各医疗机构内网发布公告的形式告知。

13.10.4.3　临床决定值的评审

（1）评审的时机

1）定期评审：每年至少进行 1 次。

2）适用时的评审：当检验程序或检验前程序发生改变时，需评审其临床决定限的影响。

（2）评审方法

1）临床决定限的定期评审，在《服务协议管理程序》评审会议上进行评审，执行《服务管理协议程序》的相关程序。

2）当临时需要评审临床决定限时，可以组织会议征求临床方面的意见。

3）相关会议由中心主任主持，中心各专业组组长，集团各医疗机构医务部、临床科室代表参加，根据临床决定限在使用过程中是否发现不符现象或有疑问之处，征求临床医生意见，评审临床决定限的来源、人群适用性和临床适用性。

（3）编写评审报告

临床决定限评审为适用时，由专业组组长编写评审报告，中心技术负责人审核，中心主任批准发布。

（4）评审发现不符合的处理

通过评审如果发现某一临床决定限对参考人群不再适用，则应按上述临床决定限建立程序重新建立临床决定限。

（5）临床决定限建立与评审流程图

见附图 13.10.1。

13.10.5　支持文件

LHJY - PF6.7 - 01《服务协议管理程序》。

编写：罗燕萍　　　　审核：蔡钦泉　　　　批准：张秀明

批准日期：2023 年 9 月 1 日

	文件编号：LHJY－PF7.3－05
第 10 节　临床决定限建立与评审程序	版本号：E/0
	页码：第3页,共3页

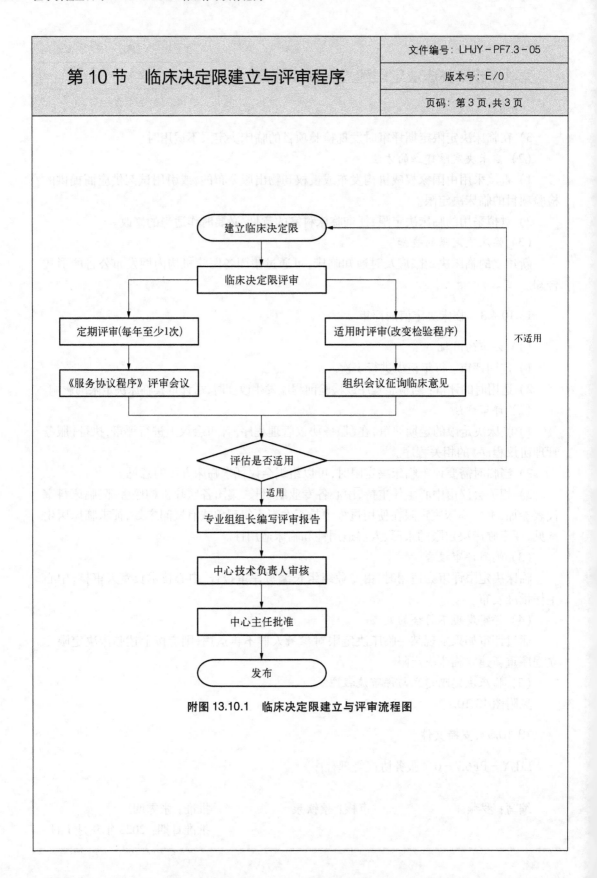

附图 13.10.1　临床决定限建立与评审流程图

	文件编号：LHJY-PF7.3-06
第 11 节　标准操作程序编写规范	版本号：E/0
	页码：第1页,共3页

13.11.1　目的

规范标准操作程序(SOP)的编写要求,确保操作程序内容的完整性和容易被操作人员正确理解,保证实验室活动的一致性和有效性。

13.11.2　范围

本程序规定了 SOP 编写规范要求。

本程序适用于中心各部门及专业组的操作程序,包括人员、仪器设备、试剂和耗材、检测项目、检测方法、生物安全、质量管理等内容的操作程序。

注：中心各部门包括医学检验实验室(总部)、4 个检验分部、2 个直属部门。

13.11.3　职责

13.11.3.1　专业组组长

负责组织本专业相关 SOP 的编写、修改及组内 SOP 的审核。

13.11.3.2　中心主任

负责 SOP 发布的批准。

13.11.4　程序

13.11.4.1　SOP 编写要求

1）所有的 SOP 都应形成文件,使相关操作人员在工作地点可以方便查阅。

2）已形成的 SOP 应用实验室检验人员易于理解的语言。

3）根据 SOP 实际情况,对于常用的 SOP,可将其中的关键信息编写成简易操作卡、流程图等,以供检验人员在工作台上快速查阅。操作卡、流程图与完整的 SOP 内容相对应,是文件控制的一部分。

4）当制造商提供的使用说明书中方法的选择和性能评价符合要求,SOP 要以制造商提供的使用说明书为基础进行编写。

5）若 SOP 有改动且可能对检验结果的解释产生影响,应针对改变的结果向用户做出解释。

6）所有检验项目 SOP 应遵守《管理体系文件编写与控制程序》中相关要求。

第11节 标准操作程序编写规范	文件编号: LHJY - PF7.3 - 06
	版本号: E/0
	页码: 第2页, 共3页

13.11.4.2 检验SOP的格式与内容

(1) 检验项目SOP的格式

按《管理体系文件编写与控制程序》中的要求执行。

(2) 检验项目SOP的内容

除文件控制标识外, 应包括:

1) 检验目的: 详细的解释检验目的, 涉及名词解释在目的中说明。

2) 检验原理和方法: 检验原理和方法应与制造商提供的使用说明书一致。

3) 性能特征。

4) 样品类型: 如血浆、血清、尿液。

5) 患者准备: 如采集血液样本, 应说明是否需要空腹等。

6) 容器和添加剂类型: 样本采集容器, 如采血管, 注明采血管中添加剂的类型。

7) 所需的仪器和试剂: 检验过程所使用到的仪器和试剂。

8) 环境和安全控制: 检验过程的适宜环境和可能产生的安全控制。

9) 校准程序: 计量学溯源。

10) 程序性步骤: 应对SOP写出详细的操作步骤, 操作程序与实际操作步骤应一致。

11) 质控程序: 参照《室间质量评价管理与操作程序》。

12) 干扰: 如脂血、溶血、黄疸、药物和交叉反应。

13) 结果计算程序的原理: 包括被测量值的测量不确定度(相关时)。

14) 生物参考区间或临床决定值。

15) 检验结果的可报告区间。

16) 当结果超出测量区间时, 对如何确定定量结果的说明。

17) 警示或临床危急值(适当时)。

18) 实验室临床解释。

19) 变异的潜在来源。

20) 参考文献。

13.11.4.3 仪器设备SOP的格式与内容

(1) 仪器设备SOP的格式按

《管理体系文件编写与控制程序》中相关要求执行。

(2) 仪器设备SOP的内容

至少应包括:

1) 仪器设备安装和使用的环境条件。

2) 仪器设备运输和储存注意事项。

第 11 节 标准操作程序编写规范	文件编号：LHJY – PF7.3 – 06
	版本号：E/0
	页码：第3页，共3页

3）仪器设备的操作方法。

4）仪器设备的校准方法。

5）仪器设备的保养方法。

6）仪器设备安全要求：包括如何检查电气安全、如何使用紧急停止装置、如何处置化学品和放射性材料、如何处置生物材料的危险性生物因子、员工的防护措施等内容。

7）参考资料。

8）技术记录表格。

13.11.4.4　操作卡的格式与内容

（1）操作卡的格式

每页都有页眉，内容包括：文件类别、文件名称、来源、文件编号、版本号、页码；页脚有批准栏，包括编写者、审核者、批准者及批准日期（可手写签名或电脑输入）。

（2）操作卡的内容

根据 SOP 的具体内容，将关键信息总结列出，与完整的 SOP 内容相对应。

13.11.4.5　流程图的格式与内容

（1）流程图的格式

1）流程图的格式按《管理体系文件编写与控制程序》中相关要求执行。

2）流程图应包含页眉、流程图标题、文件编号、版本号、页码、编写者、审核者、批准者及批准日期等内容。

（2）流程图的内容

根据 SOP 的内容，将关键信息总结列出，流程图内容应易于理解，美观大方。

13.11.5　支持文件

LHJY – PF8.3 – 01《管理体系文件编写与控制程序》。

编写：张丽军　　　　　　审核：蔡钦泉　　　　　　批准：张秀明

批准日期：2023 年 9 月 1 日

第 12 节 室内质量控制管理与操作程序	文件编号：LHJY-PF7.3-07
	版本号：E/0
	页码：第 1 页，共 13 页

13.12.1 目的

规范中心内部质控的管理与操作,根据规定的标准监测检验结果的持续有效性,以验证达到预期质量,并确保与临床决策相关的有效性。

注：质控是指监控检测过程以确认系统工作正常且确保可发出足够可信结果的内部程序；室内质控是检验人员按照一定的频度连续测定稳定样品中的特定组分,并采用一系列方法进行分析,按照统计学规律推断和评价本批次测量结果的可靠程度,以此判断检验报告是否可发出,及时发现并排除质量环节中的不满意因素。

13.12.2 范围

本程序规定了室内质控管理与操作要求。

本程序适用于中心各部门的检验前过程、检验过程和检验后过程进行质控。

注：中心各部门包括医学检验实验室(总部)、4 个检验分部、2 个直属部门。

13.12.3 职责

13.12.3.1 员工

负责按照室内质控程序进行室内质控操作、失控原因分析及填写失控报告。

13.12.3.2 专业组仪器管理员

负责月度室内质控分析总结及提交报告。

13.12.3.3 专业组组长

负责各专业组检验项目室内质控操作程序的编写、失控报告及月度分析总结报告的审核。

13.12.3.4 中心技术负责人

负责月度分析总结报告的最终审批。

13.12.4 程序

13.12.4.1 检验前过程控制

1) 严格执行《采集手册》《原始样品采集管理程序》《原始样品运送、接收与处理程序》《急诊样品处理程序》《检验前处理、准备和储存管理程序》中关于标本前处理的要求,确保用于检测的标本质量符合要求。

第 12 节　室内质量控制管理与操作程序	文件编号：LHJY-PF7.3-07
	版本号：E/0
	页码：第 2 页,共 13 页

2) 根据《质量指标管理程序》要求,对与样品前处理过程相关的质量指标进行监测,同时将每月各临床科室不合格标本的统计情况上报护理部,必要时实施改进。

13.12.4.2　检验过程控制

（1）总体要求

1) 所有检验项目均应有质控措施,检验项目的室内质控一般通过检测质控品实行,某些检验项目无法使用质控品的,可制定其他合适的质控措施。

2) 各专业组应结合其专业特点,根据本程序的要求,制定适合本专业检验项目特点的具体的室内质控程序,能监测检验方法的试剂或/和校准品的批号变化;在更换试剂或/和校准品批号的同一天/批时,不能改变室内质控品的批号。

（2）设定精密度的质控目标

1) 依据生物学变异导出的允许不精密度。

a) 适当的性能：由 $CVA<0.50CV1$ 规定,广泛使用的质量要求,适用于大多数的分析项目。

b) 最佳的性能：由 $CVA<0.25CV1$ 规定,最佳的性能目标,适用于当前技术和方法学容易达到合适性能的分析项目。

c) 最低的性能：由 $CVA<0.75CV1$ 规定,最佳的质量要求,适用于当前技术和方法学不易达到合适性能的分析项目。

2) 依据国际法规和室间质评的质量规范设定允许总误差。

3) 依据国家行政部门如国家卫生健康委临检中心建议的允许偏倚。

（3）质控品要求

1) 质控品的选择：

a) 实验室使用配套的室内质控品或第三方室内质控品,其基质与患者待测样本具有相似或相同,均一和稳定,如条件允许,可储存一年或以上的用量;瓶间变异性应小于分析系统的变异。当无法获得合适的商品化质控品时,实验室可自制质控品,但应评价其瓶间差和稳定性,并注明制备日期和有效期。

b) 选择的质控品的浓度应反映临床有意义的浓度范围的变异,宜选择临床决定值水平或与其值接近的质控品浓度,以保证决定值的有效性;可能时,覆盖检验方法的测量范围。

2) 质控品的检测频率：应定期检验质控品,检验频率应基于检验程序的稳定性和错误结果对患者危害的风险而确定。

3) 质控品的位置：应确定每批室内质控品的位置,其原则是报告一批患者检测结果前,应对质控结果做出评价。质控品的位置须考虑分析方法的类型,可能产生的误差类型。例如,在用户规定批长度内,进行非连续样品检验,则质控品最好放在标本检验结束前,可

第 12 节   室内质量控制管理与操作程序

检出偏倚;如将质控品平均分布于整个批内,可监测漂移;若随机插于患者标本中,可检出随机误差。

4) 质控品的检测：在各项目检验程序中应对相应质控品的处理和检测方法作说明,确保质控品能被正确检测。

（4）定量项目的室内质控

1) 质控图：

a) 以质控图形式表示质控结果,有助于对质控数据的解释,各专业组可选择使用 L-J 质控曲线或和/或 Z-分数图。

b) 质控图应包括仪器名称和唯一性标识、检验项目名称、方法学名称、检测质控品的时间范围、质控结果、质控品名称、浓度水平、批号和有效期、质控图的中心线和控制界线、试剂和校准品批号、每个数据点的日期和时间、干预行为的记录、质控人员及审核人员的签字。

2) 质控图质控界限的设定要求：

a) 由均值（中心线）和标准差计算出质控界限,表示实验室使用的分析方法对某质控品作分析具有的变异。

b) 质控品的均值和标准差应建立在实验室常规使用方法对质控品重复测定的基础上。各专业组应对新批号的质控品的各个测定项目自行确定均值,定值质控品的标定值只能作为均值的参考。

c) 暂定均值时应填写《定量项目新批号质控品暂定均值和标准差记录表》（附表 13.12.1）,调整均值时应填写《定量项目新批号质控品均值和标准差调整记录表》（附表 13.12.2）。在使用其他室内质控管理系统时,可只保存通过系统形成的暂定均值和调整均值记录即可。

3) 项目新开展时质控图均值和标准差的设定：

a) 对于稳定性较长的质控品,最好在不同天内至少作 20 次的检测获得数据,若无法从 20 天内得到 20 个数据,至少在 5 天内,每天作不少于 4 次重复检测来获得。根据 20 次或更多次独立批获得的至少 20 次质控测定结果,剔除超过 3SD 的数据,计算出均值和标准差,作为暂定均值和标准差进行质控监测。1 个月结束后,将该月的在控结果与前 20 个或更多个质控数据汇集计算累积均值和标准差作为下一个月质控图的均值和标准差。重复上述操作连续 3~5 个月后,以最初 20 个或更多个质控数据和 3~5 个月在控数据汇集计算累积均值和标准差作为质控品有效期内的常规均值和标准差,并以此作为该批号质控品以后室内质控图的均值和标准差。确定的质控品均值宜在定值质控品的允许范围内。

b) 对于稳定性较短的质控品,例如,全血细胞计数质控品的测定,应在每天的不同时段至少检测 3 天,获得至少 10 次质控测定结果,剔除超过 3SD 的数据,计算出均值和标准

| 文件编号：LHJY - PF7.3 - 07 |
| 版本号：E/O |
| 页码：第 4 页,共 13 页 |

第 12 节　室内质量控制管理与操作程序

差,作为暂定均值和标准差进行质控监测。1 个月结束后,将该月的在控结果与前 10 个或更多个质控数据汇集计算累积均值和标准差作为下一个月质控图的均值和标准差,并以此作为该批号质控品以后室内质控图的均值和标准差。确定的质控品均值宜在定值质控品的允许范围内。

4）更换新批号质控品时质控图均值和标准差的确定：

a）更换用新批号质控品时,应在"旧"批号质控品使用结束前,将新批号质控品与"旧"批号质控品同时进行测定,获取新批号质控品检测数据。

b）新批号质控品检测数据获取方法和均值的确定：按照"项目新开展时质控图均值和标准差的确定"中相关要求执行。

c）新批号质控品标准差的确定：① 采用以前变异系数（CV）估计新的标准差,因为以前的变异系数是几个月数据累积的结果,考虑了检测过程中更多的变异。② 标准差等于新批号质控品设定的均值乘以前变异系数（CV）。③ 对于稳定性较长的质控品,其以前的变异系数采用上一批号的累积变异系数。④ 对于稳定性较短的质控品,其以前的变异系数采用前 3~5 个批次相同项目的加权 CV 值,计算公式：加权 $CV = (CV_1N_1 + CV_2N_2 + \cdots)/(N_1 + N_2 + \cdots)$,其中"$N$"表示每批次的数据个数。⑤ 当以前变异系数（CV）远小于检验项目的质量目标要求时,可适当调高变异系数的值（不能超过质量目标）,减少失控率。

5）室内质控规则的设置：

a）应根据每个检测系统和临床目标去选择质控规则,必须是不同的检测系统和不同的临床需求选择不同的质控规则。

b）质控规则须设计成为可检出随机误差和系统误差。质控方法应具既能灵敏地检出分析误差（即具有较高的误差检出概率）,又能特异地识别误差（即具有较低的假失控概率）。使用多规则方法可改善误差检出,同时具有低概率的假失控。

c）质控规则的表示方式：用 A_L 方式表示质控规则,"A"代表质控测定值个数,"L"是从正态统计量得到的质控界限。例如,1_{3S} 质控规则指的当一个质控结果超出了均值加减 3 倍标准差界限后,须采取措施。极差质控规则可表示为 R_L,"R"是同批检测中两个质控结果的绝对差,"L"是由正态统计量得到的界限。例如,R_{4S} 质控规则指的是在两个质控值之间的差值超过 4 个标准差,须采取措施。

6）失控数据的处理：

a）出现失控数据时,应分析失控原因,采取纠正措施,填写《定量项目室内质控失控报告》,当使用其他质控管理软件时,可能时可直接在该软件中记录失控原因和采取的措施。

b）分析原因时可以从以下方面考虑。

系统误差：试剂问题、校准问题、仪器问题、人员问题、质控品问题等。

第 12 节　室内质量控制管理与操作程序	文件编号：LHJY - PF7.3 - 07
	版本号：E/0
	页码：第5页，共13页

随机误差：试剂瓶或管道中有气泡,试剂没有充分混匀,温度或电压不稳,操作人员不熟练,质控品没有充分混匀,用错质控品等。

偶发性灾难事件：很难用质控方法控制。

采用的质控规则和控制限范围是否合适。

c) 常规分析思路：① 检查质控图,确定误差的类型；② 判断误差类型和失控原因的关系；③ 检查多项目检测系统上常见的因素；④ 查找与近期变化有关的原因。

d) 多个项目同时出现失控时的分析思路：① 是否使用相同的比色波长；② 是否使用相同的光源；③ 是否使用了相同的检测模式；④ 是否同时被校准或确认；⑤ 是否具有共同的某些理化因素。

7) 需要采取措施的分析思路：

a) 检查质控品：立即重测定同一质控品。此步是主要是用以查明人为误差,每一步都认真仔细操作,以查明质控的原因；另外,这一步还可以查出偶然误差,如是偶然误差,则重测的结果应在允许范围内(在控)。如果重测结果仍不在允许范围,则可以进行下一步操作。

b) 新开一瓶质控品,重测失控项目：如果新开的质控品结果正常,那么原来那瓶质控品可能过期或在室温放置时间过长而变质,或者被污染。如果结果仍不在允许范围,则进行下一步。

c) 更换试剂,重测失控项目：如果结果仍不在允许范围,则进行下一步。

d) 进行仪器维护,重测失控项目：如果结果仍不在允许范围,则进行下一步。

e) 重新校准,重测失控项目：用新的校准液进行项目校准,排除校准液的原因。

f) 请专家帮助：如果前五步都未能得到在控结果,那可能是仪器或试剂的原因,向仪器或试剂厂家联系请求他们的技术支援,并启用备用系统及报告延迟发送流程。

8) 质控数据的保存与总结：

a) 每个月室内质控数据统计处理：每个月的月末,应对当月的所有质控数据进行汇总和统计处理。

计算的内容至少应包括：当月每个测定项目原始质控数据的均值、标准差和变异系统；当月每个测定项目在控数据的均值、标准差和变异系数；当月及以前每个测定项目所有在控数据的累积均值、标准差和变异系数；当月及以前每个测定项目所有质控数据的累积均值、标准差和变异系数。

b) 每月室内质控数据的保存：每个月的月初,应将上月的所有质控数据汇总整理后存档保存。

存档的质控数据包括：当月所有项目原始质控数据(不限于纸质版格式)；当月所有项目的质控图；所有计算的数据(包括均值、标准差、变异系数及累积的均值、标准差、变异系数等)；当月的失控报告单。

	文件编号: LHJY - PF7.3 - 07
第 12 节 室内质量控制管理与操作程序	版本号: E/0
	页码: 第 6 页, 共 13 页

c) 室内质控数据的定期评审: 每个月的月初,都要对上月室内质控数据的均值、标准差、变异系数及累积均值、标准差、变异系数进行评审,查看与以往各月的均值之间、标准差之间、变异系数之间是否有明显不同。

如果发现有显著性的变异,也需要分析原因,对质控图的均值、标准差进行修改,并要对质控方法重新进行设计。

如果发现可能提示检验系统问题的检验性能变化趋势。应采取预防措施并记录。

(5) 定性检验项目的室内质控

1) 常用的方法是在检测临床标本的同时,加上阳性和阴性质控品,只有在阳性或阴性质控品得到预期的结果时,才能发出患者检测的报告。另外,试剂盒自带的质控品为内对照,用于监控试剂的有效性和 cutoff/检出限的计算,而阴阳性质控品为外对照才用于监控实验过程的有效性。

2) 应考虑检测能力和特异性两方面的质控。

3) 检测能力质控是为了保证检出最小量的分析物,避免出现假阴性。应确定区别阴性、阳性的"判断值"适用,同时保证检测结果的稳定性,可在试验中使用弱阳性质控血清,监测同一质控品在不同批次测定中反应信号的变化、反应测定下限的改变、导致假阴性结果的发生的可能性。

4) 对于没有明确测定下限的定性试验,其检测能力的监测可通过采用最大检测能力的判断标准来进行。如选择新批号琼脂培养基时,要检查培养基分离微生物能力。接种相应细菌后,如果菌落计数及形态没有接近期望的结果,则表明培养基的检测能力发生了改变。

5) 当进行血液细胞、组化或免疫组化染色时,可观察相应细胞的染色情况,判断染色液或染色过程是否正常。当进行细菌染色时,可用相应的阳性菌和阴性菌作质控。细胞学、细菌学、病原寄生虫等形态学识别,除通过上述方法外,还须依靠检测人员的业务水平和经验,才能保证检测结果的正确。

6) 质控结果的判断:

a) 阳性或阴性质控品得到预期的结果为在控,即阴性不可为阳性,阳性不可为阴性。

b) 对于有量级的阳性结果,在控时,偏差不超过 1 个等级,且阴性不可为阳性,阳性不可为阴性。

c) 对于有数值或量值的定性判定结果,如酶联免疫吸附测定(enzyme linked immunosorbent assay,ELISA)检测乙肝,也可以使用定量项目的质控规则。

7) 失控结果处理:

a) 有原始数据的,应保留。

b) 分析失控原因,采取纠正措施。

c) 填写各专业根据定性项目特点制定的失控报告表。

8）质控记录的管理：每个月的月初，应将上月的所有质控记录整理后存档保存，包括当月的失控报告单。

9）均值和标准差设定流程见附图 13.12.1。

（6）基于患者数据的室内质控

1）患者结果均值法：

a）正态均值法：执行患者结果均值法进行质控时应考虑如下五个重要的参数或统计量，即：① 患者样品数据的平均值（$\bar{x}_p$）；② 患者样品测定结果的总体标准差（s_p）；③ 分析标准差（s_a）；④ 计算患者样品平均值的标本量（N_p）；⑤ 质控界限确定的假失控概率（P_{fr}）。

此外还应考虑患者样品均值舍弃异常值的界限（上限和下限）

b）移动均值法：移动均值法是建立在连续的 20 个患者红细胞指数［平均红细胞体积（mean corpuscular volume，MCV）、平均红细胞血红蛋白含量（mean corpuscular hemoglobin，MCH）、平均红细胞血红蛋白浓度（mean corpuscular hemoglobin concentration，MCHC）］的多组均值基础上，此种算法的原理简单，但公式很复杂。移动均值法的控制限一般定为 ±3%。移动均值的另外一种形式是最近三个移动均值的均值超过 2% 就算失控。

2）差值检查法：对某一具体的患者来说，若其情况稳定，则患者前后试验结果也应基本稳定。因此，在患者情况稳定时，患者连续试验结果之间的差值，即 Δ 值应该很小。如果 Δ 值很大并超过预先规定的界限，则表明存在下列三种可能情况之一：① 患者样品的试验结果确实有了变化；② 标本标记错误或混乱；③ 计算 Δ 值的两个结果值之一有误差。

通常以下列两种方式之一来计算 Δ 值：

$$\Delta（实验单位）= 第二次结果 - 第一次结果$$

$$\Delta（\%）= 100 × （第二次结果 - 第一次结果）/ 第二次结果$$

3）患者标本双份检测的极差质控图：某些检验程序采用双份检测。此时使用患者样品双份检测值的差异能确定检验程序的批内标准差，也能应用双份检测的极差来检出批内随机误差。双份检测值的差值可以绘制在休哈特极差质控图上，其质控界限可从差值的标准差计算出来；也可由下面的公式从双份检测的标准差（$S_{双}$）导出双份检测极差的控制限：

$$R_{0.025} 控制限 = S_{双} × 3.17$$

$$R_{0.01} 控制限 = S_{双} × 3.64$$

$$R_{0.001} 控制限 = S_{双} × 4.65$$

（7）室内质控品不可获得时的检验项目室内质控

1）对患者的结果进行趋势分析，例如，患者结果的浮动均值，或结果低于或高于特定

第 12 节　室内质量控制管理与操作程序	文件编号：LHJY - PF7.3 - 07
	版本号：E/0
	页码：第 8 页,共 13 页

值的样品的百分比,或结果与诊断相关的样品的百分比。

2) 按照规定方案,将患者样品结果与另一替代程序检测结果比较,该程序经确认可计量溯源至 ISO 17511 规定的同级或者更高级别的参考标准。

3) 患者样品留样再测。

（8）失控时检验报告的处理

1) 当发现失控时,应终止检验,停发报告。

2) 根据失控原因,采取纠正措施,再次进行质控品检测结果在控后才能重新检验患者样品。

3) 相关检验人员应根据失控的原因,评估最后一次成功质控活动之后患者样品的检验结果,具体方法如下：

a) 实施评估的判断：分析失控的原因对检验结果的准确性是否有影响,当没有影响时无须对最后一次成功质控活动之后患者样品的检验结果进行评估,当失控的原因可能影响检测结果时需进行评估。

b) 在评估时,至少抽取失控前的最后 5 份标本,相关检测项目重测一次。

c) 以该次检验结果为靶值,计算失控前检测结果与该次检测结果的相对偏倚。当检测项目有大于或等于 80% 标本的结果在允许相对偏倚范围内时,说明失控前检测结果未受影响；否则,再向前分批检测部分标本（每批至少 5 份标本）并进行分析,找出所有可能受影响的标本,重测所有这些标本或只重测当中结果在生物参考区间两端和医学决定水平附近的标本。

d) 当失控项目检测仪器有另一相同型号仪器时,在确认其仪器性能正常的条件下,可以短时间内用其来进行失控前标本相应项目的检测。

e) 当失控项目仪器唯一时,根据失控纠正时间的长短,对失控前的标本做适当保存,确保标本的稳定性,待失控原因排除并且再次检测质控品结果在控后进行失控前标本相应项目的检测。

f) 各专业组也可根据专业特点制定评估最后一次成功质控活动之后患者样品的检验结果的方法。

4) 经评估确认失控前检测结果未受影响,检验报告无须作任何处理；假如失控会对之前的检测结果造成影响,当其影响到临床的疾病诊断或治疗时,收回或适当标识已发出的不符合检验结果,重新发布正确报告,填写《修正错误报告申请表》（附表 13.12.3）。

5) 室内质控失控处理流程见附图 13.12.2。

13.12.4.3　检验后过程控制

严格执行《检验结果报告程序》和《临床危急值报告程序》中的要求,并根据《质量指标管理程序》要求,对检验后过程相关的质量指标进行监测,必要时实施改进。

第 12 节　室内质量控制管理与操作程序	文件编号：LHJY - PF7.3 - 07
	版本号： E/0
	页码： 第 9 页,共 13 页

13.12.5　支持文件

［1］国家卫生健康委员会.临床检验定量测定室内质量控制：WS/T 641 - 2018［S］.北京：中国标准出版社,2018.

［2］国家药品监督管理局.体外诊断试剂用质控品通用技术要求：YY/T 1652 - 2019［S］.北京：中国标准出版社,2019.

［3］中国国家标准化管理委员会.临床实验室定量测定室内质量控制指南：GB/T 20468 - 2006［S］.北京：中国标准出版社,2006.

13.12.6　记录表格

［1］PF7.3 - TAB - 07《定量项目新批号质控品暂定均值和标准差记录表》,见附表 13.12.1。

［2］PF7.3 - TAB - 08《定量项目新批号质控品均值和标准差调整记录表》,见附表 13.12.2。

［3］PF7.3 - TAB - 09《修正错误报告申请表》,见附表 13.12.3。

编写：罗燕萍　　　　　审核：莫红梅　　　　　批准：张秀明

批准日期：2023 年 9 月 1 日

第 12 节 室内质量控制管理与操作程序

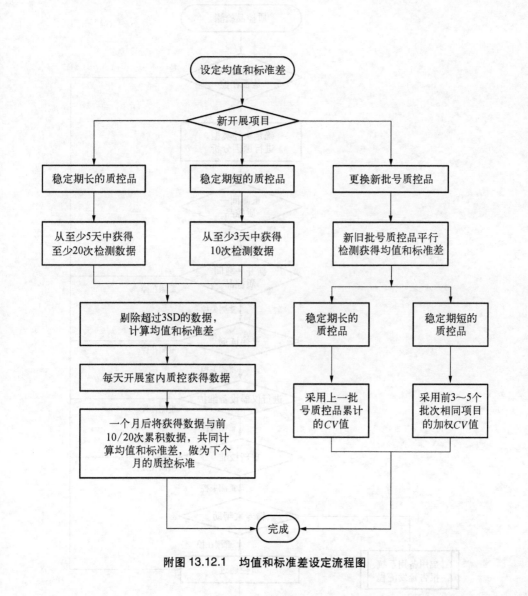

附图 13.12.1 均值和标准差设定流程图

第 12 节 室内质量控制管理与操作程序	文件编号：LHJY－PF7.3－07
	版本号：E／0
	页码：第 11 页，共 13 页

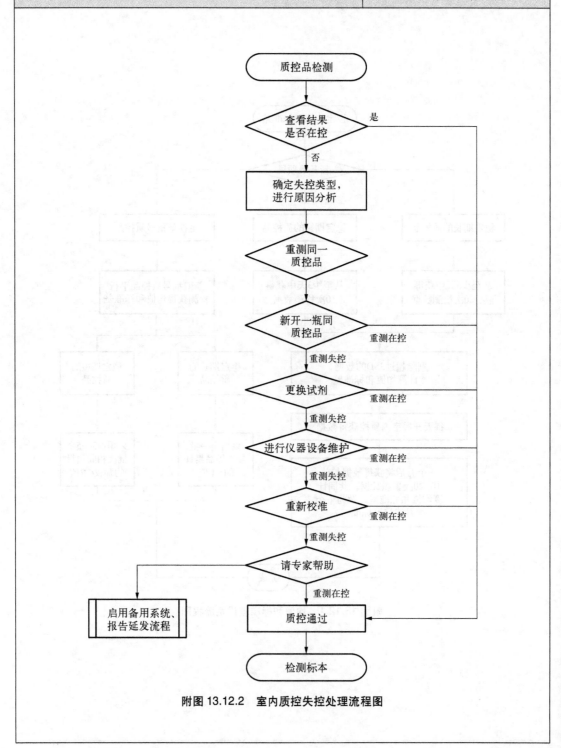

附图 13.12.2 室内质控失控处理流程图

第 12 节　室内质量控制管理与操作程序	文件编号：LHJY - PF7.3 - 07
	版本号：E/0
	页码：第 12 页,共 13 页

附表 13.12.1　定量项目新批号质控品暂定均值和标准差记录表

编号：PF7.3 - TAB - 07

专业组：

仪器设备名称				仪器设备编号					
质控品名称				质控品批号					
质控品有效期				检测日期					
检验项目	结果单位	数据个数	测定结果均值	测定结果标准差	测定结果 *CV%*	暂定均值	暂定标准差	暂定*CV%*	备注
统计人：　　　　统计日期：　　　　　专业组组长签名：　　　　　签名日期：									

附表 13.12.2　定量项目新批号质控品均值和标准差调整记录表

编号：PF7.3 - TAB - 08

专业组：

仪器设备名称				仪器设备编号				
质控品名称				质控品批号				
质控品有效期				调整日期				
项目名称	上次的统计数据 （　　年 月 日）			需累加的统计数据			调整后的数据	
	均值	标准差	数据个数	均值	标准差	数据个数	均值	标准差
调整原因说明：								
填表人：　　　　填表日期：　　　　　专业组组长签名：　　　　　签名日期：								

第 12 节　室内质量控制管理与操作程序	文件编号：LHJY – PF7.3 – 07
	版本号：E/0
	页码：第 13 页,共 13 页

附表 12.12.3　修正错误报告申请表

编号：PF7.3 – TAB – 09

患者姓名		性　别		年　龄	
科　室		门诊号/住院号		标本号	
检验项目			专业组		
初　审			二　审		

错误类型：
　　□ 患者信息　□ 医嘱申请　□ 检验项目　□ 结果报告　□ 其他_____

存在问题：

　　　　　　　　　　　　　　　　　　　　申请人：
　　　　　　　　　　　　　　　　　　　　日　期：

专业组组长意见及处理过程：

　　　　　　　　　　　　　　　　　　　　专业组组长：
　　　　　　　　　　　　　　　　　　　　日　期：

中心质量主管意见：

　　　　　　　　　　　　　　　　　　　　签　名：
　　　　　　　　　　　　　　　　　　　　日　期：

	文件编号: LHJY - PF7.3 - 08
第 13 节　室间质量评价管理与操作程序	版本号: E/0
	页码: 第 1 页,共 10 页

13.13.1　目的

规范中心室间质评的管理与操作,确保检验结果的可接受性。

注:室间质评是指利用实验室间比对,按照预先制定的准则评价参加者的能力,也称为能力验证。

13.13.2　范围

本程序规定了室间质评管理与操作要求。

本程序适用于中心各部门参加室间质评的检测项目。

注:中心各部门包括医学检验实验室(总部)、4 个检验分部、2 个直属部门。

13.13.3　职责

13.13.3.1　员工

负责按照室间质评控制操作程序进行室间质评标本的检测及上报。

13.13.3.2　中心仪器管理员

负责对室间质评回报结果进行分析,并启动预防措施和纠正措施流程。

13.13.3.3　专业组组长

负责各专业组检验项目室间质评操作程序的编写、室间质评计划的制定、室间质评结果的审核、室间质评回报结果的审核、预防措施及纠正措施流程的审批。

13.13.3.4　中心技术负责人

负责室间质评计划的申请、不合格项目纠正措施及预防措施的有效性验证。

13.13.3.5　中心主任

负责室间质评计划的审批、室间质评报告的最终审核及签字。

13.13.4　程序

13.13.4.1　室间质评申请

技术负责人每年在规定的时间内组织各专业组组长制定各科的室间质评申请计划,填写《室间质量评价计划表》(附表 13.13.1)报中心主任审批,并在规定的时间内向室间质评价组织者提交申请。

第 13 节　室间质量评价管理与操作程序

13.13.4.2　室间质评靶值的设定

对于定量试验, 排除异常值后(排除平均数加减三倍标准差)所有参加结果的平均数或美国国家临床实验室标准委员会(National Committee for Clinical Laboratory Standards, NCCLS)的临床检验国家参考系统(NRSCL)可接受的决定性或参考方法建立的平均数, 靶值的设定由参考方法、总体公议值、方法分组的公议值、专家组等确定。

13.13.4.3　室间质评的实施

(1) 室间质评活动的实施

1) 室间质评样本必须按实验室常规工作, 由进行常规工作的各岗位检验人员测试, 检验人员必须使用实验室的常规检测方法。

2) 在检测室间质评样本的次数上必须与常规检测患者样本的次数一样。

3) 在规定的回报室间质评结果给室间质评组织者截止日期之前, 不能与其他实验室进行关于室间质评样本结果之间的交流。

4) 不能将室间质评样品或样品的一部分送到另一实验室进行分析。

5) 各专业组应根据专业特点制定室间质评标本的检测程序, 包括标本的接收、保存、准备、检测步骤、结果的报告等过程, 结果在上报前需经专业组组长审核。在进行室间质评样本处理时, 须按已文件化的检测程序进行检测, 填写附表 13.13.2《室间质量评价控制物接收与处理记录表》(PF7.3 - TAB - 11), 确保标本能被按时和正确处理。

6) 室间质评成绩要求：每次活动每一分析项目达到至少 80%(血型为 100%)可接受成绩称为本次活动该分析项目合格。

7) 不合格项目的处理：及时查找原因, 采取纠正措施, 并填写《室间质量评价不合格项目结果分析与纠正措施记录表》(附表 13.13.3), 交中心主任签字确认后归档保存。

(2) 利用室内质控数据进行实验室间比对

1) 各专业组的仪器设备或试剂供应商能提供的利用室内质控数据进行验室间比对活动的, 可选择参加。

2) 相关专业组应根据具体的活动要求编写程序, 规范该比对的实施过程。程序中应包括比对合格的判断标准和不合标准时的处理方法等内容。

3) 执行文件化程序要求, 实施比对试验。

(3) 无室间质评计划项目的替代方法

当室间质评计划不可获得或不适用时, 可用以下方法进行评价。

1) 参加与其他实验室交换样品。

2) 采用相同室内质控品的实验室间进行比对, 评估单个实验室的室内质控结果与使用相同室内质控品的分组结果进行比较。各专业组组长于每年 1 月 1 日前制定下一年度

第 13 节 室间质量评价管理与操作程序	文件编号：LHJY - PF7.3 - 08
	版本号：E/0
	页码：第 3 页，共 10 页

《实验室间比对计划表》（附表 13.13.5）。

a）比对实验室的条件和数量：选择用作比对的实验室应为同级别的或更高级别的，至少 1 个实验室。

b）比对的方法：选择 5~20 份临床样本，在允许的时间内，本实验室与比对实验室均按常规方法检测，计算检测结果与各实验室间的检测结果统计均值为的偏倚。

c）判断标准：偏倚在控制相应的质量目标范围内，具体检测项目的质量目标范围由相关专业组设定。

d）比对不合格的处理：对不合格的项目，应当及时查找原因，采取纠正措施。

e）编写比对结果报告，详细说明比对的实施过程和结果。

3）分析不同批号的制造商终端用户校准品，或制造商的正确度质控品。

4）至少由两人或两台仪器或两种方法对同一微生物样品进行分割/盲样检测。

5）分析与患者样品有互通性的参考物质。

6）分析临床相关研究来源的患者样品。

7）分析细胞库和组织库的物质。

13.13.4.4 室间质评结果的评审

（1）每次实验室间比对结果回报后，专业组组长负责组织组内相关检验人员对比结果进行评审。

（2）当比对结果没有达到预定标准时，员工应参与实施与记录纠正措施，仪器管理员填写《室间质量评价不合格项目结果分析与纠正措施记录表》（附表 13.13.3），中心技术负责人按照《不符合及纠正措施管理程序》的要求负责监控纠正措施的有效性。

（3）当对比对结果进行评价时发现存在潜在不符合的趋势，应采取预防措施，质量监督员负责跟踪验证。对于参加室间质评的项目，合格项目的结果，可以采用室间质评多规则质控方案进行分析以发现潜在不符合的趋势。

1）应用质控多规则（$\bar{X}_{1.5SDI}$、R_{4SDI}、$1_{75\%TEa}$、$5_{\bar{X}}+1_{50\%TEa}$、$\bar{X}_{1SDI}$、R_{3SDI}）可分析评价 PT 结果是否存在有潜在的系统误差或随机误差。

2）标准差指数（standard deviation index，SDI）的计算：SDI =（本室测定值-同组的均值）/同组的标准差。

3）各规则的解释及意义：

a）$\bar{X}_{1.5SDI}$ 规则：表示 5 份室间质评样本平均 SDI 的绝对值超过 1.5，提示存在系统误差。

b）R_{4SDI} 规则：表示 5 份室间质评样本任何 2 份样本 SDI 之差>4，提示存在随机误差。

c）$1_{75\%TEa}$ 规则：表示 5 份室间质评样本 1 份结果的偏差超过 Tea 的 75%，不能确定存

第 13 节　室间质量评价管理与操作程序	文件编号：LHJY－PF7.3－08
	版本号：E/0
	页码：第 4 页,共 10 页

在系统误差或随机误差。

d）$5_{\overline{x}} + 1_{50\%TEa}$ 规则：表示 5 份室间质评样本测定结果在均值 1 侧,其中 1 份结果的偏差超过 Tea 的 50%,提示存在系统误差。

e）$\overline{X}_{1SDI}$ 规则：表示 5 份室间质评标本平均 SDI 的绝对值超过 1,提示存在系统误差。

f）R_{3SDI} 规则：表示 5 份室间质评样本任何 2 份样本 SDI 之差>3,提示存在随机误差。

4）结果的分析与记录：分析项目的回报结果是否违反以上规则,违反任何 1 条规则,均应采取预防措施,并填写《室间质量评价合格项目分析与预防措施记录表》(附表 13.13.4)。同时评估与患者相关的不符合,是否造成对临床的影响。

5）如果确定对临床有影响,则应评审受影响的患者结果,并考虑修改结果的必要性,并告知用户(适用时)。

13.13.4.5　室间质评数据的管理

除室间质评比对结果报告和相应的分析报告必须上交中心主任审核签字确认外,其他的实验室间比对试验的比对结果报告和相应的分析报告,由专业组组长或中心主任审核并签字确认。实施比对试验后,应将相关的原始数据、填写的表格、结果报告和分析报告归档保存。

13.13.4.6　室间质评操作流程图

详见附图 13.13.1。

13.13.5　支持文件

[1] 国家卫生健康委员会.临床检验室间质量评价：WS/T 644—2018[S].北京：中国标准出版社,2018.

[2] 国家卫生健康委员会.室间质量评价结果应用指南：WS/T 414—2013[S].北京：中国标准出版社,2013.

[3] 中国国家标准化管理委员会.临床实验室室间质量评价要求：GB/T 20470—2006[S].北京：中国标准出版社,2006.

[4] LHJY－PF8.7－01《不符合及纠正措施管理程序》.

13.13.6　质量与技术记录

[1] PF7.3－TAB－10《室间质量评价计划表》,见附表 13.13.1。

[2] PF7.3－TAB－11《室间质量评价控制物接收与处理记录表》,见附表 13.13.2。

[3] PF7.3－TAB－12《室间质量评价不合格项目结果分析与纠正措施记录表》,见附

第 13 节　室间质量评价管理与操作程序	文件编号: LHJY - PF7.3 - 08
	版本号: E/0
	页码: 第 5 页,共 10 页

表 13.13.3。

　　[4] PF7.3 - TAB - 13《室间质量评价合格项目分析与预防措施记录表》,见附表 13.13.4。

　　[5] PF7.3 - TAB - 14《实验室间比对计划表》,见附表 13.13.5。

编写: 罗燕萍	审核: 莫红梅	批准: 张秀明
		批准日期: 2023 年 9 月 1 日

第 13 节 室间质量评价管理与操作程序

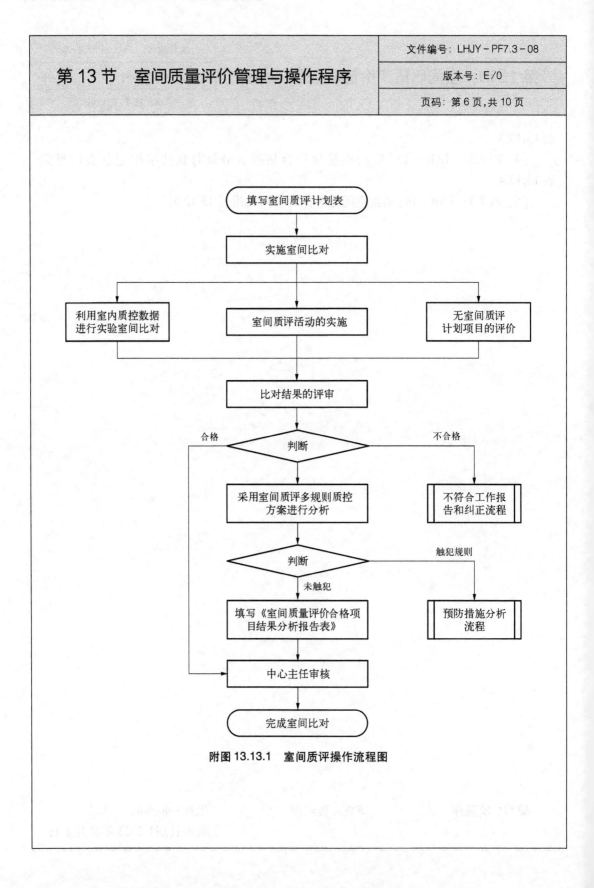

附图 13.13.1 室间质评操作流程图

	文件编号: LHJY - PF7.3 - 08
第 13 节 室间质量评价管理与操作程序	版本号: E/0
	页码: 第 7 页,共 10 页

附表 13.13.1   室间质量评价计划表

编号: PF7.3 - TAB - 10

专业组:　　　　　年度:　　　　年

项目代码	项目名称	收费标准	检测轮次

制定人:　　　　　制定日期:　　　　　审批人:　　　　　审批日期:

附表 13.13.2   室间质量评价控制物接收与处理记录表

编号: PF7.3 - TAB - 11

专业组:

标本接收日期	建议检测日期	截止日期	组织单位	质评类别	第几次	签收人	检测人	检测日期	结果审核人	结果发出日期	备注

第 13 节　室间质量评价管理与操作程序	文件编号: LHJY - PF7.3 - 08
	版本号: E/0
	页码: 第 8 页,共 10 页

附表 13.13.3　室间质量评价不合格项目结果分析与纠正措施记录表

编号: PF7.3 - TAB - 12

专业组:

检测日期:	年　月　日	分析日期:	年　月　日	第几次:		
组织单位:			质评类别:			
不合格项目及项目成绩:						

			不合格项目验证结果记录			
不合格项目	样本编号	上报结果	靶值	偏倚 (%)	允许偏倚 (%)	验证结果	验后偏倚 (%)

不合格项目原因分析及改进

原因分析:

纠正措施:

临床影响评估:

分析人:	专业组组长签名:	签名日期:

中心主任审批意见:

签名:

第 13 节　室间质量评价管理与操作程序	文件编号: LHJY – PF7.3 – 08
	版本号: E/0
	页码: 第 9 页,共 10 页

附表 13.13.4　室间质量评价合格项目分析与预防措施记录表

编号: PF7.3 – TAB – 13

专业组: _____　　组织单位: _____　　分析日期: _____年___月___日

质评类别: □ 能力验证(PT)　　□ 室间质评(EQA)　　□ 正确度验证计划

项目名称	样本编号	测定值	组均值	组 SD	SDI 值	偏移(%)	SDI 均值	TEa	75%TEa 数值	50%TEa 数值
	1									
	2									
	3									
	4									
	5									

违反规则情况说明:
□ 没有违反规则。
□ 违反 $X_{1.5SDI}$ 规则,项目: _____ ;□ 违反 R_{4SDI} 规则,项目: _____ ;□ 违反 $1_{75\%TEa}$ 规则,
项目: _____ ;□ 违反 $5_X + 1_{50\%TEa}$ 规则,项目: _____ ;□ 违反 X_{1SDI} 规则,项目: _____ ;
□ 违反 R_{3SDI} 规则,项目: _____ 。

预防措施(需要时):

　　　　　分析人: _____　　专业组组长签名: _____

跟踪验证结果(需要时):

　验证人: _____　专业组组长签名: _____　　签名日期: _____

中心主任审批意见:

　　　　　签名: _____　　日期: _____

注:标准差指数(SDI)= |(测定值-组均值)|/组标准差(SD)。

第 13 节　室间质量评价管理与操作程序	文件编号：LHJY - PF7.3 - 08
	版本号：E/0
	页码：第 10 页,共 10 页

附表 13.13.5　实验室间比对计划表

编号：PF7.3 - TAB - 14

年　度	检验分部/专业组	比对项目	比对类型	比对频率	计划比对日期
制表人			制表日期		
批准人			批准日期		

	文件编号：LHJY - PF7.3 - 09
第 14 节　实验室内部比对管理与操作程序	版本号：E/0
	页码：第 1 页，共 5 页

13.14.1　目的

可比性是指使用不同的测量程序测定某种分析物获得的检测结果间的一致性。结果间的差异不超过规定的可接受标准时，可认为结果具有可比性。为了保证中心内各检验分部及各专业组间检验结果的一致性和准确性，规范实验室内部比对活动的管理和操作，确保检验结果的准确可靠，为区域内检验结果的互认提供依据。

13.14.2　范围

本程序规定了实验室内部比对管理与操作要求。

本程序适用于中心各部门参与实验室内部比对的检测项目。

注：中心各部门包括医学检验实验室（总部）、4 个检验分部、2 个直属部门。

13.14.3　职责

13.14.3.1　员工

负责按照实验室内部比对程序进行评价标本的比对实施、上报及比对不合格时纠正措施的实施。

13.14.3.2　专业组组长

负责各专业组检验项目实验室内部比对操作程序的编写、比对计划的制定、比对标本的收集和发放、比对结果的审核、比对不合格项目纠正措施的审核。

13.14.3.3　中心技术负责人

负责比对计划的审核及监督纠正措施的有效性验证。

13.14.4　程序

13.14.4.1　比对计划的制定

各专业组组长在每年 12 月份组织制定本专业的实验室内部比对计划，填写《实验室内部比对计划表》（附表 13.14.1）报中心技术负责人审批。计划应包括比对项目、比对仪器设备及编号、比对频率、比对日期和负责人等内容。

13.14.4.2　确定需实施内部比对项目

（1）使用相同生物参考区间的检测项目需实施内部比对

1）采用不同的检验程序进行检测的项目。

2）使用不同型号设备进行检测的项目。

第 14 节　实验室内部比对管理与操作程序	文件编号：LHJY-PF7.3-09
	版本号：E/0
	页码：第 2 页,共 5 页

　　3）使用相同型号多台设备进行检测的项目。

　　4）使用同一台仪器不同吸样模式进行检测的项目。

　　（2）形态学检验项目及手工操作显著影响检验结果的项目需进行人员的比对

　　1）白细胞人工分类。

　　2）尿沉渣镜检。

　　3）粪便有形成分镜检。

　　4）血小板手工计数。

13.14.4.3　比对验证的时机

　　1）检测系统启用前,应进行全面的检测系统间可比性验证。

　　2）常规使用期间,实验室可利用日常工作产生的检验和质控数据,或临床医生反馈的意见,定期对检测系统间结果可比性进行评审,如不再满足检验结果预期用途的要求,应根据评估结果,采用适宜的方案,重新进行检测系统间可比性验证。

　　3）现用检测系统的任一要素（仪器设备、试剂、校准品等）变更,如仪器设备品牌或型号、试剂原理或成分、校准品溯源性等改变,应分析这些改变对检测系统间结果可比性的影响,需要时,采用适宜的方案,重新进行检测系统间可比性验证。

13.14.4.4　比对的判断标准

　　1）实验室根据检验项目的预期用途和性能要求,制定适宜的检测系统结果间可比性的判断标准。

　　2）实验室制定判断标准时,参考制造商或研发者声明的标准、国家标准、行业标准、地方标准、团体标准、公开发表的临床应用指南和专家共识等。

　　3）验证结果应满足实验室制定的判断标准。

13.14.4.5　比对的样本

　　1）使用患者样本（若为抗凝样本,应使用相同的抗凝剂）;样本中被测物浓度、活性等应能覆盖临床适宜区间,重点关注医学决定水平。

　　2）比对的样本数量应不少于 5 例。使用更多的样本数量,可以增加验证结果的可靠性。

13.14.4.6　比对的方案

　　1）当实验室使用的检测系统数量≤4 时,选用与参比系统比对的方法。实验室应根据检测系统分析性能的确认或验证结果、室内质控（IQC）和室间质评的表现、不确定度评估等情况,综合评估后,确定实验室内的参比系统。实验室使用的其他检测系统检测结果与参比系统的测量结果进行比对,计算每个检测系统结果与参比系统检测结果的偏差,并

第14节 实验室内部比对管理与操作程序	文件编号：LHJY-PF7.3-09
	版本号：E/0
	页码：第3页,共5页

依此评价可比性验证结果。

2）当实验室使用检测系统数量>4时,可以选用均值法。以全部系统结果的均值为参考值,计算全部检测系统结果的极差,并依此评价可比性验证结果。

13.14.4.7　比对的实施

（1）专业组内部比对的实施

1）各岗位检验人员根据比对计划,按文件化的程序进行内部比对试验的实施,对结果进行汇总并形成比对报告。

2）专业组组长应对实验室比对试验的结果进行分析和评价。

3）不合格比对结果的处理：当比对结果没有达到预定标准时,员工应参与纠正措施的实施,填写《不符合报告和纠正措施记录表》,中心技术负责人按照《不符合及纠正措施管理程序》的要求负责监控纠正措施的有效性。

4）比对结果的监控：所有比对试验应有比对结果报告和存在不合格情况的分析报告,报告应由中心技术负责人或中心主任审核并签字确认。

（2）专业组组间项目比对的实施

1）专业组组间项目比对及负责专业组安排见表13.14.1。

表13.14.1　项目比对计划

序号	项目类别	负责专业组	比对频率
1	生化检查	临床生化组	6个月
2	血常规检查	临床生化组	6个月
3	血细胞形态学	临床生化组	6个月
4	免疫检查	临床免疫组	6个月
5	微生物形态学	临床微生物组	6个月
6	新冠核酸检测	临床分子诊断组	6个月
7	凝血检查	检验一部	6个月
8	尿常规检查	检验二部	6个月
9	心肌标志物	检验三部	6个月

2）专业组组间项目比对负责专业组组长每年12月份组织制定实验室内部比对计划,填写《实验室内部比对计划表》报中心技术负责人审批。

第 14 节　实验室内部比对管理与操作程序	文件编号：LHJY - PF7.3 - 09
	版本号：E/0
	页码：第 4 页,共 5 页

3）各岗位检验人员负责比对标本的检测。

4）负责专业组组长负责收集和发放比对标本,回收各检验分部及专业组的比对检测数据和原始数据,形成比对报告上传质量管理系统《实验室内部比对计划表》。

（3）比对资料的管理

实施比对试验后,应将相关的原始数据、填写的表格、结果报告等资料归档保存。

13.14.4.8　不同生物参考区间检测项目临床应用的要求

当同一检测项目因使用不同测量系统检测或变更检验方法而给出不同生物参考区间时,相关专业组应告知临床其结果无可比性。当临床有因使用不同生物参考区间而引起诊治活动不便的反馈时,相关专业组应积极与临床讨论,制定相应的措施减少对临床活动的影响。

13.14.4.9　实验室内部比对流程图

见附图 13.14.1。

13.14.5　支持文件

［1］国家卫生健康委员会.医疗机构内定量检验结果的可比性验证指南：WS/T 407 - 2012［S］.北京：中国标准出版社,2012.

［2］中国合格评定国家认可委员会.医学实验室定量检验程序结果可比性验证指南：CNAS - GL047:2021［S］.北京：中国合格评定国家认可委员会,2021.

［3］LHJY - PF8.7 - 01《不符合及纠正措施管理程序》.

13.14.6　记录表格

［1］PF7.3 - TAB - 15《实验室内部比对计划表》,见附表 13.14.1。

［2］PF8.7 - TAB - 01《不符合报告和纠正措施记录表》,见附表 14.8.1。

编写：罗燕萍　　　　审核：莫红梅　　　　批准：张秀明

批准日期：2023 年 9 月 1 日

第 14 节　实验室内部比对管理与操作程序	文件编号：LHJY - PF7.3 - 09
	版本号：E/0
	页码：第5页,共5页

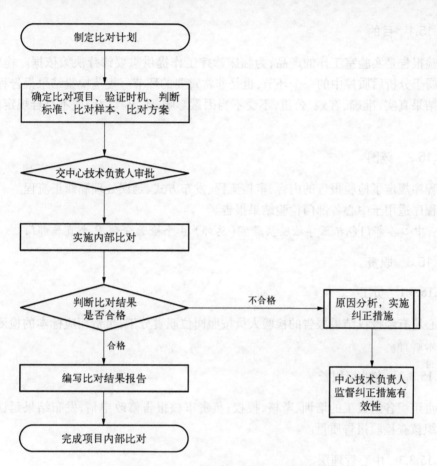

附图 13.14.1　实验室内部比对流程图

附表 13.14.1　实验室内部比对计划表

编号：PF7.3 - TAB - 17

专业组：　　　　　　年度：　　年

比对项目	比对仪器设备及编号	比对频率	比对日期	负责人

制定人：　　　　　制定日期：　　　　　审批人：　　　　　审批日期：

	文件编号：LHJY-PF7.4-01
第 15 节　检验结果报告程序	版本号：E/0
	页码：第 1 页，共 7 页

13.15.1　目的

检验报告是实验室工作的产品，为临床诊疗工作提供重要诊疗决策依据。检验报告的审核属于分析后质控中的一个环节，也是非常重要的环节。规范检验结果报告程序，保证检验结果真实、准确、客观、公正，不受不当因素影响，不出具虚假或不符合规定的检验报告。

13.15.2　范围

本程序规定了检验报告的内容、审核流程、发布方式、延误处理和修正流程。

本程序适用于中心各部门检验结果报告。

注：中心各部门包括医学检验实验室（总部）、4 个检验分部、2 个直属部门。

13.15.3　职责

13.15.3.1　员工

中心所有经授权结果报告的检验人员按照岗位职责分工，负责相应标本的检测、审核以及结果解释。

13.15.3.2　专业组组长

负责组织各组员工的培训、考核、授权；负责审核报告修改申请，发布结果延误通知，定期组织核查检验报告质量。

13.15.3.3　中心管理层

负责对专业组组长进行考核、授权；负责制定检验报告的格式、发布方式。

13.15.4　程序

13.15.4.1　结果报告

（1）检验结果的正确转录

1）对于采用 LIS 直接从检测设备获取检验结果的方式，需定期评估 LIS 数据传输的准确性，具体要求按《实验室数据控制和信息管理程序》的要求执行。

2）对于需要人工在 LIS 中录入检验结果的方式，检验者和审核者均需对原始数据和录入后数据的一致性进行核对。

（2）检验报告的内容

检验报告内容应完整，信息应全面。每页检验报告应包括：

	文件编号：LHJY - PF7.4 - 01
第 15 节　检验结果报告程序	版本号：E/0
	页码：第2页,共7页

1）患者信息：包括患者姓名、性别、年龄、申请科室、申请医生、登记号或住院号。

2）检验结果：包括检验项目名称、项目结果、异常提示（临床危急值提示符号）、单位、参考区间、检测方法和/或检测仪器。

3）报告标识：包括实验室名称及标识、标本编号、标本类型、标本状态、采样时间、接收时间、报告时间、检验者、审核者和专业组咨询电话；页码和总页数。

4）任何需要被视为初步结果的识别，如微生物血培养三级报告。

13.15.4.2　结果的审核和发布

（1）结果审核

对于结果的审核，常涉及：

1）核对患者信息，保证信息完整，避免张冠李戴，及时发现重复送检标本；充分利用部分检验项目结果与年龄、性别或罹患疾病的逻辑关系，来指导结果审核。

2）核对样本类型是否与送检样本、检验目的一致；认真核对样本状态，对标本存在"溶血、脂血、黄疸或特殊颜色、性状"时，必须注明；认真核对采集及接收时间，注意样本存放时间对部分检验项目检测结果的影响。

3）核对项目信息，避免医嘱错误、漏检或多检。

4）在结果审核时，首先确定各种质控结果均在控，才可以进行标本结果的判断与报告。

5）核对结果信息，注意项目间的逻辑关系及关联分析；对检测结果与预诊不相符、与历史记录差异较大或有疑问时，应重复检测，必要时与临床医生联系，并及时在"iLab 管理平台"中填写《检验结果的临床联系登记表》（附表 13.15.1）。

（2）结果的发布

实验室通过以下方式发布检验报告。

1）审核后的检验报告，通过 LIS 实时传输到医生工作站和护士工作站，即可登录相应的工作站查阅患者检验报告。

2）门诊患者：由患者或其家属凭医嘱单到门诊自助打印终端或门诊客服咨询中心打印报告。

3）住院患者：由所在临床科室打印报告。

4）体检人群：由体检科打印报告。

5）若检验结果以临时报告形式（包括口头报告形式）传送（如血培养、脑脊液/胸腹水培养阳性结果等，或临床急需知道患者的检验结果）后，还应向开单医生发布正式报告，且与临时报告保持一致。

6）口头报告形式传送检验报告时，相关人员应及时在"iLab 管理平台"中填写《检验结果的临床联系登记表》。

第 15 节　检验结果报告程序

13.15.4.3　检验报告延误的处理

当检验报告延误时, 并非所有延误都通知, 实验室要评估延误对患者产生的影响进行通知。

1) 急诊报告延误时, 不超过 30 分钟, 可以不通知; 超过 30 分钟或延迟可能影响患者诊治, 要电话通知开单医生或其所在临床科室, 并及时在"iLab 管理平台"中填写《结果延误报告登记表》(附表 13.15.2)。

2) 非急诊报告延误时: 对于门诊患者, 超过 1 小时, 需通知门诊咨询台员工; 对于住院患者, 需要评估延误的时间, 若当天可以完成结果发布, 可以不通知; 否则, 要电话通知开单医生或其所在临床科室, 并在"iLab 管理平台"中填写《结果延误报告登记表》。

3) 大批量报告延误时(如仪器故障), 则由中心信息管理员在集团各医疗机构办公网络发布结果延误通知。

4) 因不是所有结果延误都通知, 当临床方面主动联系中心查询结果发布情况, 中心所有员工应做好解释工作。

13.15.4.4　临床危急值报告

按《临床危急值报告程序》执行。

13.15.4.5　结果的自动选择、审核、发布和报告

按《检验结果自动审核程序》执行。

13.15.4.6　检验报告修正的流程

当已发出的检验报告需要修正时, 按照以下流程进行。

1) 住院患者: 须及时主动联系开单医生, 告知修正的原因和内容, 召回有缺陷的报告, 重新发出修正后的报告。

2) 门诊患者: 须及时主动联系患者和开单医生, 告知修正的原因和内容, 召回有缺陷的报告, 重新发出修正后的报告。

3) 体检患者: 须及时主动联系体检科, 告知修正的原因和内容, 召回有缺陷的报告, 重新发出修正后的报告。

4) 所有需要修正的报告, 在 LIS 执行"取消二审"如实填写"取消原因", 保存修改记录, 并在"iLab 管理平台"中填写《检验结果的临床联系登记表》和《修正错误报告申请表》(附表 13.15.3)。

5) 评估事件产生的影响填报不良事件: 按照《不良事件报告管理制度》规定的程序进行不良事件上报。

	文件编号: LHJY - PF7.4 - 01
第 15 节　检验结果报告程序	版本号: E/0
	页码: 第 4 页,共 7 页

13.15.4.7　检验报告的保存

所有报告均以电子形式存档,在 LIS 服务器至少保存 2 年,并作双服务器备份,保证数据安全,可快速检索。

13.15.4.8　检验结果报告流程图、检验报告延误处理流程图

检验结果报告流程图见附图 13.15.1。检验报告延误处理流程图见附图 13.15.2。

13.15.5　支持文件

[1] 中国合格评定国家认可委员会.CNAS - CL02:2023 医学实验室质量和能力认可准则[S].北京:中国合格评定国家认可委员会,2023.

[2] 中国合格评定国家认可委员会.医学实验室质量和能力认可准则的应用要求:CNAS - CL02 - A001:2023[S].北京:中国合格评定国家认可委员会,2023.

13.15.6　记录表格

[1] PF7.4 - TAB - 01《检验结果的临床联系登记表》,见附表 13.15.1。
[2] PF7.4 - TAB - 02《结果延误报告登记表》,见附表 13.15.2。
[3] PF7.4 - TAB - 03《修正错误报告申请表》,见附表 13.15.3。

编写:王恩运	审核:蔡钦泉	批准:张秀明
		批准日期:2023 年 9 月 1 日

第 15 节 检验结果报告程序	文件编号：LHJY－PF7.4－01
	版本号：E/0
	页码：第 5 页,共 7 页

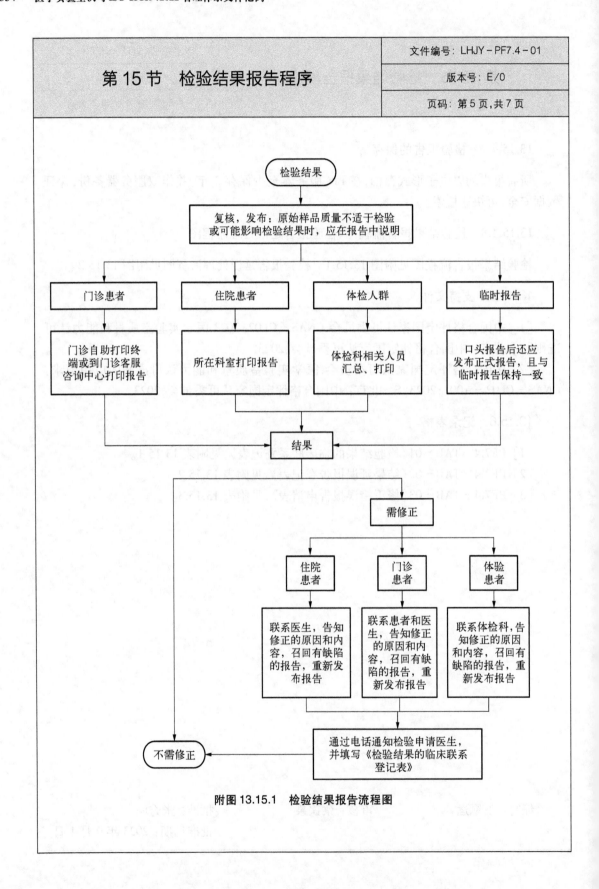

附图 13.15.1 检验结果报告流程图

	文件编号：LHJY-PF7.4-01
第 15 节 检验结果报告程序	版本号：E/0
	页码：第 6 页，共 7 页

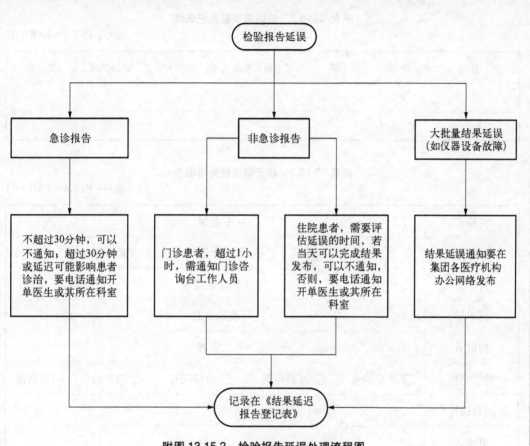

附图 13.15.2 检验报告延误处理流程图

附表 13.15.1 检验结果的临床联系登记表

编号：PF7.4-TAB-01

序号	专业组	日期	患者姓名	院区	科室	床号（适用时）	登记号	标本条码	沟通内容	报告人	报告时间	接受人	备注

第 15 节　检验结果报告程序	文件编号：LHJY－PF7.4－01
	版本号：E/0
	页码：第 7 页,共 7 页

附表 13.15.2　结果延误报告记录表

编号：PF7.4－TAB－02

序　号	专业组	日　期	延迟报告原因	通知人	通知时间	备　注

附表 13.15.3　修正错误报告申请表

编号：PF7.4－TAB－03

实验室		专业组		
患者姓名		性别	□ 男　□ 女	年龄
科　室		门诊/住院号		
标本号		检验项目		
初审者		二审者		
错误类型	□ 患者信息　　□ 医嘱申请　　□ 检验项目　　□ 结果报告　　□ 其他			
问题描述				
申请人		日　期		
组长意见				
□ 同意　　　□ 不同意		不同意原因		
附　件				
专业组组长签名		日　期		

	文件编号: LHJY‐PF7.4‐02
第 16 节　临床危急值报告程序	版本号: E/0
	页码: 第1页,共7页

13.16.1　目的

临床危急值是指能够提示患者生命处于危险/危急状态的检查数据/结果,此时临床应立即采取紧急适宜的抢救措施。提高对临床危急值的认识,并规范其临床应用,对于保障患者生命安全具有非常重要的意义。

13.16.2　范围

本程序规定了医学检验临床危急值项目、临床危急值报告限以及临床危急值报告流程。本程序适用于中心各部门医学检验临床危急值报告。

注: 中心各部门包括医学检验实验室(总部)、4个检验分部、2个直属部门。

13.16.3　职责

13.16.3.1　员工

中心所有经授权结果报告的员工均为临床危急值报告第一责任人,均有临床危急值识别、确认和报告的责任和义务。

13.16.3.2　检验分部负责人、专业组组长

负责拟定临床危急值项目和临床危急值报告限;每月统计临床危急值通报及时率,保证开单医生及时获得临床危急值报告。

13.16.3.3　中心技术负责人

组织拟定临床危急值项目和临床危急值报告限,上报中心管理层审核。

13.16.3.4　中心管理层

负责临床危急值项目和临床危急值报告限的审核,并组织与集团各医疗机构医务部、临床科室代表对临床危急值项目和临床危急值报告限进行服务协议评审。

13.16.4　程序

13.16.4.1　临床危急值项目选择和临床危急值报告限的确定

(1) 定义

1) 临床危急值是指能够提示患者生命处于危险/危急状态的检查数据/结果,此时临床应立即采取紧急适宜的抢救措施。

2) 临床危急值项目是指含临床危急值的检查项目。

第 16 节　临床危急值报告程序	文件编号: LHJY - PF7.4 - 02
	版本号: E/0
	页码: 第 2 页, 共 7 页

　　3) 临床危急值报告限是指临床危急值阈值或临床危急值边界限, 高于或低于该阈值或边界限的检查结果被视为临床危急值。

　　4) 医学决定水平是指针对某一检查项目有别于参考值的特定限值, 检验结果高于或低于该限值即在疾病诊断中起排除或确认作用, 或必须采取特定的治疗措施。

　　(2) 拟定临床危急值项目和临床危急值报告限

　　中心技术负责人负责组织各检验分部负责人、专业组组长, 依据"临床危急值项目"定义, 参考权威文献, 拟定"临床危急值项目建议表"; 同时, 基于医学决定水平提出临床危急值报告限, 还应考虑本医疗机构及不同专业科室对相关危急症抢救的需求; 上报中心管理层审核。

　　(3) 确定临床危急值项目和临床危急值报告限

　　中心管理层负责审核临床危急值项目和临床危急值报告限, 并组织与集团各医疗机构医务部、临床科室代表进行临床危急值项目和临床危急值报告限的讨论, 以服务协议形式确定讨论结果。具体临床危急值项目和临床危急值报告限见附表 13.16.1。

　　13.16.4.2　临床危急值的确认

　　当临床危急值项目出现临床危急值时, 实验室 LIS 采用对测试结果标记为红色的方式给予识别和提示。另外, 实验室至少每年举行一次临床危急值报告体系的培训, 让员工熟记临床危急值项目及临床危急值报告限, 加强员工在检验环节中识别和确认临床危急值的能力, 保证在审核环节不漏过临床危急值。

　　13.16.4.3　临床危急值的复查

　　1) 在分析前、分析中、分析后质控措施完善, 质量能力得到充分保证条件下, 实验室可执行先报告, 在确定临床危急值与临床不符合时复查。

　　2) 报告临床危急值时必须同时询问临床危急值结果与临床的一致性。

　　3) 临床危急值复查时, 如原始标本合格且储存条件、储存时间对复查无显著影响时, 可使用原始标本复查; 反之, 则重新留取标本复查; 复查时间愈短愈好。

　　4) 除特殊或规定检验项目外, 复查应采用相同检测系统, 如 HIV 抗体检测, 使用两种抗体检测试剂或一种抗体检测试剂双孔或双份检测。

　　5) 如复查结果与首次结果一致, 应报告首次结果; 如复查结果与首次结果不一致, 须认真分析原因(必要时可重新留样再查), 待正确结果确认后, 报告正确结果。

　　13.16.4.4　临床危急值报告方式

　　所有的临床危急值报告记录采用"双向"记录, 即报告人与被报告人同时、准确、完整记录, 记录的方式包括:

	文件编号: LHJY - PF7.4 - 02
第 16 节 临床危急值报告程序	版本号: E/0
	页码: 第 3 页, 共 7 页

1) 采用电子方式报告临床危急值: 报告方在 LIS 执行临床危急值审核, 即是将结果发送到电子病历(electronic medical record, EMR), 同时也向临床科室发送临床危急值, 并记录包括患者信息(姓名、性别、年龄、科室、床号)、临床危急值项目名称及临床危急值、报告时间(yyyy - MM - dd 00:00:00)、报告人所在科室、工作站 IP、报告人姓名及工号等信息; 待临床危急值接受人确认后, 并将记录接受人所在科室、工作站 IP、接收人姓名及工号、患者信息、临床危急值项目名称及临床危急值、接受时间(yyyy - MM - dd 00:00:00)。

2) 采用电话方式报告临床危急值: 报告方向报告接受人叙述患者信息(姓名、性别、年龄、科室、床号)、临床危急值项目名称及临床危急值, 报告接受人须向报告人复述以上信息; 并及时在"iLab 管理平台"中填写《临床危急值报告记录表》(附表 13.16.2)。

13.16.4.5 临床危急值报告流程

1) 对于住院患者、急诊患者等报告流程通畅且明确, 采用电子方式(即审核报告)第一时间向开单医生报告临床危急值, 护士工作站和医生工作站电脑会自动弹窗提示查看临床危急值报告。报告信息被确认后, 计算机会显示临床危急值结果, 同时系统会自动记录接收责任人、接收日期、时间等相关信息。如果报警信息不确认, 系统将无法使用。当临床危急值报警信息超过 10 分钟未被确认, 系统会将临床危急值相关信息自动反馈到中心临床危急值大屏; 员工将采用电话方式通知临床并记录相关信息; 临床危急值报警信息发出超过 15 分钟未被确认, 将在第 16、30、45、60 分钟, 逐层发送信息给集团各医疗机构开单医生、临床科室主任、医务部、业务院长。

2) 对于门诊患者, 若临床危急值发生在中午及夜间且超过 10 分钟未确认, 须打电话通知开单医生; 若电话无法接通, 则及时联系集团各医疗机构总值并记录相关信息。

3) 对于互联网医院申请的检验项目出现临床危急值时, 统一报告至内科分诊护士, 再到方便门诊坐诊医生; 中午及夜间通知总值班, 由总值班协调联系患者尽快就诊, 并记录相关信息。当临床危急值报告信息发出超过 15 分钟未被确认, 将在第 16、30、45、60 分钟, 逐层发送信息给开单医生、互联网医院主任和信息科主任、门诊办、业务副院长。

4) 对于送至受委托实验室检验项目出现临床危急值时, 采用电话方式通知临床并记录相关信息。

5) 对于外单位患者送检项目出现临床危急值时, 报告审核人应立即采用电话方式通知相关单位的临床科室并记录相关信息。

13.16.4.6 临床危急值报告的应急预案

当实验室出现 LIS 临时停用(如因故障)等情况时, 及时启动应急预案, 识别、确认临床危急值后, 采用电话方式报告临床危急值并记录。

	文件编号：LHJY – PF7.4 – 02
第 16 节　临床危急值报告程序	版本号：E/0
	页码：第 4 页,共 7 页

13.16.4.7　临床危急值报告流程图

见附图 13.16.1。

13.16.5　支持文件

[1] 检验危急值在急危重病临床应用的专家共识组.检验危急值在急危重病临床应用的专家共识(成人)[J].中华急诊医学杂志,2013,22(10)：1084 – 1089.

[2] 中国医院协会.患者安全目标(2014 – 2015)[J].中国卫生质量管理,2014,18(10)：22.

[3] 中国合格评定国家认可委员会.CNAS – CL02:2023 医学实验室质量和能力认可准则[S].北京：中国合格评定国家认可委员会,2023.

[4] 中华人民共和国国家卫生和计划生育委员会.临床检验专业医疗质量控制指标(2015 版).北京：中国标准出版社,2015.

[5] LHJY – PF7.4 – 01《检验结果报告程序》.

13.16.6　记录表格

PF7.4 – TAB – 04《临床危急值报告记录表》,见附表 13.16.2。

编写：王恩运　　　　　审核：蔡钦泉　　　　　批准：张秀明

批准日期：2023 年 9 月 1 日

第 16 节　临床危急值报告程序	文件编号: LHJY - PF7.4 - 02
	版本号: E/0
	页码: 第 5 页,共 7 页

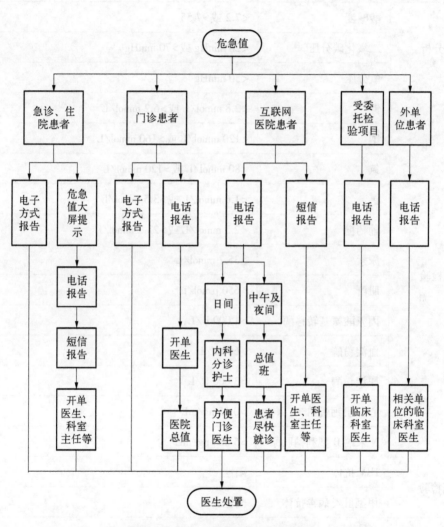

附图 13.16.1　临床危急值报告流程图

第 16 节　临床危急值报告程序	文件编号：LHJY－PF7.4－02
	版本号：E/0
	页码：第6页，共7页

附表 13.16.1　医学检验中心临床危急值项目和临床危急值报告限

试验名称	临床危急值项目	临床危急值报告限	
血气分析	酸碱度	<7.2 或>7.55	
	二氧化碳分压	<20 mmHg 或>70 mmHg	
	氧分压	<50 mmHg	
生化检验	钾	<2.8 mmol/L 或>6.2 mmol/L	
	钠	<120 mmol/L 或>160 mmol/L	
	氯	<80 mmol/L 或>120 mmol/L	
	钙	<1.6 mmol/L 或>3.5 mmol/L	
	葡萄糖	<2.5 mmol/L 或>22.2 mmol/L	
	尿素	>35.7 mmol/L	
	肌酐	>650 μmol/L	
	丙氨酸氨基转移酶	>1 000 U/L	
	血淀粉酶	>660 U/L	
	尿淀粉酶	>3 600 U/L	
	心肌肌钙蛋白 T	>0.15 ng/mL	
	N 末端 B 型利钠肽原	>5 000 pg/mL	
免疫检验	HIV 抗体	阳性	
	甲型肝炎病毒抗体	阳性	
血常规检查	血红蛋白	<50 g/L 或>200 g/L	血液病或放化疗等结果第一次稳定以后除外
	血小板	<31×10^9/L 或>999×10^9/L	
	白细胞	<2.0×10^9/L 或 >30× 10^9/L	
	疟原虫	阳性	

	文件编号: LHJY - PF7.4 - 02
第 16 节　临床危急值报告程序	版本号: E/0
	页码: 第 7 页,共 7 页

续　表

试验名称	临床危急值项目	临床危急值报告限
血栓与止血检验	凝血酶原时间	>30 s
	国际标准化比值	>4.0
	活化部分凝血活酶时间	>75 s
	纤维蛋白原	<1.0 g/L 或>8 g/L
微生物	血培养阳性	
	无菌部位标本(脑脊液、胸腹水、羊水)细菌、真菌涂片阳性或培养阳性	
	临床标本抗酸染色阳性或结核分枝杆菌培养阳性	
	霍乱弧菌培养阳性	

备注: ① 多重耐药菌按院感科多重耐药报告流程,报告临床及院感科;② 沙门氏、志贺氏菌阳性按国家法定传染病上报集团各医疗机构防保科。

附表 13.16.2　临床危急值报告记录表

编号: PF7.4 - TAB - 04

序号	专业组	日期	患者姓名	院区	科室	床号(适用时)	登记号	标本条码	检验项目	报告值	报告人	接受人	报告时间	接受时间	备注

	文件编号：LHJY-PF7.4-03
第 17 节　检验结果自动审核程序	版本号：E/0
	页码：第 1 页，共 7 页

13.17.1　目的

检验结果自动审核指的是在遵循操作规程的前提下，计算机系统按照实验室设置的已通过验证的规则、标准和逻辑，自动对检测结果进行审核并发布检验报告成为医疗记录的行为。本程序规定了中心项目结果自动审核程序建立及验证的一般性流程和方法及其管理，确保自动审核的结果准确可靠，满足实验室与临床要求。

13.17.2　范围

本程序规定了检验项目结果自动审核程序建立及验证的过程及管理。

本程序适用于中心建立及验证检验报告自动审核程序工作。

注：中心各部门包括医学检验实验室（总部）、4 个检验分部、2 个直属部门。

13.17.3　职责

13.17.3.1　员工

负责人工审核未通过自动审核的检验结果。由检验分部负责人或专业组组长指定专人负责自动审核规则验证工作。

13.17.3.2　专业组组长

负责制定及建立各专业组自动审核规则，组织实施本专业组自动审核规则验证工作。

13.17.3.3　中心主任

负责审查自动审核规则的验证报告，并批准自动审核程序的使用。

13.17.4　程序

13.17.4.1　术语和定义

（1）自动审核

在遵循操作规程的前提下，计算机系统按照实验室设置的已通过验证的规则、标准和逻辑，自动对检测结果进行审核并发布检验报告成为医疗记录的行为。在此过程中，与实验室预设的可接受标准相符的结果自动输入到规定格式的患者报告中，无须任何外加干预。

（2）实验室信息系统（LIS）

实验室用于对检验前、中、后过程中的数据进行收集、存储、分析和应用实施管理的软件。

	文件编号：LHJY－PF7.4－03
第 17 节　检验结果自动审核程序	版本号：E/0
	页码：第 2 页,共 7 页

（3）中间件

中间件是一类基础软件,处在操作系统软件(仪器设备控制软件)与实验室信息系统(LIS)的中间层。

（4）差值检查

将一个检验项目当前结果与同一患者该项目既往结果进行比较,又称为历史结果比较。

（5）验证

通过提供客观证据对规定要求已得到满足的认定。

（6）签发

审核报告时,对于符合审核要求的报告执行签名并发布报告。自动签发指由自动审核系统执行签名并发布报告。

13.17.4.2　自动审核程序的流程设计

中心各部门可使用 LIS 或者仪器配备的中间件实施自动审核,具体采用的模式根据实际使用情况而定。可以自行设计自动审核规则,也可引进已包含自动审核规则的程序,正式启用自动审核程序前均应经过验证。

（1）检验前数据分析

1）患者信息：通常 LIS 可获取的患者信息包括年龄、性别、患者类型、送检部门、临床诊断、临床备注的特殊情况、唯一识别码等。自动审核程序可将检验结果与患者信息结合进行分析判断。

2）标本信息：标本相关的信息可包括标本类型、采集时间、采集部位、接收时间、标本性状(如溶血、脂血、黄疸等)及临床特殊备注信息(如特殊采血时间、体位等)。自动审核程序应能识别不符合要求的标本。如采集接收时间不满足要求、标本类型错误、标本性状不合格等。

（2）检测系统状态分析

要保证结果的可靠性,首先需要确保检测系统状态正常。因此,自动审核程序应能够识别检验中检测系统状态相关的信息,并进行分析。常见的检验中系统状态分析有以下几种类型。

1）校准状态：当仪器设备或项目校准状态异常时,中间件或 LIS 应能接收到相应报警信息,从而对该项目结果进行分析判断。

2）室内质控情况：可使用软件监控或其他方式,确保自动审核程序执行前各项目室内质控情况正常。当项目室内质控异常时,应暂停自动审核功能。

3）仪器设备报警信息：仪器设备报警信息分类多种,自动审核程序应能识别影响结果准确性的仪器设备报警信息,如结果超出分析测量范围、受干扰、底物耗尽、光源异常等。

第 17 节　检验结果自动审核程序	文件编号：LHJY-PF7.4-03
	版本号：E/0
	页码：第3页，共7页

4）试剂相关信息：自动审核程序应能识别仪器关于试剂相关信息的报警提示，如试剂效期超期、试剂在机稳定期过期等。

（3）数值比较

自动审核程序将检验结果与设定的范围进行比较后判断分析。常用的范围有生物参考区间、分析测量范围、可报告范围、临床危急值、医学决定水平等。中心各部门可自定义各个项目的数值比较范围（如根据患者数据分布的百分位数确定）。在制定比较范围时，应结合各检验分部的特点和医疗技术水平，充分评估医疗风险，必要时可征求临床医生的意见。在进行数据比较时，自动审核程序应能够识别不可能的结果（如非数字型结果、负数结果等）。

（4）差值检查

差值检查即与患者历史结果进行比较，可以识别不同患者之间标本混淆、手工输入数据错误、仪器分析过程出错等问题。因不同检测项目结果的分布宽度不同，需对每个项目独立设置界值。不同项目因临床监控频次及体内稳定性不同，历史结果比对时间的设置也有区别，可根据估算的集团各医疗机构患者平均住院天数与门诊患者平均复查天数进行设置。中心各部门可通过分析患者历史结果的变化并结合临床经验设置差值比较的接受范围。

（5）逻辑关系与关联性

不同项目之间可能存在关联性，中间件能够将同份标本不同项目的结果进行比较，比较结果如不符合逻辑要求，应能拦截自动审核。常用的项目间逻辑关系与关联性分析如下：

1）总胆固醇应大于低密度脂蛋白胆固醇和高密度脂蛋白胆固醇之和。

2）直接胆红素与间接胆红素之和不应大于总胆红素。

3）白蛋白与球蛋白之和不应大于总蛋白。

4）总前列腺特异抗原应大于游离前列腺特异抗原。

5）肌酸激酶总活性应大于肌酸激酶同工酶 MB 活性。

6）血肌酐、尿素比值超过一定范围提示人工审核。

7）丙氨酸氨基转移酶、天冬氨酸氨基转移酶比值超过一定范围提示人工审核。

8）主要阴离子与阳离子之差（阴离子间隙）超过一定范围提示人工审核。

9）甲状腺素（T4）、游离 T4、三碘甲状腺原氨酸（T3）、游离 T3 与促甲状腺激素同时高或低于生物参考区间上下限时应提示人工审核。

10）白细胞总数应大于某一分类白细胞计数。

11）白细胞分类百分数之和应为 100%。

12）血红蛋白浓度与红细胞计数比值超过一定范围提示人工审核。

（6）一致性检查

实验室 LIS 接收中间件传输的自动审核标识，在报告审核界面执行自动审核功能。

第 17 节　检验结果自动审核程序	文件编号：LHJY - PF7.4 - 03
	版本号：E/0
	页码：第 4 页，共 7 页

LIS 在执行自动审核功能前，应先对标本项目执行一致性检查，即将实际报告项目与医嘱申请项目进行比较，识别少项、多项、错项等情况。如一致性检查不通过，则不执行自动审核功能。

（7）应急程序

当发生可能影响批量标本检测结果可靠性的仪器故障、试剂变质、定标错误等事件时，需紧急暂停自动审核功能。实验室 LIS 中设有紧急暂停自动审核功能的开关，保证在必要时候可随时关闭自动审核功能。专业组组长及指定人员拥有开关的操控权限，关闭自动审核的具体操作路径为"菜单"→"系统管理"→"仪器组缺省操作人设置"→将"启用自动审核"的选项关闭。

（8）规则分析及调整

由 LIS 对自动审核数据进行统计，针对假阴性（自动审核程序判断为通过但实际需人工审核或干预的结果）及假阳性（自动审核程序判断为不通过但实际可直接审核不需人工干预的结果）及通过率进行分析。自动审核规则制定者根据分析数据有针对性地对规则进行调整，按调整后的规则重新统计上述的假阴性率、假阳性率及自动审核通过率，直至满足实验室要求。

（9）报告签发

1）自动签发：程序判断的结果符合所有预设规则时，表示通过自动审核程序，由 LIS 直接签发该报告，不再实施人工干预。自动审核程序自动签发的报告在 LIS 中有明确标记。自动审核程序的设置者与验证者对程序进行验证后，编写验证报告，由中心主任审核验证报告并授权相关人员作为自动审核程序的报告审核者，一般为程序设置者和验证者。

2）人工签发：当自动审核程序判断结果不符合预设规则时，程序对该样本进行标记，报告将被保留，由人工进行必要的信息核对、样本性状核对、重测、稀释、人工镜检等处理后签发，必要时联系临床医护人员（如患者病情沟通、不合格标本通知、临床危急值报告等）。自动签发和人工签发的检验报告内容、格式等均应符合实验室对检验报告的要求。

13.17.4.3　自动审核程序的规则验证

（1）实施前验证

自动审核规则确定后，由中心各检验分部负责人、专业组组长组织实施规则验证工作。应由工作超过 5 年且具有丰富工作经验的中级及以上职称检验人员完成实施前验证工作。验证的内容应包含所有：

1）自动审核程序涉及的所有功能、规则及参数都进行验证。

2）验证自动审核程序所涉及的所有检测项目和所有样品类型。

第 17 节　检验结果自动审核程序

3）验证检验报告中设置了自动审核的每一个项目均实施了自动判定。

4）验证自动审核的报告无多项或少项。

5）被自动审核程序拦截的检验结果能够显示拦截的原因。

自动审核程序上线实施规则验证时，判定为通过自动审核的结果在 LIS 中仅进行标记，实际不审核发送报告。由验证人员人工审核被标记的报告，统计假阴性率及分析原因，及时修正规则。自动审核实施前验证时间不少于 3 个月和/或报告数量不少于 50 000 份。如在验证周期内或报告例数内，未出现可触发自动审核程序规则的数据，可通过设置模拟数据的方式进行测试，以识别程序是否能够达到相关要求。

（2）必要时验证

在使用自动审核程序过程中，若发生仪器设备更新、自动审核参数变更、信息系统升级等可能影响自动审核功能的改变，都应对其进行验证，确保符合要求后方可继续使用。验证的内容、报告数量和时限可根据变更内容确定。

（3）定期验证

由中心各部门负责人指定工作超过 5 年且具有丰富工作经验的中级及以上职称人员对已通过自动审核的报告进行复核，复核结果应与自动审核结果一致。定期验证周期为 1 年，验证时间不少于 10 个工作日和/或报告数量不少于 5 000 份。

（4）验证正确率

验证的正确率应达到 100%。若正确率未达到 100%，则应根据发现的具体问题修改程序、调整参数或规则并针对问题进行验证。

13.17.4.4　自动审核程序的评审

由中心管理层组织和监督自动审核程序的评审，以保证其功能持续符合要求。评审应由具有 5 年以上相关专业工作经验的人员完成。

（1）定期评审

实验室宜定期评审自动审核通过率，同时分析不通过原因，评估其对诊疗的影响及不通过时所采取措施的必要性和有效性，在确保检测分析性能满足要求、保障医疗安全的前提下，可通过调整参数、规则对程序进行优化以提高自动审核通过率。评审周期为每年一次。

（2）必要时评审

当临床投诉、咨询中发现涉及自动审核报告的，应分析其与自动审核程序和参数、规则的关系，识别医疗安全隐患，必要时修改并重新验证。

13.17.4.5　生化定量项目自动审核流程设计图

见附图 13.17.1。

第 17 节　检验结果自动审核程序	文件编号: LHJY - PF7.4 - 03
	版本号: E/0
	页码: 第 6 页, 共 7 页

13.17.5　支持文件

[1] 蔡永梅, 王海英, 梅艳芳, 等. 临床生化定量检测项目自动审核规则的建立和应用 [J]. 检验医学, 2022, 37(6): 590 - 595.

[2] 欧阳能良, 王伟佳, 陈春明, 等. 实施生化检验结果自动审核面临的问题与对策 [J]. 临床检验杂志, 2021, 39(11): 856 - 858.

[3] 魏坚, 王剑飚, 宋卫星, 等. 迈瑞 CAL8000 血液分析流水线自动审核规则的制定与评价 [J]. 检验医学, 2015, 30(3): 243 - 246.

[4] 温冬梅, 张秀明, 王伟佳, 等. 临床实验室生化免疫自动审核系统的建立及应用 [J]. 中华检验医学杂志, 2018, 41(2): 141 - 148.

[5] 续薇, 郝晓柯, 崔巍, 等. 血液分析自动审核规则建立与验证的多中心研究 [J]. 中华检验医学杂志, 2018, 41(8): 601 - 607.

[6] 国家卫生健康委员会. 临床实验室定量检验结果的自动审核: WS/T 616—2018 [S]. 北京: 中国标准出版社, 2018.

编写: 覃俊龙　　　　审核: 张丽军　　　　批准: 张秀明

批准日期: 2023 年 9 月 1 日

第 17 节　检验结果自动审核程序	文件编号：LHJY – PF7.4 – 03
	版本号：E/0
	页码：第 7 页,共 7 页

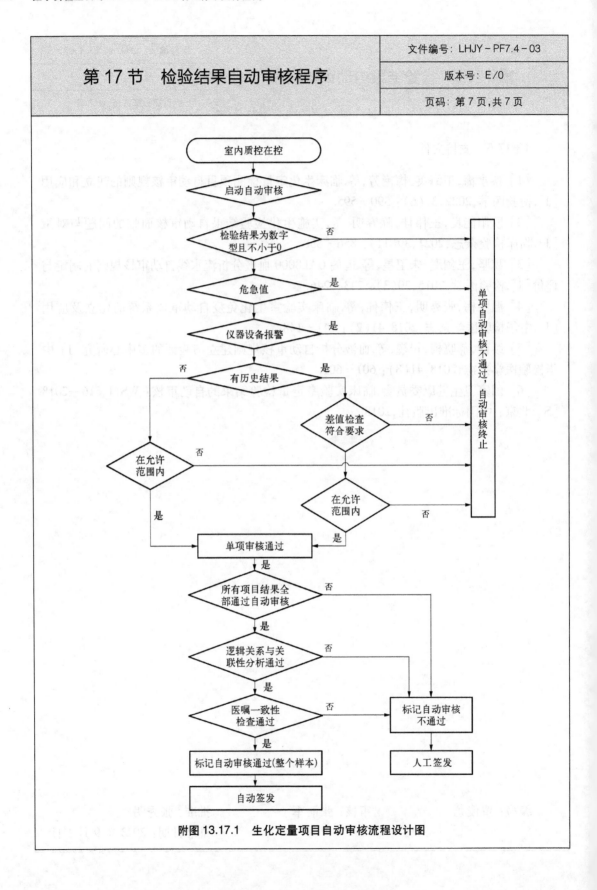

附图 13.17.1　生化定量项目自动审核流程设计图

第 18 节　检验后样品处理程序	文件编号：LHJY - PF7.4 - 04
	版本号：E/0
	页码：第 1 页,共 5 页

13.18.1　目的

规范中心检验后样品处理方法,确保正确储存、保留和使用(科研用)检验后样品,安全处置废弃样品。

13.18.2　范围

本程序规定了检验后样品处理要求。

本程序适用于中心各部门所有检验后样品。

注：中心各部门包括医学检验实验室(总部)、4 个检验分部、2 个直属部门。

13.18.3　职责

13.18.3.1　各专业组检验人员

根据岗位职责要求,按照 SOP 文件对检验后样品进行收集、运送、交接及高压灭菌。

13.18.3.2　临床微生物组相关检验人员

负责组织对样品高压灭菌人员进行相关培训和监督。

13.18.3.3　专业组组长

制定样品处理岗位的职责。

13.18.3.4　中心技术负责人

负责指导和监督中心检验后样品的处理工作。

13.18.4　程序

13.18.4.1　检验后样品的识别

1）在日常工作中,检验后样品应与未检验样品分区域放置,放在标有"检验后样品"的区域。

2）采用双向条码的流水线检验样品,流水线控制系统对已检验的样品进行自动定位,定位信息通过系统软件进行查找;非双向条码的流水线检验样品,人工对样品进行编号识别。

13.18.4.2　检验后样品的收集

1）晚上不进行检验的专业组,每天下午下班前将当天所有检验后的需保存的样品收

第 18 节 检验后样品处理程序	文件编号：LHJY – PF7.4 – 04
	版本号：E/0
	页码：第 2 页，共 5 页

集到指定位置存放。

2）晚上需进行检验的专业组，每天早上 8 点将前一天检验后的需保存的样品收集到指定位置存放，并与早班人员交接。

13.18.4.3　检验后样品的储存

（1）储存条件和位置

1）检验后样品主要储存在 2~8℃ 的样品储存库中，按指示区域存放。如血常规、凝血样品、生化、免疫学样品检验后原始样品管于 2~8℃ 冰箱保存；肝炎、梅毒阳性样品置于 –20℃ 冰箱保存。

2）少部分特殊的样品，如地中海贫血基因检验样品需储存于 –70℃ 冰箱保存，保存的样品应按日期和专业组分别保存，并有明显标志，以易于查找，到保存期满后才可处理。

3）常规储存样品（2~8℃），各检验分部放置于检验后样品储存冰箱，医学检验实验室（总部）放置于检验后样品储存冷库；特殊样品（需 –70℃ 储存）储存于中心各部门检验后样品储存冰箱中。

4）检验后科研用途样品的储存：根据样品类型以及用途，与生物样本库管理人员沟通进行合理放置。

（2）储存要求

1）所有样品不能与试剂混合存放。

2）样品保存冰箱中的样品应按日期顺序储存。

3）检验后科研用途样品的储存要符合生物样品库相关要求。

13.18.4.4　检验后样品的保留

（1）附加检验的适宜性

保持样品性状稳定的前提下，将样品保留至规定的时间，以便在出具结果报告后可以复查，或用于附加检验。

（2）各类样品保留期限

1）血液常规检验样品、凝血检验样品保存 3 天，骨髓涂片长期保存。

2）尿常规、粪便常规、白带常规检验样品检验后及时处理不保存。

3）脑脊液、胸腹水等尿液以外的体液检验样品保存 1 周。

4）一般生化检验样品保存 1 周，血气样品分析后及时处理不保存，产前筛查样品保存 2 年。

5）免疫学检验样品：一般免疫学检验样品保存 1 周，肝炎阳性样品保存 3 个月，HIV 抗体阳性样品进行高压灭菌销毁，梅毒抗体阳性样品的血清分离放置在样品管中，贴条码并保存至冷冻冰箱，至少 1 年。

第 18 节　检验后样品处理程序	文件编号：LHJY - PF7.4 - 04
	版本号：E/0
	页码：第 3 页,共 5 页

6）微生物学检验样品：样品接种培养后及时处理,不保存。血培养瓶送检阳性的样品,在正式报告发出后,平板及培养瓶保存 7 天,再进行高压灭菌处理。

7）分子诊断学检验样品：血液、尿液、痰液等体液原始样品保存 1 周。用于产前诊断的原始样品、核酸的保存期限按照检验项目要求进行保存,羊水、绒毛、胎儿脐带血、核酸样品等保存 3 年,单基因遗传病阳性样品保留 1 年。

中心仅对在保留期内的样品进行复检或核对,不对超出保留时间的样品的真实性和检验结果的正确性负责。

13.18.4.5　检验后样品的检索

（1）样品库样品检索

登录智能样品出入库系统,点击其需要存样品的位置进行出库,智能样品出入机械臂将其相应位置的样品托盘移动至样品窗口,相应的各专业组专人将样品放置在托盘内,设置好储存日期进行保存,点击入库。对专业组检验后样品在规定保存期内进行的储存保管（临床免疫组血液样品 7 天保存期、微生物院感样品一个月保存期、PCR 样品 7 天保存期）。

（2）常规样品检索

1）当要查找某一样品时,通过 LIS 确定检测日期、仪器设备组别和编号。

2）根据样品存放的区域和日期顺序查找样品。

3）采用双向条码的流水线检测样品,通过系统软件进行查找；人工编号的样品直接按编号查找。

（3）科研样品的检索

从生物样本库管理系统样品筛选中导出需要检索的样品管信息,在项目管理中点击读入 Excel 按钮,系统自动核对样品管信息并开始批量检索所需要的信息。若通过扫码确认功能,则依次扫描管壁二维码即可。

13.18.4.6　检验后样品的访问

1）非中心员工,未经专业组组长允许不能使用检验后样品。

2）使用检验后样品时要保留原样品容器以便样品的识别,同时应保留一定的剩余量以备复查用。

3）检验后样品在使用后应放回原位置。

4）在使用检验后样品作科研、教学等用途时,不得泄露患者的个人资料信息。

13.18.4.7　检验后样品的维护

对储存样品的冰箱进行温湿度监控,确保温度在控制允许范围内,保证样品性质的稳定。中心采用冷链云温控系统,可将温湿度报警绑定到专业组组长和专业组设备管理员手

第 18 节　检验后样品处理程序	文件编号：LHJY-PF7.4-04
	版本号：E/0
	页码：第 4 页,共 5 页

机,出现报警信息时提醒负责人第一时间处理异常情况。具体操作见《温控系统操作程序》。

13.18.4.8　检验后样品的安全处置

根据 GB19489-2008《实验室生物安全通用要求》规定,所有样品、培养物和废弃物应被假定含有传染性生物因子,应以生物安全方式处理和处置。实验室应当设置医疗废物和废弃的样品暂时贮存设施,不得露天存放医疗废物和废弃的样品,且贮存时间不得超过2 天。实验室应对废弃的样品和医疗废物进行登记,登记内容包括医疗废弃物的来源、种类、重量或者数量、交接时间、最终去向及经办人签名等项目。登记资料至少保存 3 年。保留到期的样品统一收集于高压灭菌室,由具有操作资质(特种设备操作证书)的员工进行高压灭菌处理,并记录。

(1) 血液样品

放置到保留期限后,高压灭菌处理,然后按感染性废弃物处理。

(2) 体液样品

检验后及时高压灭菌处理,然后按感染性废弃物处理。

(3) 分泌物样品

放置到保留期限后,高压灭菌处理,然后按感染性废弃物处理。

(4) 微生物学样品

放置到保留期限后,高压灭菌处理,然后按感染性废弃物处理。

13.18.4.9　检验后样品处理流程图

见附图 13.18.1。

13.18.5　支持文件

[1] 中国国家标准化管理委员会.实验室生物安全通用要求：GB19489-2008[S].北京：中国标准出版社,2008.

[2] 中国合格评定国家认可委员会.CNAS-CL02:2023 医学实验室质量和能力认可准则[S].北京：中国合格评定国家认可委员会,2023.

[3] 中国合格评定国家认可委员会.医学实验室质量和能力认可准则的应用要求：CNAS-CL02-A001:2023[S].北京：中国合格评定国家认可委员会,2023.

[4] 国务院.医疗废物管理条例[Z].2011.

[5] LHJY-CJ-E《采集手册》.

编写：张兵　　　　审核：蔡钦泉　　　　批准：张秀明

批准日期：2023 年 9 月 1 日

	文件编号：LHJY - PF7.4 - 04
第 18 节 检验后样品处理程序	版本号：E/0
	页码：第 5 页，共 5 页

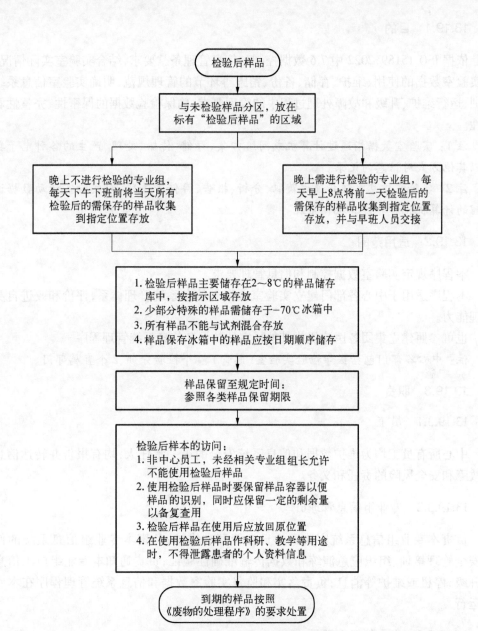

附图 13.18.1 检验后样品处理流程图

	文件编号：LHJY－PF7.6－01
第 19 节　实验室数据控制和信息管理程序	版本号：E/0
	页码：第 1 页，共 20 页

13.19.1　目的

依据 ISO 15189：2022 中 7.6 数据控制和信息管理条款要求，结合实验室实际情况，制定实验室数据的使用、维护、存储、备份、销毁等环节的管理规范，明确实验室信息系统在培训、运行维护、升级和故障处理过程中的管理要求，确保检验数据的保密性、完整性和可用性。

注 1：实验室数据指通过计算机或网络归集、存储、传输、处理、产生的各种电子数据及以其他方式对信息的记录。

注 2：实验室信息系统指通过获取、分析、报告、存储等手段，对实验室活动数据进行管理的计算机化和非计算机化系统。

13.19.2　适用范围

本程序规定实验室数据控制和信息管理要求。

本程序适用于中心各部门建立实验室数据和信息系统管理体系，评价和改进自身的管理能力。

也可参照建立集团各医疗机构其他科室的数据和信息系统管理程序。

注：中心各部门包括医学检验实验室（总部）、4 个检验分部、2 个直属部门。

13.19.3　职责

13.19.3.1　员工

中心所有员工均为维护数据和信息系统安全的第一责任人，均有报告并转达信息系统故障和安全风险的责任和义务。

13.19.3.2　专业组信息管理员

负责本专业组信息系统字典库的日常管理和维护；负责本专业组信息系统的使用和安全管理培训、组织应急演练和数据传输准确性验证；负责通知本专业组员工信息系统升级、停机或维护等消息；负责落实和监督实验室数据和信息系统管理程序在本专业组运行。

13.19.3.3　中心信息管理员

负责建立实验室数据和信息系统管理程序，并在实验室内落实应用；加强与各专业组信息管理员的沟通联系，收集、整理、解决专业组信息管理员反馈的各种需求及问题；组织信息化建设与安全管理知识的学习、培训和考核工作；负责普通员工信息系统的授权工作；

	文件编号：LHJY－PF7.6－01
第 19 节　实验室数据控制和信息管理程序	版本号：E/0
	页码：第 2 页,共 20 页

负责应急预案的制定、演练、落实,安全事件监控,向中心信息管理领导小组汇报信息化建设与安全管理进展情况,并就特殊问题提出讨论;协助信息科和 LIS 供应商进行培训、维护、升级和故障处理。

13.19.3.4　中心信息管理领导小组

中心信息管理领导小组由中心主任担任组长,分管信息工作的副主任为副组长,中心信息管理员、专业组信息管理员、专业组组长为成员;负责审议实验室信息管理的发展战略、总体规划和重大决策;审议批准信息化相关规章制度的制定及修订,协调处理数据和信息系统产生的重大问题。

13.19.3.5　信息科

负责监控 LIS 服务器的运行情况;负责敏感数据查询和下载;指导和监督实验室数据控制和信息管理程序落实情况;指导和协调开展 LIS 培训、维护、升级和故障处理工作。

13.19.3.6　医务部

负责集团各医疗机构内敏感数据查询的审批工作。

13.19.3.7　党政办公室

负责集团各医疗机构外敏感数据查询的审批工作。

13.19.4　程序

13.19.4.1　实验室数据控制

（1）数据分级分类
根据数据重要程度和风险级别以及对数据主体可能造成的损害以及影响的级别,中心数据分五个级别。

1）一级数据:可完全公开使用的数据。包括可以通过公开途径获取的数据,如中心的名称、地址、咨询电话、员工人数、检验项目列表和价格等,可直接在互联网上面向公众公开。

2）二级数据:可在较大范围内供访问使用的数据。如不能标识个人身份的数据、检测标本数、标本周转时间、某些检验项目开展的标本数等,集团各医疗机构内各科室经过申请审批可由实验室提供。

3）三级数据:可在中等范围内供访问使用的数据,如果未经授权披露,可能对数据主体造成中等程度的损害。例如,经过部分去标识化处理,但仍可能重标识的数据,仅限于

第 19 节　实验室数据控制和信息管理程序	文件编号：LHJY-PF7.6-01
	版本号：E/0
	页码：第 3 页，共 20 页

获得授权的人员在项目组范围内使用，并至少保留半年的使用日志。

4）四级数据：在较小范围内供访问使用的数据，如果未经授权披露，可能对数据主体造成较高程度的损害。例如，可以直接标识个人身份的数据，仅限于参与诊疗活动的医护人员访问使用，可在 LIS 内通过获得授权查询的批量数据，需经中心信息管理员授权，开通相应的查询功能。

5）五级数据：仅在极小范围内且严格限制条件下供访问使用的数据，如果未经授权披露，可能对数据主体造成严重程度的损害。例如，特殊病种（艾滋病、性病、传染病、出生缺陷等）的详细资料，仅限于主治医护人员访问且需要严格管控。在 LIS 内无法直接查询，需要使用数据库后台查询的批量数据，必须经过中心信息管理领导小组审批，在信息科的监督下访问。

（2）数据存储

1）任何人不得将含有集团各医疗机构信息的计算机或各种存储介质交与无关人员。更不得利用实验室数据信息获取不正当利益。

2）在非办公场合使用移动存储介质时，应注意对敏感数据进行保护。

3）应对保存有敏感信息的移动存储介质和文档进行加密处理，硬盘或其他移动介质报废时，应对存储的信息进行清除，并采取物理破坏处理措施，防止信息泄密。

4）应对存储数据的服务器、数据库及相关 IT 基础设施的系统访问权限进行管理。

5）数据的保存时限和检索查询方式应征求临床医护人员意见，存储在信息系统中的患者结果数据信息可通过姓名、条码号等方式查询。

（3）数据使用

为确保数据的安全性和可用性，非中心员工需要从 LIS 中提取三级及以上级别的数据时，需在 OA 系统填写《敏感数据查询/使用申请表》（附表 13.19.1）进行申请，由集团各医疗机构医务部或党政办公室、分管信息的领导审核；提取二级及以下级别数据时，可直接向中心职能部门申请，中心职能部门审核后交付数据。中心员工从 LIS 提取五级数据时，应向中心信息管理员提交电子版的《数据提取申请表》（附表 13.19.2），经审核后中心信息管理员向中心信息管理领导小组申请，由中心信息管理领导小组审批是否交付数据；提取四级数据时，应由专业组组长向中心信息管理员申请开通或新增系统统计功能；提取三级数据时，申请人应向中心信息管理员提交电子版的《数据提取申请表》，中心信息管理员通知系统工程师统计，加密后通过集团各医疗机构内网发送；提取二级及以下级别数据时不受限制。同时，应注意以下六点。

1）中心员工须保证其所使用数据来源的合法性，不得私自拷贝、使用、传播、保存与自己工作无关的数据。

2）在公共区域显示或展示患者信息时应采取必要的隐私保护措施，去除一般性患者信息（姓名、性别、年龄、出生地、住址、职业、婚姻状况、身份证号码、联系电话、亲属信息等），

第 19 节　实验室数据控制和信息管理程序	文件编号：LHJY - PF7.6 - 01
	版本号：E/0
	页码：第 4 页，共 20 页

以防止患者隐私泄露。

3）患者检验报告应由专人负责管理，不得放置于公共区域，不得向无权限人员展示、传递患者信息。

4）禁止实验室员工将涉及患者隐私的信息在微信公众号、报纸期刊等公共媒介上发布和传播。

5）三级及以上级别的数据传输时，应通过 U 盘、OA 系统或助讯通等内网系统加密后传输，禁止通过外网应用软件（如微信、QQ、钉钉、网盘、云盘）传输。

6）其他情况由中心信息管理领导小组讨论决定，如离职人员申请统计在职期间检验明细时，应如何交付数据。

（4）数据销毁

1）数据销毁须由数据管理部门负责人授权，经确认后，由信息科负责销毁。

2）员工在使用敏感数据时，应及时清理和销毁本地临时数据、中间文件和过程文件，且需保证清理和销毁的彻底性。

3）员工因工作变动、离职交还所使用终端时，信息科应采用数据清理工具对硬盘进行清理，确保硬盘上的数据不可恢复。

13.19.4.2　LIS 管理

（1）人员培训和考核

1）使用信息系统的员工必须接受相应的培训和考核，掌握如何使用系统：

a）培训时机：新员工开始岗位工作时；实验室信息系统功能升级或为新引进时。

b）培训人员：系统供应商员工或中心信息管理员。

c）培训内容：信息系统的使用说明、常规功能的使用操作、新增功能、信息安全防护和信息系统应急预案。

d）培训方式：操作演示及指导。

e）考核方式：进行理论和/或操作考核，具体方法参照《人力资源管理程序》中的要求执行。

2）定期评估使用信息系统人员的能力：

a）实施评估人员：由中心信息管理员或专业组组长实施评估。

b）评估的内容：员工的操作能力，至少包括熟练使用信息系统新增功能、进行信息安全防护和执行信息系统应急预案的能力。

c）评估的频率：每年至少 1 次。

d）评估的记录：在《信息系统使用人员能力评估表》（附表 13.19.3）中记录相关内容。

（2）职责和权限

1）信息管理员的职责和权限：

第 19 节　实验室数据控制和信息管理程序	文件编号：LHJY - PF7.6 - 01
	版本号：E/0
	页码：第 5 页，共 20 页

　　a）信息系统供应商员工负责系统的维护和修改，具有所有功能的权限。

　　b）中心主任具有操作所有功能的权限。

　　c）信息管理员具有常规操作权限及管理操作权限。

　　d）信息管理员设计脚本和程序，为实验室新增需求定制功能。

　　2）信息系统使用人员的职责和权限：

　　a）信息系统使用人员必须按操作要求，在个人权限范围内安全使用，确保信息系统中数据和信息的完整性和保密性。

　　b）不同级别使用人员权限：

　　专业组组长：具有患者资料和结果的录入、结果修改、结果审核以及审核后结果撤销审核的功能；审核后报告的查询功能；检验数据的统计功能；相应专业检验参数的设置、修改功能；质控数据的浏览、质控参数的设置、修改功能；设置、修改项目字典；系统维护功能，包括删除已审核报告的审核标记、患者资料、结果数据的功能。

　　一般检验人员：具有患者资料和结果录入功能；经考核合格后由专业组组长授权具有相应专业组的结果修改、审核、发送功能；审核后报告的查询、统计功能；质控数据的浏览功能。

　　在中心从事标本接收、查询工作的员工具有：已审核报告的查询功能；条码的查询功能；标本的登记核收功能。

　　集团内部其他单位员工申请开通信息系统权限时，需向中心信息管理员出具扫描版《LIS 授权申请单》（附表 13.19.4），审核通过后开通，默认具有：打印条码；查询和打印检验报告功能。

　　外来人员（包括实习生、学生等）未经中心检验人员同意不得操作 LIS，以免发生报告误发或其他损失，转岗、离职人员的信息系统权限应由专业组组长通知中心信息管理员进行注销。因个人授权信息保管不当造成的不良后果由被授权人承担责任。

　　（3）运行信息系统计算机的环境要求

　　1）在实验室为运作信息系统的计算机提供摆放空间，方便员工操作计算机。

　　2）计算机及附加设备应保持清洁，放置地点和环境应符合厂商规定（如通风、静电、温度、湿度）。

　　3）计算机的放置应符合消防要求。

　　4）在通行区内的电线和计算机缆线采用加保护盖的方式进行保护。

　　5）集团各医疗机构信息科负责为信息系统服务器和数据处理有关的计算机配备不间断电源（UPS），并保证其正常运行，防止信息系统中数据的损坏或丢失，并负责网络系统的安全及杀毒软件的更新，防止网络传输的数据被非法接收或拦截。

　　（4）计算机故障处理

　　1）信息科安装的计算机发生故障时，中心员工通知信息科维修。

第 19 节 实验室数据控制和信息管理程序	文件编号：LHJY - PF7.6 - 01
	版本号：E/0
	页码：第 6 页，共 20 页

2）仪器设备配套的计算机发生故障时，员工通知厂家工程师进行维修。

3）遇计算机需维修时，相关人员应填写《计算机运维和维修记录表》（附表 13.19.5），计算机故障包括硬件和软件（实验室信息系统除外）故障。

（5）信息系统的安装及验证

1）由中心提出使用申请，报信息科审核后，由集团各医疗机构组织招标，中标公司负责系统的安装、培训和调试，中心信息管理员应建立《医学检验中心信息系统登记表》（附表 13.19.6）。

2）在引入前，LIS 需经过供应商确认以及实验室的运行验证；在使用前，系统的任何变化，包括实验室软件配置或对商业现成软件的修改，均应获得中心信息管理领导小组的同意和授权，形成文件并经验证。经中心信息管理领导小组和信息科批准的常用的商业现成软件在其设计的应用范围内使用可被视为已经过充分的确认。

3）信息系统的相关验证由专业组信息管理员负责组织，并在《仪器与信息系统间数据传输准确性验证记录表》（附表 13.19.7）中记录。

（6）信息系统的变更

1）信息科是中心信息系统变更、发布、配置与维护管理的职能部门，信息需求解决流程见附图 13.19.1。

2）中心员工有责任和义务对 LIS 存在的问题提出建设性意见，书面提交《检验科信息需求申请表》（附表 13.19.8），中心信息管理员审核明确需求变更范围。

a）若为一般的变更需求，如修改电子表格名称、变更审批流程、新增专业组登记电子表格、修改报告模板等，则由中心信息管理员派单给系统工程师，系统工程师对接收的需求进行分析，填写分析结论并提出系统变更建议，中心信息管理员与信息科员工对建议进行讨论，并制定针对性处理措施，报中心信息管理领导小组批准同意后实施。

b）若为重大或涉及集团各医疗机构其他信息的变更，如实验室信息系统新增病历查询链接、修改向其他系统传输检验报告格式等，则由中心信息管理员通过书面或 OA 系统，向信息科提交《信息科信息系统需求申请表》（附表 13.19.9），由信息科按照集团各医疗机构规定进行变更。

3）LIS 硬件及软件变更要求：

a）运行 LIS 的计算机因故障或其他原因需要更改硬件或 LIS 软件程序需要变更时，信息管理员负责相关更改的记录，并对 LIS 硬件及软件的更改进行验证，以确保可以接受。

b）相关的更改或对更改进行的验证情况，通过填写《仪器与信息系统间数据传输准确性验证记录表》进行记录。

（7）LIS 恢复数据后的检查

1）LIS 恢复数据文件后，信息管理员负责对 LIS 进行检查，确保 LIS 无意外改变。

第 19 节　实验室数据控制和信息管理程序	文件编号: LHJY - PF7.6 - 01
	版本号: E/0
	页码: 第 7 页,共 20 页

2) 专业组信息管理员可通过评审计算机里具有代表性的患者报告,或者通过产生一些测试报告,评审报告的有效性。

3) 填写《信息系统数据备份及恢复记录表》(附表 13.19.10)记录检查情况。

(8) LIS 故障的处理

1) 当发生 LIS 故障时,实验室员工应立即通知 LIS 供应商和中心信息管理员进行修复,并填写在《信息系统故障报告与维修记录表》(附表 13.19.11)。

2) 在 LIS 进行数据备份期间,如果检测到错误,信息科员工负责采取纠正措施,并告知中心信息管理员,由中心信息管理员将检测到的错误和相应的纠正措施记录在《信息系统故障报告与维修记录表》。

(9) LIS 服务器维护

1) LIS 的服务器安装在信息科内,信息科负责监控服务器的运行情况。

2) 在放置 LIS 服务器的机房安装摄像头,实时监控服务器异常报警灯报警情况。

3) LIS 供应商每月会对 LIS 服务器进行检查,检查内容包括服务器硬盘有无损坏、网卡运行是否正常、电源是否正常、硬盘使用率是否正常、CPU 是否正常、内存是否正常、内存使用率是否正常、系统日志检查中是否发现错误日志、数据盘空间是否足够、服务器补丁和数据库补丁是否正常。并向信息科提交检查报告,由信息科签名确认,LIS 供应商保存报告。

4) 信息科员工每周至少检查服务器 1 次,确保正常运作。

5) 装有端口接收仪器检测数据的计算机,员工在发现磁盘空间不足报警时,及时联系中心信息管理员和信息科处理。

(10) LIS 操作手册

1) 由中心信息管理员根据 LIS 供应商提供的操作手册编制操作程序(适用时,可直接使用其提供的操作手册),待中心主任批准后发布,中心信息管理员将电子版文件上传到"iLab 管理平台""文档管理"模块,并告知中心员工。

2) 确保 LIS 的操作程序(或操作手册)能明确说明 LIS 的用途、运行方式与其他计算机的交互方式。其详细程度应足以支持中心信息管理员进行微小故障排除、系统或程序修改等。

3) LIS 的操作程序(或操作手册)由信息管理员进行定期评审,确保其现行有效。

13.19.4.3　维护数据和信息系统保密性的措施

(1) 防止非授权者访问,保证患者信息的保密性

1) 访问 LIS 需通过输入用户名和用户密码的方式进行验证。

2) 个人 LIS 登录密码强度至少满足大小写字母+数字+符号,且长度不低于 8 位,登录密码应定期更换,杜绝出现弱密码、默认密码现象。在不使用 LIS 时,及时退出系统。个人对登录名及密码丢失,所造成的数据泄密事件负全部责任。

第 19 节　实验室数据控制和信息管理程序	文件编号：LHJY - PF7.6 - 01
	版本号：E/0
	页码：第 8 页，共 20 页

3）所有经授权使用 LIS 的人员应保护系统中所有患者隐私。

（2）安全保护以防止篡改或丢失数据

1）LIS 中应有程序防止检验数据意外或非法被获取、修改或破坏。任何人员不能非法修改信息系统中的数据。

2）禁止在实验室计算机中非法安装软件，对于因工作需要不能禁用 USB 接口的计算机（如仪器设备的控制计算机需导入资料或下载原始数据的、主任办公室的计算机等），由信息科人员统一安装安全防护软件对计算机进行保护，关闭安全软件需输入授权密码才能生效。

3）信息系统供应商经过授权，仅可以获取患者的基本信息，只有被授权的人员才可以查阅相关信息。

4）保护机构内部和外部通过网络传输的数据，以免被非法接收或拦截。

a）LIS 数据的集团各医疗机构内部传输：集团各医疗机构内部医生工作站、护士工作站的授权人员具有查询检验结果的功能，不能对检验结果做任何修改。

b）LIS 数据的集团外部传输：当 LIS 中的数据需通过外部网络传输时（如外院送检标本检验报告的网上查询），由信息科负责设置相关程序，避免传输的数据被非法接收或拦截。

c）禁止私自架设路由（尤其是无线路由）接入内网，禁止内网用户未经允许私自连接外部网络行为。对中心同时登录内外网的电脑应记录 IP、使用人和位置等信息，并向信息科报备。

d）在 LIS 中的"标本日志"中可查看所有经过 LIS 对检验标本信息及结果进行修改的记录。

5）为防止硬件或软件故障导致患者数据丢失，信息科对 LIS 配置了双机热备数据存储方式，并设置每天凌晨 2 时通过后台处理程序自动备份患者数据，每份备份文件均包括备份截止时间之前系统内的所有数据，文件名由年月日数字组成。信息科安排人员每一个星期检查备份的有效性及自动备份数据功能是否正常，备份数据保留 7 天。

6）实验室应按照《信息安全等级保护管理办法》规范信息安全等级保护管理，提高信息安全保障能力和水平。实验室应积极配合信息科申请信息安全等级保护评定，涉及患者信息的系统至少达到三级保护等级。

13.19.4.4　LIS 中人工录入数据的正确性核查

1）在 LIS 中手工录入数据时，录入完成后，须与原始数据核对一次。特别关注血型检验、感染性疾病检验、产前筛查、产前诊断、细胞遗传学检验、病理学检验。

2）结果的报告宜由另一人执行，报告结果前应再次检查原始数据以核对输入数据的正确性。

	文件编号: LHJY-PF7.6-01
第 19 节 实验室数据控制和信息管理程序	版本号: E/0
	页码: 第 9 页, 共 20 页

13.19.4.5 LIS 中数据和信息完整性的保证

1) 应进行 LIS 数据传输定期评估,同时核查 HIS 中报告单内容与 LIS 中报告单内容是否一致。

2) 实验室应对计算机处理患者数据的过程及结果进行定期审核,并记录。处理患者数据的过程及结果是指任何根据录入数据对患者记录所做的修改,包括数值计算、逻辑函数和自动核对结果、添加备注。本中心主要进行对通过计算法得出结果的项目进行审核,审核周期至少每半年 1 次,每个项目至少选择 1 份报告,通过"iLab 管理平台"填写《仪器与信息系统间数据传输准确性验证记录表》进行记录。

3) 通过 LIS 的"检验报告查询"功能,可以完全复现存档的检验结果及其他必要的附加信息,包括生物参考区间、检验结果所附的警示、脚注或解释性备注。

4) LIS 服务器只在需要升级系统功能时才会关闭,在需要关闭前信息科会提前告知中心和临床科室关闭的时间,以便中心和临床做好相应的应急准备。为确保升级的顺利进行,在执行升级前会进行系统测试,测试通过后方可进行升级,确保重启后系统正常运行。

13.19.4.6 LIS 故障时实验室服务能力的维持

1) 依照《信息系统故障应急预案与演练管理程序》启动应急预案,确保仪器设备能按检测样品的申请项目进行检测,必要时采用手工定义检验项目的方法让仪器识别检验项目。

2) 按急查标本、复查标本、门诊患者标本、住院患者标本的优先顺序进行样品检测。

3) 需要发布结果时,通过手写报告单形式向临床报告临时检验结果,待系统恢复后,再用 LIS 向检验申请者发布正式报告,正式报告应与临时报告保持一致。

4) 口头报告形式传送检验报告时,相关人员应在《检验结果的临床联系登记表》(附表 13.19.12)中记录。

13.19.4.7 结果报告环节数据准确性的评估

(1) 评估内容

1) 评估仪器检测原始数据、LIS 中数据、HIS 数据、自助打印机数据、手机客户端检验结果查询系统中数据是否一致。

2) 评估 LIS 中报告的相关信息和注解、HIS 数据、自助打印机数据、手机客户端检验结果查询系统中报告的相关信息和注解是否一致。

(2) 评估对象

各专业组的检测仪器。

第 19 节　实验室数据控制和信息管理程序	文件编号：LHJY - PF7.6 - 01
	版本号：E/0
	页码：第 10 页,共 20 页

（3）评估时机

1）新仪器设备接入实验室信息系统时、开展新的检验项目时、应用新的注解时。

2）至少每 6 个月开展定期评估。

（4）评估方法

1）应用新仪器设备时：对该仪器设备检测的所有项目进行至少 5 份报告数据传输评估。

2）应用新项目、新注解时：对变更的项目进行至少 5 份报告数据传输评估。

3）定期评估时：各仪器设备的所有项目均抽查至少 1 份报告数据进行评估。

（5）评估实施

1）各专业组组长负责组织实施,通过"iLab 管理平台"中填写《仪器与信息系统间数据传输准确性验证记录表》进行记录。

2）实验室信息系统中的报告格式应提供样品质量、结果解释等备注的功能。

3）中心主任应对实验室信息系统中实验室报告的内容和格式进行审核、批准,并通过服务协议评审的方式征求医务人员的意见。

13.19.4.8　结果发布环节对实验室信息系统的要求

1）实验室信息系统应有程序能在审核报告前发现临床危急值结果并发出预警,在临床危急值结果发布后通过相关程序及时通知临床,并记录。

2）患者数据修改后,原始数据应能显示。实验室信息系统中应能显示患者的历史数据,以备检验人员在报告审核时进行检测数据的比较。

3）结果的自动选择和报告：实验室可根据需求,进行大量实验信息的验证和设置,使用 LIS 或中间体软件对报告结果进行自动选择和报告,同时定期进行评审和验证。

13.19.5　支持文件

［1］王伟佳,黄福达,温冬梅.ISO 15189 医学实验室认可质量手册与程序文件［M］.北京：科学出版社,2018.

［2］公安部,国家保密局,国家密码管理局,等.信息安全等级保护管理办法［G］.2007.

［3］中国国家标准化管理委员会.检测和校准实验室能力的通用要求：GB/T 27025 - 2019［S］.北京：中国标准出版社,2019.

［4］中国国家标准化管理委员会.信息安全技术 健康医疗数据安全指南：GB/T 39725 - 2020［S］.北京：中国标准出版社,2020.

［5］中国合格评定国家认可委员会.CNAS - CL02：2023 医学实验室质量和能力认可准则［S］.北京：中国合格评定国家认可委员会,2023.

［6］LHJY - PF6.2 - 01《人员资源管理程序》.

第 19 节　实验室数据控制和信息管理程序	文件编号：LHJY－PF7.6－01
	版本号：E/0
	页码：第 11 页，共 20 页

13.19.6　记录表格

［1］PF7.6－TAB－01《敏感数据查询/使用申请表》，见附表 13.19.1。

［2］PF7.6－TAB－02《数据提取申请表》，见附表 13.19.2。

［3］PF7.6－TAB－03《信息系统使用人员能力评估表》，见附表 13.19.3。

［4］PF7.6－TAB－04《LIS 授权申请单》，见附表 13.19.4。

［5］PF7.6－TAB－05《计算机运维和维修记录表》，见附表 13.19.5。

［6］PF7.6－TAB－06《医学检验中心信息系统登记表》，见附表 13.19.6。

［7］PF7.6－TAB－07《仪器与信息系统间数据传输准确性验证记录表》，见附表 13.19.7。

［8］PF7.6－TAB－08《检验科信息需求申请表》，见附表 13.19.8。

［9］PF7.6－TAB－09《信息科信息系统需求申请表》，见附表 13.19.9。

［10］PF7.6－TAB－10《信息系统数据备份及恢复记录表》，见附表 13.19.10。

［11］PF7.6－TAB－11《信息系统故障报告与维修记录表》，见附表 13.19.11。

［12］PF7.6－TAB－12《检验结果的临床联系登记表》，见附表 13.19.12。

编写：陈大洋　　　　　审核：张丽军　　　　　批准：张秀明

批准日期：2023 年 9 月 1 日

	文件编号: LHJY-PF7.6-01
第 19 节 实验室数据控制和信息管理程序	版本号: E/0
	页码: 第 12 页,共 20 页

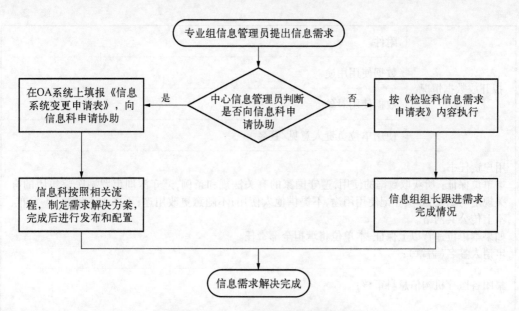

附图 13.19.1 信息需求解决流程图

附表 13.19.1 敏感数据查询/使用申请表

编号: PF7.6-TAB-01

单 位		各医疗机构科室		
地 址				
数据使用责任人		证件号码		
移动电话		办公电话		邮 箱	
数据使用范围		数据用途		
拟开放数据情况	申请日期			
	申请人及联系方式			
	需开放的数据清单(数量较多可使用附件方式)			
	数据使用业务说明(业务说明较多可使用附件方式)			

	文件编号：LHJY - PF7.6 - 01
第 19 节 实验室数据控制和信息管理程序	版本号：E/0
	页码：第 13 页，共 20 页

续　表

拟开放数据情况	附件	
	数据使用用途	
	数据使用对象	
	使用单位负责人意见/签名	

用户责任书

本单位保证：所获取数据的使用，遵守国家的有关法规和条例，遵守深圳市罗湖医院集团的有关规定与制度，如实登记使用用途，不提供他人使用；不随意更改用途；不向他人泄露，不发布、不上传公共网络。

如果本单位违背以上保证，本单位将承担全部责任。

申请人签名（盖章）：

集团各医疗机构信息科审核：

集团各医疗机构信息科负责人签名（盖章）：

集团各医疗机构医务部审核：

集团各医疗机构医务部负责人签名（盖章）：

集团分管信息工作的领导审核：

集团领导签名（盖章）：

第 19 节 实验室数据控制和信息管理程序	文件编号：LHJY - PF7.6 - 01
	版本号：E/0
	页码：第 14 页，共 20 页

附表 13.19.2 数据提取申请表

编号：PF7.6 - TAB - 02

申请人		检验分部/专业组	
申请日期		期望完成日期	
需求描述	数据用途： 筛选条件： 1. 数据检测时间范围：____年__月__日~____年__月__日 2. 申请项代码及名称，或测试项代码及名称 需导出的字段：姓名、年龄、条码号、采样日期、检测日期等		
服务过程			
解决/服务结果	□ 已解决/已完成 □ 未解决/未完成，后续安排：_____		
服务评价	□ 非常满意　　　□ 满意　　　□ 一般　　　□ 不满意		
服务性质	□ 有偿(OA 系统的 DocID：_____)　　□ 无偿		
服务人员	□ 信息系统工程师　　□ 其他人：_____		
用户意见： 用户签字： 日期：_____年____月____日			

第 19 节　实验室数据控制和信息管理程序	文件编号: LHJY - PF7.6 - 01
	版本号: E/0
	页码: 第 15 页,共 20 页

附表 13.19.3　信息系统使用人员能力评估表

编号: PF7.6 - TAB - 03

姓　　名		工　　号		检验分部/专业组	
职　　称		评估年度		系统名称	

信息系统使用能力评估明细(普通账号)

考核内容(实践操作)	考 核 结 果		
标本条码的产生	□ 合格	□ 不合格	
标本条码的核收	□ 合格	□ 不合格	
标本条码的拒收	□ 合格	□ 不合格	□ 不适用
标本条码的登记	□ 合格	□ 不合格	□ 不适用
标本日志的查询	□ 合格	□ 不合格	□ 不适用
标本条码的查询	□ 合格	□ 不合格	□ 不适用
检验结果的查询	□ 合格	□ 不合格	□ 不适用
检验结果的审核	□ 合格	□ 不合格	□ 不适用
考 核 时 间		考核成绩		考核者	

信息系统使用能力评估明细(管理员账号)

新增工号	□ 合格	□ 不合格	□ 不适用
新增检验项目	□ 合格	□ 不合格	□ 不适用
新增测试项目	□ 合格	□ 不合格	□ 不适用
新增单据类别	□ 合格	□ 不合格	□ 不适用
单据类别与测试关系的设置	□ 合格	□ 不合格	□ 不适用
新增科室	□ 合格	□ 不合格	□ 不适用
考 核 时 间		考核成绩		考核者	

信息系统新增功能	考核结果

备注:合格的标准为所考核内容必须均为合格。

第 19 节　实验室数据控制和信息管理程序	文件编号：LHJY-PF7.6-01
	版本号：E/0
	页码：第 16 页,共 20 页

附表 13.19.4　LIS 授权申请单

编号：PF7.6-TAB-04

深圳市罗湖医院集团医学检验中心：

　　　　　　　　　　（医院和科室/部门）因工作需要,需要为以下员工添加 LIS 账号及采样和标本查询统计功能,该员工已经在本科室/部门通过正式培训,具备相应资质,已被授权开展相关岗位工作,现申请为其开通 LIS 相应功能,开通后该员工将严格遵守医院信息安全相关规定,请中心予以解决,谢谢!

序　号	姓　名	工　号

科室/部门负责人意见：

科室/部门负责人手写签名：

签名日期：

附表 13.19.5　计算机运维和维修记录表

编号：PF7.6-TAB-05

日期	专业组	计算机编号	运维/故障发生时间	运维/维修原因	报告人	运维/维修内容	操作人	恢复时间	恢复确认人

第 19 节　实验室数据控制和信息管理程序	文件编号: LHJY-PF7.6-01
	版本号: E/0
	页码: 第 17 页,共 20 页

附表 13.19.6　医学检验中心信息系统登记表

编号: PF7.6-TAB-06

序号	系统名称	专业组	信息管理员	系统用途	系统域名或 IP	网络性质	安全测评等级	使用科室	管理员姓名	供应商名称	供应商联系人及电话

备注:
1. 只填报科室特有的信息系统,由深圳市罗湖医院集团统一管理的信息系统不用填报(如 OA 系统、助讯通、微迅通、HIS 等),深圳市罗湖医院集团外的信息系统不用填报。
2. 系统名称填写官方标准名称,与仪器设备配套使用无独立名称、未独立管理的不用填报。
3. 网络性质为: 内网、互联网、内网和互联网兼有。
4. 安全测评等级为安全等级保护测评结果。
5. 使用范围为该系统在深圳市罗湖医院集团各医疗机构内的使用科室。

附表 13.19.7　仪器与信息系统间数据传输准确性验证记录表

编号: PF7.6-TAB-07

验证信息登记							
仪器设备名称	组内编号	专业组	岗位	验证类型	验证结论	验证日期	验证人

标本结果验证							
条码号	验证项目	仪器设备原始数据	LIS	HIS	微信公众号	自助打印机	验证结果

信息和注解是否一致							
条码号	姓名	性别	年龄	采集时间	申请医生	申请项目	标本类型

第 19 节　实验室数据控制和信息管理程序	文件编号：LHJY‐PF7.6‐01
	版本号：E/0
	页码：第 18 页,共 20 页

附表 13.19.8　医学检验中心信息需求申请表

编号：PF7.6‐TAB‐08

变更申请人		检验分部/专业组	
申请日期		需要完成时间	
所涉及内容	□ 功能完善　□ 系统修改　□ 统计报表　□ 系统配置维护(信息查询、信息修改)		
涉及系统名称			
需求描述			
实施计划			
完成情况			
专业组组长意见	签字：		
中心信息管理员意见	签字：		
中心分管信息工作副主任意见	签字：		

第 19 节　实验室数据控制和信息管理程序	文件编号：LHJY－PF7.6－01
	版本号：E/0
	页码：第 19 页,共 20 页

附表 13.19.9　信息科信息系统需求申请表

编号：PF7.6－TAB－09

变更申请人		申请科室	
申请日期		需要完成时间	
所涉及内容	□ 功能完善　□ 系统修改　□ 统计报表　□ 系统配置维护（信息查询、信息修改）		
涉及系统名称			
原需求内容描述			
变更内容描述			
变更后的影响			
申请科室负责人意见			签字：
信息系统管理科室负责人意见			签字：
信息科评估意见			签字：

	文件编号：LHJY-PF7.6-01
第 19 节 实验室数据控制和信息管理程序	版本号：E/0
	页码：第 20 页,共 20 页

附表 13.19.10 信息系统数据备份及恢复记录表

编号：PF7.6-TAB-10

日期	系统名称	数据备份功能是否正常	备份方式	操作者	备份是否有效	备注

附表 13.19.11 信息系统故障报告与维修记录表

编号：PF7.6-TAB-11

系统名称	发现时间	恢复时间	专业组	报告人	故障描述	维修人	维修内容

附表 13.19.12 检验结果的临床联系登记表

编号：PF7.6-TAB-12

专业组	联系日期	患者姓名	登记号	医疗机构	临床科室	联系内容	临床科室接收人	报告人	备注

第 20 节　信息系统故障应急预案与 演练管理程序	文件编号：LHJY - PF7.6 - 02
	版本号：E/0
	页码：第 1 页,共 15 页

13.20.1　目的

本程序旨在加强中心对信息系统故障的防范,做好应对信息系统故障的应急处理工作,依据 ISO 15189:2022 中 7.6 数据控制和信息管理条款关于信息系统应急预案的要求,形成科学、有效、反应迅速的应急工作机制,减轻或消除突发事件带来的危害和影响,确保实验室信息系统安全运行。

注：实验室信息系统指通过获取、分析、报告、存储等手段,对实验室活动数据进行管理的计算机化和非计算机化系统,中心的信息系统包括实验室信息系统(LIS)、医院信息系统(HIS)、"iLab 管理平台"、智慧云检验系统和智慧云服务系统等。

13.20.2　适用范围

本程序规定了信息系统故障应急预案与演练管理流程及要求。

该程序适用于中心各部门实验室信息系统故障的应急处置及演练。

注：中心各部门包括医学检验实验室(总部)、4 个检验分部、2 个直属部门。

13.20.3　职责

13.20.3.1　员工

中心所有员工均为信息系统故障应急预案的参与人,均有报告并转达信息系统故障的责任和义务。

13.20.3.2　专业组信息管理员

负责制定本专业组的信息系统故障应急预案,并组织开展演练;负责本专业组突发网络与信息故障事件的应急处理及通报等事务。

13.20.3.3　中心信息管理员

负责制定中心的信息系统故障应急预案,并监督各专业组开展演练;负责中心和集团各医疗机构突发网络与信息故障事件的应急处理及通报等事务。

13.20.3.4　集团各医疗机构信息科

负责中心信息系统服务器、业务系统的运维;负责协调处理信息系统故障事件。

13.20.3.5　中心信息管理领导小组

中心主任为组长,负责信息系统安全管理、应急演练实施、信息系统升级改造和运维

	文件编号：LHJY - PF7.6 - 02
第20节 信息系统故障应急预案与演练管理程序	版本号：E/0
	页码：第 2 页，共 15 页

管理;分管信息工作的副主任为副组长,负责协调处理信息系统故障突发事故,落实应急预案;中心信息管理员、专业组信息管理员、专业组组长为成员,负责汇总信息故障突发事件相关信息,进行综合分析研判,及时向组长及副组长报告有关情况,负责应急预案的具体执行。

13.20.4 程序

13.20.4.1 信息系统故障事件的分类分级

（1）事件分类

根据信息系统故障事件的发生过程、性质和机理,主要分为以下三类。

1）自然灾害:指水灾、台风、地震、雷击、火灾等不可抗力因素对网络及信息系统造成的物理破坏导致的事件。

2）事故灾难:指电力中断、网络损坏或软件、硬件设备故障等引起的信息系统故障。

3）人力破坏:指人为破坏网络线路、通信设施,黑客攻击、病毒攻击、恐怖袭击等引起的信息系统故障。

（2）事件分级

信息系统故障事件分为三级:由高到低划分为 I 级（重大事件）、II 级（较大事件）、III 级（一般事件）。

1）符合下列情形之一的为 I 级事件,由集团院长负责决策和部署:

a）信息系统中断运行 2 小时以上。

b）信息系统故障可能造成灾难性的影响或破坏,影响范围为全院的诊疗业务。

c）信息系统关键数据的保密性、完整性、可用性遭到严重破坏,恢复系统正常运行所需付出的代价巨大。

2）符合下列情形之一且未达到 I 级事件的为 II 级事件,由中心主任负责决策和部署:

a）信息系统中断运行 2 小时以内。

b）信息系统故障造成严重的影响或破坏,影响范围在部分的诊疗业务。

c）信息系统关键数据的保密性、完整性、可用性遭到破坏,恢复系统正常运行所需付出的代价完全可以接受。

3）符合下列情形之一且未达到 II 级事件的为 III 级事件,由中心信息管理员负责决策和部署:

a）信息系统中断运行 30 分钟以内。

b）信息系统故障基本不影响或损害极小,影响范围在某个专业组。

c）信息系统关键数据的保密性、完整性、可用性遭到影响,恢复系统正常运行付出的代价较小。

第 20 节　信息系统故障应急预案与 演练管理程序	文件编号：LHJY - PF7.6 - 02
	版本号：E/0
	页码：第 3 页，共 15 页

13.20.4.2　监测和预警

1）监测：信息科运维人员或系统供应商负责业务系统及网络的运行监测工作，及时向中心信息管理员报告所发现的安全弱点和可疑事件。中心信息管理领导小组负责中心信息系统风险评估，定期开展重要基础网络与信息系统检查，了解掌握风险现状，加强风险管理，提高重要基础网络与信息系统抗风险能力。

2）预警：对可能发生或已经发生的Ⅱ、Ⅲ级事件，由中心信息管理领导小组组织人员按预案进行处置。对可能发生或已经发生的Ⅰ级事件，中心信息管理领导小组应立即采取措施制止事件的延续、蔓延。

13.20.4.3　应急先期处置

（1）故障报告

1）员工：当员工发现信息系统无法正常使用、数据不能保存、网络无法访问、应用程序非连续性工作时，要立即向专业组组长和中心信息管理员报告，报告内容应包含：事件发生时间和地点、发生事件的基础网络与信息系统名称及信息终端类型等。

2）中心信息管理员：应根据报告内容在 5 分钟内进行先期处置、评估。对可能发生或已经发生的Ⅰ级事件应根据故障类型迅速报告集团各医疗机构信息科值班人员和中心信息管理领导小组。

3）中心信息管理领导小组接到集团各医疗机构报告后，应立即组织人员收集、分析、汇总事件情况。对可能发生或已经发生的Ⅰ级事件，应将结果报告给信息科主任。报告内容应包含：事件发生时间和地点、发生事件的基础网络与信息系统名称及信息终端类型、事件原因、信息来源、事件类型及性质、危害和损失程度、影响单位及业务、事件发展趋势、采取的处置措施等。中心信息管理领导小组评估完成后，由中心信息管理员通过微信、电话等方式通知各专业组组长故障影响的业务范围、持续的时间，以及故障等级。

（2）先期处置

1）发生Ⅰ级事件后，中心信息管理领导小组必须立即实施先期处置，启动本预案，控制事件进一步发展。

2）在处理过程中，应保留相关证据，可采取记录、截屏、备份、录像等手段，对事件的发生、发展、处置过程、步骤、结果进行详细记录；涉及犯罪行为的，按照相关法律法规要求，进行电子数据取证，为事件调查、处理提供证据。

13.20.4.4　网络故障应急预案

中心出现大规模系统瘫痪事件，经初步判断为网络故障，主要有：网络设备故障、主干线路故障、跨院区光纤线路故障等,应按附图 13.20.1 所示的流程处理,主要包括以下步骤。

1) 中心信息管理员向中心信息管理领导小组报告事件情况。

2) 中心信息管理领导小组组织开展故障原因分析,故障范围定位,相关数据及日志保护等工作。

3) 同时根据故障类型立即通知信息科处理,不能立即处理的,则在 2 小时内启用备用网络设施,若是备用网络设施不具备启动条件,马上通知受影响部门启动人工处理操作。

4) 当故障解决后,及时检查主网络设备运行情况及备用网络环境下数据的完整度及可用性。

5) 中心信息管理员总结分析故障原因及整改发现问题。

13.20.4.5　信息系统故障停机应急预案

信息系统故障停机是指意外发生的信息系统部分功能丧失或瘫痪,不能正常运行。实验室首先应根据网络故障发生而影响的业务范围、持续的时间等划分故障等级,重点保障门诊检验、急诊检验、标本不能长时间保存的检验业务。各专业组发现网络故障应在第一时间向中心信息管理员和中心主任汇报,中心信息管理员立即通知集团各医疗机构信息科网络人员排查原因,若预计在 30 分钟内不能排除时,立即向中心信息管理领导小组汇报,下达启动本程序的命令。

13.20.4.6　中心各部门信息系统故障应急预案

中心各部门应急过程中采用口头报告形式传送检验报告时,相关人员应在《检验结果的临床联系登记表》(附表 13.19.12)中记录,若出现临床危急值时,应先电话通知临床,并在《检验结果的临床联系登记表》和《临床危急值报告记录表》(附表 13.16.2)中登记,处理流程见附图 13.20.2。应急过程中用到的"应急手工报告单"下载路径为"iLab 管理平台""电子记录"模块中的应急手工报告单,填入患者信息和申请项目,对报告单进行编号,将结果填入手工报告单中。审核患者信息是否正确、项目是否完整、结果是否异常,确认无误后在手工报告单上签字。将报告单送至标本前处理组,由标本前处理组员工将检验报告单发放到相关临床科室。系统恢复后应在"iLab 管理平台""电子记录"模块中填写《信息系统故障报告与维修记录表》(附表 13.19.11)。

（1）标本前处理组应急预案

标本前处理组员工主要负责标本接收、保存登记、离心处理和分发,组内发现网络故障时应按照故障报告流程执行,根据中心信息管理员或中心主任安排,决定是否启动组内应急预案,应急预案流程见附图 13.20.3。

第 20 节　信息系统故障应急预案与演练管理程序	文件编号: LHJY - PF7.6 - 02
	版本号: E/0
	页码: 第 5 页,共 15 页

　　1) LIS 故障和 HIS 正常时的应急预案:员工对临床科室送来的标本登记核对标本数量,对于检验一部和检验三部,按照急诊标本、门诊标本、住院标本、体检标本顺序将标本条码扫描至 Excel 表格中留存,员工根据条码对应的检验项目将标本送至各检验分部或专业组,对于体检科、检验二部、检验四部,员工将标本分类,复印申请单,将标本和申请单一起送至专业组检测。

　　2) HIS 故障和 LIS 正常时的应急预案:HIS 故障时,LIS 无法完成核收、登记操作,提示:无效的条码号,双工仪器无法调取申请项目。临床医生手工开单,员工根据检验项目申请单上的内容分拣标本,并在标本接收记录表中登记,按照急诊标本、门诊标本、住院标本、体检标本顺序将标本和申请单送至各专业组。

　　3) HIS 和 LIS 均故障时的应急预案:HIS 和 LIS 均故障时,临床医生手工开单,标本到达标本前处理组时,员工登记核对标本数量,按照急诊标本、门诊标本、住院标本、体检标本顺序,将标本和申请单送至各专业组。

　　4) 应急结束后总结经验,完善应急程序文件。

　　(2) 临床生化组应急预案

　　临床生化组主要负责普诊类生化项目检测,组内信息系统应急预案主要分为以下几种情况。

　　1) 网络故障应急预案:

　　a) 30 分钟内的网络故障:待网络恢复正常后,各岗位检验人员立即查看 LIS 是否正常,检查仪器数据联机端口软件是否正常启用,仪器数据是否正常传输(包括项目指令接收及项目结果传输)。如 LIS 或联机端口软件异常,则重启对应软件。如重启后软件仍未正常工作,立即联系 LIS 软件工程师协助解决。

　　b) 超过 30 分钟的网络故障:电话通知各检验分部故障情况,说明检验报告将延迟发放,请各检验分部向临床及患者做好解释。及时处理已送达专业组的标本(离心标本可使用罗氏前处理系统也可使用前处理组离心机)。如标本检验命令已上传至流水线中间件,则可使用罗氏前处理系统分拣、分杯标本,并关闭流水线轨道进样功能,使用单机仪器进样器推送标本上机检测,方便系统恢复后核查所有标本,避免遗漏。如网络故障导致前处理系统分拣功能无法正常使用,则进行人工分拣。分拣出的"非合并管"标本在各台仪器上使用条码号手工编程检测。其余标本使用 2 号前处理系统的"ARCHIVE2"功能进行标本归档,方便查找标本,将此类标本放置适当温度储存,待网络故障修复后检测。如遇急诊标本,优先在仪器上手工编程检验,并将检验结果输入《应急手工报告单》发送给临床。

　　2) LIS 故障和 HIS 正常时的应急预案:

　　a) 值班人员发现 LIS 故障时,应立即向专业组组长或专业组信息管理员报告,并立即联系 LIS 软件工程师协助解决。专业组组长或专业组信息管理员判断故障情况后向中心信息管理员或中心主任汇报。

第 20 节　信息系统故障应急预案与演练管理程序	文件编号: LHJY - PF7.6 - 02
	版本号: E/0
	页码: 第6页,共15页

b) 软件工程师排查原因,若故障需要 30 分钟以上才能修复,则启动应急预案。

c) 由于 HIS 未发生故障,检验一部、检验三部门诊、住院标本可正常产生条码,收到标本后应先使用罗氏前处理系统或标本前处理组离心机进行离心。如标本检验命令已上传至流水线中间件,则可使用罗氏前处理系统分拣、分杯标本,并关闭流水线轨道进样功能,使用单机仪器进样器推送标本上机检测,方便系统恢复后核查所有标本,避免遗漏。线下标本在各台线下仪器上使用条码号手工编程检验;如标本检验命令未上传至流水线中间件,前处理系统分拣、分杯功能无法正常使用时,则由人工分拣标本,分拣出的急诊标本与"非合并管"标本在各台仪器上使用条码号手工编程检测,其余非急诊标本使用 2 号前处理系统的"ARCHIVE2"功能进行标本归档,方便查找标本。将此类标本放置适当温度储存,待 LIS 故障修复后检测。体检科、检验二部、检验四部由于 LIS 故障无法产生标本条码,送检标本时附带手写项目申请单。此类标本需在申请单及标本管上手写编号,编号使用"4000"号段,完成编号的标本使用普通标本离心机离心,并按编号顺序将离心后的标本排列好,手工在仪器上使用标本号编程项目检验。如遇急诊标本,优先在仪器上手工编程检测,并将检验结果输入《应急手工报告单》发送给临床。

d) 系统恢复后,检查仪器数据联机端口软件是否正常启动。有条码并已完成检验的标本将自动上传结果至 LIS,标本编号从"5001"号开始,值班人员需将所有完成检验的标本在 LIS 中扫码核对,避免遗漏。手写编号无条码的标本,须在 LIS 中按照相同编号在仪器组中登记,在仪器端手动将结果重新传输到 LIS,核对标本信息无误后发送正式报告。

3) HIS 故障和 LIS 正常时的应急预案:

a) 当 HIS 故障时,LIS 可能无法完成核收、登记操作,LIS 核收时提示"无效的条码号",双工仪器无法调取申请项目,或临床无法生成条码,需手写申请单。标本前处理组员工根据检验项目申请单上的内容分拣标本至生化组。

b) 临床生化组接收标本后先将需离心的标本进行离心处理,手工分拣,如遇急诊标本需手工编程处理。将纸质申请单上的患者信息和检验项目手工录入 LIS 对应的仪器组中,临床备注描述:"此报告为应急报告,正式报告待系统恢复后发送",生成新条码,并粘贴在试管上,注意不要覆盖原条码,做好新旧条码的区别标记。

c) 使用新生成条码上机检验,双工设备按照正常条码读取方式进行标本检验。

d) 结果传输到 LIS 后,将报告审核发送,打印纸质版报告。将报告单送至标本前处理组,由标本前处理组员工将检验报告单发放到相关临床科室。

e) 系统恢复后检查仪器数据联机端口软件是否正常启动。以另一号段将标本原条码进行登记。用标本合并的方式将结果复制到此次登记的标本中。在临床备注中描述:"应急报告已发,此报告为正式报告",审核后发送报告。非急诊标本待信息故障修复后重新在 LIS 中进行核收,按普通标本流程处理。

4) HIS 和 LIS 均故障时的应急预案:

第 20 节　信息系统故障应急预案与 演练管理程序	文件编号：LHJY-PF7.6-02
	版本号：E/0
	页码：第 7 页, 共 15 页

a）HIS 和 LIS 均故障时,临床医生手工开单,标本到达标本前处理组时,员工登记核对标本数量,按照急诊标本、门诊标本、住院标本、体检标本顺序,将标本和申请单送至临床生化组。

b）临床生化组检验人员收到标本后,需在申请单及标本管上手写编号,编号使用"4000"号段,完成编号的标本使用普通标本离心机离心,并按编号顺序将离心后的标本排列好,手工在仪器上使用标本号编辑项目检验。

c）急诊标本检验完成后,将检验结果输入《应急手工报告单》发送给临床。非急诊标本待系统修复后将仪器结果数据上传至 LIS 后发送报告。

d）系统恢复后,检查仪器数据联机端口软件是否正常启动。将所有标本按照手写相同编号在仪器组别中登记,在仪器端将结果手工传输到 LIS,发送正式报告。

（3）临床免疫组应急预案

临床免疫组主要负责普诊类免疫项目检验,LIS 或 HIS 出现故障时将导致 LIS 无法完成核收、登记、查看、发送报告等操作,提示：无效的条码号,无法调取申请项目。员工可根据临床医生手工医嘱或标本采样管上能明确的信息,进行编号、检验,待 HIS 或 LIS 恢复后再执行登记、传输结果、发送报告等操作。信息系统正常停机通常指事先安排好的,由于信息系统功能更新和升级改造导致的停机,建议安排在零点左右操作,此时对本组没有影响。日常工作中需要对标本进行分类、编号、检验、传输、归档,以避免出现张冠李戴的情况,尤其是在出现信息系统故障的情况下,临床免疫组规定的标本编号如表 13.20.1 所示。

表 13.20.1　临床免疫组规定的标本编号

序号	仪器设备组别	号　段	检 测 项 目
1	临床免疫组	1~300	乙肝两对半
2	临床免疫组	301~500	"艾梅乙"三项
3	临床免疫组	501~600	快速血浆反应素环状卡片试验
4	临床免疫组	601~	其他医院标本
5	临床免疫组	701~	丙肝、艾滋、梅毒二项
6	临床免疫组	1001~	EB 病毒 Rta 蛋白检测
7	临床免疫组	1501~	过敏原定性
8	临床免疫组	1601~	结核菌感染 T 细胞斑点试验
9	临床免疫组	1801~	胸苷激酶 1

	文件编号：LHJY－PF7.6－02
第 20 节　信息系统故障应急预案与演练管理程序	版本号：E/0
	页码：第 8 页,共 15 页

续　表

序号	仪器设备组别	号　段	检 测 项 目
10	临床免疫组	3001~	黄贝体检标本
11	感染免疫发光组	1611~	结核分枝杆菌 γ－干扰素释放试验
12	荧光组	1401~	呼吸道病原体抗体九项
13	自身免疫组	2001~	抗核抗体(单项为主)
14	自身免疫组	2101~	肺炎支原体体、EB 病毒抗体四项
15	自身免疫组	2301~	抗核抗体谱

(4)临床分子诊断组和临床质谱组应急预案

临床分子诊断组和临床质谱组主要负责普诊类项目检测,组内信息系统应急预案主要分为以下三种情况。

1)LIS 故障和 HIS 正常时的应急预案:前处理组将标本和申请单一起送至本组检测,检验人员收到标本后,正常编号进行检测。将检测结果输入《应急手工报告单》发送给临床。系统恢复正常后,将标本按照相同编号在仪器组中登记,在仪器端将结果传输到LIS,发送正式报告。

2)HIS 故障和 LIS 正常时的应急预案:

a)本组检验人员将纸质申请单上的患者信息和检验项目手工录入 LIS 对应的仪器组中,临床备注描述:"此报告为应急报告,正式报告待系统恢复后发送",生成新条码,并粘贴在试管上,注意不要覆盖原条码,做好新旧条码的区别标记。

b)上机检测,双工设备按照正常条码读取方式进行标本检测,不读取条码的设备按照标本号检测。结果传输到 LIS 后,审核、打印、发送纸质版报告。

c)系统恢复后以另一号段将标本原条码进行登记。用标本合并的方式将结果复制到此次登记的标本中。在临床备注中描述:"应急报告已发,此报告为正式报告",审核后发送报告。

3)HIS 和 LIS 均故障时的应急预案:HIS 和 LIS 均故障时,临床医生手工开单,本组检验人员收到标本后,按 LIS 故障和 HIS 正常时的应急预案处理流程进行标本处理。系统恢复后,将标本按照相同编号在仪器设备组别中登记,在仪器端将结果传输到 LIS,发送正式报告。

(5)临床微生物组应急预案

临床微生物组负责标本的涂片、接种、染色、菌种鉴定、药敏结果判读等工作,组内信

第20节　信息系统故障应急预案与 演练管理程序	文件编号：LHJY–PF7.6–02
	版本号：E/0
	页码：第9页，共15页

息系统应急预案主要分为以下三种情况。

1）LIS 故障和 HIS 正常时的应急预案：

a）临床微生物组检验人员收到标本后，以手工编号的方式对标本进行检测及接种。最后，将检测结果输入《应急手工报告单》发送给临床。

b）系统恢复后，将标本按照相同编号在仪器组中登记，在仪器端将结果手工传输到 LIS，发送正式报告。

2）HIS 故障和 LIS 正常时的应急预案：

a）临床微生物组检验人员将纸质申请单、标本及所接种平板同时编号并培养。菌株在药敏仪上机检测时可按不读取条码的方式按照标本号检测。对于 24 小时内发送报告的样本（如抗酸涂片等），待结果出来后，在 LIS 中手工录入样本信息，审核患者信息是否正确、项目是否完整、结果是否异常，确认无误后手工打印报告单，由标本前处理组员工将检验报告单发放到相关临床科室。系统恢复后以标本原条码进行登记。用标本合并的方式将结果复制到此次登记的标本中。在临床备注中描述："应急报告已发，此报告为正式报告"，审核后发送报告。

b）对于 48 小时发送报告的培养结果，待系统恢复后将标本原条码进行登记，审核后发送报告。

3）HIS 和 LIS 均故障时的应急预案：临床微生物组检验人员收到标本后，以手工编号的方式对标本进行项目选择，检测及接种标本。最后，将检测结果输入《应急手工报告单》发送给临床。系统恢复后，将标本按照相同编号在仪器组中登记，在仪器端将结果手工传输到 LIS，发送正式报告。

口头报告和临床危急值报告的处理方式见 13.20.4.6 第一段所述。

（6）细胞遗传组应急预案

细胞遗传组主要开展染色体核型检查项目，检测周期较长，对于Ⅰ级事件可不予处理。当出现大规模系统瘫痪时，应备份染色体扫描仪数据。当 LIS 和/或 HIS 故障时，如当日无法恢复，可手工编号，接种标本，待系统恢复后，将标本按照相同编号在仪器组中登记，扫码录入标本信息，审核发放报告。

（7）各检验分部应急预案

1）LIS 故障和 HIS 正常时的应急预案：检验人员根据申请项目种类，采取以下应对措施。

a）血常规及 C 反应蛋白、尿常规及尿液分析全套项目的检测标本：手工编号，在仪器上以扫条码方式进行项目检测，结果出来后，在报告打印工作站按照条码搜索标本，输入标本患者信息，审核后生成临时报告单打印发送。

b）生化项目标本：在仪器上，以手工编程方式依据管架号、位置、条码进行项目选择，检测结果出来后，在报告打印工作站按照条码搜索标本，输入标本患者信息，审核后生成临时报告单打印发送。

第 20 节 信息系统故障应急预案与 演练管理程序	文件编号：LHJY – PF7.6 – 02
	版本号：E/0
	页码：第 10 页，共 15 页

c）不具备报告打印工作站的检测项目，按照 13.20.4.6 所述进行处理。

2）HIS 故障和 LIS 正常、HIS 和 LIS 均故障时的应急预案按照见 13.20.4.6 所述。口头报告和临床危急值报告的处理方式见 13.20.4.6 第一段所述。

（8）其他信息系统故障应急预案

1）"iLab 管理平台"故障：平台中存储的为实验室管理相关数据，与患者诊疗活动无直接关系，系统故障时各专业组可利用附表 13.16.2、附表 13.19.11、附表 13.19.12、附表 13.20.1 填报工作记录，待系统恢复后及时补录，中心信息管理员应协调信息科和软件供应商及时解决故障。

2）智慧云检验系统故障：该系统故障时，居民无法在网上下单做检测，实验室员工应向居民解释故障原因，并引导居民前往集团各医疗机构就诊，中心信息管理员应协调信息科和软件供应商及时解决故障。

3）智慧云服务系统故障：该系统故障时，居民无法在微信公众号上查询报告、开展咨询和发起投诉，中心信息管理员应估计系统中断时间，当需 2 小时以上才能恢复时，应向中心信息管理领导小组汇报，并在公众号发布推文，告知居民公众号暂停原因、影响业务及恢复时间。

13.20.4.7 信息系统正常停机应急预案

1）信息系统正常停机通常指事先安排好的，由于信息系统功能更新和升级改造导致的停机。建议安排在零点左右操作，此时标本量少、影响较小。各临床科室应提前准备各项检验申请单，以备信息系统正常停机时使用，手工开单时书写要求应符合规定。正常停机前各专业组进行演练，确保检验仪器能在停机情况下正常工作和报告结果，根据停机系统的业务影响范围参照 13.20.4.6 要求执行应急预案。

2）正常停机期间处理措施包括：

a）临床医生手工开单，急诊患者先交费后检查，住院患者先检查后补收费。

b）送检标本必须使用信息系统非故障停机检验专用登记本详细记录患者信息、检验项目、送检时间并注明检验编号。检验申请单、采样试管、仪器检验编号与登记本编号一致。

c）仪器自动检验项目改为单机模式检验，若不能采用电脑输入时需先向临床医护人员电话报告检验结果，并在附表 13.16.2 中记录。能够将检验结果输入电脑时需采用电脑打印报告，并及时通过电话通知值班医生或主管医生检验结果。

3）正常停机结束后的处理措施包括：

a）正常停机结束后信息科应及时通知中心员工，中心员工及时恢复仪器接口通信，确认网络正常运行后，恢复计算机操作，按正常检验流程进行标本检验。

b）值班的检验人员负责整理正常停机检验专用登记本、原始数据单，并交由各专业组组长安排专人于 24 小时内把患者信息、检验结果录入数据库，同时对住院患者补收费。

第 20 节　信息系统故障应急预案与 演练管理程序	文件编号：LHJY－PF7.6－02
	版本号：E/0
	页码：第 11 页，共 15 页

c）各专业组处理完毕后，把最后处理结果向中心技术负责人汇报。

d）文档管理员负责保存审核专用登记本，以备下次正常停机时使用。

e）正常停机期间的特殊标记标本，妥善保存，以备复查。

13.20.4.8　信息系统再故障的预防

信息系统故障应急任务结束后，中心信息管理领导小组应做好突发事件中信息系统、网络设施损失情况的统计、汇总和相关资料的归档、任务完成情况的总结汇报。对故障的信息系统进行原因分析，按照纠正措施流程完成事件的纠正措施评审、成效跟踪验证、预防措施制定等内容，保障同类故障事件不再发生，同时对应急预案不定期修订改进。

13.20.4.9　应急演练的实施

中心信息管理员组织专业组信息管理员制定应急演练方案，包括演练目的、演练场景、演练时间地点及参加人员等内容。各专业组信息管理员组织本组员工按照演练方案实施演练，演练结束后，专业组信息管理员在"iLab 管理平台"→电子记录→5.10 实验室信息管理→05 信息系统应急演练与实施记录列表中填报实施记录和改进计划。应急演练每年应至少举办一次。

13.20.4.10　不良事件上报

根据事件危害程度选择是否在集团各医疗机构安全（不良）事件管理系统中记录上报。

13.20.5　支持文件

LYJT－LY－XXK－YA－0001－1.0《罗湖区人民医院信息系统安全保障与应急预案》。

13.20.6　记录表格

PF7.6－TAB－12《信息系统应急演练与实施记录列表》，见附表 13.20.1。

编写：陈大洋　　　　　　审核：蔡钦泉　　　　　　批准：张秀明

批准日期：2023 年 9 月 1 日

第 20 节　信息系统故障应急预案与 演练管理程序	文件编号：LHJY－PF7.6－02
	版本号：E/0
	页码：第 12 页，共 15 页

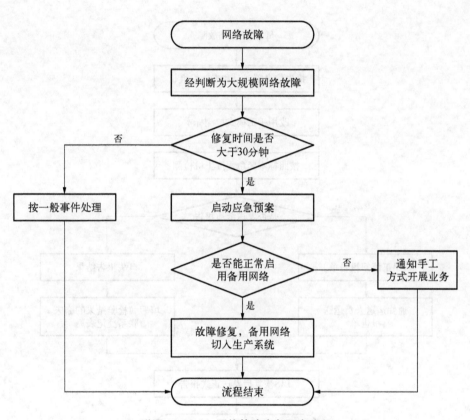

附图 13.20.1　网络故障应急预案流程

第 20 节　信息系统故障应急预案与 演练管理程序	文件编号: LHJY - PF7.6 - 02
	版本号: E/0
	页码: 第 13 页, 共 15 页

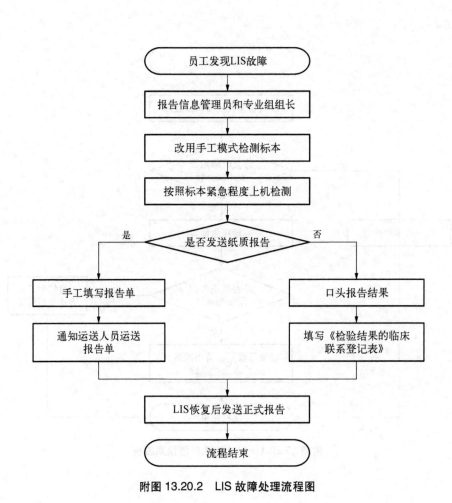

附图 13.20.2　LIS 故障处理流程图

第20节 信息系统故障应急预案与 演练管理程序	文件编号：LHJY - PF7.6 - 02
	版本号：E/0
	页码：第14页，共15页

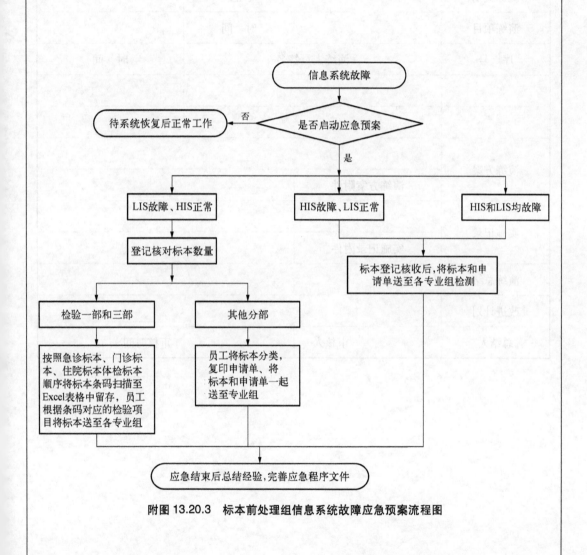

附图 13.20.3　标本前处理组信息系统故障应急预案流程图

第20节 信息系统故障应急预案与演练管理程序	文件编号：LHJY－PF7.6－02
	版本号：E/0
	页码：第15页,共15页

附表 13.20.1 信息系统应急演练与实施记录列表

编号：PF7.6－TAB－12

演练类别		专业组	
演练项目		时　间	
序　号	演练人员签名		时　间
演练方案	演练方案附件		
实施记录	实施记录附件		
演练总结			
改进计划			
总结人		审核人		审核时间	

第 21 节　投诉接收与处理程序	文件编号：LHJY－PF7.7－01
	版本号：E/0
	页码：第 1 页,共 8 页

13.21.1　目的

投诉是指任何个人或组织向实验室就其活动或结果表示不满意,并期望得到回复的行为。为加强中心投诉管理,规范投诉接收与处理程序,识别出潜在风险和机遇,不断提高服务效率和检验质量,保障检验活动安全可靠和医患双方合法权益,维护正常检验秩序。

13.21.2　适用范围

本程序规定了投诉的接收、处理流程与要求。

本程序适用于中心各部门对投诉的受理和处理。

注：中心各部门包括医学检验实验室(总部)、4 个检验分部、2 个直属部门。

13.21.3　职责

13.21.3.1　员工

中心所有员工均为投诉受理的第一责任人,均有接收并转达投诉的责任和义务。

13.21.3.2　部门投诉处理小组

中心各部门分别成立投诉处理小组,负责本部门投诉的调查和处理。投诉处理小组成员包括部门负责人、专业组组长和质量监督员,必要时可增加其他成员。

13.21.3.3　中心投诉处理组

投诉处理小组认为投诉性质严重或影响较大需提交至中心投诉处理组进一步调查和处理。中心投诉处理组由中心分管副主任、质量主管、综合办公室成员、被投诉部门负责人组成。

13.21.3.4　中心质量主管

负责各部门投诉处理意见、拟采取的纠正措施或改进措施的审核,对一般投诉的处理做出决定,并对重大投诉的处理提交管理层讨论决定。质量主管(或指定人员)每季度对投诉进行汇总分析,识别出潜在的风险和机遇。

13.21.3.5　中心管理层

负责对重大投诉的处理做出决定。与投诉事项有关的管理层或其他相关人员不得参与投诉处理决定的讨论。

第 21 节　投诉接收与处理程序	文件编号：LHJY – PF7.7 – 01
	版本号：E/0
	页码：第2页,共8页

13.21.4　程序

13.21.4.1　投诉的来源

中心应在客户易于观察到的场所公布投诉的受理途径和处理过程。

投诉的来源包括但不限于以下途径：

1）现场投诉：客户在中心服务场所直接向员工提出投诉。

2）电话投诉：客户通过电话向员工提出投诉。

3）微信公众号投诉：客户通过微信公众号提出投诉。

4）集团各医疗机构行政部门投诉：医务部、办公室、医患沟通办、门诊部办公室等行政部门间接或直接向实验室提出投诉。

5）员工投诉：中心员工向管理层提出投诉。

6）其他来源：如市长热线、卫生行政管理部门反馈、重大质量事故时媒体的报道等。

13.21.4.2　投诉分类

（1）根据投诉原因进行分类

1）服务态度：员工与客户交流时由于语言和态度导致的客户投诉。

2）报告错误：报告单发放后由于报告单患者信息或结果错误导致的客户投诉。

3）检验时间：没有在声明的报告时间内发送报告,且没有主动向客户解释导致的投诉。

4）处理流程：检验流程不合理、排除等候时间过长导致的客户投诉。

5）环境安全：患者就诊环境差、设施配置不齐全、设备工作状态不佳、患者隐私保护不佳、便民设施不充分导致的客户投诉。

6）其他原因：由于非中心部门工作的过失导致的客户投诉,如物流运输公司将标本遗失、临床护士采血后没有将标本及时转运、标本丢失、收费不合理等。

（2）根据投诉事项的严重程度或造成的影响进行分类

1）一般投诉：未造成严重后果或不良影响,中心质量主管负责做出投诉处理决定。

2）重大投诉：造成严重后果或不良影响,或中心质量主管认为投诉性质严重,中心管理层负责做出投诉处理决定。

13.21.4.3　投诉的接收

（1）实行首诉负责制

中心所有员工均为投诉的第一受理人,有责任接收投诉,并转达给中心投诉处理组。对于任何投诉,接待投诉的中心员工应热情接待,能够当场协调处理的,尽量当场协调解

第 21 节　投诉接收与处理程序	文件编号：LHJY－PF7.7－01
	版本号：E/0
	页码：第 3 页，共 8 页

决；无法当场协调处理的，应及时报告给中心投诉处理组成员，必要时主动将投诉人引导到投诉管理部门，不得推诿、搪塞。

（2）现场投诉的受理

投诉受理人应当认真听取投诉人意见，耐心细致地做好解释工作，避免矛盾激化；应核实相关信息，如实记录投诉人反映的情况；应确认投诉内容是否与中心的实验室活动相关。如相关，及时在"iLab 管理平台"中新增投诉的处理，启动投诉处理流程，填写《投诉报告和处理记录表》（附表 13.21.1）；如不相关，应协助投诉人转接到集团各医疗机构相关科室或部门以便积极处理。

（3）电话投诉的受理

中心所有员工接到电话投诉后，应如实记录投诉人姓名、联系方式和投诉的事项，确认投诉内容与实验室活动相关后，及时在"iLab 管理平台"中新增投诉的处理，启动投诉处理流程，填写《投诉报告和处理记录表》；如不相关，应协助投诉人转接到集团各医疗机构相关科室或部门以便积极处理。

（4）其他途径投诉的受理

通过微信公众号从临床医师、患者、中心员工或其他客户方获取的投诉，以及从集团各医疗机构相关行政部门或卫生健康主管部门交办中心的投诉，由中心综合办公室专员负责接收并在"iLab 管理平台"中新增投诉的处理，启动投诉处理流程，并报告给中心质量主管；中心质量主管根据投诉的来源和责任部门，指定相应的中心投诉处理组进行投诉的调查与处理。中心投诉处理组及时向当事部门、科室和相关人员了解、核实情况，在查清事实、分清责任的基础上，提出处理意见。

（5）投诉意外情况的处理

接收投诉的中心员工在接待场所发现投诉人有自杀、自残和其他过激行为，或者侮辱、殴打、威胁员工的行为，应当及时采取控制和防范措施，同时向集团各医疗机构保卫部门或公安机关报警，并向上级领导报告；对接待过程中发现的可能激化矛盾，引起治安案件、刑事案件的投诉，及时向上级领导汇报，协助向公安机关报告，依法处理。

13.21.4.4　投诉的调查

（1）一般投诉的调查

中心各部门在接收到投诉后，为确保公正性，应由中心投诉处理组进行调查，相关专业组组长或员工协助调查和收集必要信息。只要可能，中心投诉处理组应告知投诉人已收到投诉，并向其提供处理结果和进程报告。

（2）重大投诉的调查

中心各部门在接收到投诉后，经中心投诉处理组初步调查，认为该投诉性质严重或影响较大，应及时通知质量主管，中心质量主管组织中心投诉处理组进行调查。

第 21 节　投诉接收与处理程序	文件编号：LHJY－PF7.7－01
	版本号：E/0
	页码：第 4 页,共 8 页

（3）调查内容

访问投诉人、被投诉人、被投诉部门及相关人员,明确是有效投诉或无效投诉、一般投诉或重大投诉,查明投诉的原因、性质、责任人和责任部门,是否违反集团各医疗机构的有关规定和实验室的管理体系文件。在"iLab 管理平台"中客观记录调查结果,并提供相关支持材料。

13.21.4.5　投诉的处理

（1）有效投诉的处理

中心投诉处理组经调查确定为有效投诉后应积极实施纠正措施或改进过程。被投诉部门和中心投诉处理组应对投诉处理过程中的调查、投诉原因、纠正措施、反馈等过程进行跟踪记录,在"iLab 管理平台"中填写《投诉报告和处理记录表》,将处理意见反馈给投诉人,必要时承担赔偿责任。

1）一般投诉：由部门投诉处理小组进行调查处理和跟踪记录,中心质量主管审核并做出投诉处理决定。

2）重大投诉：由部门投诉处理小组进行初步调查,确定为重大投诉后由中心投诉处理组进行深入调查和跟踪记录,中心管理层讨论并做出投诉处理决定。

（2）无效投诉的处理

部门投诉处理小组经调查发现没有明确的投诉对象和具体事实,或确认事实与投诉人陈述的内容不符,确定为无效投诉。此时应向客户做耐心细致的解释,并答复客户,欢迎以后仍多提宝贵意见。不可对投诉人有任何歧视或不满行为。

（3）投诉处理的其他要求

1）投诉处理过程中不可对投诉人或相关责任人有任何歧视行为。

2）超出中心职权范围的投诉、构成医疗纠纷或涉及治安刑事案件的投诉,经中心管理层审查后由综合办公室整理上报集团各医疗机构相关职能部门或相关治安管理部门处理。

3）对投诉已经处理完毕,投诉人对处理意见有争议并能够提供新情况和证据材料的,按照投诉流程重新予以处理。

13.21.4.6　投诉的处罚

对于判定为有效投诉的责任人采取以下处罚措施。

1）服务态度被医生或患者（或患者家属）投诉,造成不良影响者,视情节轻重每次扣罚 500~1 000 元。

2）在工作、学习、社会生活中,被新闻媒体曝光,有损单位声誉的,每次扣罚 2 000~5 000 元,并独立承担相关责任。

文件编号：LHJY‐PF7.7‐01

第 21 节　投诉接收与处理程序

版本号：E/0

页码：第 5 页,共 8 页

3）确定为有效投诉的,一律取消被投诉人当年评优评先资格。

4）确定责任人所在检验分部或专业组存在管理缺陷的,扣罚检验分部负责人或专业组组长 200~500 元。

13.21.4.7　投诉的记录

所有投诉的接收和处理过程,由相关人员在"iLab 管理平台"中填写《投诉报告和处理记录表》,记录相关内容,并完成整个投诉处理过程的流程记录。

13.21.4.8　识别风险和改进机遇

质量主管或指定负责人每季度对所有发生的投诉进行总结分析,以识别出可能的风险和机遇,并采取改进措施,并形成《投诉分析总结报告》（附表 13.21.2）。

13.21.4.9　输入管理评审

管理评审前对所有投诉进行统计分析,评价投诉处理和改进措施的有效性及存在的问题,形成投诉处理分析总结报告,提交管理评审。

13.21.4.10　投诉接收和处理流程图

见附图 13.21.1。

13.21.5　支持文件

［1］中国合格评定国家认可委员会.CNAS‐CL02:2023 医学实验室质量和能力认可准则［S］.北京：中国合格评定国家认可委员会,2023.

［2］国家卫生健康委员会.医疗机构投诉管理办法［Z］.2019.

［3］国务院.医疗纠纷预防和处理条例［Z］.2018.

［4］LHJY‐ZD‐07《奖惩制度》.

13.21.6　记录表格

［1］PF7.7‐TAB‐01《投诉报告和处理记录表》,见附表 13.21.1。

［2］PF7.7‐TAB‐02《投诉分析总结报告》,见附表 13.21.2。

编写：阚丽娟　　　　审核：张丽军　　　　批准：张秀明

批准日期：2023 年 9 月 1 日

第 21 节　投诉接收与处理程序	文件编号：LHJY-PF7.7-01
	版本号：E/0
	页码：第6页，共8页

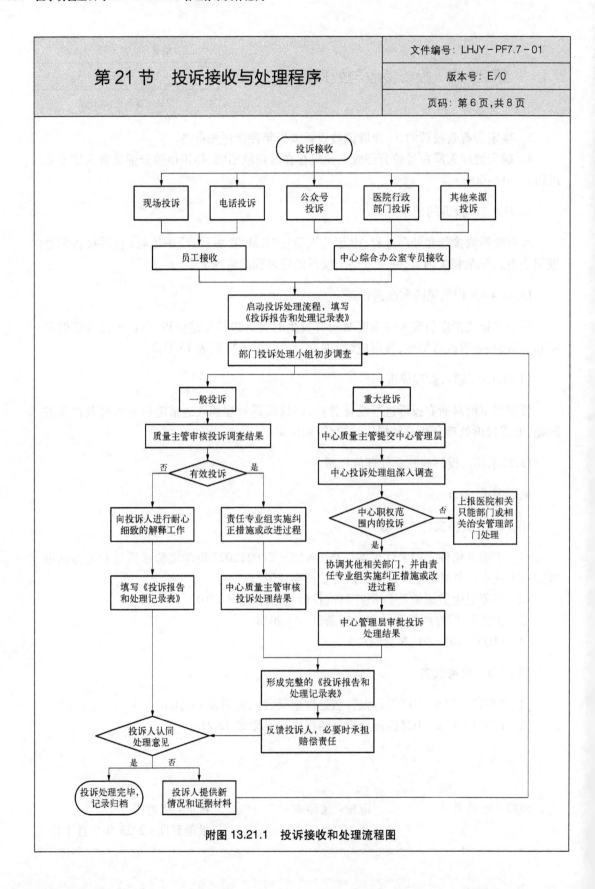

附图 13.21.1　投诉接收和处理流程图

第 21 节　投诉接收与处理程序	文件编号：LHJY - PF7.7 - 01
	版本号：E/0
	页码：第 7 页,共 8 页

附表 13.21.1　投诉报告和处理记录表

编号：PF7.7 - TAB - 01

投诉接收					
被投诉对象			部　门		
投诉来源	□ 监管部门　　□ 患者　　□ 临床　　□ 员工　　□ 其他				
投诉者		联系电话		投诉日期	
投诉分类	□ 服务态度　□ 报告时间　□ 报告差错　□ 技术能力　□ 其他				
投诉内容	附件				
投诉受理人			受理日期		
投诉调查					
调查结果	附件				
是否有效	□ 有效投诉　　□ 一般投诉　　□ 重大投诉　　□ 无效投诉				
调查人签名	＿＿＿＿＿　＿＿＿＿＿		日　期		
投诉处理					
处理措施					
附　件					
处理小组签名	＿＿＿＿＿　＿＿＿＿＿		日　期		
投诉人反馈意见					
□ 满意　　　□ 不满意		不满意原因			
中心质量主管或中心意见					
□ 同意　　　□ 不同意		不同意原因			
中心质量主管：　　中心主任：			日　期		

第 21 节　投诉接收与处理程序	文件编号：LHJY‑PF7.7‑01
	版本号：E/0
	页码：第 8 页，共 8 页

附表 13.21.2　投诉分析总结报告

编号：PF7.7‑TAB‑02

_____年　　　□ 第___季度　　　□ 管理评审输入

投诉总数	有效投诉数：　　　　　　　　无效投诉数：		
	一般投诉数：　　　　　　　　重大投诉数：		
投诉来源	现场投诉：　　　　电话投诉：　　　　微信公众号投诉： 行政部门投诉：　　员工投诉：　　　　其他来源：		
投诉分类	服务态度：　　　　报告错误：　　　　检验时间： 处理流程：　　　　环境安全：　　　　其他投诉：		
投诉处理报告			
识别出的风险和机遇			
改进措施			
效果跟踪			

报告者：_____　　审核者：_____　　批准者：_____

日　期：_____年__月__日　　日　期：_____年__月__日　　日　期：_____年__月__日

第14章 管理体系要求

<table>
<tr><td rowspan="3">第1节 质量监督管理程序</td><td>文件编号：LHJY-PF8.1-01</td></tr>
<tr><td>版本号：E/0</td></tr>
<tr><td>页码：第1页,共8页</td></tr>
</table>

14.1.1 目的

质量监督是指为了确保满足规定的质量要求,对产品、过程或体系的状态进行连续的监视和验证,并对记录进行分析。为加强中心质量监督管理工作,规范实验室人员、设备、试剂和耗材、设施和环境条件等资源的管理,监督检验前、检验和检验后过程质控措施的落实,确保实验室的检验活动持续符合管理体系文件要求。

14.1.2 适用范围

本程序规定了质量监督的计划、实施、总结及监督的内容与要求。

本程序适用于中心各部门质量监督的计划实施和总结分析。

注：中心各部门包括医学检验实验室(总部)、4个检验分部、2个直属部门。

14.1.3 职责

14.1.3.1 员工

中心所有员工均为质量监督的对象,对质量监督发现的不符合或潜在问题认真分析原因并采取措施。

14.1.3.2 质量监督员

质量监督员是质量监督工作的主要执行者,其职责包括但不限于：

1)负责按照质量监督计划实施定期质量监督。

2)及时发现和识别所在部门日常检验活动中出现的不符合或潜在问题,督促责任员工和部门采取必要措施,并记录。

3)每月对所在部门的检验活动中发生的不符合或潜在问题及采取的措施进行总结分析,形成质量监督报告,向中心质量主管汇报。

14.1.3.3 中心质量主管

中心质量主管是质量监督工作的管理者,其职责包括但不限于：

第 1 节　质量监督管理程序	文件编号：LHJY - PF8.1 - 01
	版本号：E/0
	页码：第 2 页,共 8 页

1）制定年度质量监督计划。

2）组织实施定期质量监督工作。

3）对质量监督员进行培训指导、业务管理和考核。

4）评价质量监督的效果,每年对质量监督工作进行总结分析,形成年度质量监督报告,向中心管理层汇报,并输入管理评审。

14.1.4　程序

14.1.4.1　质量监督员的资质和能力要求

（1）资质要求

质量监督员应为与集团有劳务关系的人员,大学本科及以上学历,具有检验技师及以上职称,在所属专业组或部门至少工作两年,接受过完整的管理体系相关知识的培训,宜具备审核员资质证书。

（2）能力要求

质量监督员必须熟悉和掌握实验室各类资源管理要求和检验前、检验和检验后的过程要求,以便在质量监督工作中发现和识别不符合或潜在问题。质量监督员应具备以下能力要求。

1）熟悉各项检验程序和方法、了解检验目的、懂得检验结果评价,掌握质控和保证结果可比性的方法。

2）掌握管理体系文件,明确其职责范围。熟悉所在部门人员、设备、环境、试剂和耗材等资源的管理要求和现状及目标。

3）善于观察,能够发现检验活动中的不符合,并能识别存在的潜在问题。能够就发现的典型不符合与部门负责人进行专项讨论。

4）有一定的沟通协调能力,能够把握质量监督工作的切入点,不断提高其监督工作的能力;同时对监督工作中遇到的问题,包括可能与专业组或检测人员之间发生的矛盾,及时与质量主管沟通,寻求关注和协调。

（3）数量要求

质量监督员由医学检验实验室（总部）各检验分部负责人或专业组组长指定人员担任,中心质量主管审核,中心主任授权确定。具体数量要求为：医学检验实验室（总部）各专业组、检验一部、检验二部、检验三部各配备质量监督员 1 名。

14.1.4.2　质量监督的对象

质量监督的对象为中心所有员工、所有岗位和所有检验活动。质量监督员发现不符合后,应及时在"iLab 管理平台"的工作日志或质量监督记录表中进行记录,客观描述不符合事实,明确不符合事项的责任人,监督相关措施的落实。

第 1 节 质量监督管理程序	文件编号：LHJY-PF8.1-01
	版本号：E/0
	页码：第 3 页,共 8 页

14.1.4.3 质量监督的方式方法

质量监督活动可以采用动态和静态质量监督相结合的方式进行。

1）动态质量监督（过程监督）：质量监督员随地、随时、随机对人员现场的检验活动进行监督,监督内容主要覆盖资源要求和过程要求的部分要素。动态监督可采用的方法包括观察、监视、核查、分析、验证和复测等。

2）静态质量监督（定期监督）：质量监督员按照质量监督计划,每个月的下旬对本专业组或部门的检验活动进行系统性的检查,主要是审核检验活动的相关记录是否完整有效,监督内容应覆盖资源要求和过程要求的全部或部分要素。静态监督也可确定重点审核的岗位、人员和要素。

14.1.4.4 特殊情况下的质量监督

一般情况下,由中心质量主管按照质量监督计划,组织质量监督员每月进行定期质量监督活动。在以下情况时,质量监督员可增加监督频次：新员工上岗或员工离岗又返岗时;新的检验项目开展时;新仪器设备启用时;仪器设备故障修复后重新投入使用时;外部质评结果失控时;患者和/或临床医生投诉须处理时;检验报告周期变更及临床医师对该变更进行反馈时等。

14.1.4.5 质量监督的内容

质量监督的内容主要以认可准则对资源要求和过程要求的条款为依据。

（1）人员

人员数量是否能够满足工作量要求,人员资质是否能够满足岗位资质要求,人员考核与能力评估是否满足评估频率的要求;部门仪器设备使用人员、检验操作人员、报告审核人员、信息系统使用人员是否经过相关授权,授权记录是否完整;部门是否制定适时可行的继续教育计划和人员培训计划;是否按计划和部门实际情况执行人员培训和继续教育并有完整记录;新员工入岗前培训和员工表现评估记录是否完整等。

（2）设施和环境条件

实验室温湿度环境监控设施是否工作正常,温湿度是否处于可接受范围、失控是否及时处理并记录;实验室入口、试剂库、耗材库等限制访问区域门禁系统是否工作正常;实验室外来人员访问记录是否完整;实验室安全设施,如应急疏散装置、冷藏或冷冻库中的警报系统,应急淋浴和洗眼装置等是否工作正常,定期验证记录是否完整;实验室紫外消毒设施是否工作正常,定期验证记录是否完整;员工生活休息区域是否存在如医用手套、口罩等有生物安全危害的医疗垃圾;有害物质和生物废物的储存和处置设施是否符合相关法律法规规定的材料分类要求;员工急救物品是否完整并在有效期内;消防设施配备、放

	文件编号：LHJY-PF8.1-01
第1节　质量监督管理程序	版本号：E/0
	页码：第4页，共8页

置是否符合要求，应急计划和演练的执行记录等。

（3）仪器设备

新仪器设备投入使用前或搁置旧仪器设备重新投入使用前是否进行性能验证；《仪器设备履历表》内容是否完整；仪器设备状态卡是否及时更新；是否按计划对仪器设备进行维护保养；仪器设备发生故障时是否按相关流程执行维修流程并记录；仪器设备不良事件是否及时上报等。

（4）仪器设备校准和计量学溯源

部门是否制定仪器设备校准计划，是否按计划对仪器设备定期实施校准，校准报告是否规范完整；需检定的仪器设备是否按要求进行检定；项目校准的实施是否按厂商要求的周期执行。

（5）试剂和耗材

试剂和耗材的申请计划和采购流程记录是否完整；试剂和耗材出入库记录是否完整；是否按试剂和耗材使用说明书进行操作；试剂库中是否保留过期试剂；是否使用无证试剂和耗材；试剂和耗材更换批号时是否进行更换试剂和耗材批号的性能验证；试剂和耗材的不良事件报告是否及时记录等。

（6）检验前过程

不合格标本的管理流程及相关记录，标本不合格率、标本类型错误率、容器错误率、标本量不正确率、抗凝标本凝集率、血培养污染率、血培养阳性率、检验前标本周转时间达标率等质量指标分析与持续改进记录是否完整；部门是否存在口头申请，记录是否完整；部门若涉及手写申请单与知情同意书，是否按相关规定妥善保存。

（7）检验过程

是否在项目开展前或定期进行性能验证并记录；"iLab 管理平台"中可查看的标准操作程序（SOP）文件是否现行有效；检验操作是否按 SOP 文件的要求进行；是否常规执行室内质控；是否对室内质控失控数据进行及时处理；室内质控月分析总结分析记录是否完整；统计定量项目的变异系数不合格率并及时导出纠正措施；参加外部质评活动，回报结果合格项目是否分析潜在不符合趋势和采取预防措施，回报结果未达控制标准时是否有相应的纠正措施；对于室间质评计划不可获得或不适用的项目，是否按计划执行实验室间比对并分析比对结果；是否按计划执行相同项目不同检测方法或不同检测系统间的定期比对并分析比对结果。

（8）检验后过程

监督检验报告错误率、检验报告召回率、临床危急值通报率和通报及时率、实验室内标本周转时间（TAT）达标率是否满足质量目标要求，相关记录是否完整；结果审核和报告发送是否按程序完成；让步检测标本的结果报告是否有相关的说明；检验后标本保存时限和储存条件是否符合要求；急、复查标本处理是否按相关程序进行。

第 1 节 质量监督管理程序	文件编号：LHJY - PF8.1 - 01
	版本号：E/0
	页码：第5页，共8页

（9）数据控制和信息管理

部门管理的计算机信息是否登记完整；仪器设备与信息系统间数据传输的准确性是否按要求定期验证并记录；信息系统故障的报告与维修记录是否完整；信息系统使用人员是否按计划进行能力评估并授权；信息系统数据是否及时备份并记录；是否有信息系统故障或宕机的应急演练预案和演练记录。

（10）投诉接收与处理

投诉事件的处理是否及时；投诉接收与处理记录是否完整；由投诉导出的纠正措施或改进过程是否落实。

14.1.4.6 定期质量监督的策划和实施

（1）制定年度质量监督计划

每年年末由中心质量主管制定下一年度的质量监督计划，包括监督的目的、范围、方式、监督频次、相关要求以及时间安排等，在"iLab 管理平台"中填写《年度质量监督计划表》（附表14.1.1）并经中心主任审批后按计划实施。

（2）制定质量监督实施计划

各质量监督员根据自身监督的领域特点，按照年度质量监督计划要求制定《月质量监督实施计划表》（附表14.1.2），明确月度质量监督的范围、内容、岗位、要素和方法，以及需要监督的重点领域和要素，确保具有可操作性。

14.1.4.7 实施质量监督

质量监督员按计划实施监督活动，填写并提交质量监督记录表，在质量监督过程中发现的不符合和潜在问题，需按照《不符合及纠正措施管理程序》和《风险管理程序》要求，及时填写《不符合报告和纠正措施记录表》（附表14.8.1）。

14.1.4.8 质量监督的结果报告

质量监督员完成质量监督活动后，对所发现的问题及时在"iLab 管理平台"中启动不符合项及纠正措施记录，客观记录不符合的事实。

质量监督员每年度向中心质量主管提交质量监督年度报告，由中心质量主管在《管理评审报告》中汇报每年质量监督情况。

质量监督过程中发现的重大问题，质量监督员须及时向中心质量主管或中心主任报告。

14.1.4.9 质量监督的效果评价

由中心质量主管完成质量监督的效果评价。

第 1 节　质量监督管理程序	文件编号：LHJY－PF8.1－01
	版本号：E/0
	页码：第 6 页,共 8 页

　　评价的内容包括：质量监督员职责是否充分,人数是否足够,执行是否称职,监督频率是否适当,是否做到有效监督,是否覆盖认可准则的全部要素,是否有监督死角,监督死角是否造成不良后果,质量监督记录是否完整,监督活动提出的纠正措施及风险管理措施是否得当、是否得到落实,不符合项分布情况,质量监督后检测活动的质量是否得到明显提升等。

　　质量监督结果输入年度管理评审。

14.1.4.10　质量监督管理流程图

　　见附图 14.1.1。

14.1.5　支持文件

　　[1] 中国合格评定国家认可委员会.CNAS－CL02:2023 医学实验室质量和能力认可准则[S].北京：中国合格评定国家认可委员会,2023.
　　[2] 国家市场监督管理总局.检验检测机构监督管理办法[Z].2021.
　　[3] 国家卫生健康委员会.医学检验实验室管理暂行办法[Z].2020.
　　[4] LHJY－PF8.5－01《风险管理程序》.
　　[5] LHJY－PF8.7－01《不符合及纠正措施管理程序》.

14.1.6　记录表格

　　[1] PF8.1－TAB－01《年度质量监督计划表》,见附表 14.1.1。
　　[2] PF8.1－TAB－02《月质量监督实施计划表》,见附表 14.1.2。
　　[3] PF8.7－TAB－02《不符合报告和纠正措施记录表》,见附表 14.8.1。

编写：阚丽娟　　　　　审核：张丽军　　　　　批准：张秀明

批准日期：2023 年 9 月 1 日

第 1 节 质量监督管理程序	文件编号：LHJY-PF8.1-01
	版本号：E/0
	页码：第 7 页,共 8 页

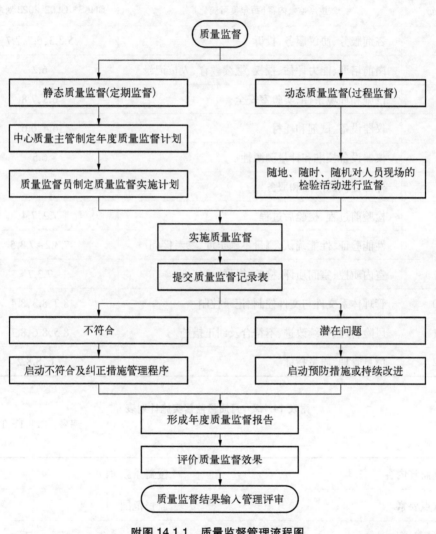

附图 14.1.1 质量监督管理流程图

	文件编号：LHJY - PF8.1 - 01
第1节　质量监督管理程序	版本号：E/0
	页码：第8页,共8页

附表 14.1.1　年度质量监督计划表

编号：PF8.1 - TAB - 01

年度：

月　份	重点监督内容(每年度可变化)	CNAS - CL02:2023 对应条款
1	咨询服务、协议服务、投诉	5.3.3,6.7,7.7
2	岗前培训、能力评估、授权、继续教育、人员记录	6.2
3	设施和环境条件、实验室安全	6.3,7.8
4	仪器设备、试剂和耗材	6.4,6.6
5	仪器设备校准和计量溯源性	6.5
6	外部提供的产品和服务	6.8
7	检验前过程、检验后过程	7.2,7.4
8	性能验证、性能确认、测量不确定度、参考区间	7.3.2~7.3.5
9	室内质控、室间质评、检验结果的可比性	7.3.7
10	管理体系文件与文件控制、记录控制	8.2,8.3,8.4
11	风险管理、持续改进、不符合及纠正措施	8.5,8.6,8.7
12	信息管理、质量指标	7.6,8.8.2

附表 14.1.2　月质量监督实施计划表

编号：PF8.1 - TAB - 02

月份：

重点监督内容		覆盖条款	
重点要素		监督范围	
起止时间	_____年___月___日至_____年___月___日		
监督方法	□ 查阅文件　　□ 查阅记录　　□ 现场观察 □ 现场访谈　　□ 跟踪调查　　□ 现场考核		
编制人：		日期：	

| 文件编号：LHJY - PF8.3 - 01 |
| 版本号：E/0 |
| 页码：第 1 页，共 15 页 |

第 2 节 管理体系文件编写与控制程序

14.2.1 目的

确定和规范中心各种内部文件的编写要求，对内部编写的文件和外来文件进行控制，保证实验室现场和各部门使用现行有效的文件，防止误用失效或作废的文件。

注：文件可包含政策声明、程序及相关辅助工具、流程图、使用说明、规范、制造商说明书、校准表格、生物参考区间及其来源、图标、海报、公告、备忘录、软件、图纸、计划、协议和外源性文件如法律、法规、标准和提供检验程序的教科书，描述员工资质的文件等。

14.2.2 范围

本程序规定了管理体系文件编写与控制流程及要求。

本程序适用于中心管理体系所有的文件，文件可以用任何形式或类型的媒介，如硬盘拷贝或数字形状等。

注：中心各部门包括医学检验实验室（总部）、4 个检验分部、2 个直属部门。

14.2.3 职责

14.2.3.1 专业组组长

负责组织本专业组作业指导书的编写和审核。

14.2.3.2 中心文档管理员

负责文件的发放、收集、整理、归档管理。

14.2.3.3 中心质量主管

负责组织《质量手册》《程序文件》《采集手册》《安全手册》《信息手册》《管理制度》的编制。

14.2.3.4 中心主任

负责《质量手册》《程序文件》《采集手册》《安全手册》《信息手册》《管理制度》的审核，负责所有文件的批准。

14.2.4 程序

14.2.4.1 内部文件的编写

1)《质量手册》《程序文件》《采集手册》《安全手册》《信息手册》《管理制度》由质量主管组织，相关人员依据 CNAS - CL02:2023 的有关要素及内部运作的情况进行编写。

<table>
<tr><td rowspan="3">第 2 节　管理体系文件编写与控制程序</td><td>文件编号：LHJY-PF8.3-01</td></tr>
<tr><td>版本号：E/0</td></tr>
<tr><td>页码：第 2 页,共 15 页</td></tr>
</table>

2）各专业组《作业指导书》由中心质量主管组织制定统一的格式,由专业组组长组织实际操作的技术骨干编写。《作业指导书》的内容按照《标准操作程序编写规范》中的规定编写。

3）文件编写的表达要求应以通俗易懂的语言表述。

14.2.4.2　文件编写格式要求

所有内部编写文件均应有统一格式,确保所有文件都能唯一识别。以下文件编写格式要求仅供参考。

（1）页眉要求

文件每页都有页眉,内容包括：单位名称、文件类别、文件名称、文件编号、版本号、页码和总页数。页眉格式为：单位名称,采用宋体字体,字号为小四;文件类别,采用黑体字体,字号为四号;文件名称,黑体字体,字号为小四;文件编号、版本号、页码采用宋体字体,字号为小五号。

（2）正文层级要求

文件正文要有层次关系,应通常不应超过 5 级,采用如下编号方式来区分层级：

1）第 1 级：1。

2）第 2 级：1.1。

3）第 3 级：1.1.1。

4）第 4 级：a）。

5）第 5 级：1）。

注：第 4 级和第 5 级用于分类时使用,第 3 级如为分类情况时应使用第 4 级编号。

（3）正文字体要求

正文标题第 1 级采用黑体字体,第 2 级、第 3 级采用楷体字体,加粗,第 4 级、第 5 级采用宋体字体,半括号为中文符号。正文内容一般采用宋体,字间距为标准,所有正文（包括标题）内容字号均为五号。正文中的编号不可使用自动编号功能来编号。

（4）标题段落要求

第 1 级序号顶格书写,编号后跟 1 个半角空格符（后简称"空格"）再写标题。第 2 级、第 3 级编号顶格书写,编号后不跟空格写标题。第 4 级、第 5 级首行缩进 2 个字符,编号后不跟空格写标题,标题后跟 2 个空格写正文,示例：

1.1　第 2 级标题
　第 2 级内容,这里首行缩进 2 个字符。
1.1.1　第 3 级标题
　第 3 级内容,这里首行缩进 2 个字符。
　a）第 4 级标题　首行缩进 2 个字符,标题后空 2 格后写第 4 级内容,这级用于分类时使用。
　1）第 5 级标题　首行缩进 2 个字符,标题后空 2 格后写第 5 级内容,这级用于分类时使用。

	文件编号：LHJY－PF8.3－01
第 2 节　管理体系文件编写与控制程序	版本号：E/0
	页码：第 3 页,共 15 页

（5）正文段落要求

文件正文段落采用两端对齐,行间距为 1.25 倍行距,缩进左右侧各为 1 字符。

（6）页面设置

页边距（上：1.9 cm,下：2.5 cm,左：1.9 cm,右：1.9 cm）。

（7）流程图的格式要求

对于管理体系文件中涉及的流程图,应统一格式要求。

1）字体要求：流程图标题字体采用黑体字,字号 10.5 号,不加粗;流程图步骤字体采用宋体,字号 10.5 号,不加粗。

2）边框要求：流程图开始和结束使用椭圆形边框,流程步骤使用长方形边框,结果判定使用菱形边框。流程图边框和箭头的线条均使用黑色,宽度 1.00 pt;边框背景用白色。

3）制作的流程图应易于理解,美观大方（示例如图 14.2.1）。

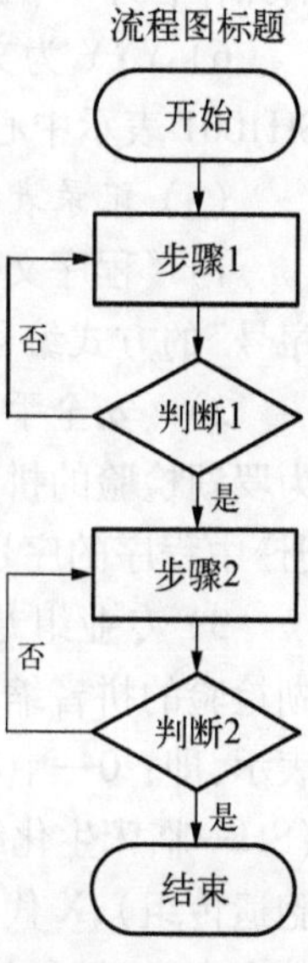

14.2.4.3 文件编号方法

所有构成管理体系的文件编制唯一标识码,具体编制要求如下：

（1）内部文件的编号

内部文件中《质量手册》《采集手册》《安全手册》《信息手册》《管理制度》采用统一编号方式,即"LHJY－XX－YYY"。其中,LHJY 为罗湖检验的拼音缩写;XX 为文件类别,《质量手册》用 QM 表示、《采集手册》用 CJ 表示、《安全手册》用 SW 表示、《信息手册》用 XX 表示、《管理制度》用 GL 表示;YYY 为文件序号,用三位阿拉伯数字表示,编号从 001 开始。

图 14.2.1　文件正文流程图示例

（2）《程序文件》的编号

采用"LHJY－PFA.B－C"的方式编号。其中,LHJY 为罗湖检验的拼音缩写;PF 为《程序文件》的英文缩写;A.B 表示《程序文件》对应 CNAS－CL02:2023 的要素;C 表示各要素中多个《程序文件》的顺序号,从 01 开始。文件总体编号方式采用"LHJY－XX"的形式编号,如 LHJY－QM,代表《质量手册》。

（3）SOP 的编号

采用"LHJY－SOP－X－DDEYYY"的方式编号。

1）LHJY 为罗湖检验的拼音缩写。

2）SOP 表示标准操作程序。

3）X 用来表示中心（集团医学检验中心）、检验一部（罗湖区人民医院检验科）、检验二部（罗湖区妇幼保健院检验科）、检验三部（罗湖区中医院检验科）,以 1 位阿拉伯数字表示,即：0—中心、1—检验一部、2—检验二部、3—检验三部。

4）DD 为专业组的拼音缩写（SH—临床生化组、MY—临床免疫组、XJ—临床微生物组、

第 2 节　管理体系文件编写与控制程序	文件编号：LHJY－PF8.3－01
	版本号：E/0
	页码：第 4 页,共 15 页

FZ—临床分子诊断组、XB—细胞遗传组）。

5）E 表示第几类 SOP,以 1 位阿拉伯数字表示,分别代表"前言""质量管理程序""仪器操作程序""检验项目检测程序"等。

6）YYY 为文件序号,用 3 位阿拉伯数字表示,编号从 001 开始。如 LHJY－SOP－0－SH1001 表示中心临床生化组"前言"第 1 个 SOP。

(4) 记录表格的编号

1）《程序文件》中的表格采用"PFA.B－TAB－YY"即"《程序文件》编号－TAB－表格序号"的方式编号,表格序号为 2 位数为阿拉伯数字,从 01 开始。

2）《安全手册》中的表格采用"LHJY－SW－TAB－XXYY"的方式编号。其中,LHJY 为罗湖检验的拼音缩写;SW 表示《安全手册》;XXYY 形式的表格序号中 XX 表示《安全手册》中程序的序号,YY 为该部分表格序号,从 01 开始。

3）专业组专用表格采用"LHJY－ADD－TAB－XYYY"的方式编号。其中,LHJY 为罗湖检验的拼音缩写;A 用来表示中心、检验一部、检验二部、检验三部,以 1 位阿拉伯数字表示,即：0—中心、1—检验一部、2—检验二部、3—检验三部;DD 为专业组的拼音缩写(SH—临床生化组、MY—临床免疫组、XJ—临床微生物组、FZ—临床分子诊断组、XB—细胞遗传组);X 代表第几类表格,用 1 位阿拉伯数字表示;YYY 为表格序号,用 3 位阿拉伯数字表示,编号从 001 开始。

(5) 外来文件的编号

采用"LHJY－XXXX－YYY"的方式编号。

1）外来文件中法律法规用 FLFG 表示、标准指南用 BZZN 表示、专家共识用 ZJGS 表示、通知类用 WLTZ 表示、参考资料用 CKZL 表示、其他外来文件用 WLQT 表示。YYY 为文件序号,用三位阿拉伯数字表示,编号从 001 开始。外来文件如归属于专业组,应由中心统一编号,再下发至专业组。

2）专业组外来文件采用"LHJY－XXXX－XDDYYY"的方式编号。其中,X、DD、YYY 表示的意思同 14.2.4.3 标准操作程序的编号。

(6) 其他文件的编号

中心发布的通知类文件采用"LHJY－TZ－YYYY－XXX"的方式编号,其中,LHJY 为罗湖检验的拼音缩写;TZ 为通知的拼音缩写;YYYY 代表年度,XXX 代表编号,用 3 位阿拉伯数字表示,从 001 开始编号。与检验项目相关的文件采用"LHJY－XM－YYYY－XXX"的方式编号,其中,XM 为项目的拼音缩写。会议相关的文件采用"LHJY－HY－YYYY－XXX"的方式编号,其中,HY 为会议的拼音缩写。

例如,LHJY－XM－2023－001 表示 2023 年发放与项目有关的第一个通知,通知中附件为表格时的编号方式："TZ－TAB－2023－101－01",TZ 表示通知,"2023－101"为通知编号,"01"表示第 1 个附件表格。

第 2 节　管理体系文件编写与控制程序	文件编号：LHJY-PF8.3-01
	版本号：E/0
	页码：第 5 页,共 15 页

（7）文件版本号编写方法

采用"X/Y"的格式,其中 X 表示第几版,用大写英文字母表示,按 A、B、C、D……的顺序编排,Y 表示修订次数,用阿拉伯数字表示,从 0 开始。例如,A/0 表示第 1 版,A/1 表示第 1 版第 1 次修改。

14.2.4.4　文件的审批

1）组成管理体系的所有文件,包括计算机系统中维护的文件,在发布前经授权人员审核并批准,文件自批准之日起开始生效。

2）《质量手册》《程序文件》《采集手册》《安全手册》《管理制度》初稿完成后,提交中心管理层讨论、修改,中心主任审核、批准。

3）SOP 由各专业组组长负责审核,中心主任批准。

4）外来文件由中心主任审批,并填写《外来文件受控审批表》（附表 14.2.4）。

5）所有文件自批准之日起开始生效实施。

14.2.4.5　文件的发布

1）经批准的内部文件采用由中心主任授权人在"iLab 管理平台"中导入相关文件,并保证导入的文件只能被阅读,经授权人员才能修改、删除或移除,导入后的文件视为受控文件。失效或作废的文件不能在"iLab 管理平台"中显示,经授权人员可在管理系统中查看失效或作废的文件。

2）外来受控文件由文档管理员添加文件编号,及时下发,并在《文件分发管理登记表》（附表 14.2.2）记录。

3）文档管理员编写外来受控《文件控制清单》（附表 14.2.1）,以识别文件版本的现行有效性及其发放情况,内部编写的文件可以通过"iLab 管理平台"中文件的目录进行索引,非构成管理体系的文件不纳入受控范围。

14.2.4.6　文件的使用

1）内部编制受控文件（《质量手册》《程序文件》《标准操作程序》《安全手册》《采集手册》《管理制度》等）直接通过"iLab 管理平台"查阅。外来文件可在"iLab 管理平台"查阅,也可根据工作需要存放于不同场所供员工查阅。

2）只有经授权的现行文件才能在相关场所使用。

3）存档文件和现场文件应安全保管,保证不变质、不涂抹,不破损、不丢失。

4）保密性文件未经中心主任批准不得复制、外传。受控文件需经中心主任批准方能借阅和复印,并由文档管理员在《文件借阅登记表》（附表 14.2.3）上登记,定期归还。

5）受控文件可以任何适当的媒介保存,不限定为纸张。

第 2 节　管理体系文件编写与控制程序	文件编号：LHJY - PF8.3 - 01
	版本号：E/0
	页码：第 6 页，共 15 页

6）文件的保存期限一般为 24 个月，某些法规性文件根据国家、区域和地方有关规定保存，另外特殊情况由中心主任决定。

14.2.4.7　文件的评审

所有受控文件至少每年评审一次，确保文件的适用性和有效性。

（1）评审目的

定期评审文件，必要时进行修改，确保岗位所使用的文件能持续地适宜其岗位使用的需求，具有符合性、适用性。

（2）评审的时机

每年至少一次，根据实际需要可附加评审。

（3）评审人员的职责

1）中心质量主管负责文件评审计划的制定与批准后计划的执行，中心主任负责文件评审计划的审批。

2）外来法律、法规、规章制度、《质量手册》《程序文件》《采集手册》《安全手册》《管理制度》等由中心质量主管负责组织相关人员进行评审。

3）技术性的《作业指导书》，包括外来的技术文件由中心技术负责人组织中心管理层及相关人员进行评审。

4）《作业指导书》由专业组组长组织本专业组技术骨干进行评审。

（4）文件评审计划的制定

中心质量主管在每年年底制定下一年度的文件评审计划，计划中应注明评审目的、方法及事项、人员安排、文件评审讨论会安排、评审发现的整改、评审报告的书写和计划的下达等内容。文件评审计划报中心主任批准后执行。

（5）文件评审方法

1）各相关人员根据批准的《文件评审计划表》（附表 14.2.10），在规定的时间内对所负责的文件进行认真的评审，评审过程中可结合实验室员工的意见和建议，在评审中发现文件的任何不适宜之处，填写《文件评审记录表》（附表 14.2.7），并将不适宜的文件进行拟修订。

2）中心质量主管组织文件评审讨论会议，所有文件评审人员参加，汇总文件评审发现，对拟修订的不适宜或不满足使用要求的文件进行审核，验证修订是否有效。

3）若修订有效，则重新发布该文件；若修订无效，则讨论最终修订方案，由责任人再修订，质量主管验证修订是否有效，重新发布该文件。

（6）文件评审的事项

1）外来文件的评审事项：对外来文件（特别是技术标准规范和相关法规），要建立跟踪查新渠道，审查文件的现行有效性、适用性。

第 2 节　管理体系文件编写与控制程序	文件编号：LHJY - PF8.3 - 01
	版本号：E／0
	页码：第 7 页，共 15 页

2) 内部文件的评审事项：检查文件是否齐全，是否所有实验活动均有文件规定；检查文件的编写是否符合《管理体系文件编写与控制程序》《标准操作程序编写规范》中相关规定；检查文件内容是否与实际操作相符合，是否适用；检查文件内容是否一致，包括与"最新版应用说明"要求是否一致，与最新版《质量手册》《程序文件》《采集手册》《安全手册》中相关的内容是否一致。

（7）文件评审报告的书写

中心文件管理员负责完成文件评审报告，上报中心主任批准后存档。评审报告应包括评审目的、时间、地点、人员、方法、记录汇总、评审结论等内容。

14.2.4.8　文件的修改

1) 内部编写的文件的使用人员发现文件的不适用之处，可提出对文件修改的建议，通过"iLab 管理平台"中的"文件管理"模块填写《文件更改申请表》（附表 14.2.8），完成申请、更改和审批过程，系统自动记录修改的内容、修改人、修改日期等信息，具体操作详见该系统中"帮助"菜单中保存的"用户操作手册"，该手册为受控文件。

2)《质量手册》和《程序文件》通常在依据标准更新、实验室最高管理者改变或其他原因需要时改版；《作业指导书》通常在检验项目依据标准更改时或试剂更换及其他原因需要改版时改版。

3) 所有文件在修改后，应将修改的内容传达到相关人员，通过集中宣贯的方式进行传达，填写《会议记录表》进行记录。

14.2.4.9　文件的作废

1) 无效或已废止的纸质文件立即撤离使用现场，以防误用，需要存档的作废文件，由文档管理员注上"作废文件"标记，归档保存，至少保留一份受控的废止的文件。

2) 质量监督员应随时监督所使用的文件是否有效，如发现有作废的文件，应通知文档管理员作处理。

3) 文档管理员负责收回旧版本文件或已停止执行文件，并在《文件销毁登记表》（附表 14.2.5）上登记。及时更新《文件控制清单》内容。

4) 超过保存期限或无保留价值的废止的文件，由文档管理员填写《文件销毁审批表》（附表 14.2.6），经中心主任批准后，由文档管理员组织两人以上负责销毁并在《文件销毁登记表》上登记。

5) 对于"iLab 管理平台"中的文件，该系统只会显示最新的受控文件内容，废止的内容亦存在于该系统中，如需查阅可提出查阅申请，填写《文件借阅登记表》，由质量主管或技术负责人审批后方可查阅。

第 2 节　管理体系文件编写与控制程序	文件编号：LHJY－PF8.3－01
	版本号：E/0
	页码：第 8 页,共 15 页

14.2.4.10　文件的授权

1）中心所有员工有权限阅读学习在控的管理体系文件。

2）中心专业组组长、中心管理员、质量主管、技术负责人及中心主任有权限提出对文件的修改申请,由质量主管或技术负责人审核,审核通过后,交送中心主任审批,最后由文档管理员负责发布,并组织中心全体员工学习。

14.2.4.11　外来文件的识别及控制

外来文件由文档管理员定期每 6 个月进行收集整理。收集途径主要包括国际标准,如美国临床和实验室标准协会（CLSI）发布的国际指南;国家级或省部级发布的法律法规、国家标准、行业标准、标准指南;上级部门发布的通知、标准等其他需要实验室执行的文件。收集的外来文件交给文档管理员识别,同时在质量管理系统中输入《外来文件发放管理记录》（附表 14.2.9）流程。识别后文档管理员将对应的文件分类处理。外来文件大致分为 5 类:即法律法规、指南、上级部门发布的通知等其他文件、参考资料与其他文件。针对类别不同,采取如下措施。

1）法律法规、指南、上级部门发布的通知等其他文件:统一由中心主任审批,审批通过再由文档管理员及时编号存档,并按类别发布到质量管理系统中,同时设定文件的接收人、执行人。接收人或执行人收到提示后,按照外来文件的要求来执行、修改 SOP、培训学习与考核,并对执行的内容进行跟踪反馈。将此过程记录到质量管理系统中。

2）参考资料、其他文件:由质量主管或技术负责人审核、中心主任审批、文档管理员发布并存档。如需要执行与反馈,由文件的接收人执行。

3）外来文件的识别及控制流程:见附图 14.2.2。

14.2.5　管理体系文件控制流程图

见附图 14.2.1。

14.2.6　支持文件

［1］中国合格评定国家认可委员会.CNAS－CL02:2023 医学实验室质量和能力认可准则［S］.北京:中国合格评定国家认可委员会,2023.

［2］LHJY－PF7.3－06《标准操作程序编写规范》.

14.2.7　记录表格

［1］PF8.3－TAB－01《文件控制清单》,见附表 14.2.1。

［2］PF8.3－TAB－02《文件分发管理登记表》,见附表 14.2.2。

第2节 管理体系文件编写与控制程序	文件编号：LHJY-PF8.3-01
	版本号：E/0
	页码：第9页，共15页

［3］PF8.3-TAB-03《文件借阅登记表》，见附表14.2.3。

［4］PF8.3-TAB-04《外来文件受控审批表》，见附表14.2.4。

［5］PF8.3-TAB-05《文件销毁登记表》，见附表14.2.5。

［6］PF8.3-TAB-06《文件销毁审批表》，见附表14.2.6。

［7］PF8.3-TAB-07《文件评审记录表》，见附表14.2.7。

［8］PF8.3-TAB-08《文件更改申请表》，见附表14.2.8。

［9］PF8.3-TAB-09《外来文件发放管理记录》，见附表14.2.9。

［10］PF8.3-TAB-10《文件评审计划表》，见附表14.2.10。

编写：田琦　　　　　审核：蔡钦泉　　　　　批准：张秀明

批准日期：2023年9月1日

第 2 节　管理体系文件编写与控制程序	文件编号: LHJY - PF8.3 - 01
	版本号: E/0
	页码: 第 10 页,共 15 页

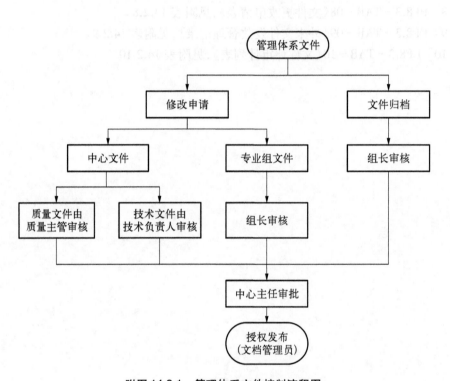

附图 14.2.1　管理体系文件控制流程图

第 2 节　管理体系文件编写与控制程序	文件编号：LHJY - PF8.3 - 01
	版本号：E/0
	页码：第 11 页，共 15 页

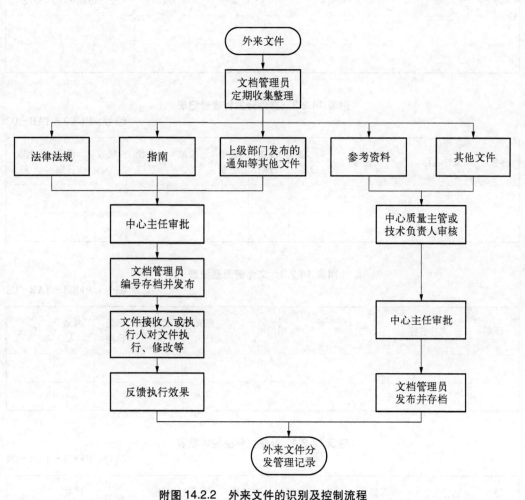

附图 14.2.2　外来文件的识别及控制流程

第 2 节　管理体系文件编写与控制程序	文件编号：LHJY - PF8.3 - 01
	版本号：E/0
	页码：第 12 页，共 15 页

附表 14.2.1　文件控制清单

编号：PF8.3 - TAB - 01

序号	部　门	文件名称	文件编号	版本	生效日期	备注

附表 14.2.2　文件分发管理登记表

编号：PF8.3 - TAB - 02

序号	文件名称	文件号	批准日期	发放日期	发放数量	发放人	接收部门	接收人	回收日期	回收人

附表 14.2.3　文件借阅登记表

编号：PF8.3 - TAB - 03

日期	文件名称	文件号	借阅原因	借文件人	批准人	归还日期	接收人	备注

附表 14.2.4　外来文件受控审批表

编号：PF8.3 - TAB - 04

序号	文件名称	发布部门/出版社	发布/出版日期	文件号/版本号	受控文件编号	批准人	批准日期	备注

第 2 节 管理体系文件编写与控制程序	文件编号：LHJY - PF8.3 - 01
	版本号：E/0
	页码：第 13 页，共 15 页

附表 14.2.5 文件销毁登记表

编号：PF8.3 - TAB - 05

序号	文件名称	文件号	销毁批准人	销毁人	销毁数量	销毁日期

附表 14.2.6 文件销毁审批表

编号：PF8.3 - TAB - 06

文件名称		文件号	
回收时间		销毁时间	
销毁量		销毁人	

销毁理由：

申请人：

申请日期： 年 月 日

中心主任意见：

批准人签名：

签名日期： 年 月 日

	文件编号：LHJY－PF8.3－01
第2节　管理体系文件编写与控制程序	版本号：E/0
	页码：第 14 页,共 15 页

附表 14.2.7　文件评审记录表

编号：PF8.3－TAB－07

文件名称	文件编号	批准日期	评审发现的不适宜	评审人	修订方案	责任人	完成日期	验证人

附表 14.2.8　文件更改申请表

编号：PF8.3－TAB－08

文件名称		文件编号	
原编写者		原批准者	
原文件实施日期		授权更改人	

申请更改理由：

　　　　　　　　　　　　　　　　　　　申请人：　　　　　　年　　月　　日

申请更改内容：

批准人意见：

　　　　　　　　　　　　　　　　　　批准人签字：　　　　　　年　　月　　日

第2节 管理体系文件编写与控制程序	文件编号: LHJY - PF8.3 - 01
	版本号: E/0
	页码: 第15页,共15页

附表14.2.9 外来文件发放管理记录

编号: PF8.3 - TAB - 09

分发号	文件名称	文件来源	文件编号	批准日期	发放日期	发放人	接收部门	接收人

附表14.2.10 文件评审计划表

编号: PF8.3 - TAB - 10

评审计划名称	
文件评审时间	
评审依据	
评审目的	
评审方法	
评审内容	
评审员	
参加人员	

策划人		策划日期	
批准人		批准日期	

	文件编号：LHJY-PF8.4-01
第3节　管理体系记录控制程序	版本号：E/0
	页码：第1页,共4页

14.3.1　目的

通过对记录的识别、建立、收集、索引、访问、存放、修改、维护、保存和安全处置等各环节进行清晰地记录,为管理体系运行的有效性提供证据,满足准则要求。

14.3.2　范围

本程序规定了管理体系记录控制流程及要求。

本程序适用于中心各部门管理体系的质量记录和技术记录,应在执行影响检验质量的每一项活动时进行记录,记录的媒介可以采用任何形式或类型。

注：中心各部门包括医学检验实验室(总部)、4个检验分部、2个直属部门。

14.3.3　职责

14.3.3.1　专业组组长

负责人负责本专业组记录的管理。

14.3.3.2　专业组文档管理员

负责纸质版记录的接收与保存。

14.3.3.3　质量监督员

负责记录执行情况的监督。

14.3.4　程序

14.3.4.1　记录的识别与建立

1) 中心各部门应根据工作情况确定需要哪些记录,记录包括通过填写表格形成的记录和其他不是通过填写表格形成的记录。

2) 对于通过填写表格形成的记录,能在"iLab 管理平台"中填写表格的要在系统上填写,其他表格由各专业组组长或其授权指定人员打印后检验人员手工填写。手工填写表格时用签字笔记录,禁用铅笔、圆珠笔填写。

3) 需要员工通过文字描述形成的记录,应做到及时、完整、清晰明确、保持原始性和真实性、不得追记。

4) 检验申请、检验结果和报告通过 LIS 自动生成。

5) 其他格式的记录应做好相应的标识。

6) 质量监督员负责监督各专业组的记录是否符合要求。

文件编号：LHJY - PF8.4 - 01
版本号：E/0
页码：第 2 页,共 4 页

第 3 节　管理体系记录控制程序

14.3.4.2　记录的收集

1）记录至少每 3 个月归档一次,归档期限为每 3 个月结束后的 10 天内。

2）记录归档责任人：技术记录的归档由各专业组组长或其指定人员执行,质量记录的归档由中心质量主管执行。

3）记录主要通过"iLab 管理平台"进行电子版格式的归档。在该系统内通过填写电子表格形成的记录,直接通过该记录的归档功能进行归档;在该系统外形成的记录通过导入电子版文档或图片的形式进行归档;填写《质量记录与技术记录归档登记表》(附表 14.3.1)。

4）对于纸质版的记录,专业组指定保存记录的地点,由专业组文档管理员负责收集整理,并存放在指定的位置。

14.3.4.3　记录的索引

1）在"iLab 管理平台"中进行归档的记录,可通过"记录归档"模块中的目录进行索引。

2）纸质版归档的记录,由专业组文档管理员负责编制《归档记录索引表》(附表 14.3.3)标明各记录的具体位置,方便记录的查找。

14.3.4.4　记录的获取

1）在"iLab 管理平台"中进行归档的记录,被授权人员可在"记录归档"模块中点击看。

2）纸质版归档记录的查阅,查阅人须经记录所属部门负责人同意后方可向专业组文档管理员借阅。

3）检验报告的访问按《实验室数据控制和信息管理程序》中要求执行。

14.3.4.5　记录的存放

(1) 存放地点

在"iLab 管理平台"中进行归档的记录,在该系统中保存;纸质版归档的记录经扫描后上传至"iLab 管理平台"中,原始文件保存在各专业组设置文件柜中,未归档的纸质版记录存放在各专业组工作现场;检验报告由 HIS 保存。

(2) 记录的保存时间

所有员工的档案和设备档案应长期保存(除非已从实验室调离或消失),检验报告的保存按《实验室数据控制和信息管理程序》要求执行,其他质量记录和技术记录至少保存 24 个月。对于特殊用途的记录可根据其法律责任或自身有效性规定记录保存时间,可能需要比其他记录保存更长时间,但最少不少于 24 个月。

	文件编号：LHJY - PF8.4 - 01
第 3 节　管理体系记录控制程序	版本号：E/0
	页码：第 3 页，共 4 页

14.3.4.6　记录的维护

1）各文件柜摆放在防晒、防火、防水、防霉的地方,选用金属材料和能封闭的文件柜,防止虫蛀等非人为破坏。

2）所有文件柜均上锁防盗,锁匙统一由文档管理员保管。

3）存放在各专业组现场的未归档记录由各专业组组长负责采取措施防止记录损坏、变质和丢失。

4）电子形式的记录只有经授权人才能访问。

5）所有员工应对记录上的信息保密,质量记录和技术记录未经中心主任批准,不得外借、转抄、复印。

14.3.4.7　记录的修改

1）记录修改的前提：即"当记录中出现错误时"才允许修改。

2）纸质版记录修改的方法：采用杠改方式,即在原始记录上画一道横线,在旁边写上正确的记录：同时由杠改人盖章或签名,并标明日期时间,保留原始的和修改后的数据和文档,不得用橡皮将原记录擦掉或涂改,避免原始数据的丢失或改动。

3）电子版格式填写的记录：通过"操作日志"的形式自动记录修改内容、修改日期时间和修改人员身份。

14.3.4.8　记录的安全处置

1）纸质版记录超过保存期限或其他特殊原因需要销毁,由文档管理员填写《文件销毁审批表》,经中心主任审核批准,由文档管理员组织两人以上进行记录销毁,以免出现泄密和造成无可挽回的损失,销毁后填写《质量记录与技术记录销毁记录表》(附表 14.3.2)。

2）电子版记录需销毁时,由授权人员在相应系统中直接删除。

14.3.5　支持文件

LHJY - PF7.6 - 01《实验室数据控制和信息管理程序》.

14.3.6　记录表格

[1] PF8.4 - TAB - 01《质量记录与技术记录归档登记表》,见附表 14.3.1。

[2] PF8.4 - TAB - 02《质量记录与技术记录销毁记录表》,见附表 14.3.2。

[3] PF8.4 - TAB - 03《归档记录索引表》,见附表 14.3.3。

编写：田琦	审核：蔡钦泉	批准：张秀明
		批准日期：2023 年 9 月 1 日

第 3 节 管理体系记录控制程序	文件编号：LHJY-PF8.4-01
	版本号：E/0
	页码：第 4 页,共 4 页

附表 14.3.1 质量记录与技术记录归档登记表

编号：PF8.4-TAB-01

部门：　　　　　　　　　　　　　　　归档时段：　　　年　月至　　　年　月

记 录 名 称	数量(份)	备 注

附表 14.3.2 质量记录与技术记录销毁记录表

编号：PF8.4-TAB-02

销毁记录名称	数量	申请人	申请日期	批准人	批准日期	销毁人	销毁日期

附表 14.3.3 归档记录索引表

编号：PF8.4-TAB-03

场所	档案号	档案名称	序号	记 录 名 称

	文件编号：LHJY - PF8.5 - 01
第 4 节　风险管理程序	版本号：E/0
	页码：第 1 页,共 8 页

14.4.1　目的

通过建立、实施和维护流程,以识别与其检查和活动相关的对患者的伤害风险和改善患者护理的机会,并制定应对改进风险和机会的行动,提高风险管理意识、有效配置和使用风险管理资源、实施事前管理、改善风险识别、改善内部控制、改善中心管理、改善中心活动的效果和效率、改进事故预防与处理、减少损失、增强中心可持续发展能力等。

14.4.2　范围

本程序规定了中心风险管理流程及要求。

本程序适用于中心开展风险管理工作。

注：中心各部门包括医学检验实验室(总部)、4 个检验分部、2 个直属部门。

14.4.3　管理原则

1) 全员参与：中心全体员工需参加风险管理工作,中心质量主管负责风险管理的组织,各专业组组长负责风险管理的实施和针对识别出的风险所采取措施的批准。

2) 持续改进：风险会随着各种关系、各种资源等的变化而变化,不同时期的风险来源、严重程度可能不一样。中心应持续识别风险,以改进管理体系、中心活动和客户服务。

3) 服务质量目标：围绕质量目标开展的风险管理有助于中心做出决策、实现目标、持续发展。

4) 融入中心活动管理：开展风险管理工作是中心活动管理过程中重要组成部分之一。

5) 以信息工作为基础：风险管理工作是以信息工作为基础的,在确保信息的准确性、全面性前提下,宜从多种渠道获取相关信息。

14.4.4　风险管理过程

风险管理过程是中心管理的重要组成部分,贯穿于中心的全部活动过程之中。风险管理过程由确定环境信息、风险评估、风险应对、监督检查等活动组成,见附图 14.4.1。

14.4.4.1　确定环境信息

1) 外部环境信息：外部环境信息是中心在实现其目标的过程中所面临的外界环境的各种相关信息。了解外部环境信息,便于中心在管理风险过程中能够充分考虑外部利益相关方的目标和关注点。

第4节 风险管理程序	文件编号：LHJY-PF8.5-01
	版本号：E/0
	页码：第2页，共8页

2）内部环境信息：内部环境信息是中心在实现其目标的过程中所面临的内在环境的各种相关信息。

3）明确风险准则：风险准则是中心用于评价风险重要程度的标准。风险准则应与中心的风险管理方针一致。具体的风险准则应尽可能在风险管理过程开始时制定，并要不断检查和完善。

14.4.4.2 风险评估

风险评估包括风险识别、风险分析和风险评价三个步骤。

（1）风险识别

1）利用采集的信息识别过程中的薄弱点。信息可通过搜集先前类似仪器设备的经验、厂家或其他用户关于试验和方法的信息。当地监管和认可的要求进行采集，具体如下：

a）监管和认可机构要求。

b）厂家：厂家说明书、厂家风险缓解信息（潜在系统故障及其相关危险、质控作用范围及有效性、降低风险的措施）。

c）检测相关因素：标本类型、量、质量、储存及处理；试剂的运输、储存及制备；人员的培训与能力考核；仪器设备的校准、保养、故障处理；标本携带污染；温湿度、电磁干扰。

d）临床因素：检测项目的临床用途。

2）分析检验全过程识别中心的风险因素：过程包括从医生申请到结果报告的整个过程，即检验前、检验和检验后过程。多数差错出现在检验前或检验后阶段，前者包括医生申请（申请项目是否开展或抄写是否正确）、患者准备状态（空腹或禁药）、标本防腐剂、标本采集时间、标本运输条件（冰冻或保温）等，后者应考虑结果的报告、与临床医生的沟通等。仪器设备性能验证的失败、不正确的保养、错误的校准、过期试剂的使用、移液误差、计算不当及稀释因子都可能是分析误差的来源。

（2）风险分析

1）分析各个潜在失效模式的概率及严重度得到风险的大小。

2）分析危害的概率时应完全理解中心质量管理系统及试验的预期临床用途，采用描述性的半定量方法对危害概率进行分析。

3）半定量模型：频繁＝每天；很大可能＝每周；偶尔＝每月；极少＝每年；不可能＝1年不到1次。该过程中可利用平时的故障记录数据来分析概率的大小。

4）分析危害的严重度时最好由中心和临床协商判断。需要考虑的关键要素有：临床医生如何使用该结果、确认检测结果提供哪些信息、临床医生在处理结果前获得确证结果的概率、结果引起临床决策的时间、根据结果会对患者采取哪些干预措施、不正确的干预对患者产生何种危害、危害的严重度。可根据实际情况选择其中最重要的因素。

第 4 节　风险管理程序	文件编号：LHJY - PF8.5 - 01
	版本号：E/0
	页码：第3页,共8页

5）采用以下半定性模型进行危害的严重度的分析：致命的=危及生命的伤害/死亡；严重的=永久(不可逆)身体损伤或损害；显著的=非永久性身体损伤或损害,可通过医疗干预逆转；微不足道的=暂时性身体损伤或损害,无须医疗干预即可恢复；可忽略的=暂时的不适或无关紧要的伤害。

（3）风险评价

将风险估计值与中心可接受风险标准进行比较,评价风险的可接受性。此时应考虑试验的预期临床用途及目前的技术水平,零故障或检出所有不正确结果是不现实的,如不正确结果的频率已降低至可接受水平,则该风险为接受。可利用风险可接受性矩阵表评价风险的可接受性,见表14.4.1。

表 14.4.1　风险可接受性矩阵表

危害的严重度	总体危害概率				
	不大可能	极　少	偶　尔	很大可能	频　繁
致命的	不接受	不接受	不接受	不接受	不接受
严重的	接受	不接受	不接受	不接受	不接受
显著的	接受	接受	不接受	不接受	不接受
微不足道的	接受	接受	接受	不接受	不接受
可忽略的	接受	接受	接受	接受	不接受

14.4.4.3　风险应对

风险应对是选择并执行一种或几种能够改变风险的措施,通常包括规避风险、增加风险、消除风险源、改变风险发生的可能性、改变风险发生的可能后果、转移风险、分担风险、保留风险等。中心对于轻微或一般风险,只对其进行监控。对于中等风险,应制定措施降低风险,并对措施的有效性进行评估。对于严重的或致命的风险,应立即停止相关活动。常见的风险应对措施如下：

1）转移：中心没有能力或不打算管理的风险,可采取分包、购买保险、签署协议等方式来转移。

2）降低：中心通过努力,采取措施来降低风险的发生频率或减少已发生损失的程度。

3）回避：中心放弃可能产生风险的活动。一般用于风险后果严重且发生概率高的情形。

	文件编号：LHJY - PF8.5 - 01
第 4 节　风险管理程序	版本号：E/0
	页码：第 4 页，共 8 页

4) 接受：慎重考虑后，对于中心可接受的风险，不采取任何措施应对。中心可以采取日常监督予以保证。

14.4.4.4　监督检查

（1）明确监督和检查责任

1) 中心质量主管制定风险管理计划并监督检查。

2) 各专业组组长组织人员按风险管理过程实施风险管理。

（2）监督和检查内容、活动

1) 监督和检查内容：包括事件、信息、次生风险、应对工作进度、应对效果、应对效率等。

2) 监督和检查活动：包括监控已知风险、定期或不定期检查风险源、跟踪应对措施的实施情况等。

14.4.4.5　风险管理记录

风险管理过程中，应与风险相关人进行充分、有效的沟通，在《风险管理记录表》（附表 14.4.1）上填写相关内容，必要时形成《风险评估报告》（附表 14.4.2）。

14.4.4.6　风险评估报告

《风险评估报告》应重点分析评估中心应予关注的事件或风险及其风险等级，并提出有针对性的风险控制措施建议。《风险评估报告》可包括目标及范围、事件及风险等级、管理建议、结论等，见附表 14.4.2。

14.4.5　支持文件

［1］ISO. Medical laboratories—Application of risk management to medical laboratories: ISO 22367：2020［S］. Geneva：ISO, 2020.

［2］ISO. Medical laboratories—Requirements for quality and competence: ISO 15189：2022［S］. Geneva：ISO, 2022.

［3］中国国家标准化管理委员会.风险管理风险评估技术：GB/T 27921 - 2011［S］.北京：中国标准出版社,2011.

［4］中国国家标准化管理委员会.风险管理指南：GB/T 24353 - 2022［S］.北京：中国标准出版社,2022.

［5］中国合格评定国家认可委员会.实验室风险管理指南：CNAS - TRL - 022［S］.北京：中国合格评定国家认可委员会,2023.

	文件编号: LHJY – PF8.5 – 01
第 4 节　风险管理程序	版本号: E/0
	页码: 第 5 页, 共 8 页

14.4.6　记录表格

[1] PF8.5 – TAB – 01《风险管理记录表》, 见附表 14.4.1。

[2] PF8.5 – TAB – 02《风险评估报告》, 见附表 14.4.2。

编写: 卢文深　　　　　审核: 张丽军　　　　　批准: 张秀明

批准日期: 2023 年 9 月 1 日

第 4 节　风险管理程序	文件编号: LHJY - PF8.5 - 01
	版本号: E/0
	页码: 第 6 页, 共 8 页

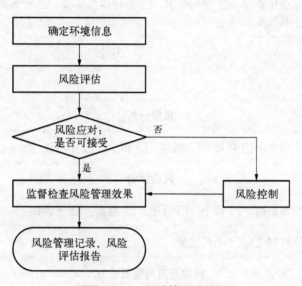

附图 14.4.1　风险管理流程图

第 4 节　风险管理程序	文件编号：LHJY－PF8.5－01
	版本号：E/0
	页码：第 7 页, 共 8 页

附表 14.4.1　风险管理记录表

编号：PF8.5－TAB－01

风险识别			
部　门		年　度	
类　别	☐ 通用要求　☐ 结构要求　☐ 管理体系要求　☐ 资源要求　☐ 过程要求 ☐ 其他要求		
要　素		专业组	
风险事项			
风险分析			
出现频率	☐ 经常　☐ 可能　☐ 偶尔　☐ 很少　☐ 不可能		
风险评价			
程度分级	☐ 可忽略　☐ 很小　☐ 严重　☐ 危急　☐ 灾难性		
可接受性	☐ 可接受　☐ 不可接受		
风险应对与监督检查			
预防措施			
整改责任人		实施效果	
评估人		日　期	

第 4 节　风险管理程序	文件编号：LHJY - PF8.5 - 01
	版本号：E/0
	页码：第 8 页,共 8 页

附表 14.4.2　风险评估报告

编号：PF8.5 - TAB - 02

目　的	示例：通过风险因素的识别、原因分析及评估,对可能发生的风险采取有效的预防措施,降低风险发生的可能性
范　围	示例： 1. 实验室检验过程有关的风险,包括检验前、中、后全流程的活动内容中的风险 2. 员工的风险 3. 仪器设施设备的风险 4. 其他可能涉及的事件、意外事件、事故带来的风险
依　据	示例： 1. CNAS - TRL - 022《实验室风险管理指南》 2. LHJY - PF8.5 - 01《风险管理程序》
评估方法	示例： 填写 PF8.5 - TAB - 01《风险管理记录表》
风险分析	风险事项数　　　　　　　　　　　不接受项数 阶段分析： 检验前：____　检验：____　检验后：____　其他：____ 风险等级分析： 可忽略：____　很小：____　严重：____　危急：____　灾难性：____
频繁风险事项	事项 1： 原因： 预防措施：
管理建议	
结　论	

报告者：_____　　　审核者：_____　　　批准者：_____

日期：____年__月__日　　　日期：____年__月__日　　　日期：____年__月__日

	文件编号: LHJY - PF8.5 - 02
第5节　生物风险管理程序	版本号: E/0
	页码: 第1页,共11页

14.5.1　目的

通过对所有实验活动涉及的病原微生物进行生物风险评估,辨识及评估实验室的生物危险源,并评价其风险程度,制定应对改进生物风险和机会的行动。提高生物风险管理意识。实验室生物风险管理的目标是创造和保护价值,鼓励创新、提高实验室性能和确保实验室安全有序运行。

14.5.2　范围

本程序规定了实验室生物风险管理流程及要求。

本程序适用于中心开展实验室生物风险管理工作。

注:中心各部门包括医学检验实验室(总部)、4个检验分部、2个直属部门。

14.5.3　管理原则

1)融合性原则:生物风险管理是病原微生物实验室开展实验活动的重要组成部分,应融合到实验室管理体系中。

2)模式化原则:生物风险管理应模式化,便于系统全面地管理风险源,并有利于结果的一致性和可比性。

3)个性化原则:结合实验室特点和实验室内外部环境信息,制定个性化生物风险管理方案并记录实施过程。

4)包容性原则:实验室应与利益相关方及时充分地沟通交流,并将其知识、观点和看法融入生物风险管理。

5)动态性原则:生物风险因内外部环境信息变化也处于动态变化中,表现为新风险的出现、风险等级的变化或消失。实验室应通过生物风险管理活动及时地预测、识别、确认并应对这些风险。

6)信息依赖性原则:实施生物风险管理应充分认识到实验室当前状况,并利用已有相关信息和实验室未来运行计划。相关信息应能及时、清晰地与利益相关方交流。

7)人文因素原则:应考虑个人行为、文化背景等人文因素对实验室不同运行阶段生物风险管理的影响。

8)持续改进原则:实验室应通过内外部审核、安全检查等措施定期评价生物风险应对的适宜性、充分性和有效性,持续改进生物风险管理。

14.5.4　生物风险管理过程

生物风险管理过程是实验室管理的重要组成部分,贯穿于实验室的全部活动过程之中。生物风险管理的实施过程一般可分为任务来源、实施准备和风险管理实施三个阶段,

第 5 节　生物风险管理程序

见附图 14.5.1。

14.5.4.1　任务来源

依据 ISO 15189:2022 中 5.6 风险管理条款要求，可参照 ISO 35001《实验室和其他相关组织的生物风险管理》相关细节，结合病原微生物实验室实际情况确定生物风险管理范围，包括但不限于生物因子、实验活动、涉及区域、设施设备、组织机构、人员配置、个人防护等内容，启动生物风险管理程序。

14.5.4.2　实施准备

（1）收集基础资料

根据实验室涉及生物风险的所有实验活动，制定实施方案。中心主任指定生物风险评估负责人，成立生物风险评估小组，进行工作分工，界定人员、职责和权限，制定生物风险评估实施方案。在收集信息资料、初步分析生物风险预期基础上，明确内外部环境信息，制定生物风险评估实施方案。

（2）制定生物风险准则

实验室开展生物风险评估前应根据生物因子危害程度、后果预期制定生物风险准则。制定生物风险准则时，应充分考虑生物因子的危害特性、地域的流行状况、实验室的可接受程度等要素，对危害程度进行分级。

生物风险准则是动态的，可以根据实验室操作生物因子变化、实验活动内容改变及实验室对生物安全管理的目标进行调整。制定生物风险准则时，应考虑：

1）影响结果和目标的不确定性的性质和类型，如生物因子已知或未知的危害程度。

2）时间相关因素。

3）地域相关因素。

4）生物风险发生的可能性和发生后果严重性分级。

5）生物风险等级的划分原则。

6）多重生物风险的叠加和相互影响。

7）实验室的能力水平。

14.5.4.3　生物风险管理的实施

（1）风险识别

实验室生物源危害主要是由微生物，尤其是病原微生物引起的，包括细菌、病毒、寄生虫等。实验人员需要处理大量的病原微生物，很容易引起污染。根据生物污染的对象，分为空气污染、水污染、人体污染、物体表面污染等种类。对拟开展的实验活动进行确定，并对实验活动中涉及的生物风险（包括生物安全风险和生物安保风险）逐一识别，形成生物

第 5 节　生物风险管理程序	文件编号：LHJY－PF8.5－02
	版本号：E/0
	页码：第 3 页,共 11 页

风险列表。实验室涉及的生物因子状况和生物风险列表应包括但不限于：

1）生物因子特性描述：如高致病性禽流感病毒的生物学特性、传播途径、易感动物、易感人群、抵抗力、引起的疾病、发病率、死亡率、公共卫生影响等。

2）实验室周边环境状况描述：描述实验室周边的环境,包括是否有家禽养殖场,与养殖场、居民区的距离,是否有野禽、飞鸟栖息或寄居等,以便分析病原从实验室泄漏后的影响。

3）实验室活动中的生物风险：

a）样品的接收与处理：样品接收过程中可能的风险,如样品包装出现泄漏;样品处理过程中可能的风险,如打开包装、转移样品、匀浆、研磨、离心等。

b）检测过程：检测过程中的风险,如阳性样品遗失,因标识不清与其他样品混合不清等;仪器设备使用中的风险,如匀浆器、研磨器、离心机等的使用;高致病性样本运输至参考实验室可能的风险,如包装泄漏、路上遗失或被盗走;其他风险。

c）样品储存：样品保存泄漏的风险、样品保存不当的风险、样品被盗的风险。

4）非常规实验室活动风险：

a）非实验室员工进入实验室监督或者学习交流等。

b）运行维护员工进入实验室进行设施设备维修保养等。

c）其他风险。

5）设施设备风险：

a）围护结构、暖通空调、电气自控、给水排水等。

b）安全防护设备,如生物安全柜、高压灭菌器等。

c）研究检测设备,如核酸提取仪、酶标仪等。

6）实验动物：涉及的实验动物。

7）员工：

a）员工身体状况和心理状况。

b）员工能力。

c）各种压力对员工影响。

d）团队状况等。

8）生物安保：

a）被误用和恶意使用。

b）样品被偷盗。

c）阳性培养物或样品运输至参考实验室。

d）其他风险。

（2）生物风险分析

根据生物风险识别出的不同生物风险要素,对生物风险涉及事件在实验室发生的可

第 5 节　生物风险管理程序	文件编号：LHJY – PF8.5 – 02
	版本号：E/0
	页码：第 4 页，共 11 页

能性（表 14.5.1）及其后果的严重性（表 14.5.2）进行充分分析，并据此确定生物风险等级，可以描述为低、中、高或极高等四个等级（表 14.5.3）。

表 14.5.1　生物风险涉及事件发生的可能性

级别	说　明	描　　述
I	发生的可能性极小	评估范围内未发生过，类似行业内也极少发生
II	较不可能发生	评估范围内未发生过，类似行业内偶有发生
III	可能发生	评估范围内发生过，类似行业内偶有发生；评估范围未发生过，但类似行业内发生频率较高
IV	很可能发生	评估范围内发生频率较高
V	发生的可能性极高	评估范围内发生频率极高

表 14.5.2　生物风险涉及事件导致后果的严重性

级别	说　明	描　　述
I	影响极小	基本没有影响，不会造成不良的社会影响
II	影响一般	发生病原微生物泄漏，现场处理可以立刻缓解事故，一般性财产损失
III	影响较大	发生病原微生物泄漏、实验室员工感染，需要外部援救才能缓解，引起较大财产损失或赔偿支付，在一定范围内造成不良的影响
IV	影响重大	发生病原微生物泄漏、实验室外少量员工感染，造成严重财产损失，造成恶劣的社会影响
V	影响特别重大	病原微生物外泄至周围环境，造成大量社会人员感染伤亡、巨大财产损失，造成极其恶劣的社会影响

表 14.5.3　生物风险等级矩阵表

事件发生的可能性级别	后 果 严 重 性 级 别				
	I	II	III	IV	V
I	低	低	低	中	中
II	低	低	中	中	高

	文件编号：LHJY-PF8.5-02
第 5 节　生物风险管理程序	版本号：E/0
	页码：第 5 页,共 11 页

续　表

事件发生的 可能性级别	后 果 严 重 性 级 别				
	Ⅰ	Ⅱ	Ⅲ	Ⅳ	Ⅴ
Ⅲ	低	中	中	高	高
Ⅳ	中	中	高	高	极高
Ⅴ	中	高	高	极高	极高

（3）生物风险评价

依据生物风险分析结果,生物风险等级为低级时,该生物风险实验室可接受;生物风险等级为中、高、极高级时,该生物风险实验室不可接受。

实验室针对每个识别出的生物风险分析结果,对照生物风险准则内容,根据拟采取的应对措施状况以及自身实际情况,做出生物风险是否可接受的判定。当生物风险可接受时,可以通过制定相应的预防控制措施或保持已有的安全措施,防止事故的发生;当生物风险不可接受时,实验室可以根据生物风险不可接受的程度和生物风险的特征采取相应的生物风险应对措施,以便消除、降低或控制风险。

（4）生物风险应对

生物风险应对是执行一种或多种改变风险的措施,包括改变生物风险事件发生的可能性或后果的措施。对于生物风险应对措施,应评估其剩余风险是否可以承受。如果剩余生物风险不可承受,应调整应对措施,并评估新的应对措施的效果,直到剩余生物风险可以承受。根据生物风险评价结果对生物风险评估要素进行说明,在生物风险评估基础上制定管理要求、管理措施、设施设备控制措施和个人防护装备措施,见附表 14.5.2。

执行生物风险应对措施会引起实验室风险的改变,实验室应跟踪、监督、评价生物风险应对的效果,并对变化的生物风险进行及时评估。

1）生物风险应对措施的要求与原则:

a）法律法规、标准规范方面的要求。

b）生物风险应对措施的实施成本与预期效果。

c）生物风险承受人员的诉求、对风险的认知和承受度,以及对某些风险应对措施的偏好。

d）生物风险应对措施宜遵循的基本原则:① 全过程控制原则,全面的生物风险控制一般需要多个输入、输出过程的有机集合,最终达到预期目标,其中信息反馈和控制措施则是保证输出结果的重要环节。② 动态控制原则,实验室由于实验活动或运行阶段的不同,生物风险也会随之发生变化。应充分考虑生物风险的动态变化特性,根据实验室的实

| 文件编号：LHJY - PF8.5 - 02 |
| 第 5 节　生物风险管理程序 |
| 版本号：E/0 |
| 页码：第 6 页，共 11 页 |

际情况，随时识别生物风险并确定生物风险关键控制点，以便适时、正确地实施生物风险控制。③ 分级控制原则，根据实验室的组织结构和风险本身的规律，采取分级控制的原则，使得目标分解、责任分明，最终实现完整控制。④ 分层控制原则，根据实验室的特点和风险特征，可以通过根本的预防性控制、补充性控制、防止事故扩大的预防性控制、维护性能的控制、经常性控制，以及紧急性控制等不同层次，来提高控制效率并增加风险控制的可靠程度。

2）生物风险应对措施：

a）停止具有生物风险的实验活动，以规避风险。

b）消除具有负面影响的风险源。

c）降低生物风险事件发生的可能性及其分布。

d）改变生物风险事件发生后可能导致的后果严重程度。

e）将生物风险转移到其他区域或范围。

f）保留并承担风险。

3）制定生物风险应对计划：实验室应根据选择的生物风险应对措施制定相应的风险应对计划，一般应包括：

a）实施生物风险应对措施的人员安排，明确责任人和职责。

b）生物风险应对措施涉及的区域、实验室和实验活动。

c）选择多种生物风险应对措施时，实施生物风险应对措施的优先次序。

d）对报告和监督检查的要求。

e）与生物风险承受人员的沟通安排。

f）资源需求，包括应急机制等。

g）执行时间表。

（5）剩余风险

生物风险应对之后仍然存在的风险，判断生物风险应对之后是否可接受，可接受的按应对措施形成流程，增加制定应急预案；不可接受的则制定新的生物风险应对措施，直至剩余生物风险可接受的。

14.5.4.4　监督检查

（1）明确监督和检查责任

1）中心质量主管制定生物风险管理计划并监督检查。

2）各专业组组长组织员工按生物风险管理过程实施风险管理。

（2）监督和检查内容、活动

1）监督和检查内容：包括事件、信息、次生风险、应对工作进度、应对效果、应对效率等。

第 5 节　生物风险管理程序	文件编号：LHJY－PF8.5－02
	版本号：E/0
	页码：第 7 页，共 11 页

2）监督和检查活动：包括监控已知生物风险、定期或不定期检查生物风险源、跟踪应对措施的实施情况、法律法规要求等。

14.5.4.5　生物风险管理过程记录

生物风险管理的记录应包括但不限于：风险评估时间和参加人员的识别信息；风险评估的依据，如法律、法规、权威资料、数据等，风险评估方法、程序；生物风险评估与应对措施表的编写、审核。风险管理过程中应与风险相关人进行充分、有效的沟通，在《生物风险管理记录表》（附表 14.5.1）上填写相关内容。

生物风险管理记录的保存期应满足相关法律法规和实验活动可追溯的要求。从事高致病性病原微生物风险评估的记录保存期一般不少于 20 年。

14.5.4.6　《生物风险评估与应对措施表》

实验室生物风险评估与应对措施表应重点分析评估实验室应予关注的事件或风险及其风险等级，并提出有针对性的风险控制措施建议。《生物风险评估与应对措施表》（附表 14.5.2）可包括对实验室活动事件的风险评估及风险应对等。

14.5.4.7　《生物风险评估报告》

实验室应充分认识到拟开展的实验活动和程序，并在与生物风险承受人员充分沟通、交流和咨询的基础上编写《生物风险评估报告》。《生物风险评估报告》的内容应至少包括：目标及范围、风险评估报告名称、评估参加人员、评估范围、评估目的、评估依据、评估方法和程序、评估内容、讨论过程、评估结论。

14.5.4.8　生物风险再评估

实验室应根据活动的进程或生物风险特征的变化适时启动生物风险再评估工作。正常情况下，实验活动进行中每年应对生物风险评估报告进行一次再评估，以便持续识别新的生物风险或发生的生物风险改变。再评估的要求和程序与初次进行风险评估时相同。但根据病原体特性、实验活动类型、设施设备和人员等评估对象的变更情况不同可以适当简化，有所侧重。

实验室出现变化时，应重新进行生物风险评估或对生物风险评估报告进行再评估。这些变化包括但不限于：

1）致病性生物因子的生物学特性发生改变时。

2）实验室运行相关的关键设施或设备发生变化时。

3）机构法人代表、中心管理层等人员发生变化时。

4）实验活动内容，包括实验方法、操作程序、实验动物种类等发生改变时。

	文件编号：LHJY – PF8.5 – 02
第 5 节 生物风险管理程序	版本号：E/0
	页码：第 8 页，共 11 页

5）较大幅度增加病原操作量时，包括操作样品数量、单个样品的体积等。

6）实验室自身发生事件、事故或实验室工作与自身实验室类似的国内外相关实验室发生重大事故时。

7）相关法律、法规或标准发生变化，或者行业主管部门发布新的相关管理通知或公告时。

8）对该致病性生物因子引起的疾病防控策略发生变化时。

9）中心管理层从生物风险控制的需要，认为应该再评估时。

14.5.5 支持文件

［1］国家认证认可监督管理委员.病原微生物实验室生物安全风险管理指南：RB/T040—2020［S］.北京：中国标准出版社.2020.

［2］ISO. Biorisk management for laboratories and other related organisations：ISO 35001：2019［S］. Geneva：ISO, 2019.

［3］ISO. Medical laboratories—Requirements for quality and competence：ISO 15189：2022［S］. Geneva：ISO, 2022.

［4］中国国家标准化管理委员会.风险管理风险评估技术：GB/T 27921 – 2011［S］.北京：中国标准出版社,2011.

［5］中国国家标准化管理委员会.风险管理指南：GB/T 24353 – 2022［S］.北京：中国标准出版社,2022.

14.5.6 记录表格

［1］PF8.5 – TAB – 03《生物风险管理记录表》,见附表 14.5.1。

［2］PF8.5 – TAB – 04《生物风险评估与应对措施表》,见附表 14.5.2。

编写：卢文深　　　　　审核：张丽军　　　　　批准：张秀明

批准日期：2023 年 9 月 1 日

	文件编号：LHJY - PF8.5 - 02
第 5 节　生物风险管理程序	版本号：E/0
	页码：第 9 页,共 11 页

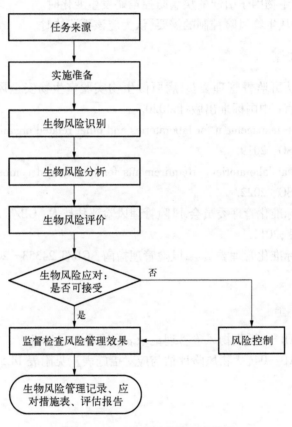

附图 14.5.1　生物风险管理流程图

第 5 节 生物风险管理程序	文件编号: LHJY - PF8.5 - 02
	版本号: E/0
	页码: 第 10 页, 共 11 页

附表 14.5.1 生物风险管理记录表

编号: PF8.5 - TAB - 03

风险识别				
部 门			年 度	
类 别	□ 通用要求 □ 结构要求 □ 管理体系要求 □ 资源要求 □ 过程要求 □ 其他要求			
依 据			专业组	
方 法				
风险事项				
风险分析				
出现频率	□ 肯定发生 □ 很可能发生 □ 可能发生 □ 较不可能发生 □ 基本不可能发生			
风险评价				
程度分级	□ 影响很小 □ 影响一般 □ 影响较大 □ 影响重大 □ 影响特别重大			
可接受性	□ 可接受 □ 不可接受			
风险应对与监督				
预防措施				
整改责任人			实施效果	
评估与应对措施 表编写情况	□ 有 □ 无			
审核人			日 期	

第 5 节　生物风险管理程序	文件编号：LHJY – PF8.5 – 02
	版本号：E/0
	页码：第 11 页, 共 11 页

附表 14.5.2　生物风险评估与应对措施表

编号：PF8.5 – TAB – 04

风 险 评 估			风 险 应 对			
风险识别	风险分析	风险评价	管理要求	管理措施	设施设备控制控施	个人防护装备控施
1. 健康风险						
（1）						
…						
2. 环境风险						
（1）						
…						
3. 设施设备风险						
（1）						
…						
4. 安保风险						
（1）						
…						
5. 经济风险						
（1）						
…						

报告人签名： 日期：	审核人签名： 日期：	批准人签名： 日期：

	文件编号: LHJY - PF8.6 - 01
第 6 节　持续改进管理程序	版本号: E/0
	页码: 第 1 页, 共 5 页

14.6.1　目的

持续改进是一种不断优化和提高的过程。通过实施有效的持续改进活动,确保管理体系持续改进的有效性,以不断提高服务效率和检验质量。

14.6.2　适用范围

本程序规定了持续改进流程及要求。

本程序适用于中心各部门所有的持续改进活动。

注: 中心各部门包括医学检验实验室(总部)、4 个检验分部、2 个直属部门。

14.6.3　职责

14.6.3.1　员工

中心各部门负责人组织全体员工识别、分析、制定具体的改进措施计划,实施并记录上报质量主管,全体员工需积极参与持续改进活动。

14.6.3.2　质量监督员

负责监督持续改进措施执行情况,并上报质量主管。

14.6.3.3　中心质量主管

负责中心各部门持续改进措施计划的审核,并评审改进措施的有效性。对一般改进措施作出决定,并对重大的改进措施提交管理层讨论决定。

14.6.3.4　中心管理层

应确保实验室参加覆盖患者医疗相关范围和结果的持续改进活动,包括检验全过程;负责持续改进活动的组织,对重大改进措施的处理作出决定;协调并决定涉及中心多部门或涉及集团各医疗机构多部门的改进活动。

14.6.4　程序

14.6.4.1　持续改进活动原则

1) 如果持续改进方案识别出了持续改进机会,则不管其出现在何处,中心管理层均着手解决。

2) 持续改进活动优先针对风险评估中得出的高风险事项。

3) 中心管理层应就改进计划和相关目标与员工进行沟通,收集员工的意见,决定后

第6节 持续改进管理程序	文件编号：LHJY-PF8.6-01
	版本号：E/0
	页码：第2页，共5页

通过中心内部会议形式告知所有实验室人员。

4）中心管理层应确保实验室积极参加集团各医疗机构组织的各种提高医疗服务质量的活动。

14.6.4.2　持续改进机会的识别

识别持续改进机会的途径：

1）按照《检验申请管理程序》《检验方法的选择与评审程序》《患者、用户和员工反馈管理程序》《风险管理程序》《生物风险管理程序》《质量指标管理程序》《不符合及纠正措施管理程序》《内部审核程序》等要求，通过风险评估、方针应用、评审操作程序、总体目标、外部评审报告、内审发现、投诉、纠正措施、员工建议和用户的建议或反馈、数据和室间质评结果分析等，识别持续改进机会。

2）通过定期和不定期地对管理体系某一领域进行评审和改进，最终达到全面改进的目的。该类活动有但不限于以下途径：文件的定期的评审；不符合项的评审；服务协议的评审；生物参考区间评审；供应商的评价。

3）通过实施管理评审，将实验室在评估活动、纠正措施和预防措施中显示出的实际表现与其质量方针和质量目标中规定的预期进行比较，以持续改进管理体系（包括检验前、检验和检验后过程）的有效性。

14.6.4.3　实施持续改进措施

（1）制定持续改进方案

持续改进需全员参与，当识别出了持续改进机会时，各相关部门负责人需组织人员，充分发挥员工的积极性和主人翁意识，运用科学的统计观念和方法，使用质量管理工具，如鱼骨图、流程图、甘特图、检查表、头脑风暴法、标杆分析法等，利用这些工具，调研现状，归纳主要原因，挖掘改进策略，推进项目展开，降低风险，提高绩效，发现问题，分析问题，科学有效地制定出具体的改进措施计划，设计出具体的行动方法、方案进行布局。涉及多部门的改进措施由中心管理层组织。

（2）持续改进方案审批

中心各部门负责人将制定好的持续改进措施计划上报中心质量主管，由中心质量主管或当持续改进措施涉及技术方面内容时与中心技术负责人共同审批，并根据改进措施方案制定相应的跟踪验证期限。

（3）实施持续改进方案

中心各部门负责人负责组织持续改进措施计划的实施，采取有效的行动，并对过程进行测量，确保工作能够按计划进度实施；同时建立起数据采集，收集记录启止过程的原始记录和数据等项目文档。在期限内上报相关质量监督员。

<table>
<tr><td></td><td>文件编号：LHJY - PF8.6 - 01</td></tr>
</table>

	文件编号：LHJY - PF8.6 - 01
第 6 节　持续改进管理程序	版本号：E/0
	页码：第 3 页，共 5 页

（4）验证持续改进效果

由质量监督员通过针对性评审或审核相关范围的方式，将采取的对策进行确认后，对采集到的数据进行总结分析，将持续改进活动显示出的实际表现与预期目标进行比较，看是否达到了预定的目标，以评审持续改进措施的有效性。如果持续改进措施有效，则上报中心质量主管；如果没有出现预期的结果时，应该确认是否严格按照计划实施对策，如果是，就意味着对策失败，则需回到 14.6.4.3（1）制定改进方案流程，重新进行最佳方案的确定。

（5）巩固持续改进成果

由中心质量主管或技术负责人对有效的持续改进措施进行审批，总结经验和吸取教训，修订并形成新的流程、制度、规范等，进行标准化和文件化，并在交班会上告知全体员工执行。

14.6.4.4　持续改进记录

所有持续改进活动过程，由相关人员在"iLab 管理平台"中填写《持续改进措施记录表》（附表 14.6.1）内容，并完成整个持续改进的流程记录。

14.6.4.5　持续改进流程图

见附图 14.6.1。

14.6.5　支持文件

［1］中国合格评定国家认可委员会.CNAS - CL02：2023 医学实验室质量和能力认可准则［S］.北京：中国合格评定国家认可委员会，2023.

［2］LHJY - PF7.2 - 01《检验申请管理程序》.

［3］LHJY - PF7.3 - 01《检验方法的选择与评审程序》.

［4］LHJY - PF8.5 - 01《风险管理程序》.

［5］LHJY - PF8.5 - 02《生物风险管理程序》.

［6］LHJY - PF8.6 - 02《患者、用户和员工反馈管理程序》.

［7］LHJY - PF8.7 - 01《不符合及纠正措施管理程序》.

［8］LHJY - PF8.8 - 01《质量指标管理程序》.

［9］LHJY - PF8.8 - 02《内部审核程序》.

［10］LHJY - PF8.9 - 01《管理评审程序》.

14.6.6　记录表格

PF8.6 - TAB - 01《持续改进措施记录表》，见附表 14.6.1。

编写：许晓清　　　　　审核：蔡钦泉　　　　批准：张秀明

批准日期：2023 年 9 月 1 日

第 6 节　持续改进管理程序	文件编号：LHJY－PF8.6－01
	版本号：E/0
	页码：第 4 页,共 5 页

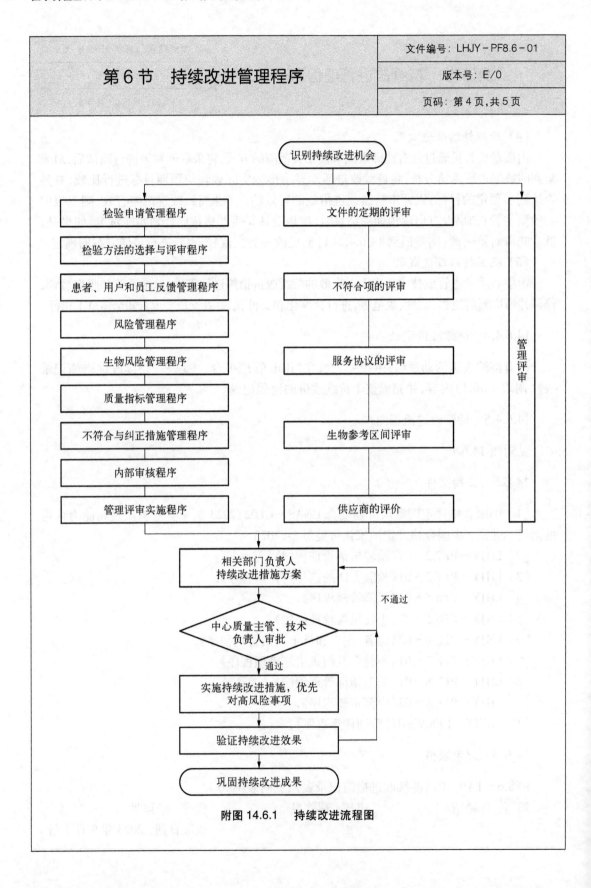

附图 14.6.1　持续改进流程图

第 6 节　持续改进管理程序	文件编号: LHJY - PF8.6 - 01
	版本号: E/0
	页码: 第 5 页, 共 5 页

附表 14.6.1　持续改进措施记录表

编号: PF8.6 - TAB - 01

制订持续改进方案			
检验分部/专业组			
持续改进来源分析			
附　件			
分析人		日　期	
持续改进措施			
附　件			
检验分部/专业组负责人		日　期	
持续改进方案审批			
中心质量主管和/或技术负责人审批意见及跟踪验证期限:			
签　名		日　期	
验证改进效果			
持续改进措施执行情况			
附　件			
质量监督员		日　期	
巩固持续改进成果			
中心质量主管和/或技术负责人评价情况和结论:			
签　名		日　期	

第 7 节　患者、用户和员工反馈管理程序	文件编号：LHJY－PF8.6－02
	版本号：E/0
	页码：第 1 页,共 12 页

14.7.1　目的

通过收集患者、用户(临床科室医生、临床科室护理人员或其他方,下同)的反馈信息及中心员工的反馈建议,及时分析、采纳、持续改进,提高服务质量,完善管理体系中的不足。

14.7.2　范围

本程序规定了患者、用户和员工反馈信息的获取、处置、实施、记录等相关管理工作要求。

本程序适用于中心各部门开展患者、用户反馈信息和员工反馈建议的获取、处理、实施、记录等相关活动。

注：中心各部门包括医学检验实验室(总部)、4 个检验分部、2 个直属部门。

14.7.3　职责

14.7.3.1　中心员工

中心所有员工均有接受患者、用户反馈信息的责任。中心所有员工有义务就中心在管理体系运行中存在的问题提出建议。

14.7.3.2　专业组组长

负责专业组组内员工反馈建议的收集和评估,必要时向中心主任反馈,负责组织合理建议的实施。

14.7.3.3　中心综合办公室主任

负责组织实施患者、临床科室医生、临床科室护理人员、员工满意度调查。负责患者、用户反馈信息和员工反馈建议的汇总和传达,负责组织患者、用户反馈评审报告的编写。

14.7.3.4　中心质量主管

负责患者、用户反馈信息和员工反馈建议的评估和传达,组织相关负责人开展反馈信息的处理。

14.7.3.5　中心主任

负责患者、用户反馈信息的总受理及员工反馈建议采用的决策。

第 7 节　患者、用户和员工反馈管理程序

14.7.4　程序

14.7.4.1　患者、用户反馈信息流程

（1）患者、用户反馈信息的获取

1）寻求合作监督：集团办公室，集团各医疗机构医务部、质控科对中心的表现进行监督。

2）随时收集反馈信息：员工随时收集患者、用户的反馈信息，填写《临床沟通意见调查表》（附表 14.7.4）中相关内容，并通知质量主管。

3）定期进行患者、用户满意度调查，征求建议：

a）满意度调查表格式内容由中心综合办公室主任负责设计，质量主管审核、中心主任批准。其内容包括调查目的、填表说明、被调查者基本信息和调查内容等四部分。

b）调查表依据调查对象分为《临床科室医生满意度调查表》（附表 14.7.1）、《临床科室护理人员满意度调查表》（附表 14.7.2）和《患者满意度调查表》（附表 14.7.3）三种。

《临床科室医生满意度调查表》的调查内容包括：检验人员的电话礼仪和服务态度、填写申请单的便捷性、检测项目满足临床诊疗要求的充分性、《采集手册》的适用性、不合格标本处理的合理性、检验报告单格式的合理性、检验结果与患者病情的符合性、检验报告周期的实际符合性、异常检验结果的临床联系、临床危急值项目及其标准的适用性、生物参考区间的适用性、急诊检验服务水平、与临床沟通主动及时、反映的问题及时答复解决、检验服务的总体满意度。

《临床科室护理人员满意度调查表》的调查内容包括：检验人员的电话礼仪和服务态度、《采集手册》的适用性、咨询服务、标本交接流程的及时性和准确性、反映的问题及时答复解决、与检验人员的沟通反馈交流、检验服务的总体满意度。

《患者满意度调查表》的调查内容包括：检验人员电话礼仪和服务态度、采集标本的等候时间、采集标本的操作过程、采集样本的设备和环境条件、检验结果的临床符合性、检验报告获得的时间、反映的问题及时答复解决、检验服务的总体满意度。

c）调查表中各调查内容的评价意见分为"满意""较满意""一般""较不满意""不满意"共 5 个级别，分值分别为 5、4、3、2、1 分，满意度＝实测总分/应得总分×100%。

4）调查表的发放：

a）在各检验分部窗口发放《患者满意度调查表》二维码给患者自行扫码填写，由中心综合办公室主任指定人员每季度收集一次。

b）中心综合办公室主任或其指定人员每季度至少一次通过发放《临床科室医生满意度调查表》《临床科室护理人员满意度调查表》二维码供各临床科室医护人员自行扫码填写。

第 7 节　患者、用户和员工反馈管理程序	文件编号：LHJY - PF8.6 - 02
	版本号：E/0
	页码：第 3 页,共 12 页

c）通过患者自助服务终端、微信公众平台、集团 OA 系统、东华系统等信息渠道发放调查表。

5）调查结果的分析：

a）根据调查表中调查内容的评价意见和赋值标准计算各调查表的总分,通过以下公式计算客户满意度,客户满意度(%)= 实测总分/应得总分×100%,汇总后报告质量主管。

b）当评价中有"较不满意""不满意"等级别时,质量主管应与相关人员沟通,了解情况,并在调查表中记录相关情况。

（2）患者、用户反馈信息的处理

中心综合办公室主任或其指定人员及时将收集到的反馈信息汇总后转达相关中心管理层人员,中心质量主管负责组织医学检验实验室（总部）专业组组长或检验分部负责人处理反馈信息。

（3）患者、用户反馈信息的记录

信息收集人和处理人分别填写《临床沟通意见调查表》（附表 14.7.4）中相关内容,记录收集到的反馈信息和必要时采取的相关措施。

（4）患者、用户反馈信息的评审

1）评审周期：每季度至少一次。

2）评审内容：评审周期内中心收集的反馈信息的处理情况和实施效果。

3）评审方法：由中心综合办公室主任根据反馈信息处理记录组织患者、用户反馈评审报告编写,在中心管理评审会议上进行评审。

（5）患者、用户反馈信息流程图

见附图 14.7.1。

14.7.4.2　员工反馈建议

（1）员工反馈建议的收集

1）中心任何员工可就中心在管理体系运行中存在的问题随时提出建议,在《员工建议记录表》（附表 14.7.5）上填写建议的具体内容,上交所在专业组组长。

2）通过内部沟通会收集员工建议,在《员工建议记录表》上记录收集到的建议。

3）通过员工满意度调查收集建议,填写《员工满意度调查表》（附表 14.7.6）进行记录。

a）满意度调查表格式内容由中心综合办公室主任负责设计,质量主管审核、中心主任审批。其内容包括被调查者的基本信息和调查内容两部分。

b）《员工满意度调查表》的调查内容包括：中心管理、中心管理层的表现、个人能力培训机会的提供、个人继续教育机会的提供、实验室工作环境、实验室人员配置、实验室仪

	文件编号：LHJY - PF8.6 - 02
第 7 节　患者、用户和员工反馈管理程序	版本号：E/0
	页码：第 4 页，共 12 页

器设备配置、工作岗位安排、实验室工作流程等相关内容。

　　c）调查表中各调查内容的评价意见分为"满意""较满意""一般""较不满意""不满意"共 5 个级别，各级别赋值分别为 5 分、4 分、3 分、2 分、1 分。

　　4）调查表的发放：中心综合办公室主任或其指定人员负责每一年将员工满意度调查二维码发放到中心工作群，组织各组员工填写调查问卷，并收集员工反馈建议。

　　5）调查结果的分析：

　　a）根据调查表中调查内容的评价意见和赋值标准计算各调查表的总分，通过以下公式计算员工满意度，客户满意度（%）= 问卷得分/总有效问卷分数×100。

　　b）当评价中有"一般""不满意"等级别时，中心综合办公室主任应与相关人员沟通，了解情况，并在调查表中记录相关情况。

　　6）中心综合办公室主任或其指定人员负责员工反馈建议的汇总，涉及与专业组有关的建议反馈给专业组组长，涉及与中心运营管理有关的建议反馈给中心质量主管。

　　（2）员工反馈建议的评估

　　1）各专业组组长收集所在专业组员工提出建议并进行评估，必要时向中心主任反馈。

　　2）质量主管收集与中心运营管理有关的建议并进行评估，必要时向中心主任反馈。

　　3）中心主任对必要的建议进行评估。

　　（3）员工反馈建议的实施

　　当所提建议合理时，专业组组长、质量主管或相关负责人组织建议的实施。

　　（4）员工反馈建议相关的记录

　　建议的实施者在《员工建议记录表》上填写建议的处理情况。

　　（5）员工反馈建议流程图

　　见附图 14.7.2。

14.7.5　支持文件

　　［1］广东省质量技术监督局.医院门诊医患沟通服务规范：DB44/T 1950 - 2016［S］.广州：广东省标准化研究院，2016.

　　［2］中国合格评定国家认可委员会.CNAS - CL02：2023 医学实验室质量和能力认可准则［S］.北京：中国合格评定国家认可委员会，2023.

14.7.6　记录表格

　　［1］PF 8.4 - TAB - 02《临床科室医生满意度调查表》，见附表 14.7.1。

　　［2］PF 8.4 - TAB - 03《临床科室护理人员满意度调查表》，见附表 14.7.2。

　　［3］PF 8.4 - TAB - 04《患者满意度调查表》，见附表 14.7.3。

	文件编号：LHJY - PF8.6 - 02
第 7 节　患者、用户和员工反馈管理程序	版本号：E／0
	页码：第 5 页，共 12 页

[4] PF 8.4 - TAB - 05《临床沟通意见调查表》，见附表 14.7.4。

[5] PF 8.4 - TAB - 06《员工建议记录表》，见附表 14.7.5。

[6] PF 8.4 - TAB - 07《员工满意度调查表》，见附表 14.7.6。

编写：李文海　　　　　审核：蔡钦泉　　　　批准：张秀明

批准日期：2023 年 9 月 1 日

第 7 节　患者、用户和员工反馈管理程序	文件编号：LHJY－PF8.6－02
	版本号：E／0
	页码：第 6 页，共 12 页

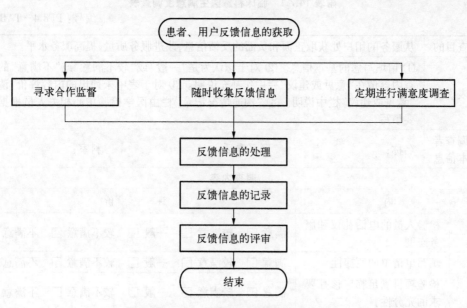

附图 14.7.1　患者、用户反馈信息流程图

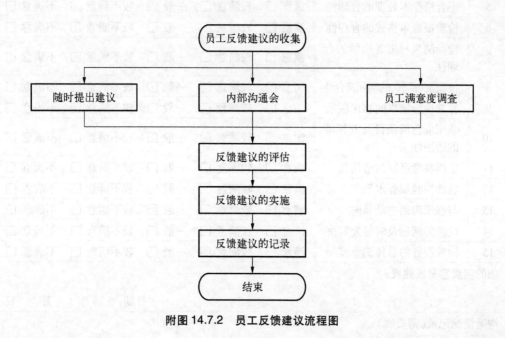

附图 14.7.2　员工反馈建议流程图

第 7 节 患者、用户和员工反馈管理程序	文件编号：LHJY-PF8.6-02
	版本号：E/0
	页码：第 7 页，共 12 页

附表 14.7.1 临床科室医生满意度调查表

编号：PF8.4-TAB-02

调查目的	从服务的用户处获取正面和负面的反馈信息，改进服务质量，提高服务水平。				
填表说明	① 请填写您的基本信息。② 对于您认为是"一般"或"较不满意"或"不满意"的调查内容请在"意见或建议"栏中作补充说明。③ 对于表中未列出的内容评价，请在"意见或建议"栏中说明。④ "沟通情况记录"栏由医学检验中心相关人员根据需要填写。				
被调查者基本信息	名称：　　　　　联系电话：　　　　　科室：				
调查内容					
序号	内　容	评　　价			
1	检验人员的电话礼仪和服务态度	满意 □　较满意 □　一般 □　较不满意 □　不满意 □			
2	填写申请单的便捷性	满意 □　较满意 □　一般 □　较不满意 □　不满意 □			
3	检验项目满足临床诊疗要求的充分性	满意 □　较满意 □　一般 □　较不满意 □　不满意 □			
4	《采集手册》的适用性	满意 □　较满意 □　一般 □　较不满意 □　不满意 □			
5	不合格标本处理的合理性	满意 □　较满意 □　一般 □　较不满意 □　不满意 □			
6	检验报告单格式的合理性	满意 □　较满意 □　一般 □　较不满意 □　不满意 □			
7	检验结果与患者病情的合理性	满意 □　较满意 □　一般 □　较不满意 □　不满意 □			
8	检验报告周期的实际符合性	满意 □　较满意 □　一般 □　较不满意 □　不满意 □			
9	异常检验结果的临床联系	满意 □　较满意 □　一般 □　较不满意 □　不满意 □			
10	临床危急值项目及其标准的适用性	满意 □　较满意 □　一般 □　较不满意 □　不满意 □			
11	生物参考区间的适用性	满意 □　较满意 □　一般 □　较不满意 □　不满意 □			
12	急诊检验服务水平	满意 □　较满意 □　一般 □　较不满意 □　不满意 □			
13	与临床沟通主动及时	满意 □　较满意 □　一般 □　较不满意 □　不满意 □			
14	反映的问题及时答复解决	满意 □　较满意 □　一般 □　较不满意 □　不满意 □			
15	检验服务的总体满意度	满意 □　较满意 □　一般 □　较不满意 □　不满意 □			
您的宝贵意见或建议： 日期：　年　月　日					
沟通情况记录（需要时）： 记录人：　　　　　日期：　年　月　日					

	文件编号：LHJY-PF8.6-02
第 7 节　患者、用户和员工反馈管理程序	版本号：E/0
	页码：第 8 页，共 12 页

附表 14.7.2　临床科室护理人员满意度调查表

编号：PF8.4-TAB-03

调查目的	从服务的用户处获取正面和负面的反馈信息，改进服务质量，提高服务水平
填表说明	① 请填写您的基本信息。② 对于您认为是"一般"或"较不满意"或"不满意"的调查内容请在"意见或建议"栏中作补充说明。③ 对于表中未列出的内容评价，请在"意见或建议"栏中说明。④ "沟通情况记录"栏由医学检验中心相关人员根据需要填写。
被调查者基本信息	名称：　　　　　　联系电话：　　　　　　科室：

调查内容

序号	内　　容	评　　　价
1	检验人员的电话礼仪和服务态度	满意 □　较满意 □　一般 □　较不满意 □　不满意 □
2	《采集手册》的适用性	满意 □　较满意 □　一般 □　较不满意 □　不满意 □
3	咨询服务	满意 □　较满意 □　一般 □　较不满意 □　不满意 □
4	标本交接流程的及时性和准确性	满意 □　较满意 □　一般 □　较不满意 □　不满意 □
5	反映的问题及时答复解决	满意 □　较满意 □　一般 □　较不满意 □　不满意 □
6	与检验人员的沟通反馈交流	满意 □　较满意 □　一般 □　较不满意 □　不满意 □
7	检验服务的总体满意度	满意 □　较满意 □　一般 □　较不满意 □　不满意 □

您的宝贵意见或建议：

　　　　　　　　　　　　　　　　　　　　日期：　年　月　日

沟通情况记录（需要时）：

　　　　　　　　记录人：　　　　　　　日期：　年　月　日

第 7 节　患者、用户和员工反馈管理程序	文件编号∶LHJY－PF8.6－02
	版本号∶E/0
	页码∶第 9 页,共 12 页

附表 14.7.3　患者满意度调查表

编号∶PF8.4－TAB－04

调查目的	从服务的用户处获取正面和负面的反馈信息,改进服务质量,提高服务水平
填表说明	① 请填写您的基本信息。② 对于您认为是"一般"或"较不满意"或"不满意"的调查内容请在"意见或建议"栏中作补充说明。③ 对于表中未列出的内容评价,请在"意见或建议"栏中说明。④ "沟通情况记录"栏由医学检验中心相关人员根据需要填写。
被调查者基本信息	名称∶　　　　　　　　联系电话∶ 通信地址∶

调查内容

序号	内　　容	评　　价				
1	检验人员的电话礼仪和服务态度	满意 □	较满意 □	一般 □	较不满意 □	不满意 □
2	采集样本的等候时间	满意 □	较满意 □	一般 □	较不满意 □	不满意 □
3	采集样本的操作过程	满意 □	较满意 □	一般 □	较不满意 □	不满意 □
4	采集样本的仪器设备和环境条件	满意 □	较满意 □	一般 □	较不满意 □	不满意 □
5	检验结果的临床符合性	满意 □	较满意 □	一般 □	较不满意 □	不满意 □
6	检验报告获得的时间	满意 □	较满意 □	一般 □	较不满意 □	不满意 □
7	反映的问题及时答复解决	满意 □	较满意 □	一般 □	较不满意 □	不满意 □
8	检验服务的总体满意度	满意 □	较满意 □	一般 □	较不满意 □	不满意 □

您的宝贵意见或建议∶

日期∶　　年　　月　　日

沟通情况记录(需要时)∶

记录人∶　　　　　　　　日期∶　　年　　月　　日

第 7 节　患者、用户和员工反馈管理程序	文件编号：LHJY－PF8.6－02
	版本号：E/0
	页码：第 10 页，共 12 页

附表 14.7.4　临床沟通意见调查表

编号：PF8.4－TAB－05

被调查者基本信息					
姓　名		科　室		联系电话	
调查内容					
序　号	内　容			意见和建议	
1	检验人员服务态度				
2	检验项目申请是否方便、清晰				
3	检测报告周期是否满足临床需求，包括常规检验及急诊检验				
4	检验报告周期是否满足临床需要，包括常规检验及急诊检验				
5	平时的临床沟通是否能满足临床需要，包括参加临床科室交班、电话咨询、问题解答				
6	检验报告单是否合理，内容是否完整				
7	检验结果是否与临床诊断相符，哪些项目相关性较差				
8	临床危急值项目、范围及处理是否合理，能否满足临床需求				
9	急诊检验项目是否能够满足临床需求				
10	生物参考区间是否适合临床应用				
11	《采集手册》是否清晰，还需要哪些指引				
12	您认为医学检验中心存在的最主要的问题是什么				

第 7 节　患者、用户和员工反馈管理程序	文件编号：LHJY - PF8.6 - 02
	版本号：E/0
	页码：第 11 页，共 12 页

附表 14.7.5　员工建议记录表

编号：PF8.4 - TAB - 06

建议的内容			
建议提出人		提出日期	
建议处理情况			
部门负责人		签名日期	

附表 14.7.6　员工满意度调查表

编号：PF8.4 - TAB - 07

姓　名		检验分部/专业组	
职务/职称		填写时间	＿＿＿年＿月＿日

调查内容		
序　号	内　　容	评　价
1	您对医学检验中心组织结构的设置是否满意	满意 □　较满意 □　一般 □ 较不满意 □　不满意 □
2	您对医学检验中心管理文件编写是否满意	满意 □　较满意 □　一般 □ 较不满意 □　不满意 □
3	您对医学检验中心各项规章制度的实施效果是否满意	满意 □　较满意 □　一般 □ 较不满意 □　不满意 □
4	您对医学检验中心的发展前景是否满意	满意 □　较满意 □　一般 □ 较不满意 □　不满意 □
5	您对医学检验中心文化建设、员工归属感建设是否满意	满意 □　较满意 □　一般 □ 较不满意 □　不满意 □
6	您对医学检验中心领导管理者的管理能力与水平是否满意	满意 □　较满意 □　一般 □ 较不满意 □　不满意 □
7	您对直接上级的管理能力与业务水平是否满意	满意 □　较满意 □　一般 □ 较不满意 □　不满意 □
8	您对管理阶层对员工执行工作提供的支持满意程度如何	满意 □　较满意 □　一般 □ 较不满意 □　不满意 □

	文件编号：LHJY - PF8.6 - 02
第 7 节　患者、用户和员工反馈管理程序	版本号：E/0
	页码：第 12 页,共 12 页

续　表

序　号	内　　容	评　价
9	您对领导的亲和力和决策力是否满意	满意 □　较满意 □　一般 □ 较不满意 □　不满意 □
10	您对领导和员工之间的沟通交流情况是否满意	满意 □　较满意 □　一般 □ 较不满意 □　不满意 □
11	您对医学检验中心个人能力培训注重程度是否满意	满意 □　较满意 □　一般 □ 较不满意 □　不满意 □
12	医学检验中心是否能为您提供满意的平台来用于科研和论文撰写	满意 □　较满意 □　一般 □ 较不满意 □　不满意 □
13	您对医学检验中心目前的进修、外出学习、科研机会是否满意	满意 □　较满意 □　一般 □ 较不满意 □　不满意 □
14	医学检验中心的各项培训、进修、外出学习对您的职业发展规划是否满意	满意 □　较满意 □　一般 □ 较不满意 □　不满意 □
15	您对医学检验中心的科研激励制度是否满意	满意 □　较满意 □　一般 □ 较不满意 □　不满意 □
16	您对医学检验中心的仪器设备和设施配置数量及质量是否满意	满意 □　较满意 □　一般 □ 较不满意 □　不满意 □
17	您对医学检验中心的工作环境、设施设备的健康和安全性是否满意	满意 □　较满意 □　一般 □ 较不满意 □　不满意 □
18	您对医学检验中心文体、娱乐活动的安排是否满意	满意 □　较满意 □　一般 □ 较不满意 □　不满意 □
19	您对医学检验中心人员配置数量是否满意	满意 □　较满意 □　一般 □ 较不满意 □　不满意 □
20	您对所在岗位的工作强度是否满意	满意 □　较满意 □　一般 □ 较不满意 □　不满意 □
21	您对医学检验中心人员分工是否满意	满意 □　较满意 □　一般 □ 较不满意 □　不满意 □
…	…	…

	文件编号：LHJY-PF8.7-01
第 8 节　不符合及纠正措施管理程序	版本号：E/0
	页码：第 1 页，共 9 页

14.8.1　目的

通过各种机会识别管理体系各方面发生的不符合,确保纠正措施能被有效实施,以消除产生不符合的根本原因,保证管理体系有效运行。

注：不符合是指未满足要求(GB/T 19000)。常用其他术语包括：事故、不良事件、差错、事件等。

14.8.2　范围

本程序规定了中心发生不符合时采取的纠正措施及纠正措施落实。

本程序适用于中心各部门不符合及纠正措施的管理。

本程序也适用于过程要求及外部评审的不符合处理。

注：中心各部门包括医学检验实验室(总部)、4 个检验分部、2 个直属部门。

14.8.3　职责

14.8.3.1　员工

中心全体员工有责任在日常工作中发现不符合,必要时对不符合项及时进行纠正。

14.8.3.2　质量监督员

进行日常工作质量监督,调查、分析、报告不符合检测工作,纠正措施实施情况进行监督和纠正效果进行跟踪评价。

14.8.3.3　专业组组长

负责本专业组发生不符合项的原因分析,制定采取的纠正措施,组织纠正措施的实施。

14.8.3.4　质量与安全管理小组

中心各专业组分别成立质量与安全管理小组,负责本专业组问题比较复杂的不符合项原因分析和制定纠正措施。小组成员包括检验分部负责人、专业组组长和质量监督员,必要时可增加其他成员。

14.8.3.5　中心质量主管

负责对不符合整改措施的审批和不符合项整改过程的审批。

<table>
<tr><td rowspan="3">第 8 节　不符合及纠正措施管理程序</td><td>文件编号：LHJY - PF8.7 - 01</td></tr>
<tr><td>版本号：E/0</td></tr>
<tr><td>页码：第 2 页，共 9 页</td></tr>
</table>

14.8.4　程序

14.8.4.1　不符合的识别

（1）不符合来源

不符合的检验或活动可发生在不同方面，可用不同方式识别，包括日常工作、质量监督、内审、职能部门监督、外部评审。

（2）不符合描述

参照 CNAS - WI14 - 03：2020《医学实验室质量和能力认可评审工作指导书》4.8.12 要求，不符合事实应明确，描述应严格引用客观证据，如具体的检验（检查）记录、检验（检查）报告、检验（检查）和/或校准的标准/方法及具体活动等，在保证可追溯的前提下，应尽可能简洁，不加修饰。针对不同条款的不符合项应按条款分别列出。

（3）不符合性质和分级判断

1）按性质可分为体系性不符合、实施性不符合和效果性不符合。

a）体系性不符合：是指实验室建立的体系文件不符合规定标准。

b）实施性不符合：是指实验室建立的文件化管理体系没有执行，规定的要求没有遵循，实际工作与规定不符合的现象。

c）效果性不符合：是指最终的效果不佳，实验室建立的管理体系虽然执行了，但未实现目标。

2）参照 CNAS - GL008：2018《实验室认可评审不符合项分级指南》要求，根据不符合对实验室能力和管理体系运作的影响，将不符合级别分为严重不符合项和一般不符合项。

a）严重不符合：影响实验室诚信或显著影响技术能力、检测或校准结果准确性和可靠性，以及管理体系有效运作的不符合，适用时，严重不符合项应及时纠正。

b）一般不符合：偶发的、独立的对检测结果、管理体系有效运作没有严重影响的不符合项。如果一般不符合反复发生，则可能上升为严重不符合项。

（4）不符合报告

由不符合发现员工在"iLab 管理平台"中进行记录并汇报部门专业组组长，填写《不符合报告和纠正措施记录表》（附表 14.8.1），启动不符合项整改流程。

14.8.4.2　纠正措施

（1）纠正

员工发现不符合时，应首先对不符合性质进行判断。

1）严重后果：当发现不符合造成了严重后果，或发现不符合对后果有明显恶化趋势时，先采取"应急"措施进行纠正。为减轻影响而在发现不符合的当时所采取的措施为"应

第 8 节　不符合及纠正措施管理程序	文件编号：LHJY－PF8.7－01
	版本号：E/0
	页码：第 3 页,共 9 页

急"措施,应急措施由发现人实施,如不能处理则报告医学检验实验室(总部)专业组组长或检验分部负责人来实施,完成纠正后在"iLab 管理平台"的《岗位工作日志》中进行登记,纠正后报告不符合,启动整改。

2)偶然过错:若经过评价为不符合工作仅是偶然过错,不会再次发生或不符合工作对实验室的运作与其政策和程序的符合性没有多大影响,则无须采取纠正措施,仅需纠正和填写《岗位工作日志》(附表 14.8.3)即可。

(2)不符合的原因分析

问题的责任部门负责人负责调查问题的根本原因,如问题比较复杂时,可通过质量与安全管理小组来研究、调查、分析问题产生的根本原因。分析原因要客观公正,能解决根本问题,制定的纠正措施能有效防止类似情况再次发生。

(3)制定纠正措施

纠正措施的方案只要符合体系文件要求可以是多样的,但制定的纠正措施要与问题的严重性及其带来的风险的大小相适应,采用的纠正措施应切实有效,又经济合理,程序最简单,环节最少,效果最显著的,防止不必要的行动而造成资源浪费。

在采取的纠正措施中注明向质量主管承诺其完成的期限,并指定纠正措施实施人员。

(4)确定纠正措施

中心质量主管以纠正措施能消除问题根本原因并防止问题再发生为判断标准,负责纠正措施的批准。在必要时,可通过"iLab 管理平台"在《不符合报告和纠正措施记录表》中进行驳回,注明驳回原因后要求重新分析和制定纠正措施。

(5)实施纠正措施

1)纠正措施批准后,责任部门执行纠正措施,在规定的时间内完成,并将纠正措施完成情况记录在《不符合报告和纠正措施记录表》中。

2)当纠正措施的实施涉及文件的制定或修改,由专业组组长按《管理体系文件编写与控制程序》组织文件的制定或修改,形成文件批准后发布执行。

(6)跟踪验证

质量监督员对纠正措施的执行情况及其有效性进行具体跟踪验证和监控,以保证纠正措施对纠正已发现的不符合是有效的,能够解决识别出的问题,没有类似的问题再度发生。通过直接的证据材料证明跟踪验证有效,在"iLab 管理平台"《不符合报告和纠正措施记录表》记录验证情况后提交中心质量主管审核。

(7)不符合关闭

中心质量主管以类似不符合工作没有再度发生为判断标准,结合相关质量监督员的跟踪验证报告,做出不符合是否能关闭的决定,不能关闭的不符合在流程中进行驳回,直到无类似问题的发生,才能最终关闭不符合项。

| 文件编号：LHJY－PF8.7－01 |
| 版本号：E/0 |
| 页码：第 4 页,共 9 页 |

第 8 节　不符合及纠正措施管理程序

14.8.4.3　识别风险和改进机遇

中心质量主管负责每年进行 1 次不符合评审并输入到管理评审,以便发现某一不符合发展的趋势。当发现不符合存在趋势时,应针对其可能的趋势发展的潜在原因采取改进措施,按照《持续改进管理程序》中的相关要求执行。

14.8.4.4　不符合报告和纠正措施处理流程

见附图 14.8.1。

14.8.4.5　过程要求的不符合

当发现的不符合工作对检验结果有影响时,应终止检验,停发报告;对已经发出的不符合检测报告进行评审,当检验结果会影响临床诊疗时收回或适当标识已发出的不符合检验结果,在不符合工作被纠正后重发报告。同时记录这些事件,填写《修正错误报告申请表》(附表 13.15.3)。

如果不符合工作有可能误导患者的诊治并会导致一定临床后果,不良影响较轻时由专业组组长通知申请检验的临床医生,若申请医生不在时请该科其他医生或护士转达,并在《检验结果的临床联系登记表》(附表 13.15.1)上记录通知情况。影响严重时,由中心主任决定如何处理,可以通过发布通知、邮件等方式通知。

检验过程出现不符合工作并采取纠正后,要恢复所停的检验时,应经中心技术负责人批准。

14.8.4.6　外部机构评审的不符合

(1) 外部机构评审申请

按照外部机构评审的要求,由中心提交相关材料,对外部机构提出对中心评审的申请。外部机构在收到中心材料后进行审核,确定是否接收中心的评审申请材料。

(2) 外部机构评审的实施

1) 同意接收材料后,由外部机构发布对中心进行现场评审的正式通知,通知内容包括现场评审时间、评审内容等。

2) 中心按照通知的时间,接受外部机构现场评审,医学检验实验室(总部)专业组组长或各检验分部负责人负责组织配合评审人员工作,确保评审工作的顺利开展。

(3) 不符合整改

1) 如果外部机构的评审识别出中心存在不符合或潜在不符合,医学检验实验室(总部)专业组组长或各检验分部负责人应按照本程序 14.8.4.2 中的要求,组织采取适宜的纠正措施,进行有效整改,并整理成完整的不符合整改报告,递交外部机构审核。

第8节 不符合及纠正措施管理程序	文件编号：LHJY-PF8.7-01
	版本号：E/0
	页码：第5页，共9页

2）外部机构在收到中心递交的不符合整改报告后,进行审核后决定是否对中心发放合格证书。

（4）外部机构评审的记录

每次外部机构评审要编写评审报告,说明评审的目的、评审日期、评审机构、评审内容、评审结果,由医学检验实验室（总部）专业组组长或各检验分部负责人或其指定人员编写,上交中心主任审批,并填写《外部机构评审记录表》（附表 14.8.2）。

（5）外部机构评审流程图

见附图 14.8.2。

14.8.5 支持文件

[1] 中国国家质量监督检验检疫总局.质量管理体系 基础和术语：GB/T 19000 - 2016[S].北京：中国标准出版社,2016.

[2] 中国合格评定国家认可委员会.CNAS-CL02:2023 医学实验室质量和能力认可准则[S].北京：中国合格评定国家认可委员会,2023.

[3] 中国合格评定国家认可委员会.实验室认可评审不符合项分级指南：CNAS-GL008:2018[S].北京：中国合格评定国家认可委员会,2018.

[4] 中国合格评定国家认可委员会.医学实验室质量和能力认可评审工作指导书：CNAS-WI14-03:2020[S].北京：中国合格评定国家认可委员会,2020.

[5] LHJY-PF8.3-01《管理体系文件编写与控制程序》.

[6] LHJY-PF8.6-01《持续改进管理程序》.

14.8.6 记录表格

[1] PF8.7-TAB-01《不符合报告和纠正措施记录表》,见附表 14.8.1。

[2] PF8.7-TAB-02《外部机构评审记录表》,见附表 14.8.2。

[3] PF8.7-TAB-03《岗位工作日志》,见附表 14.8.3。

[4] PF7.4-TAB-01《检验结果的临床联系登记表》,见附表 13.15.1。

[5] PF7.4-TAB-03《修正错误报告申请》,见附表 13.15.3。

编写：张丽军　　　　　　审核：蔡钦泉　　　　　　批准：张秀明

批准日期：2023 年 9 月 1 日

第 8 节　不符合及纠正措施管理程序	文件编号：LHJY – PF8.7 – 01
	版本号：E/0
	页码：第 6 页,共 9 页

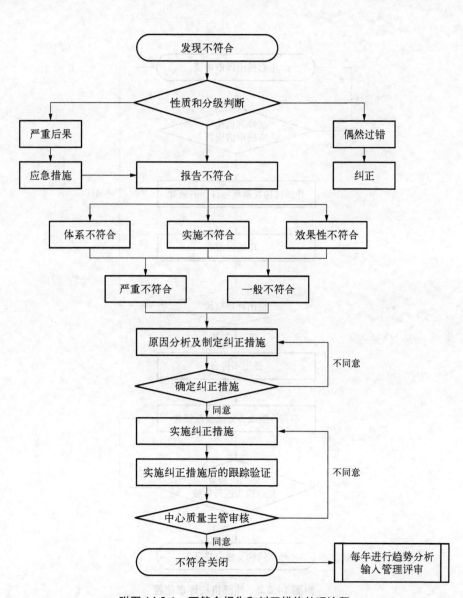

附图 14.8.1　不符合报告和纠正措施处理流程

第 8 节　不符合及纠正措施管理程序	文件编号：LHJY - PF8.7 - 01
	版本号：E／0
	页码：第 7 页，共 9 页

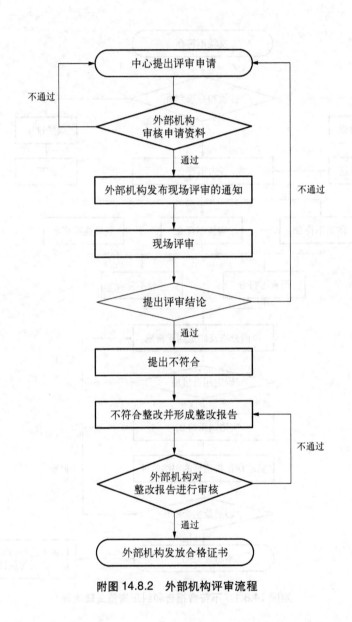

附图 14.8.2　外部机构评审流程

第 8 节　不符合及纠正措施管理程序	文件编号：LHJY - PF8.7 - 01
	版本号：E/0
	页码：第 8 页,共 9 页

附表 14.8.1　不符合报告和纠正措施记录表

编号：PF8.7 - TAB - 01

不符合报告			
责任部门			
不符合来源	□ 日常工作　□ 质量监督　□ 内部审核　□ 职能部门监督　□ 外部评审		
不符合描述			
	附　件		
依据文件		条款号	
不符合类型	□ 体系性不符合　　□ 实施性不符合　　□ 效果性不符合		
不符合分级	□ 一般不符合　　□ 严重不符合		
识别者签名		日　期	
原因分析及制定纠正措施			
原因分析			
采取的纠正措施			
纠正措施完成时间			
专业组组长签名		日　期	
纠正措施的批准			
中心质量主管意见			
中心质量主管签名		日　期	
纠正措施的实施			
纠正措施完成情况			
附　件			
实施人签名		日　期	
实施后的跟踪验证			
跟踪验证情况			
附　件			
质量监督员签名		日　期	
不符合关闭			
中心质量主管意见			
中心质量主管签名		日　期	

第 8 节　不符合及纠正措施管理程序	文件编号：LHJY - PF8.7 - 01
	版本号：E/0
	页码：第 9 页，共 9 页

附表 14.8.2　外部机构评审记录表

编号：PF8.7 - TAB - 02

被评审部门		评审日期	
外部机构名称			
迎检人员			
评审内容			
评审通知附件			
评审报告及附件			
整改记录附件			
填写人		填写日期	

附表 14.8.3　岗位工作日志

编号：PF8.7 - TAB - 03

检验分部/专业组		岗位	
记录者		日期	
项　目	状　态		备　注
人员状态	□正常　□异常　□不适用		
仪器设备状态	□正常　□异常　□不适用		
水质监测	□正常　□异常　□不适用		
环境监控	□正常　□异常　□不适用		
标本状态	□正常　□异常　□不适用		
试剂状态	□正常　□异常　□不适用		
室内质控	□正常　□异常　□不适用		
校准状态	□正常　□异常　□不适用		
结果报告	□正常　□异常　□不适用		
不良事件	□正常　□异常　□不适用		
信息故障	□正常　□异常　□不适用		
临床咨询	□正常　□异常　□不适用		
其　他			

第 9 节　质量指标管理程序	文件编号：LHJY - PF8.8 - 01
	版本号：E/0
	页码：第 1 页，共 20 页

14.9.1　目的

质量指标可测量一个机构满足用户需求的程度和所有运行过程的质量。依据 ISO 15189:2022 中 5.5 目标与方针和 8.8 评估条款的要求，结合实验室实际情况，建立质量指标以监控和评估检验前、检验和检验后全过程的关键环节，并监控与质量目标相关的性能，持续改进实验室的服务质量。

注：质量指标是指一个对象的大量特征满足要求的程度的度量。本程序中的质量指标指的是实验室日常管理活动中建立质量指标，而非判断临床检验结果精密度、正确度和准确度水平高低的指标，或临床检验结果应达到的精密度、正确度和准确度的指标。

14.9.2　适用范围

本程序适用于中心各部门质量指标的建立、统计分析、持续改进等管理内容。
本程序也适用于实验室的常规内部质量管理和相关的外部质评。
注：中心各部门包括医学检验实验室（总部）、4 个检验分部、2 个直属部门。

14.9.3　职责

14.9.3.1　质量指标负责人

负责编制质量指标作业指导书；负责质量指标数据的收集记录、目标的设定和指导专业组发起持续改进措施和质量指标适宜性评审。

14.9.3.2　中心信息管理员

负责开发和优化实验室信息管理系统中的应用，保证质量指标数据来源准确，满足统计分析的需要。

14.9.3.3　专业组组长

负责本专业组相关质量指标的监控和发起持续改进措施；负责建立本专业组特异性的质量指标管理程序。

14.9.3.4　中心质量主管

监督持续改进措施的完成情况；组织开展质量指标适宜性评审；收集和记录中心的质量指标监控数据；审核质量指标作业指导书的可操作性。

第 9 节　质量指标管理程序	文件编号：LHJY - PF8.8 - 01
	版本号：E/0
	页码：第 2 页，共 20 页

14.9.3.5　中心主任

中心主任为实验室质量指标管理的第一责任人，应定期组织召开质量与安全工作会议，对质量指标监测中发现的问题及时进行分析并采取改进措施。某些改进措施需要集团各医疗机构职能部门和临床科室共同参与的，应协调成立质量改进工作专项小组。

14.9.4　程序

14.9.4.1　质量指标的管理要求

1) 中心所有员工均应深刻理解 WS/T 496 - 2017《临床实验室质量指标》中列出指标的内涵和要求，并在实际工作中正确使用。

2) 对于中心建立的每个质量指标应指定质量指标负责人，并制定质量指标管理作业指导书，明确质量指标监测的意义、指标定义、计算公式中分子和分母数据的来源、数据采集方法、监测周期、评价方法等。

3) 利用各种信息管理工具对质量指标的监测结果进行分析和评价，当质量指标监测结果未达到质量目标要求时要深入分析，识别出改进机会采取改进措施，通过戴明环（PDCA 循环）持续改进实验室质量和能力。如果达到了质量目标要求并保持稳定要修订质量目标，保持质量目标的充分适宜，能更真实地反映中心的质量改进工作。

14.9.4.2　质量指标的管理步骤

(1) 确定质量目标

质量目标是实验室在质量方面追求的目的，实验室应依据质量方针确定检验全过程、安全和服务等各个层次的质量目标。中心的质量方针是精确、精湛、精致、精细，即精密正确的检验结果、精湛的检验技术、精致的服务、精细化的管理，中心在制定质量目标时就要依据这四个方面在各相关职能和层次上分别规定质量目标，且应保证质量目标是可以量化的、动态的，经过努力可以实现的。

(2) 建立质量指标

依据质量目标要求，中心建立的 WS/T 496 - 2017《临床实验室质量指标》中列出的涉及检验前、检验、检验后和支持性四类质量指标，并新增了检验前和室内标本周转时间达标率、不合格标本汇总比率等指标。各专业组可以根据实际工作需要、国家标准、行业标准、地方标准、团体标准、公开发表的临床应用指南和专家共识等制定个性化的质量指标。

(3) 监测质量指标

中心采用"质量指标管理系统"（以下简称"系统"）监测质量指标，中心质量主管配置

第9节 质量指标管理程序	文件编号：LHJY-PF8.8-01
	版本号：E/0
	页码：第3页，共20页

各个质量指标的控制目标。系统自动按照指标统计周期（月度/季度/年度）生成各专业组的指标统计结果，并形成实验室整体的指标结果。针对超出实验室控制目标的质量指标可一键启动持续改进流程，包括来源分析、拟采取的持续改进措施、中心质量主管或技术负责人审批、实施改进措施、执行情况、改进效果的跟踪验证、质量主管或技术负责人终审等环节，质量主管或实验室主任可通过系统监控各持续改进流程的实施进度情况。各质量指标负责人在每个统计循环周期结束后下一个月10号前，完成质量指标数据分析，形成《质量指标分析记录表》（附表14.9.1）交质量主管审批。各专业组汇总各项指标数据，通过质量与安全小组会议汇报讨论，输出持续改进措施，质量指标监测流程如附图14.9.1所示。

（4）实施改进措施

质量目标未达标的，质量主管负责组织未达标原因的分析及相应措施的实施，指标负责人负责对相应措施实施情况进行监督，确保所有未达标的部门启动并实施持续改进措施。质量主管每月25日对上一个统计循环周期的所有指标进行检查，如发现有未达标的情况而未启动持续改进流程的，则确定为不符合项，填写《不符合报告和纠正措施记录表》（附表14.8.1），要求指标负责人督促整改。

（5）指标适宜性评审

实验室每年评审质量指标的适宜性，通过管理评审、临床反馈及指标变化趋势等分析发现指标监测过程中的问题，对控制目标、指标负责人、监测周期、计算公式及数据采集方式等进行调整。

14.9.4.3 中心质量指标的统计分析

（1）质量指标系统功能介绍

质量指标系统主要包括5项功能：① 首页配置，展示质量指标的数值变化，自定义显示的指标种类，撰写分析报告；② 知识库，汇总实验室内外相关文档，并具备文件控制功能；③ 质量指标统计，计算质量指标数值，结合多种图形多角度、多维度分析和呈现；④ 数据管理，提供各个质量指标原始数据的展示和下载功能；⑤ 持续改进功能，支持用户对失控指标以流程式表单形式启动整改措施。

（2）质量指标的建立

中心根据 WS/T 496-2017《临床实验室质量指标》要求，共建立40个质量指标，指标的名称、计算公式、定义、指标解读如表14.9.1~14.9.16所示。

1）标本不合格数据统计方法：不合格标本的日常登记有两种方法，第一种是在《不合格标本及处理情况登记表》（附表13.3.2）中登记，主要用于登记标本标签不合格的类型；第二种是在LIS通过电子表格记录。对于各专业组识别出的不合格标本可在LIS"标本核收"页面，点击"拒收"按钮，填报拒收类型、拒收原因、标本所属专业组等信息后完成

	第 9 节　质量指标管理程序	文件编号：LHJY－PF8.8－01
		版本号：E/0
		页码：第 4 页,共 20 页

拒收流程。按照测试日期每月从 LIS 数据库中抓取拒收标本列表,去除重复条码,获得拒收标本数据。根据拒收类型和拒收原因字段统计出 11 种不合格标本的数量。按照测试日期从 LIS 数据库中抓取状态为"已发送"的标本数,加上拒收标本数为最终的标本总数。

标本前处理组员工负责识别和登记标本拒收类型和拒收原因。系统实时抓取 LIS 中拒收标本登记表格,按照专业组维度每月统计拒收类型发生比例,如指标失控,则会自动启动持续改进措施,并利用折线图展示每月数值变化,利用饼图展示不合格标本的来源科室及标本类型。详见表 14.9.1。

表 14.9.1　标本不合格相关质量指标列表

序号	指标名称	计算公式	指 标 解 读
1	标本类型错误率	类型不符合要求的标本数/同期标本总数×100%	标本类型错误:是指中心收到的标本类型与申请检查项目要求的标本类型不一致。例如,申请项目细菌培养要求标本类型为痰液,但中心收到的标本为尿液;血气分析要求标本类型为动脉血,但中心收到的标本为静脉血;粪便形态学分析要求标本类型为粪便,实际送检标本为尿液,依此类推 分子:临床检验中常用的标本类型有血液、尿液、大便、白带、脑脊液、胸腹水、精液等 分母:该月内所有标本类型的标本总数
2	标本容器错误率	采集容器不符合要求的标本数/同期标本总数×100%	标本容器错误:是指临床医生申请的检验项目和标本采集人员采集的标本类型正确,但使用了错误的标本容器。① 明显的标本容器错误。例如,血常规检验采集的血液标本,正常情况下应该使用乙二胺四乙酸(ethylenediaminetetraacetic acid, EDTA)抗凝的采血管,但标本采集人员错误地使用了枸橼酸钠血沉管(抗凝剂与血液的体积比为 1:4)或枸橼酸钠凝血管(抗凝剂与血液的体积比为 1:9);又如尿液细菌培养应该使用无菌培养管,但标本采集人员错误地使用了尿常规采样管,如此等等均属于标本容器错误。② 标本容器错误,但不影响检测结果。例如,大便常规检查正确的容器是大便采样盒,如果患者用尿杯采集大便标本送检,且对检测结果无影响,则此时既不是标本类型错误,也不能算标本容器错误。又如,为了提高急诊生化或免疫学检验报告时效,使用了肝素抗凝血浆,但实践中针对该项目送检的红头血清管也做了让步检验,此类标本一般不纳入标本容器错误。因此,某些对标本容器要求不十分严格的检验项目,即便标本容器错误但不影响检验结果

	文件编号：LHJY-PF8.8-01
第 9 节 质量指标管理程序	版本号：E/0
	页码：第 5 页,共 20 页

续 表

序号	指标名称	计算公式	指 标 解 读
			时,一般不应把这种情况判定为标本容器错误。③ 以导致标本不合格的根本原因划分。建议在分析不合格标本类型和原因时,应以导致标本不合格的根本原因为依据,如凝血检验错误地使用了血常规检验管,笼统地讲标本类型均为血液,不属于标本类型错误,但二者使用的抗凝剂类型不同,一个是 EDTA 抗凝全血,一个是枸橼酸钠抗凝全血,严格地讲又属于标本类型错误,但根本原因是护士采集标本时使用的采血管(容器)错误,毫无疑问此时应判断为标本容器错误。④ 其他。标本容器破损也归为标本容器错误 分子：标本容器错误的标本总数 分母：该月内所有标本类型的标本总数
3	标本量不正确率	标本量不符合要求的标本数/同期标本总数×100%	分子：标本量不足或过多,不符合申请项目要求 主要包含以下情况：① 标本量过少不能满足所有检测项目的最低要求;② 标本量过多导致抗凝比例不当;③ 标本漏液(非容器损坏),导致标本量不足;④ 空管;⑤ 同一患者应送检标本容器数量不足。但有些标本对标本量要求不够严格,如大便常规检查需要留取花生米大小或指头大小的大便送检,如果留取量过多或过少,但不影响检验结果时,不能算作标本量不正确 分母：该月内所有标本类型的标本总数
4	抗凝标本凝集率	凝集的标本数/同期需抗凝的标本总数×100%	抗凝标本凝集通常是指标本量正常的情况下发生了凝固或凝集,其主原因有：① 标本采集后混匀不充分;② 标本管质量有缺陷。如果是由于采样量过多导致的血液凝集则应判断为标本量错误,不应判断为抗凝标本凝集,只有当标本量正确时标本发生凝集的,才归为凝集标本,如前述的 2 mL 的凝血管采集了 3 mL 的血液导致标本凝集 分子：由于未使用抗凝剂或抗凝剂比例不正确等原因导致标本完全或不完全凝集的标本数。临床检验中常用的抗凝标本有血常规检查、凝血检查、血沉检查、血液流变学检查、微量元素检查、分子生物学检查等,有时为了防止胸水、腹水等标本凝固后影响相关检验会在容器中加入适量的抗凝剂以防止其凝固 分母：需抗凝的标本类型包括血浆、EDTA 抗凝全血、肝素抗凝血、橼酸钠抗凝血,对应的标本数为该月内需抗凝的标本总数

<table>
<tr><td></td><td colspan="3">文件编号：LHJY-PF8.8-01</td></tr>
<tr><td rowspan="3">第9节　质量指标管理程序</td><td></td></tr>
<tr><td>版本号：E/0</td></tr>
<tr><td>页码：第6页,共20页</td></tr>
</table>

续　表

序号	指标名称	计算公式	指标解读
5	标本标签不合格率	标签不符合要求的标本数/同期标本总数×100%	分子：标本标签存在多种类型的不合格情况 主要包含以下情况：① 无标签。采样容器上无任何识别该患者信息的标识。② 标识无法辨认。标识存在模糊、残缺或修改等情况导致无法识别患者信息或确立标本的唯一性。③ 标签携带的信息量不足。原始标本标签符少于2个或虽然多于2个标识但仍无法唯一识别样本信息的情况。④ 标签携带的信息错误。标本标签信息与申请单信息不符,包括检验项目不符、姓名不符、年龄不符等情况。⑤ 标签携带的信息无法找到对应的医嘱。标本条码不包含任何患者信息,在集团所有信息系统中匹配不到该条码。⑥ 标签重复使用。标本标签已在信息系统中被其他标本使用,无法重复使用 分母：该月内所有标本类型的标本总数
6	标本采集时机不正确率	标本采集时机不正确的标本数/同期标本总数×100%	分子：① 患者自身条件不符合检测项目要求,如孕早期唐氏筛查患者孕周未达到9周。② 标本采集时机不符合检测项目要求,如空腹血糖、血脂检测等患者未空腹,糖耐量试验患者未按规定时间采血、24小时尿蛋白定量仅采集了随机尿等。③ 非检测日采样,标本无法保存,如精液常规在非工作时间采集,无法检测及保存 分母：该月内所有标本类型的标本总数
7	标本运输丢失率	丢失的标本数/同期标本总数×100%	分子：检验前运输途中的丢失,包括标本采样到送检、送检到送达、送达到核收三个环节中标本丢失的情况 分母：该月内所有标本类型的标本总数
8	标本运输时间不当率	标本运输时间过长的标本数/同期标本总数×100%	分子：检验前标本运输时间包括标本采样到送检、送检到送达、送达到核收三个时间段,运输时间指的是核收时间减去采样时间,运输时间不合理的标本数指的是运输时间超出规定时长的标本数 分母：该月内所有标本类型的标本总数
9	标本运输温度不当率	标本运输温度不合理的标本数/同期标本总数×100%	分子：标本运输温度过高或过低导致标本不合格的标本数,未按要求冷藏运输的,如血氨、血儿茶酚胺、胃泌素、醛固酮、甲旁素等检验项目标本;未按要求常温运输的,如基因检测项目的干血片、唾液标本 分母：该月内所有标本类型的标本总数

		文件编号：LHJY - PF8.8 - 01
第9节　质量指标管理程序		版本号：E/0
		页码：第7页，共20页

续　表

序号	指标名称	计算公式	指　标　解　读
10	标本溶血率	溶血的标本数/同期标本总数×100%	分子：由标本接收人员识别出的溶血标本，在LIS的拒收菜单中登记；在检验过程中识别出的溶血标本在《不合格标本及处理情况登记表》中登记，每月统计两种来源的标本总数 分母：该月内所有标本类型的标本总数
11	标本不合格率	不合格标本数/同期标本总数×100%	分子：不合格标本情况除了序号1~10描述的不合格情况之外，还包括由于医嘱不当、标本重新采集、检验结果与临床症状不符、标本污染、标本脂血和标本黄疸导致的标本不合格 分母：该月内所有标本类型的标本总数

　　2）标本TAT数据统计方法：按照CNAS-AL09将中心检验项目归类到临床血液学、临床化学、临床免疫学等类别中，同时配置检验项目所属的专业组、检验前允许TAT、实验室内允许TAT及急诊情况下允许的TAT，是否包含非工作日等信息，以上时间用年月日时分格式计算。系统当天自动从LIS中提取检测标本的采样时间、核收时间、报告发送时间、科室、院区、患者类型等信息，用于计算TAT相关质量指标。以标本条码为主线，每个条码只有一个采集时间和接收时间，计算两者时间差的中位数和第90位百分数即为相应指标。检验前TAT达标的标本指的是该标本所含检验项目实际检验前TAT小于等于允许TAT。室内TAT指的是标本接收到报告发送的时间。考虑到单个标本可能含有多个检测项目，对应地会生成多个报告发送时间，因此用于计算室内标本TAT中位数和第90位百分数两个指标的TAT应为最晚的报告发送时间减去接收时间之差。室内TAT达标率为室内TAT达标的标本数占标本总数的比例，其中室内TAT达标的标本指的是该标本所含检验项目实际室内TAT小于等于允许TAT。全过程TAT等于检验前TAT加上室内TAT，若单个标本含有多个检验项目，对应多个报告发送时间时，以最晚的时间为准。可选择按月份、患者类型、是否为加急标本等维度可视化统计结果。详见表14.9.2。

　　3）血培养污染率和血培养阳性率的数据统计方法：首先配置污染菌数据库，用于自动匹配血培养结果中的污染菌。检测结果数据采集方式有两种，一种是从LIS中采集，自动抓取专业组名称、条码号、申请科室、院区、检验结果等信息，第二种是下载Excel模板，填报数据后导入系统，并将数据锁定，防止被篡改。血培养污染套数及血培养总套数从上传的表格中直接计算。利用柱形图和折线图展示血培养总套数和污染率随月份的变化趋势，采用表格详细展示某专业组血培养标本的来源科室，在饼图上展现各科室阳性菌数和污染菌数的占比。详见表14.9.3。

	文件编号：LHJY－PF8.8－01
第 9 节　质量指标管理程序	版本号：E/0
	页码：第 8 页,共 20 页

表 14.9.2　标本周转时间相关质量指标列表

序号	指标名称	计 算 方 法	指 标 解 读
1	检验前周转时间（turn-around time，TAT）中位数	检验前 TAT 是指从标本采集到实验室接收标本的时间（以分钟为单位）。检验前 TAT 中位数是指将统计分析目标内所有标本的检验前 TAT 由长到短排序后取其中位数	由于检验前 TAT 中位数受到标本类型,标本数量,标本的周期性变化等多种因素的影响,因此,各检验分部及专业组应按照如下原则进行检验前标本 TAT 中位数进行统计：① 根据来源将标本分为门诊患者及住院患者两大类进行统计；② 根据中华医学会检验医学分会发布的《医学检验危急值报告程序规范化专家共识》中建议的分类将标本按照急诊项目（包括急诊三大常规、急诊生化、急诊肌钙蛋白、急诊凝血、急诊血气、急诊术前感染检查）和非急诊项目进行分别统计；③ 急诊和住院标本按三大常规检验、凝血检验、生化检验、发光免疫检验及其他常规检验（包括阴道分泌物检验、精液检验等）分别统计 如果该指标在统计周期内同比及环比保持稳定则判断为该项目满足基本质量目标,如需提升标本检验前周转效率则该指标应以逐步降低作为质量目标
2	检验前周转时间（TAT）第 90 位百分数	检验前 TAT 第 90 位百分数是指将统计分析目标内所有标本的检验前 TAT 由长到短排序后取其第 90 百分位数	各专业组按照检验前 TAT 中位数中的项目分类原则对检验前 TAT 第 90 位百分数进行统计
3	检验前周转时间（TAT）达标率	将一组标本的总数作为分母,将检验前 TAT 满足质量目标要求的标本个数作为分子,分子与分母的比值以百分比形式显示即为该组标本的检验前 TAT 达标率	各专业组按照检验前 TAT 中位数中的项目分类原则对检验前 TAT 达标率进行统计

		文件编号：LHJY-PF8.8-01
第9节 质量指标管理程序		版本号：E/0
		页码：第9页,共20页

续 表

序号	指标名称	计 算 方 法	指 标 解 读
4	实验室内周转时间（TAT）中位数	实验室内 TAT 是指从标本核收到报告发送的时间（以分钟为单位）。实验室内 TAT 中位数是指将统计分析目标内所有标本的实验室内 TAT 由长到短排序后取其中位数	各专业组按照检验前 TAT 中位数中的项目分类原则对实验室内 TAT 中位数进行统计
5	实验室内周转时间（TAT）第90位百分数	实验室内 TAT 第 90 位百分数是指将统计分析目标内所有标本的实验室内 TAT 由长到短排序后取其第 90 百分位数	各专业组按照检验前 TAT 第 90 位百分数中的项目分类原则对实验室内 TAT 第 90 位百分数进行统计
6	实验室内周转时间（TAT）达标率	实验室内 TAT 达标率是在既定的质量目标下（如急诊血常规项目实验室内 TAT≤30 分钟），在一定时间段内,满足质量目标的标本数量占所有标本数的比例（以百分比为单位）	各专业组按照检验前 TAT 中位数中的项目分类原则对实验室内 TAT 达标率进行统计
7	标本全过程周转时间（TAT）中位数	检验报告发出的时间和标本采集时间之差值即为标本全过程 TAT（以分钟为单位）。将所有标本的全过程 TAT 由长到短排序后取其中位数为标本全过程 TAT 中位数（以分钟为单位）	各专业组按照检验前 TAT 中位数中的项目分类原则对标本全过程 TAT 中位数进行统计
8	标本全过程周转时间（TAT）第90位百分数	全过程 TAT 第 90 位百分数是指将统计分析目标内所有标本的全过程 TAT 由长到短排序后取其第 90 百分位数	各专业组按照检验前 TAT 中位数中的项目分类原则对全过程 TAT 第 90 位百分数进行统计
9	检验全过程周转时间（TAT）达标率	检验全过程 TAT 达标率是在既定的质量目标下（如急诊血常规项目检验全过程 TAT≤30 分钟）,在一定时间段内,满足质量目标的标本数量占所有标本数的比例（以百分比为单位）	各专业组按照检验前 TAT 中位数中的项目分类原则对检验全过程 TAT 达标率进行统计

	文件编号：LHJY-PF8.8-01
第9节 质量指标管理程序	版本号：E/0
	页码：第10页，共20页

表14.9.3 血培养污染率和血培养阳性率

序号	指标名称	计 算 方 法	指 标 解 读
1	血培养污染率/血培养阳性率	血培养污染率指单位时间内（如每月、每季度、每年）血培养污染套数与血培养总套数的比值 血培养阳性率指单位时间内（如每月、每季度、每年）血培养阳性套数与血培养总套数的比值	污染菌是指从血培养中分离到可能是标本采集或转运过程中进入血培养瓶的非致病微生物。常见污染菌包括痤疮丙酸杆菌、微球菌属、芽孢杆菌属（不包括炭疽杆菌）、棒杆菌属（不包括杰氏棒杆菌）、凝固酶阴性葡萄球菌（不包括路邓葡萄球菌）、气球菌属等

4）LIS故障数据统计方法：在电子表格《信息系统故障报告与维修记录表》（附表13.19.11）中填报数据，系统自动计数，并统计故障时长和故障原因的分布。详见表14.9.4。

表14.9.4 LIS故障数

序号	指标名称	计算方法	指 标 解 读
1	LIS故障数	LIS故障导致检验信息无法正常处理的次数	LIS故障数据登记分为两类，第一类为LIS故障对整个中心的检验过程产生影响，此时由中心信息管理员填报，且只用填报1次；第二类为LIS故障只影响某个专业组的业务运转，此时由专业组信息管理员填报，且只用填报1次

5）分析仪器设备故障数统计方法：在流程电子表单《仪器设备维修/维护记录表》（附表12.4.5）中描述仪器设备故障的原因、采取的措施及判断是否导致延迟报告等内容，系统每年提取统计导致延迟报告的故障数作为该指标的值。详见表14.9.5。

表14.9.5 分析仪器设备故障数

序号	指标名称	计算方法	指 标 解 读
1	分析仪器设备故障数	仪器设备故障导致检验报告延迟的次数	以下情况均可纳入计算： 仪器设备故障统计范围包括仪器设备故障导致检验报告延迟发放的，如果某专业组内某仪器设备因故障若干天导致故障期间的检验报告延迟发放，则算为1次仪器设备故障；仪器设备故障时间超过1小时的；仪器设备故障后需工程师上门维修的；仪器设备故障导致检验过程停止并造成经济损失的

第 9 节 质量指标管理程序	文件编号: LHJY - PF8.8 - 01
	版本号: E/0
	页码: 第 11 页,共 20 页

6）LIS 传输准确性验证符合率数据统计方法：各专业组在电子表单《仪器与信息系统间数据传输准确性验证记录表》（附表 13.9.17）中填报仪器验证信息,提取验证结论为"一致"的实验数为分子,总的验证数为分母,依此计算符合率。详见表 14.9.6。

表 14.9.6　LIS 传输准确性验证符合率

序号	指标名称	计算方法	指 标 解 读
1	LIS 传输准确性验证符合率	LIS 传输准确性验证符合数/LIS 传输结果总数×100%	分子: 若 LIS 与 HIS、仪器、自助打印机、微信公众号、APP 等系统间传输的信息未发生变化则判定为准确性验证符合。若传输前后出现检测项目遗漏、检测结果错误、患者信息不全、检验数据不完整等情况的则判定为准确性验证不符合。验证链条为仪器→LIS→HIS/微信公众号/自助打印机/APP 等,整个过程数据一致才判定为准确性验证符合,有双向传输的需进行双向验证,但只计 1 次 分母: 每年各专业组开展 LIS 传输准确性验证的总数

7）室内质控开展率数据统计方法：在系统《室内质控项目开展明细记录表》（附表 14.9.2）中维护中心已开展项目及所属专业领域,各专业组判断是否开展了室内质控,最终系统自动统计已开展室内质控的项目数和项目总数,计算室内质控开展率。详见表 14.9.7。

表 14.9.7　室内质控开展率

序号	指标名称	计算方法	指 标 解 读
1	室内质控开展率	开展室内质控的检验项目数/同期检验项目总数×100%	分子: 开展室内质控的方式可以通过如下 8 种方式进行: 利用第三方质控品、厂家质控品、自制质控品、基于患者结果的均差法、差值检查法、多参数核查法、患者标本的双份测定法、留样再测,8 种方式开展任意 1 种以上,即可判断该项目开展室内质控;计算全中心室内质控开展率时,如果 2 个及以上专业组开展同一项目,只要其中一个专业组开展,则判断为该项目开展室内质控 分母: 指实验室周期内开展的总项目数,新启用的检测项目在启用当年开始纳入室内质控开展率计算,停用的项目在停用当年也应纳入开展率的计算;计算全中心的室内质控开展率时,如果存在一个项目在多个专业组开展,则只能计算为开展 1 个项目

8）室内质控变异系数（CV）不合格率数据统计方法：质量指标负责人提前配置本年度对室内质控 CV 有要求的检验项目,在系统表格中按照年份、专业组、仪器设备名称、检

第 9 节　质量指标管理程序	文件编号：LHJY - PF8.8 - 01	
	版本号：E/0	
	页码：第 12 页，共 20 页	

验项目名称、质控水平及对应的目标 CV 配置字段，之后用户填报每月的 CV 值，也可以按照室内质控软件生成的数据批量导入，系统目前支持多种质控软件的报告数据。统计页面上显示中心和各专业组室内质控 CV 不合格率及随月份的变化趋势，以饼图方式呈现各专业组室内质控 CV 不合格率最高的 10 个项目，为用户采取降低室内质控 CV 不合格率措施提供参考。详见表 14.9.8。

表 14.9.8　室内质控变异系数（CV）不合格率

序号	指标名称	计算方法	指 标 解 读
1	室内质控 CV 不合格率	室内质控项目 CV 高于要求的检验项目数/同期对室内质控项目 CV 有要求的检验项目总数×100%	分子：指在统计周期内的室内质控 CV 高于实验室规定的允许 CV 的项目个数。以单个项目的单个质控水平为基数。例如，当月 10 个质控项目，每个项目质控有 3 个浓度水平，其中有 2 个项目各有 2 个质控水平的 CV 高于要求，则分子计算为 2×2=4 分母：指所有检测系统的室内质控项目数对应的质控水平数之和。例如，实验室有 25 个项目，每个项目 2 个质控水平，每个项目有 4 个检测系统，则实验室"对室内质控项目 CV 有要求的检验项目总数"为 25×2×4=200

9）室间质评（EQA）项目参加率和室间质评（EQA）项目不合格率数据统计方法：系统按照文件《医疗机构临床检验项目目录（2013 年版）》配置各专业组检验项目列表，每个项目包括可参加、已参加和结果满意三种可选择状态。所有专业组填报完当年数据后，质量主管对其进行锁定。EQA 项目参加率等于已参加项目数占可参加项目数的比例。EQA 项目不合格率等于结果不满意的项目数占已参加项目数的比例。在统计页面展示实验室和各专业组 EQA 项目参加率和不合格率，绘制折线图和柱形图显示数据变化情况，并支持导出未通过和未参加 EQA 项目详情。详见表 14.9.9。

表 14.9.9　室间质评项目参加率和室间质评项目不合格率

序号	指标名称	计算方法	指 标 解 读
1	室间质评（EQA）项目参加率	参加 EQA 的检验项目数/同期特定机构（国家、省级等）已开展的 EQA 项目总数×100%	分子：参加 EQA 的检验项目，该数据应与国家、省级临检中心或者其他 EQA 特定组织机构数据一致，填报数据可溯源；计算全中心 EQA 项目参加率时，如果 2 个及以上专业组同时开展同一项目，只要其中 1 个专业组参加了 EQA，则判断为该项目参加了 EQA 分母：所谓特定机构，是指有政府部门授权的有资质开展 EQA 的机构，如国家、省级和市级临检中心；如何判断为分母

		文件编号：LHJY－PF8.8－01
第 9 节　质量指标管理程序		版本号：E/0
		页码：第 13 页，共 20 页

续　表

序号	指标名称	计算方法	指　标　解　读
			数据，需要满足两个条件：首先是实验室开展的检验项目，其次是 EQA 特定机构项目目录中有该项目；如果实验室参加 2 个及以上 EQA 特定机构组织的评价，在分母中只能算 1 项
2	室间质评（EQA）项目不合格率	EQA 不合格的检验项目数/同期参加 EQA 检验项目总数×100%	分子：参加 EQA 的检验项目中不合格的项目数，该数据应与国家临检中心、省临检中心或者其他 EQA 特定组织机构数据一致，填报数据可溯源；项目是否合格的评价标准以机构设定为准，例如，国家卫生健康委临检中心对评价结果的判断设定了 2 个标准：一个是项目包含多个 EQA 项目：例如，血清总胆固醇检测，在常规化学、干化学、脂类 3 个 EQA 项目中都已开展，只需满足一个 EQA 合格，即可判断为该项目合格，由于每个项目判断标准不一，具体判断标准请参考国家卫生健康委临检中心发布的 EQA 计划合格评价标准，二是项目在 1 年中多次开展：例如，常规化学项目在 1 年中参加 3 次质评，每次 5 个样本，需要满足至少 2 次得分都≥80% 才能判断为该项目合格，而血型判断标准为一年中 2 次结果都达到 100%，才能判断为该项目合格，因此具体判读标准请参考国家卫生健康委临检中心发布的 EQA 计划合格评价标准；在计算全中心 EQA 项目不合格率时，如果 2 个及以上专业组同时开展同一项目，只有所有的专业组该项目都不合格的情况下才能判断该项目不合格；计算全中心 EQA 项目不合格率时，如果 1 个项目参加了 2 个及以上的 EQA 组织机构的评价，只有所有的组织机构评价结果都不合格时，才能判断为该项目不合格 分母：与计算 EQA 项目参加率的分子相同

10）实验室间比对率数据统计方法：数据填报电子表格中包含无室间质评（EQA）计划项目列表，每个项目可选择是否参与比对、比对频率、比对单位及是否合格。各专业组填报完当年数据后在统计菜单可直观看到中心和各专业组的实验室间比对率，并以折线图和柱形图展示数据变化。详见表 14.9.10。

表 14.9.10　实验室间比对率

序号	指标名称	计　算　方　法	指　标　解　读
1	实验室间比对率	实验室间比对的项目数/无室间质评计划项目数×100%	分子：实验室未参加室间质评（EQA）检验项目且与中心外其他实验室（比对实验室）进行比对的检验项目数

第 9 节　质量指标管理程序	文件编号: LHJY - PF8.8 - 01	
	版本号: E/0	
	页码: 第 14 页,共 20 页	

续 表

序号	指标名称	计 算 方 法	指 标 解 读
			分母: 实验室依据《医疗机构临床检验项目目录》列出所有已开展的检验项目,标记出已参加 EQA 的检验项目,剩余未标记项目即为无室间质评计划检验项目

11) 检验报告不正确率数据统计方法: 每月初,各专业组利用质量指标系统随机从 LIS 中抽取 50 张报告单,每组指定人员审核 50 张报告单是否存在结果不正确、患者信息不正确、标本信息不正确等问题,若存在问题则归为不正确检验报告,利用折线图和柱形图展示各专业组检验报告不正确率变化情况。详见表 14.9.11。

表 14.9.11　检验报告不正确率

序号	指标名称	计 算 方 法	指 标 解 读
1	检验报告不正确率	实验室通过系统每月随机自动抽查各个专业组 50 份报告单,由指定人员审核报告单是否正确,再统计该月份检验报告不正确率	检验报告不正确: 是指实验室已发出的报告,其内容与实际情况不相符,包括结果不正确、患者信息不正确、标本信息不正确等。检验报告不正确率: 是指实验室发出的不正确检验报告数占同期检验报告总数的比例 分子: 指实验室每月从各个专业组抽查 50 份报告,审核发现不正确检验报告数 分母: 指实验室每月从各个专业组抽查 50 份报告的总数

12) 检验报告召回率数据统计方法: 当有检验报告需要召回时,员工在 LIS 中选择召回原因,质量指标系统从 LIS 中抓取召回的检验报告明细,记录检验报告的发送时间、所属专业组、科室和召回原因等内容。每月系统自动统计各专业组的检验报告召回率,用折线图展示波动趋势,用柏拉图统计检验报告召回原因。详见表 14.9.12。

表 14.9.12　检验报告召回率

序号	指标名称	计算方法	指 标 解 读
1	检验报告召回率	召回的检验报告数/同期发送检验报告总数×100%	分子: 已发出的检验报告,因发现错误及时撤回,错误类型包括: 结果复查、审核过快,未核对结果、手工项目结果输入错误、检验报告信息错误、医生或患者取消检验项目、删除医嘱外项目、标本不合格、仪器设备或信息

			文件编号：LHJY - PF8.8 - 01
第 9 节　质量指标管理程序			版本号：E/0
			页码：第 15 页，共 20 页

续　表

序号	指标名称	计算方法	指 标 解 读
			系统故障、检验者与审核者相同、质控不合格、实验操作错误，修正后重新发出的报告数 分母：实验室发出检验报告的总数

13）临床危急值通报率和临床危急值通报及时率数据统计方法：质量指标系统从 LIS 和电子记录表格《临床危急值报告记录表》（附表 13.16.2）中提取分子和分母数据，并按月份和专业组维度统计临床危急值通报率和临床危急值通报及时率，利用饼图展示送检科室和检验项目通报超时的比例分布，采用折线图绘制 0~24 小时内临床危急值通报率、临床危急值通报及时率和危急值通报数的变化情况。详见表 14.9.13。

表 14.9.13　临床危急值通报率和危急值通报及时率

序号	指标名称	计 算 方 法	指 标 解 读
1	临床危急值通报率	已通报的临床危急值检验项目数/同期需要通报的临床危急值检验项目总数×100%	质量指标系统通过以下方式对数据进行采集：一是从 LIS 中已发送的报告中标本日志标记为"发送临床危急值"的数据，二是统计《临床危急值报告记录表》中手工记录的临床危急值数据，对以上两类数据合并，并对条码及项目重复的记录去重，最终合并的数据为同期需要通报危急值的检验项目总数。由于实验室已实现 LIS 与 HIS 信息对接，通过 LIS 发送的临床危急值实现了临床危急值的自动通报，而手工发送的临床危急值已通过电话通报并记录在《临床危急值报告记录表》，因此可以实现临床危急值通报率 100%
2	临床危急值通报及时率	临床危急值通报时间符合规定时间的检验项目数/同期需要临床危急值通报的检验项目总数×100%	分子：一是统计 LIS 已发送的临床危急值报告中标本日志里"临床确认临床危急值记录"和"发送临床危急值"时间差小于 15 分钟的数据；二是统计《临床危急值报告记录表》中手工记录的"临床危急值报告时间"和"发送临床危急值"时间差小于 15 分钟的数据，合并以上两类数据，并对条码及项目重复的临床危急值去重，最终合并的数据为临床危急值通报时间符合规定时间的检验项目数

	文件编号: LHJY－PF8.8－01
第 9 节　质量指标管理程序	版本号: E/0
	页码: 第 16 页,共 20 页

续　表

序号	指标名称	计 算 方 法	指 标 解 读
			分母: 一是从 LIS 中已发送的报告中标本日志标记为"发送临床危急值"的数据;二是统计《临床危急值报告记录表》中手工记录的临床危急值数据,对以上两类数据合并,并对条码及项目重复的临床危急值进行去重,最终合并的数据为同期需要通报临床危急值的检验项目总数

14) 医生、护士、员工和患者满意度数据统计方法: 在质量指标系统中设计针对医生、护士、员工和患者的不同内容的调查问卷,并生成相应的二维码,中心综合办公室主任或指定人员每季度将所生成的二维码发放给调查对象,调查对象自行扫码填写。质量指标系统统计每类问题的得分率,展示满意度的季度变化趋势。详见表 14.9.14。

表 14.9.14　医生、护士、员工和患者满意度

序号	指标名称	计算方法	指 标 解 读
1	医生满意度护士满意度员工满意度患者满意度	有效问卷总得分/有效问卷总分数×100%	分子: 指调查对象对检验服务、实验室运营状况做出评价的得分之和。调查对象是医生、护士、患者及中心员工。调查对象扫描二维码填写调查问卷,质量指标系统自动整合统计数据。其中,评价等级分为五类,每类等级得分都不相同: 满意为 5 分、较满意为 4 分、一般为 3 分、较不满意为 2 分、不满意为 1 分分母: 指全部有效问卷的分值总和

15) 实验室投诉数数据统计方法: 中心员工在质量指标管理系统上按照《投诉接收与处理程序》记录投诉内容,每月统计有效投诉数、无效投诉数、投诉处理率三个指标,并用折线图展示变化趋势,用饼图展示处理时间为≤7 天、>7 天且≤14 天和>14 天投诉数的占比。详见表 14.9.15。

表 14.9.15　实验室投诉数

序号	指标名称	计算方法	指 标 解 读
1	实验室投诉数	实验室收到的有效投诉数	通过现场、电话、微信公众号、问卷调查、监管部门等投诉途径收到的患者、临床科室、行政部门、员工等来源的投诉事件,且经实验室调查确定为有效投诉的,记录为 1 次投诉数。针对同一事件的多次有效投诉记录为 1 次投诉数

		文件编号：LHJY-PF8.8-01
第 9 节　质量指标管理程序		版本号：E/0
		页码：第 17 页，共 20 页

16）医疗不良事件发生数数据统计方法：中心安全管理员每年记录不良事件的发生数，填报在质量指标系统的电子表格《不良事件记录表》（附表 14.9.3）中，系统自动统计不良事件的发生数。详见表 14.9.16。

表 14.9.16　医疗不良事件发生数

序号	指标名称	计算方法	指标解读
1	医疗不良事件发生数	统计每年登记的医疗不良事件发生数	在实验室检测活动中及集团各医疗机构运行过程中，任何可能影响患者的诊疗结果、增加患者的痛苦和负担并可能引发医疗纠纷或医疗事故，以及影响医疗工作的正常运行和医务人员人身安全的因素和事件的发生数。本中心将不良事件根据严重程度分为Ⅰ级警讯事件、Ⅱ级不良后果事件、Ⅲ级未造成后果事件和Ⅳ级隐患事件

14.9.5　支持文件

[1] 王治国,费阳,康凤凤.临床检验质量指标[M].北京：人民卫生出版社,2016.

[2] 阚丽娟,张丽军,张秀明.正确理解和应用 15 项临床检验质量控制指标[J].检验医学,2022,37(10)：907-914.

[3] 王治国,费阳,康凤凤,等.国家卫生计生委发布临床检验专业 15 项医疗质量控制指标(2015 年版)内容及解读[J].中华检验医学杂志,2015,38(11)：777-781.

[4] 国家卫生健康委员会.临床实验室质量指标：WS/T496-2017[S].北京：中国标准出版社,2017.

[5] 中华医学会检验医学分会临床实验室管理学组.医学检验危急值报告程序规范化专家共识[J].中华检验医学杂志,2016(7)：3.

[6] 张广有.国家卫生计生委启用《医疗机构临床检验项目目录(2013 年版)》[J].中华医学信息导报,2013(16)：1.

[7] LHJY-PF7.7-01《投诉接收与处理程序》.

14.9.6　记录表格

[1] PF8.8-TAB-01《质量指标分析记录表》,见附表 14.9.1。

[2] PF8.8-TAB-02《室内质控项目开展明细记录表》,见附表 14.9.2。

[3] PF8.8-TAB-03《不良事件记录表》,见附表 14.9.3。

[4] PF6.4-TAB-05《仪器设备维修/维护记录表》,见附表 12.4.5。

[5] PF7.2-TAB-04《不合格标本及处理情况登记表》,见附表 13.3.2。

第 9 节　质量指标管理程序	文件编号：LHJY - PF8.8 - 01
	版本号：E/0
	页码：第 18 页，共 20 页

［6］PF7.4 - TAB - 04《临床危急值报告记录表》，见附表 13.16.2。

［7］PF7.6 - TAB - 07《仪器与信息系统间数据传输准确性验证记录表》，见附表 13.19.7。

［8］PF7.6 - TAB - 11《信息系统故障报告与维修记录表》，见附表 13.19.11。

［9］PF8.7 - TAB - 01《不符合项报告和纠正措施记录表》，见附表 14.8.1。

编写：陈大洋	审核：蔡钦泉	批准：张秀明
		批准日期：2023 年 9 月 1 日

	文件编号：LHJY - PF8.8 - 01
第9节 质量指标管理程序	版本号：E/0
	页码：第19页，共20页

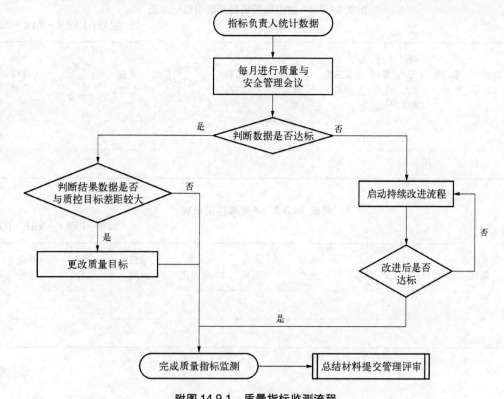

附图 14.9.1 质量指标监测流程

附表 14.9.1 质量指标分析记录表

编号：PF8.8 - TAB - 01

序号	指标名称	专业组：___			控制目标
		上期值	本期值	环 比	
总结分析：					
周 期	整改内容	整改类型	负责人	完成时间
---	---	---	---	---
本统计周期输出整改项				
上统计周期整改完成情况				

第 9 节　质量指标管理程序

附表 14.9.2　室内质控项目开展明细记录表

编号：PF8.8 - TAB - 02

项目 ID	项目 名称	特殊情况（无/计算项目/无可购置质控品）	第三方 质控品	厂家 质控品	自制 质控品	基于患者结果的均值法	差值 检查法	患者标本的双份测定法	留样 再测

附表 14.9.3　不良事件记录表

编号：PF8.8 - TAB - 03

不良事件 级别	编号	完成 状态	事件 类型	发生 日期	发生 专业组	报告 日期	报告 人	报告 工号

| 文件编号：LHJY－PF8.8－02 |
| 版本号：E/0 |
| 页码：第 1 页，共 16 页 |

第 10 节 内部审核程序

14.10.1 目的

中心通过对实验室活动进行内审，以验证其运行持续符合管理体系的要求，是否满足 CNAS－CL02:2023 要求，审核中心的《质量手册》及相关文件中的各项要求是否在工作中得到全面的贯彻。内审中发现的不符合项可以为中心管理体系的改进提供有价值的信息，并将这些信息作为管理评审的输入。

14.10.2 范围

本程序规定了中心管理体系内审全过程要求。

本程序依据 ISO 15189:2022 8.8.3 内部审核要求和 CNAS－GL011:2018《实验室和检验机构内审指南》要求制定。

该程序适用于中心和各检验分部实施的内审。

注：中心各部门包括医学检验实验室（总部）、4 个检验分部、2 个直属部门。

14.10.3 职责

14.10.3.1 审核员

又称"内审员"，负责按"iLab 管理平台"中《内审核查表》对被审核部门进行核查，提交所审核部门的不符合项报告，协助内审组组长编写内审报告。负责监督内审后采取的纠正或改进措施的有效性。

14.10.3.2 中心文档管理员

负责内审相关记录的保存，整理内审相关资料归档。

14.10.3.3 质量监督员

负责内审期间向导工作，负责内审后不符合项整改的跟踪验证工作。

14.10.3.4 专业组组长

负责对提交内审前的材料进行审核，主持内审后不符合项整改工作。

14.10.3.5 中心质量主管

负责制定内审计划和内审实施计划，在"iLab 管理平台"分配任务，成立内审组并担任（或指定人员担任）内审组组长来组织内审的实施和编写内审报告。

第 10 节　内部审核程序	文件编号：LHJY－PF8.8－02
	版本号：E/0
	页码：第 2 页，共 16 页

14.10.3.6　中心主任

负责内审相关计划和内审报告的批准。

14.10.4　程序

14.10.4.1　相关术语

1）审核：为获得审核证据并对其进行客观的评价，以确定满足审核准则的程度所进行的系统的、独立的并形成文件的过程（参考 GB/T 19000—2016 质量管理体系基础和术语）。

2）内审：表示由机构自己实施的审核。

3）审核员：有能力实施审核的人员（参考 GB/T 19000—2016 质量管理体系基础和术语）。

4）审核发现：将收集到的审核证据对照审核准则进行评价的结果（GB/T 19000）。

5）审核证据：与审核准则有关的并且能够证实的记录、事实陈述或其他信息（GB/T 19000）。

6）不符合：未满足要求（GB/T 19000）。

14.10.4.2　基本要求

（1）内审的时机

正常情况下，1 年内完成一次完整的内审。每年的内审不一定要对管理体系的全部要素进行深入审核，中心可以决定重点审核某一特定活动，同时不能完全忽视其他活动。认可机构进行的审核不能替代内审。

（2）质量主管要求

中心质量主管通常作为审核方案的管理者，担任内审组组长，因特殊情况不能担任时应指定中心员工担任。内审组组长负责确保审核依照预定的计划实施，也可将审核工作委派给其他人员，但须确保所委派的人员熟悉组织的管理体系和认可要求，并接受过内审相关培训，确保具备内审资质。

（3）审核员要求

审核应当由具备资格的人员来执行，审核员应具备其所审核的活动充分的技术知识，并专门接受过审核技巧和审核过程方面的培训。审核员应当独立于被审核的活动，不应当审核自己所从事的活动或自己直接负责的工作。

14.10.4.3　内审年度计划

（1）内审年度计划的制定

质量主管每年 1 月份制定本年度管理体系内审计划，填写《年度管理体系内审计划

| 文件编号：LHJY‐PF8.8‐02 |
| 版本号：E/0 |
| 页码：第 3 页,共 16 页 |

第 10 节　内部审核程序

表》(附表 14.10.1),明确审核时间、频次等。计划经中心主任批准后实施。

（2）附加审核

出现下列情况时质量主管应及时组织附加审核。

1）质量方针和质量目标有较大改变。

2）中心组织结构、管理体系发生重大变化。

3）中心重要工作场所搬迁或环境变更。

4）出现质量事故,或客户对某一环节连续投诉多次。

5）内部质量监督连续多次发现问题。

6）出现对患者医护有重要影响的问题。

7）在接受第二方、第三方审核之前。

在下列情况下也可以进行有针对性的内审。

1）希望与实验室用户建立服务协议关系时,服务协议评审之际对中心自身管理体系进行初步评价。

2）在服务协议关系的框架内,验证管理体系持续符合规定的要求,并且正在实施。

3）当结果的准确性、可靠性处于危险中或怀疑处于危险中时。

4）当需要验证已采取了所要求的纠正措施并且有效时。

质量主管应根据中心管理体系运行的情况、中心各部门的重要性和以往审核的结果,对计划进行修订和补充,如对中心问题较多或重要的部门加大审核力度、增加审核频次等,以确保管理体系的有效性和符合性。

14.10.4.4　内审前准备

（1）指定内审组组长

由质量主管或其指定的有能力的人员担任。

（2）明确审核目的、范围和准则

1）审核目的：指确定内审要完成的事项,可包括确定管理体系或其一部分与审核准则的符合程度、评价管理体系确保法律法规和合同要求的能力、评价管理体系实现规定目标的有效性、识别管理体系潜在的改进机会。

2）审核范围：指审核的内容和界限,包括受审核管理体系的要素、部门、活动和过程,以及审核所覆盖的时期。

3）内审准则：指符合性的依据,包括认可准则、管理体系文件等。

（3）确定内审的可行性

需考虑策划内审所需的充分和适宜的信息、被审核部门充分的合作、充分的时间和资源等因素的可获得性。

	文件编号: LHJY - PF8.8 - 02
第 10 节 内部审核程序	版本号: E/0
	页码: 第 4 页,共 16 页

（4）条款分配与自查

由中心质量主管在"iLab 管理平台""认可迎检"模块进行条款分配,总体要求、结构和管理要求、管理体系要求条款分配给中心管理层,资源要求、过程要求条款分配给专业组组长,专业组组长在平台继续分配自查人。

在"iLab 管理平台""认可迎检"模块中,自查人负责条款的自查,填写自查说明并上传佐证材料,专业组组长负责对自查人提供的材料进行审核。

注:自查活动是以信息化方式利用"iLab 管理平台""认可迎检"和"内部审核"模块来完成内审工作时的必要过程,内审前通过条款自查方式对每个条款进行资料收集和上传,专业组组长对资料进行审核,自查结束后可将资料导入"内部审核"模块,审核员通过查看自查活动中的资料判断条款是否符合标准要求。

（5）组建内审组

由内审组组长选择审核员组成内审组,审核员应经过外部或内部培训并具备实施内审的能力,具备良好的个人素质,熟悉审核原则、程序和技巧,理解管理体系和引用文件,理解组织的运行情况,熟悉适用的法律法规和其他要求。审核员不能审核自己所从事的活动或自己直接负责的工作。

（6）编制内审实施计划

内审组组长制定具体的《管理体系内审实施计划表》(附表 14.10.2),并分发至每个审核员和被审核部门。计划内容包括:审核目的、依据、范围、内审组成员及分组、审核准则、审核报告编写、不符合相关纠正措施的跟踪检查、审核日程安排等内容。《管理体系内审实施计划表》应在内审前一周通知被审核部门。

（7）准备工作文件

审核组成员应预先评审与其所承担的审核任务有关的信息,并准备必要的工作文件,包括:

1)《内审核查表》(附表 14.10.4):内审核查表在"iLab 管理平台""内部审核"模块中自动生成,由质量主管结合认可准则、应用要求,以及中心重点核查的方向来制定。内容包括:条款号、审核内容、审核方式方法、结论、审核结果描述等。

2)其他记录表格:所有内审相关表格在"iLab 管理平台""内部审核"模块中保存,质量主管启动自查任务时已自动生成,包括:《管理体系内审实施计划表》、《内审首末次会议记录》(附表 14.10.3)、《内审报告》(附表 14.10.5)、《内审不符合分布表》(附表 14.10.6)及《内审不符合列表》(附表 14.10.7)。

（8）通知被审核部门

内审组应在审核实施前 3 天,与被审核部门负责人沟通,确认审核具体事宜,包括审核的具体时间、被审核部门的陪同人员等。

第 10 节 内部审核程序

14.10.4.5 文件评审

1）评审目的：评审相关的管理体系文件，包括记录及以前的内审报告，并确定其针对审核依据的适宜性和充分性。

2）评审时间：在实施现场审核前。

3）评审方法：由审核员对所审核部门的文件进行评审。

4）评审结果：如果发现文件不适宜、不充分，相关责任人进行修改或补充。内审组组长必须确认有关文件的问题在现场审核前得到解决，必要时可推迟现场审核。

14.10.4.6 实施内审

（1）首次会议

由内审组组长主持召开首次会议，内审组成员、被审核部门负责人及中心质量主管等相关人员参加。会议内容应包括：介绍内审组成员、参会人员及其内审职务；明确审核目的、范围和依据；确认审核准则；确认审核工作所需设备、资源已齐备；说明审核程序，解释相关细节；确定时间安排；明确末次会议参会人员。会议由质量主管或由其指定人员负责记录，填写《内审首末次会议记录表》。

（2）审核中的沟通

1）根据内审的范围和复杂程度，必要时，内审组组长应为内审组内部及内审组与被审核部门之间的沟通做正式安排。

2）内审组应当定期讨论以交换信息，检查审核进展情况，必要时重新分派审核组成员的工作。

3）在审核中，适当时，内审组组长应定期向被审核部门通报审核进展及相关情况。在审核中收集的证据显示有即将发生的和重大的风险（如安全、环境或质量方面）可能时，应立即报告被审核部门，适当时向中心主任报告。对于超出审核范围之外的引起关注的问题，审核员应当指出并向内审组长报告，可能时，向被审核方通报。

4）当获得的审核证据表明不能达到审核目的时，内审组组长应当向中心主任和被审核部门报告理由以确定适当的措施。这些措施可以包括重新确认或修改审核计划，改变审核目的及审核范围或终止审核。

（3）向导的作用和职责

被审核方指派的向导应当协助内审组并且根据内审组组长的要求行动。其职责包括：建立联系并安排面谈时间、安排对场所或组织的特定部分的访问、确保内审组成员了解和遵守有关场所的安全要求等、代表被审核方对审核进行见证、在收集信息的过程中做出澄清或提供帮助，由质量监督员担任。

	文件编号: LHJY - PF8.8 - 02
第 10 节　内部审核程序	版本号: E/0
	页码: 第6页,共16页

（4）现场审核

1）内审组组长控制审核全过程,包括内审计划、进度、气氛和审核结果等,严格执行纪律,确保审核客观公正。审核员按照《管理体系内审实施计划表》和《内审核查表》对被审核部门实施现场审核,调查管理体系执行情况,收集客观证据并做好审核记录。

2）现场审核准则:

a）收集客观证据的过程涉及提问、观察活动、检查设施和记录,审核员应检查实际的活动与管理体系的符合性。

b）以管理体系文件作为参考,将实际活动与其规定作比较。

c）审核过程中,审核员始终要搜集是否满足管理体系的客观证据。收集的证据应尽可能高效率并且客观有效,不存在偏见,不困扰被审核方。

d）审核员应注明不符合项,并对其进行深入的调查以发现潜在的问题。

e）重点关注对患者医护有关键意义的领域、不符合的纠正措施结果、持续改进措施的结果。

f）所有审核发现都要记录。

3）收集客观证据可从以下方面进行:

a）提问或与相关员工谈话,注意谈话技巧,可采用"5w1h"（即 what、who、where、why、when 及 how）方式提问。

b）查阅相关文件、记录。

c）观察实验现场。

d）对已完成的工作进行重复验证。但要注意收集客观证据时要随机抽样,只有存在的客观事实才可以成为客观证据,主观分析判断、臆测要发生的传闻、陪同人员的谈话、其他与被审核的质量活动无关人员的谈话不能成为客观证据。

（5）形成审核发现

1）审核员收集到信息后对照审核依据以形成审核发现,内审组根据需要在审核阶段共同评审审核发现,记录符合性和不符合性审核发现及其支持的审核依据。并与被审核方一起评审不符合之处,确认审核证据的准确性,使被审核方理解不符合的情况,若有分歧,审核员努力解决对审核证据和审核发现有分歧的问题,记录尚未解决的问题。

2）审核员在审核中的发现问题以《不符合报告和纠正措施记录表》的方式形成正规的书面记录,在此基础上做出内审结论。

3）判定为不符合项,填写《不符合报告和纠正措施记录表》。判定为不符合应能够找到管理体系文件或标准中的确切条款,且证据应当充分并记录在案。填写《不符合报告和纠正措施记录表》应注意:写明违反规定的内容,并要注明对应的文件或标准条款号并且要有被审核部门人员的签名确认,文字描述应该便于理解、便于阅读。

第 10 节　内部审核程序	文件编号：LHJY－PF8.8－02
	版本号：E/0
	页码：第 7 页,共 16 页

（6）准备审核结论

在全部审核工作完成后,内审组长要召开审核组内部会议,完成下列内容。

1）审核不符合项报告：在形成审核结论之前,对所有不符合报告再做一次细致的检查,从以下几方面进行审核：作为证据的事实是否确切、作为准则的选择是否恰当、是否包括了所有必要的细节、判定为严重不符合的理由是否充分、有无同一事实被多次提及。对缺少必要细节的,要进行补充;证据不确切的,要删除;没有充分理由判定为严重不符合项的,要作为轻微不符合项处理;同一事实多次提及,可以合并同类项或要找出最能反映本质问题的来写。

2）形成审核结论：在末次会议前,审核组讨论以下内容：针对审核目的,评审审核发现以及在审核过程中所收集的其他适当信息;考虑审核过程中固有的不确定因素,对审核结论达成一致。审核结论中陈述内容包括：管理体系与审核依据的符合程度;管理体系的有效实施、保持和改进;管理评审在确保管理体系持续的适宜性、充分性、有效性和改进方面的能力。

（7）召开末次会议

由内审组组长主持,全体审核员、被审核部门负责人及质量主管等相关人员参加,必要时可扩大参加人员范围。会议的主要目的是报告审核发现,使最高管理者清楚地了解审核结果,填写《内审首末次会议记录表》。末次会议内容包括：

1）感谢中心管理者和各被审核部门的支持与合作。

2）重申审核目的、范围、准则和方法。

3）肯定各部门工作的优点和成绩。

4）详细报告不符合。

5）对审核工作进行总结,得出审核结论：指出共涉及多少部门、发现多少不符合、分布情况如何等,在此基础上,概括出管理体系运行过程中的符合程度、实施效果,并强调重点应予解决的问题和应予以加强的环节。

6）征求各部门意见：审核组组长应给被审核部门机会,让其提出对不符合报告、审核总结和审核结论的意见。审核组成员要有针对性地给予解释和说明,可能时提出对纠正或改进措施的要求和建议。对于较为重大的问题,为控制会议时间,约定在总结会后由相关部门进行专题分析。

7）中心主任讲话：肯定内审的作用,正视发现的问题,提出对于整改的要求,从而强化和巩固内审效果。

14.10.4.7　《内审报告》的编制、批准和发布

内审组组长负责编写《内审报告》,在内审末次会议后 5 个工作日内完成,报质量主管审查,上交中心主任批准后发布,分发给各被审核部门负责人。

《内审报告》内容包括：审核日期、审核地点、审核目的、审核方法、审核范围（尤其是

	文件编号：LHJY - PF8.8 - 02
第 10 节　内部审核程序	版本号：E/0
	页码：第 8 页,共 16 页

应明确被审核的组织单元和职能单元或过程以及审核所覆盖的时期)、审核依据、审核准
则、被审核部门及代表、内审组组长、审核员、参会人员、审核发现(可包括被检查的所有区
域的详细情况、机构运作中值得肯定的或好的方面、确定的不符合及其对应的相关文件条
款)、商定的审核后续活动计划(包括商定的纠正改进措施及其完成时间,以及负责实施
纠正或改进措施的人员)、审核过程综述(包括遇到的可能降低审核结论可靠性的不确定
因素和障碍,是否达到审核目的,在审核范围内有没有未覆盖到的区域,审核组与被审核
部门间没有解决的分歧意见)、审核结论、内审报告分发部门。

14.10.4.8　审核后续活动的实施

1) 对于内审中发现的不符合项,被审核部门负责人应制定整改计划,包括提出纠正
或改进措施、完成纠正或改进措施的期限,报中心质量主管批准后实施,并在约定的时间
内完成。措施提出后应进行评价,确保措施实施的有效性。措施应满足:针对性强,可操
作性好,经济有效,无负面效应,能较好地消除问题的发生,所有内审不符合项整改过程在
"iLab 管理平台"《不符合报告和纠正措施记录表》中进行记录。

2) 商定的纠正或改进措施期限到期后,质量监督员应对纠正或改进措施的实施情况
及其最终效果进行跟踪验证,确认问题得到彻底有效的解决,并提交质量主管裁定。

3) 质量主管将内审的实施过程、检查结果、审核后续活动情况及建议性结论以报告
的形式提交管理评审。

14.10.4.9　内审材料归档

内审记录和有关资料由中心文档管理员整理,保证内审相关记录完整。

14.10.4.10　内审流程

见附图 14.10.1。

14.10.5　支持文件

[1] 中国国家标准化管理委员会.管理体系审核指南：GB/T19011 - 2021[S].北京：
中国标准出版社,2021.

[2] 中国国家标准化管理委员会.质量管理体系 基础和术语：GB/T19000 - 2016[S].
北京：中国标准出版社,2016.

[3] 中国合格评定国家认可委员会.CNAS - CL02：2023 医学实验室质量和能力认可
准则[S].北京：中国合格评定国家认可委员会,2023.

[4] 中国合格评定国家认可委员会.实验室和检验机构内审指南：CNAS - GL011：2018
[S].北京：中国合格评定国家认可委员会,2018.

<table>
<tr><td rowspan="3">第 10 节　内部审核程序</td><td>文件编号：LHJY - PF8.8 - 02</td></tr>
<tr><td>版本号：E/0</td></tr>
<tr><td>页码：第 9 页, 共 16 页</td></tr>
</table>

[5] LHJY - PF8.5 - 01《风险管理程序》.

[6] LHJY - PF8.7 - 01《不符合及纠正措施管理程序》.

14.10.6　记录表格

[1] PF8.8 - TAB - 04《年度管理体系内审计划表》，见附表 14.10.1。

[2] PF8.8 - TAB - 05《管理体系内审实施计划表》，见附表 14.10.2。

[3] PF8.8 - TAB - 06《内审首末次会议记录表》，见附表 14.10.3。

[4] PF8.8 - TAB - 07《内审核查表》，见附表 14.10.4。

[5] PF8.8 - TAB - 08《内审报告》，见附表 14.10.5。

[6] PF8.8 - TAB - 09《内审不符合分布表》，见附表 14.10.6。

[7] PF8.8 - TAB - 10《内审不符合列表》，见附表 14.10.7。

[8] PF8.7 - TAB - 01《不符合报告和纠正措施记录表》，见附表 14.8.1。

编写：张丽军　　　　审核：蔡钦泉　　　　批准：张秀明

批准日期：2023 年 9 月 1 日

第 10 节　内部审核程序	文件编号：LHJY - PF8.8 - 02
	版本号：E/0
	页码：第 10 页，共 16 页

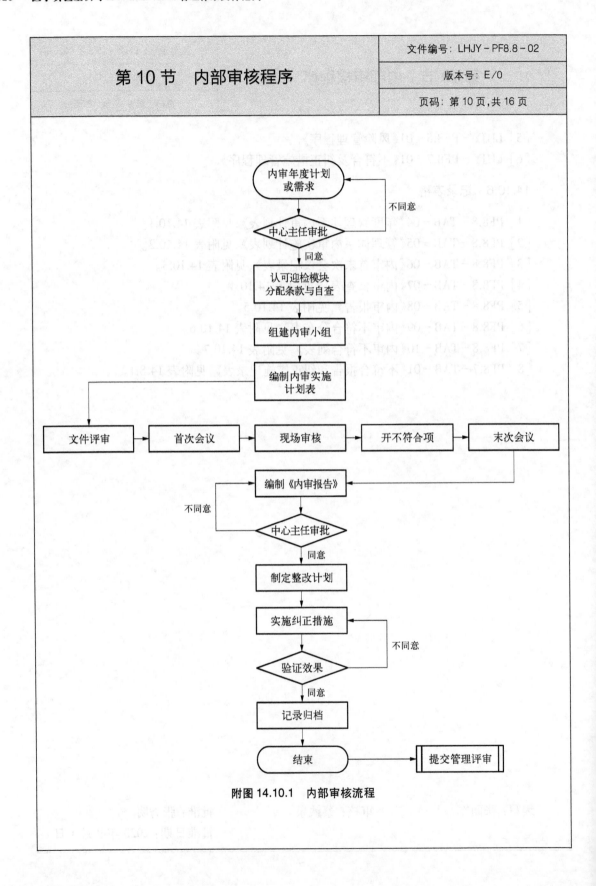

附图 14.10.1　内部审核流程

	文件编号: LHJY - PF8.8 - 02
第 10 节　内部审核程序	版本号: E/0
	页码: 第 11 页, 共 16 页

附表 14.10.1　年度管理体系内审计划表

年　度			计划审核次数	
第一次审核	日　期			
	审核要素			
	涉及部门			
	审核员			
	参加人员			
第二次审核	日　期			
	审核要素			
	涉及部门			
	审核员			
	参加人员			
策划人及日期:　　　　　　　　　　批准人及日期:				

第 10 节　内部审核程序	文件编号：LHJY－PF8.8－02
	版本号：E／0
	页码：第 12 页，共 16 页

附表 14.10.2　管理体系内审实施计划表

编号：PF8.8－TAB－05

审核日期	20　年　月　日~20　年　月　日	内审批次	20　年第　次
审核目的			
审核依据			
审核范围			
内审组成员及分组			
审核准则			
审核报告编写			
不符合相关纠正措施的跟踪检查			

审核日程安排				
首次会议时间				
内审实施安排	被审部门	审核要素	审核员	时间
末次会议时间				
内审计划下达部门				
内审计划发布日期				

制表人：　　　　　日期：　　　　　　　　　批准人：　　　　　日期：

第 10 节　内部审核程序	文件编号: LHJY - PF8.8 - 02
	版本号: E/0
	页码: 第 13 页, 共 16 页

附表 14.10.3　内审首末次会议记录表

编号: PF8.8 - TAB - 06

会议主题			
会议时间		地　点	
会议性质: 首次(　　) 末次(　　)			
主　持:			
会议内容:			
参会人员名单			

签　名	内审职务	签　名	内审职务	签　名	内审职务

附表 14.10.4　内审核查表

编号: PF8.8 - TAB - 07

审核员:　　　　　　　　审核日期:

序号	条款号	条款名称	条款描述	被审核部门	结论 (是/否)	审核结果描述

附表 14.10.5　内审报告

编号：PF8.8－TAB－08

审核日期		审核地点	
审核目的			
审核方法			
审核范围			
审核依据			
审核准则			
被审核部门及代表			
内审组组长			
审核员			
参会人员			
审核发现			
审核后续活动计划			
审核过程综述			
审核结论			
内审报告分发部门			

编写人：　　　　编写日期：　　　　审批人：　　　　审批日期：

	文件编号：LHJY-PF8.8-02
第 10 节 内部审核程序	版本号：E/0
	页码：第 15 页，共 16 页

附表 14.10.6 内审不符合分布表

编号：PF8.8-TAB-09

要素 ＼ 部门	管理层	标本前处理组	临床生化组	临床免疫组	临床微生物组	……	合计
4.1 公正性							
4.2 保密性							
4.3 患者相关的要求							
5.1 法律实体							
5.2 实验室主任							
5.3 实验室活动							
5.4 结构和权限							
5.5 目标与方针							
5.6 风险管理							
6.1 总体要求							
6.2 人员							
6.3 设施和环境条件							
6.4 设备							
6.5 设备校准和计量学溯源							
6.6 试剂和耗材							
6.7 服务协议							
6.8 外部提供的产品和服务							
……							
合计							

	第 10 节　内部审核程序	文件编号：LHJY - PF8.8 - 02
		版本号：E/0
		页码：第 16 页,共 16 页

附表 14.10.7　内审不符合列表

编号：PF8.8 - TAB - 10

审核日期：　　　　　　　　　　内审批次：

序号	部门	问题描述	条款号	整改完成时间	纠正措施	部门负责人	审核员

| 文件编号：LHJY - PF8.9 - 01 |
| 版本号：E/0 |
| 页码：第 1 页,共 11 页 |

第 11 节　管理评审程序

14.11.1　目的

定期评审管理体系的适宜性、充分性、有效性,以及对患者医疗的支持,不断改进与完善管理体系,确保质量方针、质量目标适合于检测工作及其发展的需要,确保管理体系持续适用与运行有效。

14.11.2　范围

本程序规定了中心管理体系管理评审全过程要求。

本程序依据 ISO 15189:2022 8.9 管理评审要求和 CNAS - GL012:2018《实验室和检验机构管理评审指南》要求制定。

该程序适用于中心和各检验分部管理体系活动及全部的医疗服务。

注:中心各部门包括医学检验实验室(总部)、4 个检验分部、2 个直属部门。

14.11.3　职责

14.11.3.1　质量监督员

负责管理评审输出项改进措施的验证。

14.11.3.2　输入要素负责人

质量主管指定的人员按《管理评审实施计划表》(附表 14.11.2)中的分工提供质量体系运行情况的信息和资料,形成书面材料向管理评审会议汇报,输入要素负责人须为中心管理层成员。

14.11.3.3　专业组组长

负责本专业组与管理评审输出项相关的改进措施的实施。

14.11.3.4　质量主管

协助中心主任进行管理评审,负责管理评审资料准备任务的布置、收集,负责或指定人员负责评审会议的记录,制定输出项的持续改进计划,负责组织质量监督员进行监督管理评审输出项改进的验证。

14.11.3.5　中心主任

负责组织管理体系评审。

第 11 节　管理评审程序	文件编号：LHJY－PF8.9－01
	版本号：E/0
	页码：第2页,共11页

14.11.4　管理评审程序

14.11.4.1　基本要求

（1）确保管理体系持续的适宜性

由于中心所处的客观环境的不断变化,包括法律法规、市场、新技术出现、质量概念及客户的要求和期望的变化,客观上要求中心的管理体系也要不断变化,以达到持续的与客观环境变化的情况相适宜。这种适宜性来自中心外部环境要求,中心管理层为树立实验室良好形象的要求、中心达到长期目标的要求、实验室内部检测/校准方法的要求、检验过程和资源等变化的要求。

（2）确保管理体系持续的充分性

中心从来自内部、外部信息的反馈中总会发现各种改进的需求,只有在整个管理体系的范围内开展持续改进的活动,才能实现中心的总体目标。为了实现各种持续改进的需求,中心需通过管理评审识别已建立的管理体系在要素、过程或子过程方面存在的不充分情况,及时增加为实现持续改进而需要的相互关联或相互作用的要素（或过程）,使管理体系的要素或过程更齐全。

（3）确保管理体系持续的有效性

管理体系的有效性是指通过完成管理体系所需的过程（或活动）而达到质量方针和质量目标的结果。这里包括对达到与体系和检验服务有关的质量目标的符合性,为判定中心管理体系是否达到预定的目标就必须把客户反馈、过程绩效、检验服务质量要求的符合性等作为评审的输入并与规定的质量目标进行对比以判定管理体系的有效性。

14.11.4.2　制定管理评审年度计划

质量主管于每年 1 月制定计划,在"iLab 管理平台"中填写《管理评审年度计划表》（附表 14.11.1）上交中心主任审批。宜每 12 个月做一次评审,当发生重大事故或组织机构、人员发生重大变化或发现工作中质量体系不能有效运行时增加评审次数。

14.11.4.3　管理评审前准备

（1）制定管理评审实施计划

质量主管协助中心主任组织和准备管理评审,制定管理评审实施计划,提前至少 15 天准备评审输入材料,在"iLab 管理平台"中填写《管理评审实施计划表》（附表 14.11.2）交中心主任审批,评审的输入要素包括以下 16 项。

1）上次管理评审输出项整改报告。

2）工作量及范围、员工和检验场所的改变分析总结报告。

第 11 节　管理评审程序	文件编号：LHJY - PF8.9 - 01
	版本号：E/0
	页码：第 3 页，共 11 页

3）质量方针、质量目标适宜性评审报告。

4）内审报告。

5）风险评估报告。

6）外部机构的评审及整改报告、

7）室内质控与实验室内部比对分析总结报告。

8）参加实验室间比对计划的结果。

9）标本质量和周转时间分析总结报告。

10）检验报告质量分析总结报告。

11）临床危急值分析总结报告。

12）对申请、程序和样品要求适宜性的评审报告。

13）纠正措施与改进措施分析总结报告。

14）供应商评价分析总结报告。

15）患者、用户和员工反馈及投诉总结报告。

16）POCT 管理总结报告。

（2）评审输入

输入要素负责人按《管理评审实施计划表》中的分工,采集管理体系运行情况的信息和资料,形成《管理评审输入报告》(附表 14.11.4)和 PPT 在管理评审会议时汇报。按要求在规定时间内做好评审输入材料的准备,并将材料上传"iLab 管理平台"的《管理评审实施计划表》中。

评审输入材料要充分,要客观反映实验室在管理体系活动中适宜性、充分性及有效性。统计周期为上次管理评审至本次管理评审之间的数据。

14.11.4.4　管理评审实施

（1）召开评审会议

中心主任或指定人员主持召开管理评审会议,中心管理层以及输入要素负责人必须参加,必要时可邀请集团各医疗机构领导及集团各医疗机构相关职能部门参加中心的管理评审。输入要素负责人通过 PPT 汇报,与会者对汇报的内容进行评审。评审具体要求如下：

1）评审分析不符合的原因、提示过程存在问题的趋势和模式的输入信息。

2）评审包括对改进机会和管理体系(包括质量方针和质量目标)变更需求的评估。

3）客观地评估中心对患者医疗贡献的质量和适宜性。

（2）评审结论

中心主任或指定人员根据与会者的讨论结果做出评审结论,提出管理体系改进要求,确定评审输出内容。

	文件编号: LHJY－PF8.9－01
第 11 节　管理评审程序	版本号: E/0
	页码: 第 4 页, 共 11 页

1) 每一评审项目的简述和结论。

2) 质量方针和目标符合性的评价。

3) 组织结构评价。

4) 资源评价。

5) 现行的管理体系持续的适宜性、充分性和有效性评价。

（3）会议记录

中心综合办公室人员负责做好评审记录,在平台填写《管理评审会议记录》(附表 14.11.3)。

14.11.4.5　评审输出

记录管理评审的输出,包括下述相关管理评审决议和措施。

1) 管理体系及其过程有效性改进。

2) 体系文件中规定的实验室活动的改进。

3) 资源需求。

4) 对用户服务的改进。

5) 管理体系变更的需求。

中心主任或指定人员负责制定正式的质量改进计划,在"iLab 管理平台"中填写《管理评审输出项改进计划》(附表 14.11.6)包括完成管理体系运行改进措施项目、输出事项、改进措施、责任部门、责任人、完成时间。

14.11.4.6　编制管理评审报告

评审会后,质量主管根据会议记录编制管理评审报告,在"iLab 管理平台"中填写《管理评审报告》(附表 14.11.5)经中心主任批准,分发至各专业组组长,并填写《文件分发管理登记表》。各专业组组长负责将管理评审报告中评审的发现和措施以中心内部交班会形式告知实验室员工。评审报告的内容包括: 评审目的、依据、方法、时间、地点、参加人员、评审结果、评审结论和输出等。

14.11.4.7　评审后的改进和验证

1) 改进措施的实施: 由中心各检验分部负责人或专业组组长负责实施改进措施,在"iLab 管理平台"填写《持续改进措施记录表》(附表 14.6.1),记录完整的改进过程。

2) 改进措施的验证:质量主管组织监督检查和验证,质量监督员配合质量主管进行跟踪验证,确保措施在约定时间内完成,以防止措施落实不到位或产生负面效应。验证的结果应进行记录并向中心主任汇报,使中心主任能监控评审所产生的措施按照要求在适当和约定的时间内得以实施。中心主任在定期的管理会议中应当监控这些措施及其有效性。

第 11 节　管理评审程序	文件编号：LHJY - PF8.9 - 01
	版本号：E/0
	页码：第5页，共11页

14.11.4.8　评审记录保存

评审活动结束后，文档管理员负责整理与评审有关的记录，确保"iLab 管理平台"记录完整。保存的记录应包括：《管理评审实施计划表》《管理评审输入报告》《管理评审会议记录表》《管理评审报告》《文件分发管理登记表》《管理评审输出项改进计划》。

14.11.4.9　管理评审流程图

见附图 14.11.1。

14.11.5　支持文件

［1］中国合格评定国家认可委员会.CNAS - CL02：2023 医学实验室质量和能力认可准则［S］.北京：中国合格评定国家认可委员会，2023.

［2］中国合格评定国家认可委员会.实验室和检验机构管理评审指南：CNAS - GL012：2018［S］.北京：中国合格评定国家认可委员会，2018.

14.11.6　记录表格

［1］PF8.9 - TAB - 01《管理评审年度计划表》，见附表 14.11.1。
［2］PF8.9 - TAB - 02《管理评审实施计划表》，见附表 14.11.2。
［3］PF8.9 - TAB - 03《管理评审会议记录表》，见附表 14.11.3。
［4］PF8.9 - TAB - 04《管理评审输入报告》，见附表 14.11.4。
［5］PF8.9 - TAB - 05《管理评审报告》，见附表 14.11.5。
［6］PF8.9 - TAB - 06《管理评审输出项改进计划》，见附表 14.11.6。
［7］PF8.3 - TAB - 02《文件分发管理登记表》，见附表 14.2.2。
［8］PF8.6 - TAB - 01《持续改进措施记录表》，见附表 14.6.1。

编写：张丽军　　　　审核：蔡钦泉　　　　批准：张秀明

批准日期：2023 年 9 月 1 日

第 11 节　管理评审程序	文件编号：LHJY-PF8.9-01
	版本号：E/0
	页码：第 6 页，共 11 页

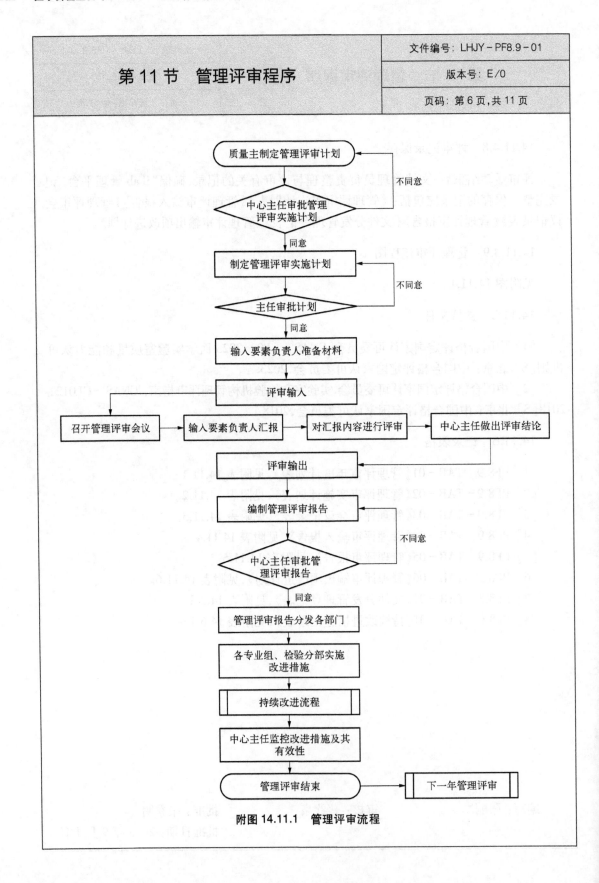

附图 14.11.1　管理评审流程

第 11 节　管理评审程序	文件编号：LHJY - PF8.9 - 01
	版本号：E/0
	页码：第 7 页,共 11 页

附表 14.11.1　管理评审年度计划表

编号：PF8.9 - TAB - 01

计划实施时间	
主持人	
管理评审人员安排	
主要内容	
制定时间	
中心质量主管签名	
中心主任签名	

附表 14.11.2　管理评审实施计划表

编号: PF8.9 - TAB - 02

管理评审名称	
评审目的	
主持人	
评审成员	
计划评审时间	
评审范围	
评审方式	

评审内容和负责人

序　号	评 审 内 容	负 责 人

工作日程安排

时　间	工 作 内 容
改进措施的执行方法	

制定人		制定日期	
批准人		批准日期	

第 11 节　管理评审程序	文件编号: LHJY - PF8.9 - 01
	版本号: E/0
	页码: 第 9 页, 共 11 页

附表 14.11.3　管理评审会议记录表

编号: PF8.9 - TAB - 03

会议主题				
会议时间		地　点		主持人
参加人员				
会议内容:				
记录人:			日期:	

附表 14.11.4　管理评审输入报告

编号: PF8.9 - TAB - 04

输入要素内容:	负责人:
数据统计周期:	报告时间:

第 11 节　管理评审程序	文件编号：LHJY－PF8.9－01
	版本号：E/0
	页码：第10页,共11页

附表 14.11.5　管理评审报告

编号：PF8.9－TAB－05

年度：_____年

<table>
<tr><td colspan="3" align="center">管理评审报告</td></tr>
<tr><td>评审目的</td><td colspan="2"></td></tr>
<tr><td>评审依据</td><td colspan="2"></td></tr>
<tr><td>评审方法</td><td colspan="2"></td></tr>
<tr><td>评审时间</td><td>地　点</td><td></td></tr>
<tr><td>主持人</td><td colspan="2"></td></tr>
<tr><td>参加人员</td><td colspan="2"></td></tr>
<tr><td colspan="3" align="center">主要评审结果（按管理评审的输入逐项填写）</td></tr>
<tr><td>序　号</td><td>要　素</td><td>内　容</td></tr>
<tr><td>1</td><td></td><td></td></tr>
<tr><td>2</td><td></td><td></td></tr>
<tr><td colspan="3" align="center">评审结论和输出（评审决议）</td></tr>
<tr><td colspan="3"></td></tr>
<tr><td colspan="3" align="center">改进计划及措施</td></tr>
<tr><td>序　号</td><td>具 体 内 容</td><td>责任人</td></tr>
<tr><td>1</td><td></td><td></td></tr>
<tr><td>2</td><td></td><td></td></tr>
<tr><td>报告人：_____</td><td colspan="2">报告时间：_____年___月___日</td></tr>
<tr><td>批准人：_____</td><td colspan="2">批准时间：_____年___月___日</td></tr>
</table>

第 11 节 管理评审程序	文件编号：LHJY‒PF8.9‒01
	版本号：E/0
	页码：第 11 页,共 11 页

附表 14.11.6 管理评审输出项改进计划

编号：PF8.9‒TAB‒06

年度：_____年

序号	输出项	输出类别	改进措施	完成时间	责任部门	责任人

第15章　POCT 管理要求

<table>
<tr><td rowspan="3">POCT 管理要求</td><td>文件编号: LHJY - PF9.1 - 01</td></tr>
<tr><td>版本号: E/0</td></tr>
<tr><td>页码: 第1页, 共16页</td></tr>
</table>

15.1.1　目的

规范即时检验(POCT)项目的质量管理, 确保 POCT 结果准确可靠。

15.1.2　适用范围

本程序规定了 POCT 管理与操作要求, 适用于集团内所有由中心监管的 POCT 项目。

15.1.3　职责

15.1.3.1　POCT 操作人员

负责 POCT 项目的标本采集、检验、结果报告、临床危急值报告, 开展室内质控, 参加室间质评和项目比对。

15.1.3.2　临床科室 POCT 负责人

负责 POCT 项目行政管理、质量管理、生物安全管理等工作。

15.1.3.3　POCT 主管

1) 负责集团各医疗机构内 POCT 项目技术咨询、日常质量指标的监管、制定 POCT 项目比对方案、执行项目比对工作。

2) 保证集团内检验结果的可比性, 发现质量问题及时上报 POCT 管理委员会。

3) 协助开展 POCT 操作人员的培训与考核的工作。

15.1.3.4　POCT 管理委员会

1) 负责制定 POCT 项目的管理规范, 对临床科室提出的 POCT 项目申请实行审批管理, 对临床科室提出的 POCT 设备的申购进行审核把关, 对拟购入的 POCT 设备进行论证。

2) 组织 POCT 操作人员进行相关培训和考核, 发放考核合格授权书, 实行人员准入制度。

POCT 管理要求	文件编号：LHJY - PF9.1 - 01
	版本号：E/0
	页码：第 2 页，共 16 页

3）监管 POCT 设备的使用情况；对未能达到质量目标的 POCT 设备，委员会有权做出停用决定。

4）实施 POCT 项目监督检查，每半年检查集团各医疗机构 POCT 项目的各项资料，并督导改进。

5）受理 POCT 工作中的相关投诉和意见，持续改进工作。

15.1.4　程序

15.1.4.1　总体要求

1）集团各医疗机构应成立一个由各医疗机构各职能部门、开展 POCT 的临床科室、中心各检验分部及护理部代表组成的 POCT 管理委员会。

2）只有完成培训并具有相应能力的人员才能从事 POCT 工作，应保留相应的培训/考核记录。

3）所有 POCT 项目应开展室内质控，应设计、实施及运行质控，以保证 POCT 符合 POCT 质量标准，应使用受检者样品或其他可接受的质控物进行多地点使用的 POCT 系统定期结果比对，并明确比对的允许偏倚。

4）POCT 项目应参加室间质评，当没有室间质评方案的情况下，中心应建立外部质量比对方案。

15.1.4.2　组织管理

集团各医疗机构成立 POCT 管理委员会（以下简称"委员会"），各医疗机构业务院长为委员会主任，各医疗机构医务部负责人、中心各部门负责人、集团各医疗机构物流配送中心负责人为委员会副主任，委员由各医疗机构质控科、设备科、护理部、信息科、院感、物价科、财务科等职能部门负责人，以及内科、麻醉科、急危重症中心等开展 POCT 项目的临床科室负责人组成。

（1）各部门分工

1）医务部：负责医疗机构内 POCT 管理文件制定与发放，组织医疗机构内新 POCT 项目开展审评；协调整体 POCT 质量管理。

2）质控科：负责 POCT 项目的质量监督检查，负责受理 POCT 工作中的相关投诉和意见。

3）院感科：负责监督 POCT 项目的生物安全和检测后医疗废物的监控与管理。

4）中心各检验分部：制定 POCT 操作人员培训、考核计划，组织操作人员培训，组织协调比对试验并发布结果；负责指导临床科室制定 POCT 项目 SOP 文件和记录表格，新 POCT 设备性能验证与检验部分的咨询，指定一名 POCT 主管参与各医疗机构内 POCT 质

POCT 管理要求	文件编号：LHJY-PF9.1-01
	版本号：E/0
	页码：第3页,共16页

量管理。同时指导日常 POCT 设备的比对,定期开展 POCT 质量监督活动。

5）设备科：对 POCT 设备购买进行审核把关。对开展的 POCT 设备进行统一编号管理,做好详细登记和相关文件及操作规程等资料备案管理。

6）信息科：负责 POCT 项目的信息系统与 HIS、LIS 的对接,实现全院 POCT 设备的联网;保证 POCT 质量管理系统的日常使用。

7）物价科：对 POCT 项目收费标准进行审核把关,严格按照国家相关收费标准执行。

8）财务科：负责开展 POCT 项目的成本核算及运营核算工作。

9）临床科室：提交 POCT 设备、试剂和耗材需求报告,安排 POCT 操作人员培训与考核,负责设备的规范化操作与质控,制定 POCT 项目 SOP 文件和记录表格,发放规范的 POCT 操作检验报告,负责 POCT 设备的维护保养,配合委员会完成 POCT 相关管理工作,负责检验后医疗废物的处理落实情况。

10）护理部：负责要求护士长及护士按照相关规定认真执行;组织护士进行技术培训,监督 POCT 项目的实施和各项制度的落实。

（2）操作者服务协议

委员会组织医务部、中心与开展 POCT 的临床科室签订服务协议。包括以下内容:

1）标本的采集与运送。

2）标本拒收及处理方案。

3）检验报告单格式和信息完整性。

4）急诊检验项目。

5）检验程序。

6）检验报告周期。

7）生物参考区间。

8）临床危急值项目、范围、报告方式。

9）检验后标本的保存时间。

15.1.4.3 培训与授权

（1）人员资质

从事 POCT 的操作人员应是满足以下条件的实验室检验人员、护士、医生。

1）具备临床、护理或检验专业资格。

2）具备卫生专业技术职称。

3）经过专门的 POCT 操作培训并考核合格,由委员会授权从事相应的 POCT 检测工作。

（2）人员培训

1）中心各检验分部负责集团各医疗机构 POCT 操作人员的培训、考核和指导。

POCT 管理要求	文件编号：LHJY－PF9.1－01
	版本号：E/0
	页码：第 4 页,共 16 页

2）委员会安排 POCT 操作人员的培训,培训要规范化、定期化。一般性培训之外,每个人正式操作某项目或/和仪器前还应该经过该项目和仪器操作的培训和考核,并写入其个人培训记录。个人培训记录应由培训组织者填写并签章,并注明培训内容和考核结论。

（3）培训内容

1）开展 POCT 的目的、意义、局限性,操作人员的责任心,学习《医疗机构临床实验室管理办法》《医疗废物管理条例》《病原微生物实验室生物安全管理条例》等文件,严格按照上述文件中的相关条例要求进行工作。

2）POCT 检验前质量保证：影响检验结果的因素、对合格标本的要求、标本采集的具体步骤和操作等。

3）试剂和耗材的正确选用、存放、使用;设备校准、保养和故障排除方法。

4）《POCT 标准操作程序文件》的编写和执行。

5）误差产生原因和分析处理方法、质量保证具体内容,包括日常室内质控和比对的做法和要求、出现差错时的纠正措施。

6）急诊和临床危急值：熟悉检验对及时性的要求,急诊检验及特定要求的规定;熟悉并掌握急诊检验及临床危急值报告的相关内容。

7）结果规范化报告的程序和相关知识（原始结果、记录、复核、正式报告等）。

8）上机操作实验。

（4）考核与授权

培训完成后必须有书面考核,同时受训者须通过实际操作考核评估,并对实际样品检测符合要求后,才可以从事相应 POCT 工作,在《POCT 操作人员授权表》（附表 15.1.1）中进行登记。

15.1.4.4　设备、试剂和耗材的选择

（1）资质要求

选用的设备、试剂和耗材应当符合国家药品监督管理局的有关规定。

（2）性能要求

POCT 设备应根据以下性能要求准入：精密度、正确度、可检测范围、抗干扰能力、信息化要求、耗材成本。委员会应组织专家抽验其主要性能指标,验证记录装入项目档案。

（3）性能验证

性能验证至少应包含精密度、正确度、分析测量范围等指标。

1）精密度验证（以微量血糖为例）：

a）标本选择：尽可能选择与临床标本类似的基质,通常选用稳定的质控物。

b）样本浓度要求：尽可能选择位于医学决定水平附近或与生产厂商试剂说明书中

POCT 管理要求	文件编号：LHJY-PF9.1-01
	版本号：E/0
	页码：第 5 页，共 16 页

所声明的性能相似的浓度水平，且推荐使用 2 个浓度水平进行评价。

　　c）实验方案：① 样本要求选择 2 个浓度水平。② 每批每个水平需至少进行 20 次重复测定。③ 结果计算与判定标准：计算 20 次结果的标准差（SD）与变异系数（CV）。

　　血糖浓度<5.5 mmol/L 时（低浓度样本），标准差（SD）应<0.42 mmol/L。

　　血糖浓度≥5.5 mmol/L 时（高浓度样本），变异系数（CV）应<7.5%。

　　2）正确度验证（以微量血糖为例）：

　　a）样本选择：① 样本来源：按照操作规程收集和处理抗凝的新鲜静脉血，建议肝素抗凝，采集完的静脉血分成 2 份，1 份使用便携式血糖仪检测，另一份离心后使用生化分析仪检测。② 样本数量：至少 5 份样本。③ 样本浓度：浓度分别涵盖：高浓度（11.0 mmol/L 左右）、中浓度（7.0 mmol/L）和低浓度（2.8 mmol/L 左右）。

　　尽可能选择未经人为处理的静脉血样本，如难以获取，可以采用如下方法配置。

　　低浓度样本可以选择血糖浓度为 4~5 mmol/L 的静脉全血样本，将其放在 37℃ 温箱中孵育使血糖酵解 6 小时，即可获得血糖浓度 2.8 mmol/L 左右的样本。

　　高浓度样本可以选择较高浓度（6~8 mmol/L）的静脉血样本，然后加入一定量的稀释 10 倍的 50% 葡萄糖注射液（277.8 mmol/L），即可获得血糖浓度 11.0 mmol/L 左右的样本，样本在检测前需室温平衡 10 分钟方可检测。

　　b）实验方案：① 每天两种方法分别进行测定，在一个批次内完成 5 份样本测定。② 每份样本血糖仪检测与生化仪检测之间时间间隔不超过 30 分钟。③ 结果计算与判定：计算偏差绝对值与偏差百分比。

$$偏差（diff）= 血糖仪检测结果 - 生化仪检测结果$$

$$偏差\%（diff\%）=（血糖仪检测结果 - 生化仪检测结果）/生化仪检测结果$$

　　血糖浓度<5.5 mmol/L 时，检测结果差异在±0.83 mmol/L 范围内为合格。

　　血糖浓度≥5.5 mmol/L 时，检测结果差异在±15% 范围内为合格。

　　要求每台仪器样本合格率整体需达到 80% 以上才能判断此仪器为比对合格仪器（5 例样本中 4 份样本结果达到上述要求）。

　　3）分析测量范围验证（以微量血糖为例）：

　　a）样本选择：① 样本基质：与真实样本尽可能相似，和真实样本具有相同的基质状态。所用的样本应当不包含说明书上指出的干扰，如药物浓度等。② 浓度水平：至少需要 5 个浓度水平，宜考虑浓度间的间距基本一致，必要时可在特定浓度（如医学决定水平）设定测定点，浓度覆盖 0.9~22.2 mmol/L。③ 样本获得：低浓度样本可以选择血糖浓度为 4~5 mmol/L 的静脉全血样本，将其放在 37℃ 温箱中孵育使血糖酵解 7 小时，即可获得血糖浓度 1.0~1.2 mmol/L 左右的样本。高浓度样本可以选择较高浓度（6~8 mmol/L）的静脉血样本，然后加入足量的稀释 10 倍的 50% 葡萄糖注射液（277.8 mmol/L），即可获得血糖浓度 27.7 mmol/L 左右的样本，样本在检测前需室温平衡 10 分钟方可检测。

POCT 管理要求	文件编号：LHJY‑PF9.1‑01
	版本号：E／0
	页码：第 6 页，共 16 页

宜采用高低两个浓度样本按不同比例准确稀释的方法制备。

样本 1：低浓度样本。

样本 2：三份样本 1 与一份样本 5 混匀。

样本 3：两份样本 1 与两份样本 5 混匀。

样本 4：一份样本 1 与三份样本 5 混匀。

样本 5：高浓度样本。

b）实验方案：① 需 5 个浓度水平。② 不同浓度水平样本至少重复测定 2 次；每一浓度宜随机测量，至少重复两次。③ 确保当日室内质控状态良好。

结果计算与判定：① 以理论稀释浓度为横轴，每个稀释度的测量均值为纵轴做线性回归图；② 检测判断是否有离群值；③ 求出线性回归方程：$y = b + ax$ 和线性相关系数 r，a 应当处于 0.85~1.15 范围内；④ 判断线性相关系数的平方 r^2 是否>0.95；⑤ 差异图：根据线性回归方程求出每一个稀释度符合线性的理论浓度，计算每一稀释浓度的实测值与计算理论值的实际差异。以理论浓度为横轴，差值为纵轴作图，统计不同浓度处的差异。若不同浓度处的差异值都处于厂家声称或实验室定义的允许差异内（百分比或绝对值），可确认分析测量范围可被实验室接受；⑥ 当线性结果不符合上述标准时，应重复实验或者增加测量样本数量到 7~11 个，或者增加每个浓度样本重复测量次数（尤其是样本变异较大时）。

（4）招标采购

1）仪器申请购买需根据临床科室需要，由临床科室提出并向医务部提出书面申请（附表 15.1.2）。

2）经医务部和中心各部审批提交委员会论证审批。

3）通过委员会批准后，上报集团各医疗机构设备科统一进行招标、购买。

15.1.4.5　质量保证方案

（1）制定标准操作规程

每一 POCT 项目均应结合实际建立相应的标准操作规程，包括：

1）患者准备。

2）标本留取。

3）检验方法原理。

4）仪器品牌，试剂（纸）保存。

5）检测操作步骤。

6）结果的分析和报告。

7）室内质控。

8）仪器校准和维护。

POCT 管理要求	文件编号：LHJY-PF9.1-01
	版本号：E/0
	页码：第 7 页，共 16 页

9）干扰因素及注意事项。

10）经验证的项目性能规格。

11）结果超出可报告范围的处理程序等方面的具体要求。

（2）室内质控

1）室内质控要求：

a）质控品选择：配套质控或第三方质控品。

b）质控频率：每 24 小时 1 次。

c）质控图均数与标准差：

对于稳定性较长的质控物，最好在不同天内至少作 20 次的检测获得数据，或至少在 5 天内，每天作不少于 4 次重复检测来获得。根据 20 次或更多次独立批获得的至少 20 次质控测定结果，剔除超过 3 个 SD 的数据，计算出均值和标准差，作为暂定均值和标准差进行质控监测。1 个月结束后，将该月的在控结果与前 20 个或更多个质控数据汇集计算累积均值和标准差作为下一个月质控图的均值和标准差。重复上述操作连续 3~5 个月后，以最初 20 个或更多个质控数据和 3~5 个月在控数据汇集计算累积均值和标准差作为质控物有效期内的常规均值和标准差，并以此作为该批号质控物以后室内质控图的均值和标准差。确定的质控物均值宜在定值质控物的允许范围。

对于稳定性较短的质控物，如血细胞计数质控物的测定，应在每天的不同时段至少检测 3 天，获得至少 10 次质控测定结果，剔除超过 3SD 的数据，计算出均值和标准差，作为暂定均值和标准差进行质控监测。1 个月结束后，将该月的在控结果与前 10 个或更多个质控数据汇集计算累积均值和标准差作为下一个月质控图的均值和标准差，并以此作为该批号质控物以后室内质控图的均值和标准差。确定的质控物均值宜在定值质控物的允许范围内。

d）质控规则：1-3S/2-2S/10X。

2）室内质控管理平台：

a）建议使用信息化室内质控管理平台进行 POCT 室内质控管理，室内质控管理平台建议包含以下功能。① 实时传输室内质控数据与记录：能够实时传输室内质控检测数据，传输的数据类型主要包括（不限于）：质控品批号，试剂/试纸批号，设备编号，质控检测时间，质控检测结果。质控记录至少应保存 2 年。② 质控状态识别：能够依据质控的检测结果，设定的质控规则以及质控靶值，进行室内质控状态的自动判定质控状态（在控/失控），便于质控远程管理。

b）质控规则判定：能够自动绘制 L-J 图，设置多种质控规则，如 1-2S、1-3S、2-2S 等，进行多规则质控规则判定。

c）失控后管理：① 质控数据汇总：按照要求定期进行质控数据汇总与存档，便于持续改进。② 室内质控失控处理：当室内质控数据失控后，应能够自动锁定机器，停止检测患者样本与发放患者数据。同时，采用合适方式进行纠正，合适方式包括：重新检测质控

POCT 管理要求	文件编号：LHJY－PF9.1－01
	版本号：E/0
	页码：第8页，共16页

品、重新校准设备、设备维修或维护。所有质控失控以及纠正措施均应如实记录，POCT主管应定期评审相关记录。

（3）结果比对

每个 POCT 项目均应使用新鲜患者样本就近与中心各检验分部同类项目（该项目必须是室间质评或室间比对合格）进行比对，比对每半年至少进行 1 次。

1）实验室间比对方案：参照 GB/T 22576.4《医学实验室 质量和能力的要求 第 4 部分：临床化学检验领域的要求》文件，尚未开展能力验证/室间质评的检验项目可通过与其他实验室比对的方式，判断结果的可接受性。

2）实验步骤如下：

a）样本准备：在整个实验中，保证实验方法和比较方法都处于完整的质控之下，对检测系统有校准措施。实验时间为 1 天，按照操作规程收集至少 5 份患者标本，包括正常与异常水平，每个样本必须有足够量以备两种方法作双份测定，不要使用对任一方法有干扰的标本。

b）实验阶段：确保检测系统正常，室内质控良好的情况下，实验室在 1 天内测量标本 1 次，记录实验数据与原始记录。

c）分析统计实验数据：以实验室检测值为靶值，以各 POCT 检测点的检测值为比较值，计算实验相对偏倚。计算公式为：相对偏倚＝（检测值－靶值）/靶值×100%

d）临床可接受性能判断：以文件《检验质量目标》中设定的允许误差为判断依据，由方法学比较评估的系统误差（SE）或相对偏差小于允许误差的 1/2，认为不同检测系统间的系统误差或相对偏差属临床可接受水平。有 80% 的比对结果符合要求，则可认为不同实验室间结果可比。

（4）参加室间质评

集团各医疗机构内至少有 1 台 POCT 仪器作为靶机参与国家卫生健康委临检中心室间质评，允许情况下每个品牌均具有 1 台参与室间质评。其他 POCT 仪器与室间质评靶机进行比对，进行正确度传递。

（5）其他保证措施

1）POCT 项目出现质量问题应暂停使用，及时通知负责的检验专家帮助寻找原因进行纠正，并视情况向 POCT 设备所在临床科室主任作书面汇报。

2）委员会应经常性组织专家进行质控工作的检查和技术指导。

3）质控费用归属问题：室内质控、室间质评、生化比对费用均由开展 POCT 项目所在临床科室负责支出。

15.1.4.6 结果报告

（1）POCT 结果报告签发制度规定

1）使用统一的 POCT 报告模板，且区分于中心的报告模板。

POCT 管理要求	文件编号：LHJY – PF9.1 – 01
	版本号：E/0
	页码：第 9 页，共 16 页

2）参考国内相关标准或者共识，用语应符合病历书写要求和保存规范的原则。

3）保证报告单格式的规范性和完整性。

4）POCT 操作人员需要通过培训、考核后才被授权使用，操作人员和报告审核者可为同一人。

5）POCT 结果报告单应保证完整、清晰，不能存在手工涂改。

6）POCT 设备上的原始结果打印单不能作为检验报告放入临床病历。

7）POCT 报告、手写记录、设备原始记录电子化保存期限至少为 2 年。

8）纳入病历管理的 POCT 记录至少包括患者唯一标识、检验结果、采样时间、送检时间、报告时间，报告者。

9）POCT 检验项目要单独设定临床危急值报告限，并有相关的文件与单独的报告流程。

（2）POCT 结果报告

建议包括：

1）就诊科室名称、患者姓名、性别、年龄、住院号或门诊病历号、申请科室和医生姓名。

2）检验项目、结果和单位、标本类型、POCT 设备唯一编号、参考值、异常结果提示。

3）操作人员姓名、审核者姓名、采样时间、标本接收时间、审核时间。

4）标本说明、临床特殊信息、免责声明等其他需要报告的内容。

5）POCT 结果报告与常规检验报告区分标识。

POCT 结果报告单模板见附表 15.1.4。

（3）POCT 结果在病历管理中的要求

1）POCT 结果报告应可通过电子或者书面病历形式保存。

2）POCT 结果报告应按检验的时间顺序，完整记录在患者病历中，作为文档记录长时间保存。

3）POCT 结果报告具有法律效力，不得随意涂改，不得修改电子记录。若有涂改，应能清晰分辨原始结果，并保存有涂改人、日期等相应记录。

15.1.4.7　记录要求

每个 POCT 项目应有项目验证记录、样品检测原始记录、室内质控记录（包括原始数据和质控判断）、比对记录、室间质评记录、仪器使用维护校准记录、与质量有关的投诉和处理意见记录，所有记录和资料至少保存两年。

15.1.4.8　项目开展审批流程

1）临床科室在申请开展 POCT 项目需根据集团各医疗机构规定的流程填写《申请开展 POCT 项目审批表》（附表 15.1.2）向医务部、中心等部门提出申请，待委员会通过审批立项后由各医疗机构设备科负责采购。

POCT 管理要求	文件编号: LHJY - PF9.1 - 01
	版本号: E/0
	页码: 第 10 页, 共 16 页

2) 选用的设备、试剂和耗材应当符合国家关于医疗器械使用的有关规定并按照要求放置、保存。原则上使用与 POCT 设备配套的原装试剂和耗材。

3) 为方便质量管理和售后服务,同一医疗机构内同一 POCT 检验项目原则上不得选择 2 个品牌以上的 POCT 设备,一个临床科室应只有 1 个品牌型号的 POCT 设备。

4) 委员会组织人员培训考核,进行授权后,临床科室方可正式开展 POCT 项目。POCT 项目开展流程见附图 15.1.1。

15.1.4.9　集团各医疗机构内部监督与评审

各医疗机构对上述规定开展监督管理工作,监督结果[《POCT 项目监督检查表》(附表 15.1.3)]由各医疗机构质控科反馈给委员会。

各医疗机构应设置 POCT 质量指标用于内部管理,质量指标建议如下(包括但不限于): ① 检验周转时间(TAT);② 室内质控合格率;③ 室间质评合格率;④ 与中心项目比对一致性;⑤ 临床危急值通报率(适用时)。

委员会每年进行 1 次内审,内审结果作为持续改进的依据并保存相应记录。

15.1.5　支持文件

[1] 国家卫生健康委员会.便携式血糖仪临床操作和质量管理指南: WS/T781 - 2021[S].北京: 中国标准出版社,2021.

[2] 中国国家标准化管理委员会.医学实验室 质量和能力的要求 第 4 部分: 临床化学检验领域的要求: GB/T 22576.4 - 2021[S].北京: 中国标准出版社,2021.

[3] 中国合格评定国家认可委员会.CNAS - CL02:2023 医学实验室质量和能力认可准则[S].北京: 中国合格评定国家认可委员会,2023.

[4] 刘杰,姚世平.现场快速检测 (POCT)基层医疗卫生机构应用专家共识(2014 版)[J].中国医学装备,2019,16(8): 3.

[5] LHJY - SOP - 0SH2401《检验质量目标》.

15.1.6　记录表格

[1] PF9.1 - TAB - 01《POCT 操作人员授权表》,见附表 15.1.1。

[2] PF9.1 - TAB - 02《申请开展 POCT 项目审批表》,见附表 15.1.2。

[3] PF9.1 - TAB - 03《POCT 项目监督检查表》,见附表 15.1.3。

编写: 胡纪文　　　　审核: 蔡钦泉　　　　批准: 张秀明

批准日期: 2023 年 9 月 1 日

	文件编号：LHJY－PF9.1－01
POCT 管理要求	版本号：E/0
	页码：第 11 页,共 16 页

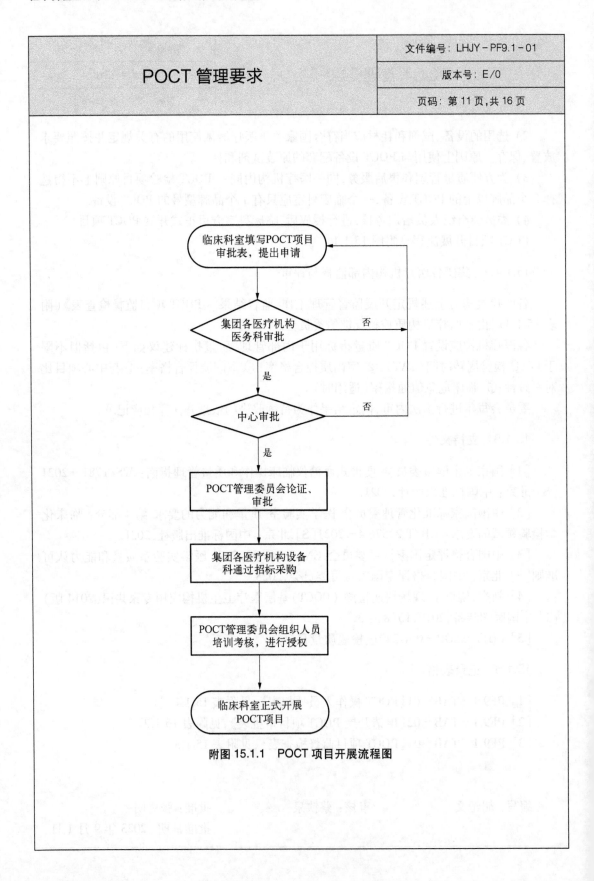

附图 15.1.1　POCT 项目开展流程图

POCT 管理要求	文件编号：LHJY－PF9.1－01
	版本号：E/0
	页码：第 12 页，共 16 页

附表 15.1.1　POCT 操作人员授权表

编号：PF9.1－TAB－01

申请科室			POCT 负责人	
设备品牌			型　号	
检验项目				
授权期限				
姓　名	工　号	职　称	授权到期时间	备　注
申请科室负责人：			日期：	
POCT 管理委员会主任：			日期：	

POCT 管理要求	文件编号：LHJY - PF9.1 - 01
	版本号：E/0
	页码：第 13 页,共 16 页

附表 15.1.2　申请开展 POCT 项目审批表

编号：PF9.1 - TAB - 02

申请科室		POCT 负责人	
设备品牌		型　　号	
检验项目			
申请理由			
申请科室主任/护士长意见		签名：　　　　　日期：	
集团各医疗机构医务部意见		签名：　　　　　日期：	
中心意见		签名：　　　　　日期：	
POCT 管理委员会意见		日期：	

POCT 管理要求	文件编号：LHJY - PF9.1 - 01
	版本号：E/0
	页码：第 14 页，共 16 页

附表 15.1.3 POCT 项目监督检查表

编号：PF9.1 - TAB - 03

被检科室：　　　　　　　　　　　　检查日期：

检查打分："有"3 分；"否"0 分；"不完整/不熟练"1 分。

检查项目		检 查 内 容	检 查 结 果	得分(分)
设备管理	(1)	有本科室 POCT 设备清单，设备有编号，有负责人，设备处于良好待用状态	是 □　否 □　部分符合 □	
	(2)	有 SOP 文件，文件内容完整有效	是 □　否 □　部分符合 □	
	(3)	设备有日常保养记录，记录齐全	是 □　否 □　部分符合 □	
	(4)	有设备定期校准记录	是 □　否 □　部分符合 □	
人员资格	(5)	有人员授权书，授权书有定期更新	是 □　否 □　部分符合 □	
	(6)	人员操作熟练，能按照 SOP 文件进行操作	是 □　否 □　部分符合 □	
	(7)	在操作设备时，能严格遵守生物安全要求，严格执行不良事件报告制度	是 □　否 □　部分符合 □	
培训考核	(8)	有人员培训记录，记录齐全	是 □　否 □　部分符合 □	
	(9)	有人员考核记录，记录齐全	是 □　否 □　部分符合 □	
室内质控	(10)	有每日质控记录，记录齐全	是 □　否 □ （一票否决项）	
	(11)	有失控登记及处理记录，记录齐全	是 □　否 □　部分符合 □	
比对试验	(12)	设备均有参加委员会组织的比对试验，记录齐全(包括结果记录和结果报告)	是 □　否 □　部分符合 □	
	(13)	有误差纠正记录(如仪器维修保养记录等)，记录齐全	是 □　否 □　部分符合 □	
试剂和耗材管理	(14)	试剂和耗材管理符合《程序文件》的要求	是 □　否 □　部分符合 □	
	(15)	试剂和耗材未过期	是 □　否 □ （一票否决项）	

	POCT 管理要求	文件编号：LHJY - PF9.1 - 01	
		版本号：E/0	
		页码：第 15 页，共 16 页	

续 表

检查项目		检 查 内 容	检 查 结 果	得分(分)
结果登记	(16)	POCT 结果报告完整、规范	是 □　否 □　部分符合 □	
临床危急值报告	(17)	相关人员熟悉并遵循临床危急值报告制度	是 □　否 □　部分符合 □	
	(18)	检查临床危急值记录齐全	是 □　否 □ （一票否决项）	
得分说明		满分为 48 分；合格>24 分；一票否决总分为 0 分		总分：
检查存在的问题汇总分析				

整改后再检时间：　　　　　　　被检科室负责人签字：　　　　　　　检查者签字：

	POCT 管理要求	文件编号：LHJY－PF9.1－01
		版本号：E/0
		页码：第 16 页，共 16 页

附表 15.1.4　POCT 检验报告单模板

住院　　　**深圳市罗湖区人民医院ICU POCT检验报告单**　　编号：12978

姓　名：▉▉　　性　别：　　　年　龄：　　　样本类型：全血
登记号：　　　科　室：重症医学科　　床　号：02　　申请医生：▉
临床诊断：1.尿毒症(尿毒症 重症肺炎 2型糖尿病 慢性心力衰竭 检验提示：
检验项目：　　　　　　　　　　　　　　住院号：

项目	结果	提示	参考值	单位	项目	结果	提示	参考值	单位
PH(37℃)	7.46	↑	7.35--7.45		BE(Ecf)	7.2	↑	-3--+3	mmol/L
体温	37.0			℃	ctCO2(B)	29		24—32	mmol/L
pCO2(37℃)	44		35—45	mmHg	ctCO2(P)	33	↑	24—32	mmol/L
pO2(37℃)	35	↓	80—100	mmHg	AG(K+)	17		10—20	mmol/L
pH(T)	7.46	↑	7.35--7.45		AG	13		8 -16	mmol/L
pCO2(T)	44.20		35—45	mmHg	SO2	70	↓	92—99	%
pO2(T)	35.00	↓	80—100	mmHg	ctO2	8.5		7 -10	mmol/L
Na+	141		135—145	mmol/L	pO2(A,T)	294			
K+	4.0		3.5--5.0	mmol/L	pO2(A-a,T)	259			mmHg
Ca2+	0.90	↓	1.15--1.29	mmol/L	pO2(a/A,T)	11.8			
Cl⁻	97	↓	98—106	mmol/L	pO2(T)/FiO2	71	↓	>300	
Hct	27	↓	35—45	%	FiO2	49			%
ctHb	8.7	↓	12—16	g/dL	大气压	760			mmHg
HCO3⁻-act	31	↑	22—27	mmol/L	乳酸	1.5		0.5--2.0	mmol/L
HCO3⁻-std	30.5	↑	22-27	mmol/L					
BE(B)	7	↑	-3--+3	mmol/L					

5101608 4208　采样时间：22-08-08 05:40:00　接收时间：22-08-08 05:53:03　检测时间：22-08-08 05:55:03
报告时间：22-08-08 05:56:53　检验者：▉▉　　审核者：▉▉
提示：检验结果仅对该受检标本负责

附　　录

附录1　深圳市罗湖医院集团医学 检验中心组织架构图

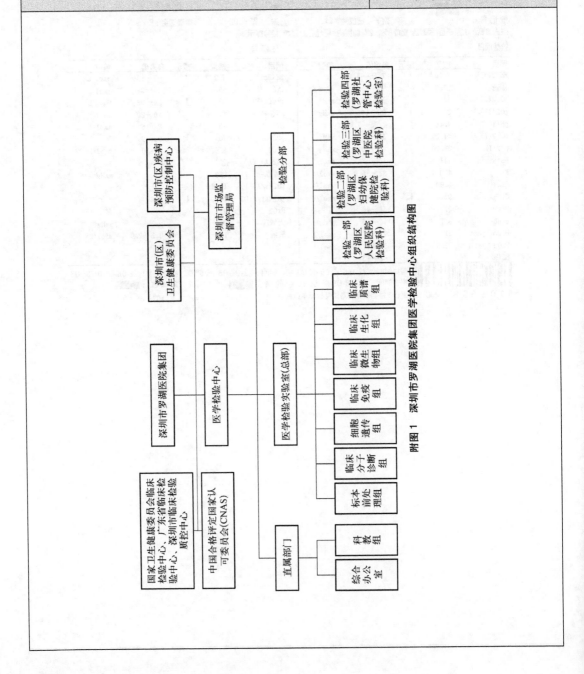

附图1　深圳市罗湖医院集团医学检验中心组织结构图

附录2 深圳市罗湖医院集团医学检验中心参考测量标准一览表

文件编号：LHJY-QM-054

版本号：E/0

页码：第1页,共3页

附表1 深圳市罗湖医院集团医学检验中心参考测量标准一览表

编号	专业组	项目	检测系统/仪器	试剂生产厂家	校准物	参考物质	参考方法
1	临床生化组	葡萄糖	瑞士罗氏c702全自动生化分析仪	罗氏诊断产品（苏州）有限公司	Calibrator for automated systems 多项生化校准品	/	ID-MS
2	临床生化组	尿素	瑞士罗氏c702全自动生化分析仪	罗氏诊断产品（苏州）有限公司	Calibrator for automated systems 多项生化校准品	/	ID-MS
3	临床生化组	丙氨酸氨基转移酶	瑞士罗氏c702全自动生化分析仪	罗氏诊断公司(德国)	Calibrator for automated systems 多项生化校准品	/	Original formulation IFCC5 (2002) modified, manual measurement
4	临床生化组	肌酸激酶	瑞士罗氏c702全自动生化分析仪	罗氏诊断公司(德国)	Calibrator for automated systems 多项生化校准品	/	Original formulation IFCC5 (2002), manual measurement
5	临床生化组	总蛋白	瑞士罗氏c702全自动生化分析仪	罗氏诊断公司(德国)	Calibrator for automated systems 多项生化校准品	SRM 927d	/
6	临床生化组	三碘甲状腺原氨酸	美国雅培ARCHITECT i2000sr全自动免疫分析仪	雅培爱尔兰诊断公司	Total T3 Calibrators 总三碘甲状腺原氨酸校准品	USP L-Triiodothyronine Reference Standard	/

	附录2 深圳市罗湖医院集团医学检验中心参考测量标准一览表	文件编号：LHJY-QM-054
		版本号：E/0
		页码：第2页,共3页

续 表

编号	专业组	项 目	检测系统/仪器	试剂生产厂家	校 准 物	参 考 物 质	参 考 方 法
7	临床生化组	孕酮	美国雅培 ARCHITECT i2000sr 全自动免疫分析仪	雅培爱尔兰诊断公司	Progesterone Calibrators 孕酮校准品	USP Progesterone Reference Standard	/
8	临床生化组	糖化血红蛋白 A1c	美国伯乐 D-100 糖化血红蛋白分析仪	美国伯乐	Calibrator Pack 糖化血红蛋白校准品	溯源至参考方法	溯源到 IFCC 参考方法
9	临床生化组	癌胚抗原	瑞士罗氏 e602 电化学发光分析仪	罗氏诊断公司(德国)	CEA CalSet 癌胚抗原定标液	1st IRP WHO Reference Standard 73/601	/
10	临床生化组	甲胎蛋白	瑞士罗氏 e602 电化学发光分析仪	罗氏诊断公司(德国)	AFP CalSet II 甲胎蛋白定标液	1st IRP WHO Reference Standard 72/225	/
11	检验一部	白细胞计数	深圳迈瑞 BC-6800/6900/7500CRP 全自动血液细胞分析仪	深圳迈瑞生物医疗电子股份有限公司	SC-CAL PLUS	/	ICSH 推荐的白细胞测定参考方法
12	检验一部	红细胞计数	深圳迈瑞 BC-6800/6900/7500CRP 全自动血液细胞分析仪	深圳迈瑞生物医疗电子股份有限公司	SC-CAL PLUS	/	ICSH 推荐的红细胞测定参考方法

	文件编号：LHJY-QM-054
附录2 深圳市罗湖医院集团医学检验中心参考测量标准一览表	版本号：E/0
	页码：第3页,共3页

续 表

编号	专业组	项目	检测系统/仪器	试剂生产厂家	校准物	参考物质	参考方法
13	检验一部	血红蛋白量	深圳迈瑞 BC-6800/6900/7500CRP 全自动血液细胞分析仪	深圳迈瑞生物医疗电子股份有限公司	SC-CAL PLUS	/	ICSH 推荐的血红蛋白测定参考方法
14	检验一部	纤维蛋白原	日本希森美康 CS5100 全自动凝血分析仪	德国西门子	Standard Human Plasma	WHO 98/612	Photometry, turbidimetry, protein determination
15	检验一部	人免疫缺陷病毒抗原/抗体联合检测	日本希森美康 HISCL-5000 全自动免疫分析仪	日本希森美康	人类免疫缺陷病毒抗原抗体校准品	国家参考品	溯源到公司内部方法
16	检验一部	乙型肝炎病毒表面抗原	日本希森美康 HISCL-5000 全自动免疫分析仪	日本希森美康	乙型肝炎病毒表面抗原校准品	WHO Standard 00/588	溯源到公司内部方法
⋮	⋮	⋮	⋮	⋮	⋮	⋮	⋮

	附录 3　医学检验中心岗位质量 职能分配表	文件编号：LHJY-QM-055
		版本号：E/0
		页码：第 1 页,共 2 页

附表 2　医学检验中心岗位质量职能分配表

序号	职能项目 \ 职能岗位	中心主任	中心技术负责人	中心质量主管	专业组组长	质量监督员	教学科研秘书	试剂管理员	信息管理员	文档管理员	安全员	内务管理员	检验人员
1	公正性	★		☆	☆	○							□
2	保密性	★		☆	☆	○							□
3	患者相关的要求	★		☆	☆	○							□
4	法律实体	★		☆		○							□
5	实验室主任	★		☆		○							
6	实验室活动	★		☆	☆	○							□
7	结构和权限	★		☆	□	○							□
8	目标与方针	★		☆	□	○							□
9	风险管理	★		☆	☆	○					☆		□
10	资源总体要求	★	☆		☆	○							□
11	人员	★	☆		☆	○	☆						□
12	设施和环境条件	★	☆		☆	○						☆	□
13	仪器设备	★	☆		☆	○							□
14	仪器设备校准和计量学溯源	★	☆		☆	○							□
15	试剂和耗材	★	☆		☆	○		☆					□
16	服务协议	★		☆	□	○							□
17	外部提供的产品和服务	★		☆	□	○		☆					□
18	过程总体要求	★	☆		☆	○							□
19	检验前过程	★	☆		☆	○							□
20	检验过程	★	☆		☆	○							□

附录 3　医学检验中心岗位质量 职能分配表						文件编号：LHJY-QM-055					
						版本号：E/0					
						页码：第 2 页, 共 2 页					

序号	职能岗位 职能项目	中心主任	中心技术负责人	中心质量主管	专业组组长	质量监督员	教学科研秘书	试剂管理员	信息管理员	文档管理员	安全员	内务管理员	检验人员
21	检验后过程	★	☆		☆	○							□
22	不符合工作	★	☆		☆	○							□
23	数据控制和信息管理	★	☆		☆	○			☆				□
24	投诉	★	★	★	★	○							□
25	连续性和应急预案	★		☆	☆	○					☆		□
26	管理体系总体要求	★		☆	☆	○							□
27	管理体系文件	★		☆	☆	○				□			□
28	管理体系文件的控制	★		☆	☆	○				☆			□
29	记录控制	★		☆	☆	○				☆			□
30	应对风险和改进机遇的措施	★		☆	☆	○							□
31	改进	★		☆	☆	○					☆		□
32	不符合及纠正措施	★		☆	☆	○							□
33	评估	★		☆	☆	○							□
34	管理评审	★	□	□	□	○							□
35	即时检验(POCT)的要求	★	☆		□	○							□

注：★表示决策职能；☆表示管理职能；○表示监督和核查职能；□表示执行职能。

		文件编号：LHJY-QM-056
附录4　医学检验中心主要仪器设备一览表		版本号：E/0
		页码：第1页,共3页

附表3　医学检验中心主要仪器设备一览表

序号	专业组	名　称	制造商	型　号	仪器编号
1	临床生化组	罗氏流水线-前处理	瑞士罗氏	p671/P612	BJ-SH-A-17
2	临床生化组	罗氏流水线后处理	瑞士罗氏	P701	BJ-SH-A-18
3	临床生化组	罗氏生化免疫分析单元1	瑞士罗氏	c702*2+e602*2	BJ-SH-A-02
4	临床生化组	罗氏生化免疫分析单元2	瑞士罗氏	c702*2+e602*2	BJ-SH-A-03
5	临床生化组	罗氏生化免疫分析单元3	瑞士罗氏	c702*1+e602*2	BJ-SH-A-04
6	临床生化组	罗氏全自动凝血分析仪	瑞士罗氏	cobas t711	BJ-SH-A-30
7	临床生化组	罗氏全自动核酸提取及PCR分析系统	瑞士罗氏	cobas 6800	BJ-SH-A-31
8	临床生化组	雅培流水线(前后处理)	美国雅培	a3600	BJ-SH-A-01
9	临床生化组	雅培化学发光分析仪A	美国雅培	i2000SR	BJ-SH-A-05
10	临床生化组	雅培化学发光分析仪B	美国雅培	i2000SR	BJ-SH-A-06
11	临床生化组	雅培化学发光分析仪C	美国雅培	i2000SR	BJ-SH-A-07
12	临床生化组	雅培生化分析仪A	美国雅培	c16000	BJ-SH-A-26
13	临床生化组	雅培生化分析仪B	美国雅培	c16000	BJ-SH-A-27
…	…	…	…	…	…
1	临床免疫组	全自动酶免仪	深圳爱康	Uranus AE-175	BJ-MY-A-05
2	临床免疫组	化学发光测定仪	深圳亚辉龙	iFlash 3000-C	BJ-MY-A-16
3	临床免疫组	免疫发光仪	日本 Sysmex	HISCL5000	BJ-MY-A-22
…	…	…	…	…	…
1	临床微生物组	全自动微生物鉴定及药敏分析系统	法国梅里埃	VITEK 2 COMPACT	BJ-XJ-A-01
2	临床微生物组	全自动细菌培养系统	美国 BD	BACTEC 9120	BJ-XJ-A-02
3	临床微生物组	全自动智能染色机	韩国 KS	KS-S100	BJ-XJ-A-21
4	临床微生物组	全自动快速生物质谱检测系统	德国布鲁克	microflex LT/SH	BJ-XJ-A-04

			文件编号:LHJY-QM-056
附录4 医学检验中心主要仪器 设备一览表			版本号:E/0
			页码:第2页,共3页

续 表

序号	专业组	名 称	制造商	型 号	仪器编号
5	临床微生物组	全自动接种仪	意大利 COPAN	WASP	BJ-XJ-A-05
6	临床微生物组	全自动微生物鉴定及药敏分析系统	美国BD	Phoenix100	BJ-XJ-A-09
7	临床微生物组	全自动细菌培养系统	美国BD	BD BACTEC FX40	LH-1MJ-A-11
…	…	…	…	…	…
1	临床分子诊断组	荧光定量PCR仪	上海宏石	SLAN-96P	BJ-FZ-A-18
2	临床分子诊断组	cobas全自动核酸提取仪	瑞士罗氏	CobasX480	BJ-FZ-A-10
3	临床分子诊断组	荧光定量PCR仪	美国ABI	ABI-7500	BJ-FZ-A-06
4	临床分子诊断组	高通量基因测序仪	华大基因	BGISEQ-500	BJ-FZ-A-12
5	临床分子诊断组	全自动核酸提取与建库仪	华大基因	MGISP-960	BJ-FZ-A-14
6	临床分子诊断组	高通量基因测序仪	美国illumina	NextSeq CX500	BJ-FZ-A-16
…	…	…	…	…	…
1	细胞遗传组	全自动染色体扫描仪	德国蔡斯	Imager.Z2	BJ-XB-A-01
2	细胞遗传组	全自动染色体收获仪	日本ADSTEC	HANABI-PI	BJ-XB-A-02
…	…	…	…	…	…
1	临床质谱组	液相色谱三重四极杆串联质谱仪	加拿大 Sciex	API 3200MD	BJ-ZP-A-01
2	临床质谱组	电感耦合等离子质谱仪	美国安捷伦	7900 IPCMS	BJ-ZP-A-02
3	临床质谱组	液相色谱三重四极杆串联质谱仪	加拿大 Sciex	4500MD	BJ-ZP-A-03
4	临床质谱组	气相色谱质谱仪	日本岛津	GCMS-2020 NX	BJ-ZP-A-04
…	…	…	…	…	…

	文件编号：LHJY-QM-056
附录4 医学检验中心主要仪器设备一览表	版本号：E/0
	页码：第3页,共3页

续 表

序号	专业组	名 称	制造商	型 号	仪器编号
1	检验一部	全自动血细胞分析流水线 CAL-8000-1	深圳迈瑞	BC-6800	LH-1MJ-A-03
2	检验一部	全自动血细胞分析流水线 CAL-8000-2	深圳迈瑞	BC-6800	LH-1MJ-A-04
3	检验一部	全自动血细胞分析流水线 CAL-8000-3	深圳迈瑞	BC-6800	LH-1MJ-A-05
4	检验一部	全自动血细胞分析流水线 CAL-8000-4	深圳迈瑞	BC-6900	LH-1MJ-A-06
5	检验一部	全自动血细胞分析流水线-CRP-1	深圳迈瑞	CRP-M100	LH-1MJ-A-07
6	检验一部	全自动血细胞分析流水线-CRP-2	深圳迈瑞	CRP-M100	LH-1MJ-A-08
7	检验一部	全自动血细胞流水线血涂片制备仪	深圳迈瑞	SC-120	LH-1MJ-A-09
8	检验一部	全自动血液分析仪	日本SYSMEX	XN-1000(B3)	LH-1MJ-A-10
9	检验一部	全自动尿液分析仪（壹）	日本SYSME	UC-3500(12905)	LH-1MJ-A-12
10	检验一部	全自动尿液有形成分分析仪（壹）	日本SYSMEX	UF-5000	LH-1MJ-A-36
11	检验一部	自动粪便分析系统	四川沃文特	FA280	LH-1MJ-A-19
12	检验一部	精子质量分析仪	上海北昂	BEION S3	LH-1MJ-A-20
13	检验一部	西门子血气分析仪	德国西门子	RAPIDPoint 500	LH-1MJ-A-24
14	检验一部	全自动血沉分析仪	意大利 ALIFAX	ROLLER20	LH-1MJ-A-27
15	检验一部	西门子 Aptio 全自动流水线	德国西门子	Aptio	LH-1MJ-A-33
16	检验一部	全自动凝血分析仪 1	日本SYSMEX	CS-5100	LH-1MJ-A-30
17	检验一部	全自动凝血分析仪 2	日本SYSMEX	CS-5100	LH-1MJ-A-29
…	…	…	…	…	…

	文件编号：LHJY-QM-057
附录5　医学检验中心开展检验项目一览表	版本号：E/0
	页码：第1页,共3页

附表4　医学检验中心开展检验项目一览表

序号	专 业 组	专 业 领 域	开 展 项 目	检验(检查)方法
1	检验一部	AA 临床血液学	红细胞计数	鞘流阻抗法
2	检验一部	AA 临床血液学	白细胞计数	激光流式细胞术、荧光染色检测技术
3	检验一部	AA 临床血液学	活化部分凝血活酶时间	凝固时间测定
4	检验一部	AA 临床血液学	凝血酶原时间	凝固时间测定
5	检验一部	AA 临床血液学	骨髓涂片细胞学及图像分析	显微镜法
6	检验一部	AA 临床血液学	过氧化物酶染色	显微镜法
7	检验一部	AB 临床体液学	蛋白质	pH 指示剂的蛋白误差法
8	检验一部	AB 临床体液学	葡萄糖	葡萄糖氧化酶-过氧化物酶法
9	检验一部	AB 临床体液学	精液黏稠度	拉丝法
10	检验一部	AB 临床体液学	精液 pH	pH 指示剂法
…	…	…	…	…
1	临床生化组	AC 临床化学	钠	离子选择电极法
2	临床生化组	AC 临床化学	钾	离子选择电极法
3	临床生化组	AC 临床化学	氯	离子选择电极法
4	临床生化组	AC 临床化学	镁	二甲苯胺蓝比色法
5	临床生化组	AC 临床化学	钙	5 硝基 5 甲基双邻氨基苯氧基乙胺四乙酸法
6	临床生化组	AC 临床化学	无机磷酸盐	钼酸盐紫外终点法
7	临床生化组	AC 临床化学	总蛋白	双缩脲法
8	临床生化组	AC 临床化学	白蛋白	免疫比浊法
9	临床生化组	AC 临床化学	肌酐	苦味酸法
10	临床生化组	AC 临床化学	尿酸	尿酸酶比色法
…	…	…	…	…

		文件编号：LHJY-QM-057
附录 5 医学检验中心开展检验 项目一览表		版本号：E/0
		页码：第 2 页,共 3 页

续 表

序号	专业组	专业领域	开展项目	检验(检查)方法
1	临床生化组	AD 临床免疫学	癌胚抗原	电化学发光法
2	临床生化组	AD 临床免疫学	甲胎蛋白	电化学发光法
3	临床生化组	AD 临床免疫学	糖链抗原 125	电化学发光法
4	临床生化组	AD 临床免疫学	糖链抗原 15-3	电化学发光法
5	临床生化组	AD 临床免疫学	糖链抗原 19-9	电化学发光法
6	临床生化组	AD 临床免疫学	补体 3	免疫比浊法
7	临床生化组	AD 临床免疫学	补体 4	免疫比浊法
8	临床生化组	AD 临床免疫学	免疫球蛋白 G	免疫比浊法
9	临床生化组	AD 临床免疫学	免疫球蛋白 M	免疫比浊法
10	临床生化组	AD 临床免疫学	免疫球蛋白 E	电化学发光法
…	…	…	…	…
1	临床微生物组	AE 临床微生物学	一般细菌培养+鉴定	培养检查
2	临床微生物组	AE 临床微生物学	霍乱弧菌培养+鉴定	培养检查
3	临床微生物组	AE 临床微生物学	化脓链球菌培养+鉴定	培养检查
4	临床微生物组	AE 临床微生物学	B 群链球菌培养+鉴定	培养检查
5	临床微生物组	AE 临床微生物学	流感嗜血杆菌培养+鉴定	二氧化碳培养
6	临床微生物组	AE 临床微生物学	肺炎链球菌培养+鉴定	二氧化碳培养
7	临床微生物组	AE 临床微生物学	脑膜炎奈瑟菌培养+鉴定	二氧化碳培养
8	临床微生物组	AE 临床微生物学	淋病奈瑟菌培养+鉴定	二氧化碳培养
9	临床微生物组	AE 临床微生物学	普通需氧菌药敏定性试验	平板扩散法
10	临床微生物组	AE 临床微生物学	普通需氧菌药敏定量试验	稀释法
…	…	…	…	…

			文件编号：LHJY－QM－057
附录5　医学检验中心开展检验 项目一览表			版本号：E/0
			页码：第3页,共3页

续　表

序号	专业组	专业领域	开展项目	检验(检查)方法
1	临床分子诊断组	XA 病原体分子检测	乙型肝炎病毒脱氧核糖核酸	实时荧光定量PCR法
2	临床分子诊断组	XA 病原体分子检测	巨细胞病毒脱氧核糖核酸	实时荧光定量PCR法
3	临床分子诊断组	XA 病原体分子检测	EB病毒脱氧核糖核酸	实时荧光定量PCR法
4	临床分子诊断组	XA 病原体分子检测	人类免疫缺陷病毒核糖核酸	实时荧光定量PCR法
5	临床分子诊断组	XA 病原体分子检测	人乳头瘤病毒基因分型	PCR－荧光探针法
6	临床分子诊断组	XA 病原体分子检测	淋球菌脱氧核糖核酸	PCR－荧光探针法
7	临床分子诊断组	XA 病原体分子检测	沙眼衣原体脱氧核糖核酸	PCR－荧光探针法
8	临床分子诊断组	XA 病原体分子检测	解脲支原体脱氧核糖核酸	PCR－荧光探针法
9	临床分子诊断组	XA 病原体分子检测	新型冠状病核糖核酸检测	PCR－荧光探针法
10	细胞遗传组	XB 遗传性疾病的分子检测及细胞遗传学检验	染色体核型分析	细胞培养
…	…	…	…	…

编写：张丽军　　　　　审核：蔡钦泉　　　　批准：张秀明

批准日期：2023年9月1日